国家基本药物
临床应用指南

（化学药品和生物制品）

·2018年版·

·国家基本药物临床应用指南和处方集编委会·

人民卫生出版社

图书在版编目（CIP）数据

国家基本药物临床应用指南. 化学药品和生物制品：
2018年版 / 国家基本药物临床应用指南和处方集编委会
组织编写 . —北京：人民卫生出版社，2019
　ISBN 978-7-117-28500-1

　Ⅰ. ①国…　Ⅱ. ①国…　Ⅲ. ①药物 – 临床应用 – 指南
②化学药剂 – 临床应用 – 指南③生物制品 – 临床应用 – 指
南　Ⅳ. ①R97-62②R94-62

　中国版本图书馆 CIP 数据核字（2019）第 098768 号

| 人卫智网 | www.ipmph.com | 医学教育、学术、考试、健康，
购书智慧智能综合服务平台 |
| 人卫官网 | www.pmph.com | 人卫官方资讯发布平台 |

国家基本药物临床应用指南

（化学药品和生物制品）2018 年版

组织编写：国家基本药物临床应用指南和处方集编委会
出版发行：人民卫生出版社（中继线 010-59780011）
地　　址：北京市朝阳区潘家园南里 19 号
邮　　编：100021
E - mail：pmph @ pmph.com
购书热线：010-59787592　010-59787584　010-65264830
印　　刷：三河市宏达印刷有限公司（胜利）
经　　销：新华书店
开　　本：710×1000　1/16　印张：37
字　　数：684 千字
版　　次：2019 年 8 月第 1 版　2021 年 1 月第 1 版第 2 次印刷
标准书号：ISBN 978-7-117-28500-1
定　　价：96.00 元

打击盗版举报电话：010-59787491　E-mail：WQ @ pmph.com
（凡属印装质量问题请与本社市场营销中心联系退换）

2018 年版国家基本药物临床应用指南和处方集编委会成员名单

主任委员　曾益新
副主任委员　余艳红
委　员（以姓氏笔画为序）

于忠和	于竞进	王　真	王承德	王雪涛	田金洲	冯婉玉
安效先	孙建宁	孙树椿	杜守颖	李曰庆	李乾构	肖永红
肖承悰	张伯礼	张国强	张宗久	张德芹	张耀华	陆建伟
金有豫	郑　宏	房书亭	郝　阳	胡　欣	姚乃礼	聂春雷
晁恩祥	钱　英	钱忠直	高学敏	唐旭东	蒋　健	翟所迪

2018 年版国家基本药物临床应用指南和处方集编委会办公室成员名单

主　　任　于竞进　蒋　健
副 主 任　王雪涛　陆建伟
成　　员　李　波　戚　畅　邴媛媛　孟丽华　王桂华

2018 年版《国家基本药物临床应用指南（化学药品和生物制品）》编写组成员名单

组　　长　肖永红
成　　员（以姓氏笔画为序）

于忠和	马芙蓉	王　真	毕　蕙	关晓兵	孙宁玲	李　军
李　强	李文歌	杨甫德	张国强	罗本燕	金　洁	赵　华
赵维纲	高　明	彭晓燕	虞朝辉			

党的十九大以来，以习近平新时代中国特色社会主义思想为指导，坚持以人民健康为中心，我国卫生健康事业开启新的征程。国家基本药物制度是医疗卫生领域基本公共服务的重要内容，党中央、国务院高度重视基本药物制度建设，这对于推进药品回归临床价值，强化基本药物"突出基本、防治必需、保障供应、优先使用、保证质量、降低负担"的功能定位，健全药品供应保障体系、保障群众基本用药、减轻患者用药负担发挥重要作用。

2018年，国务院印发了《关于完善国家基本药物制度的意见》，出台了2018年版《国家基本药物目录》，包括化学药品和生物制品以及中成药（含民族药）685种，增加了187种药品，包括新增肿瘤用药12种、临床急需儿童用药22种等。同以往相比，新版目录在优化目录结构、规范剂型规格、强化临床必需、突出基本用药需求的同时，更加注重儿童等特殊人群用药。为进一步加强基本药物配备使用，2019年1月国家卫生健康委员会和国家中医药管理局出台《关于进一步加强公立医疗机构基本药物配备使用管理的通知》，加大力度，推动各级各类公立医疗机构全面配备、优先使用基本药物。为做好目录实施和药品使用管理工作，国家卫生健康委员会适时启动新一轮临床应用指南和处方集的修订工作。

按照科学、简明、易懂、实用的原则，2018年版《国家基本药物临床应用指南（化学药品和生物制品）》和《国家基本药物处方集（化学药品和生物制品）》在内容编写中注重与临床常见病、慢性病以及负担重、危害大疾病和公共卫生等方面基本用药需求的衔接，覆盖了19大类疾病。在创新出版形式和内容展示方面，增加二维码方式链接视频，扩大媒体资源，丰富表现形式，补充拓展的知识内容力求深入浅出、简明扼要，提升阅读体验。

2018年版《国家基本药物临床应用指南（化学药品和生物制品）》和《国家基本药物处方集（化学药品和生物制品）》既是合理用药指导性文件，也是建立实施国家基本药物制度的重要技术指南，主要用于指导各级公立医疗机构医务人员科学规范使用基本药物,形成科学规范的用药理念,引导广大患者建立科学规范的用药习惯和素养。临床应用指南和处方集也可供其他医疗机构医务人员参考使用。由于各地用药水平和习惯存在差异,在临床使用过程中,医务人员应当依法依规,结合实际,最大限度发挥临床应用指南和处方集的指导作用,促进安全用药、合理用药。

本书的编写和出版得到中国药师协会及相关专业委员会和人民卫生出版社的大力支持,来自全国各地高等院校、医疗机构的医药专家积极参加编写审校,本书凝聚了专家们的智慧和汗水,在此,谨致以诚挚敬意和由衷感谢!

编委会办公室

2019 年 7 月

　　2018 年版《国家基本药物临床应用指南(化学药品和生物制品)》(以下简称《指南》)是 2018 年版《国家基本药物目录》具体实施的技术性文件,沿袭了 2009 年版、2012 年版《指南》的主要编写方式,以国家基本药物治疗的各种疾病和临床综合征为纲编写,各病种主要内容由概述、诊断要点(包括简要症状、体征等)、药物治疗(包括方案、疗程、重要不良反应等)及注意事项四个部分组成,目的为指导临床工作人员正确使用国家基本药物,有效救治患者,积极发挥国家基本药物的作用。

　　临床工作人员在使用本《指南》时,须注意以下要点:

　　1. 2018 年版《国家基本药物目录》新增和调整了部分药物,据此,本《指南》对纳入的临床常见疾病和综合征进行了适当调整,如肿瘤和慢性疾病等内容。

　　2. 本《指南》主要覆盖临床常见病和多发病,在临床日常医疗工作中,临床医师须结合患者具体情况,参考本《指南》制订个体化药物治疗方案。

　　3. 本《指南》疾病编排涉及多科的疾病,尽量做到不重复,基本纳入了临床的主要专业,读者可以在相关章节中查寻。

　　4. 鉴于临床工作的特殊情况以及多样性,各种疾病的药物治疗也可能千差万别,本《指南》部分疾病处理中,可能无法避免使用非基本药物,特别是一些特定的治疗方案常包含一些非基本药物,为便于基本药物使用管理和医务人员制订科学的治疗方案,本指南对使用的非基本药物用"[非]"字予以标识,此并不代表对 2018 年版《国家基本药物目录》的改变。

　　5. 在药物使用方法中,本《指南》尽量做到简明扼要,药物使用方法尽量统一,若须了解更加详细的药物信息可参考 2018 年版《国家基本药物处方集》。

　　6. 国家公布的肺结核、艾滋病、疟疾等重大传染性疾病的治疗指南,本书未再编写,收于附录中供医务人员使用;乙型和丙型病毒性肝炎的抗病毒治疗方法也作为附录收录;同时,将儿童感染性疾病的预防和治疗内容一并附后供参考使用。

7. 本书各章均附有二维码,链接各章微课视频,可供读者快速了解各章的主要内容。更多精彩课程请登录"人卫电子书"平台。

本《指南》由全国主要医疗机构专家参与编写,各编写专家本着严谨、认真和负责任的态度,深入理解国家基本药物政策,在查阅大量资料的基础上,精练素材、反复推敲,稿件经历了编写、互审、编辑过程后最终定稿;即便如此,各编写专家深感责任重大,《指南》与满足我国不同层级医疗机构和不同专业医务人员应用的要求还存在一定差距,希望广大读者在使用中提出宝贵意见。

目 录

第一章

急诊及危重症

第一节　猝死和心肺复苏

【概述】猝死是指外表健康或非预期死亡的人在外因或无外因的作用下突然或意外地发生非暴力死亡。导致猝死的原因很多,包括心血管系统疾病、呼吸系统疾病等。

心肺复苏是针对心跳、呼吸停止所采取的抢救措施,即用心脏按压或其他方法形成暂时的人工循环并恢复心脏自主搏动和血液循环,用人工呼吸代替自主呼吸并恢复自主呼吸,达到挽救生命的目的。

【诊断要点】猝死的临床判断可根据以下三点:①意识丧失;②呼吸停止;③心脏停搏或大动脉搏动消失。

【药物治疗】心肺复苏分为基础生命支持和高级生命支持。

1. 基础生命支持

(1) 判断和呼救:判断意识、呼吸和颈动脉搏动,判断的时间少于10秒,同时应立即呼救,请求支援。

(2) 胸外按压:位置在胸骨中下段,按压频率为100~120次/min,按压深度4~5cm,胸外按压与呼吸的比例为30∶2。

(3) 人工呼吸:采用仰头举颌法开通气道,立即给予人工呼吸。人工呼吸分为徒手人工呼吸和器械人工呼吸。徒手人工呼吸包括口对口、口对鼻、口对瘘管人工呼吸。器械人工呼吸可采用简易呼吸器辅助。每次人工呼吸给气量以观察患者胸廓起伏为准,每次给气时间为1秒。

(4) 电除颤:如存在心室颤动或无脉性室性心动过速,立即给予电除颤,单向波能量为360J,双向波为200J。

2. 高级生命支持

(1) 持续呼吸循环支持:持续人工呼吸和胸外按压,如仍出现无脉室性心动过速或心室颤动,可反复进行电除颤。

（2）高级气道的呼吸支持：建立有效的人工气道,气管插管,并给予机械通气。

（3）药物治疗

1）肾上腺素：肾上腺素 1mg 静脉注射,如无效可每 3~5 分钟重复 1 次。用于心脏停搏或无脉电活动的患者。

2）阿托品：阿托品 0.5~1mg 静脉注射,如无效可每 3~5 分钟重复 1 次,总量达 3mg。用于治疗有症状的缓慢性心律失常。

3）利多卡因：对除颤无反应的室颤/无脉性室性心动过速（VF/pVT）患者可考虑使用,首剂 1~1.5mg/kg 静脉注射,若需第二次给药,剂量为 0.5~0.75mg/kg,但 1 小时之内的总量不得超过 300mg。用于快速型室性心律失常时,一般以 5% 的葡萄糖注射液配成 1~4mg/ml 药液,在用负荷量后可继续以每分钟 1~4mg 速度静脉滴注维持。注意事项为老年人心力衰竭、心源性休克、肝血流量减少、肝或肾功能障碍时应减少用量,以每分钟 0.5~1mg 静脉滴注,每小时不超过 100mg。

4）胺碘酮：对除颤无反应的心室颤动/无脉性室性心动过速（VF/pVT）患者可考虑使用。首次 300mg 缓慢静脉注射（多于 10 分钟）,如无效,可重复给药 150mg。用于快速型室性及室上性心律失常时,首剂 150mg,随后以 10mg/（kg·d）维持静脉滴注；或者先按 1mg/min 维持,6 小时后减至 0.5~1mg/min,总量不超过 2.2g/24h,以后逐渐减量。

5）多巴胺：开始时每分钟 1~5μg/kg,10 分钟内以每分钟 1~4μg/kg 速度递增,以达到最大疗效。多巴胺的推荐剂量为每分钟 5~20μg/kg,静脉滴注,用于低血压患者。

6）去甲肾上腺素：起始剂量为每分钟 0.04~0.2μg/kg,逐渐调节至有效剂量,可达每分钟 0.2~0.5μg/kg,静脉滴注,用于低血压患者。

7）多巴酚丁胺：每分钟 5~20μg/kg,静脉滴注,用于严重心力衰竭。

8）碳酸氢钠：如存在严重酸中毒,可选用 5% 碳酸氢钠静脉滴注,视严重程度决定用量,不作为常规应用。

（4）积极查找病因,对原发病进行治疗。

（5）复苏后期注意控制感染。

（6）脏器支持治疗,如肾衰竭时可采用透析治疗等。

（7）心肺复苏过程中,如有条件建议患者保持低体温,体温维持在 32~34℃。可选用降温毯或冰帽进行降温。脑部降温可采用冰帽等,使头部温度降至 32~34℃,以降低脑部代谢需要。

【注意事项】

1. 药物治疗时,首先推荐静脉内给药（iv）,其次为骨髓内给药（io）,给药剂量与静脉给药相同。如果 iv/io 通道延误或无法建立,脂溶性药物(如肾上腺素、阿托品、利多卡因等)可经气管内给药,但给药剂量为 iv/io 的 2~4 倍,如肾上腺素气管内给药,每次 2~2.5mg。以前所用的心内注射和锁骨下注射药物,因耽误心外按压,已经废弃不用。

2. 呼吸兴奋剂可用于呼吸停止或呼吸微弱患者。

3. 心肺复苏过程中应进行心电图、血流动力学监测。

第二节 高血压危象

【概述】高血压危象包括高血压急症和高血压亚急症,患者血压显著升高,往往是在短时间内(数小时或数天内)血压急剧升高,将会危及生命。高血压急症是指血压明显升高,舒张压 >130mmHg 和 / 或收缩压 >200mmHg,伴靶器官损害如高血压脑病、心肌梗死、不稳定型心绞痛、肺水肿、子痫、中风、致命性动脉出血或主动脉夹层,可危及生命,需及早进行药物治疗。高血压亚急症指血压显著升高,但不伴靶器官损害。

【诊断要点】

1. 症状及体征 包括血压的急剧升高及靶器官损伤的表现。常见的症状有头痛、眩晕、烦躁、恶心、呕吐、心悸、气短、视力模糊等。靶器官损伤视不同的脏器而有相应的临床表现。

(1) 心血管系统:出现急性心力衰竭或急性心肌缺血的症状和体征,如发绀、呼吸困难、肺部啰音、缺血性胸痛、心率加快、心脏扩大等。

(2) 中枢神经系统:头痛、头晕或眩晕、耳鸣、平衡失调、眼球震颤、恶心、呕吐、腹痛、尿频、视力障碍、抽搐、意识模糊、嗜睡或昏迷等;自主神经功能失调症状如异常兴奋、发热、出汗、口干、皮肤潮红(或面色苍白)、手足震颤等;中风者可有神经系统定位体征。

(3) 肾脏:少尿、无尿、蛋白尿、管型尿、血肌酐和尿素氮升高。

(4) 眼底:出现三级以上眼底改变(渗出、出血、视盘水肿)。

2. 辅助检查 头颅 CT、心电图、实验室检查等可发现靶器官受损的表现。

【药物治疗】

1. 治疗原则 快速降低血压,保护靶器官,治疗并发症。

2. 快速降压 高血压急症一般选择静脉用降压药物。

(1) 硝普钠:开始以浓度 50mg/50ml,速度 0.5μg/(kg·min)静脉滴注,根据治疗反应以每分钟 0.5μg/kg 递增,逐渐调整剂量,常用剂量为每分钟 3μg/kg,极量为每分钟 10μg/kg。不良反应有①在本品血药浓度较高而突然停药时,可能发生反跳性血压升高。②血压降低过快过剧,可出现眩晕、出汗、头痛、肌肉颤搐、神经紧张或焦虑、烦躁、胃痛、反射性心动过速或心律不齐,症状的发生与静脉给药速度有关,与总量关系不大,减量给药或停止给药可好转。③硫氰酸盐中毒,可出现运动失调、视力模糊、谵妄、眩晕、头痛、意识丧失、恶心、呕吐、耳鸣、气短,应停止给药并对症治疗。

(2) 盐酸乌拉地尔:首剂 10~50mg 缓慢静脉注射,监测血压变化,降压效果通常在 5 分钟内显示。若效果不满意,可重复用药。首剂注射后,为维持降压效果,可持续静脉滴注。初始输入速度可达 2mg/min,维持输入速度为 9mg/h。疗程一般不超过 7 天。用药后患者可能出现头痛、头晕、恶心、呕吐、出汗、烦躁、乏力、心悸、心律不齐、胸部压迫感或呼吸困难等症状,其多为血压降得太快所致,通常在数分钟内即可消失,一般无须中断治疗。过敏反应(如瘙痒、皮肤发红、皮疹等)少见。

(3) 硝酸甘油:患者对本药的耐受量个体差异很大,可先以 5~10μg/min 开始,然后每 10 分钟调整 1 次,每次增加 5~10μg/min 增至 20~50μg/min。不良反应有头痛、心动过速、恶心、呕吐、面红、高铁血红蛋白血症等。

3. 血压恢复到原来水平后,继续口服药物治疗。具体见心血管系统疾病"高血压病"部分。

4. 治疗靶器官功能损害。具体靶器官如心脏、脑血管病变及肾功能损害的治疗,参考相关部分。

【注意事项】

1. 硝普钠使用注意事项

(1) 本品对光敏感,滴注溶液应新鲜配制并迅速将输液瓶用黑纸包裹避光。

(2) 溶液内不宜加入其他药品。配制溶液只可静脉慢速点滴,最好使用微量输液泵,这样可以精确控制给药速度。

(3) 应用本品过程中,应经常测血压,最好在监护室内进行。

(4) 肾功能不全而应用本品超过 48~72 小时者,每天需测定血浆中氰化物或硫氰酸盐,保持硫氰酸盐不超过 100μg/ml,氰化物不超过 3μmol/ml。

2. 降压速度　注意降压速度不要太快,以免引起重要脏器组织灌注不足。一般第 1 小时内平均动脉压下降不超过 25%,以后 2~6 小时血压降至 160/(100~110)mmHg。如果患者能耐受这样的血压水平、临床表现稳定,在以后 24~48 小时可逐步降低血压达到正常水平。但主动脉夹层患者应将收缩压迅速降至 100mmHg 左右。

3. 因高血压急症患者伴有器官功能损害,应注意所累及器官功能的评价,全面查体,必要时进一步检查心电图、头颅 CT、胸片以及肾功能(生化检查)等。

4. 用药过程中,应进行心电血压检测。

5. 基层医院条件受限时,应及时转上级医院治疗。

第三节 急性左心衰竭

【概述】急性心力衰竭是指由于急性心脏病变引起心排血量显著、急骤降低导致组织器官灌注不足和急性淤血的综合征。常见病因为急性心肌梗死、高血压急症、心脏瓣膜病、心肌病等。临床上以急性左心衰竭常见,主要表现为急性肺水肿或心源性休克。

【诊断要点】

1. 症状 突发严重呼吸困难,呼吸频率常达每分钟 30~40 次,强迫坐位、面色灰白、发绀、大汗、烦躁,同时频繁咳嗽,咳粉红色泡沫状痰。极重者可因脑缺氧而致神志模糊。肺水肿早期,由于交感神经激活致血管收缩,血压可一过性升高;但随着病情持续,血压下降。严重者可出现心源性休克。

2. 体征 听诊时两肺布满湿啰音和哮鸣音,心尖部第一心音减弱,心动过速,同时有舒张早期第三心音而构成奔马律,肺动脉瓣第二心音亢进。

3. 辅助检查

(1) 超声心动图显示心房、心室扩大,左室射血分数减低(LVEF<40%)。

(2) 实验室检查血浆脑钠素(BNP 或 NT-proBNP)水平升高。

(3) 胸片提示心脏扩大、肺水肿。

【药物治疗】

1. 治疗原则 去除诱因,治疗原发病,降低左心充盈压,增加左室心搏量,减少循环血量。

2. 一般处置措施

(1) 患者取坐位,双腿下垂,以减少静脉回流。

(2) 吸氧:无低氧血症的患者不常规吸氧。当脉搏血氧饱和度(SpO_2)<90% 或动脉血氧分压(PaO_2)<60mmHg 时应给予氧疗,使患者 $SpO_2 \geqslant 95\%$(伴 COPD 者 SpO_2>90%)。可给予高流量(6~8L/min)纯氧鼻管吸入。对病情特别严重者应给予面罩吸氧,用麻醉机加压给氧。若动脉氧分压不能维持60mmHg,宜加用无创呼吸机辅助呼吸,必要时气管插管呼吸机辅助呼吸。

(3) 镇静:静脉注射 3~5mg 吗啡,可迅速扩张体静脉,减少静脉回流,降低左房压。伴有呼吸衰竭的患者禁用。

(4) 快速利尿:呋塞米 20~40mg 静脉注射,于 2 分钟内推完,10 分钟内起效,可维持 3~4 小时,4 小时可以重复一次。除利尿作用外,本药还有静脉扩张作用,有利于缓解肺水肿。

3. 血管扩张剂

(1) 硝酸甘油:患者对本药的耐受量个体差异很大,可先以 5~10μg/min 开始,静脉滴注,然后每 10 分钟调整 1 次,每次增加 5~10μg/min,以血压达到 (90~100)/60mmHg 为度。不良反应有头痛、心动过速、恶心、呕吐、面红、高铁血红蛋白血症。

(2) 硝普钠:该药的用法用量和不良反应见本章第二节"高血压危象"【药物治疗】中的相关内容。

4. 正性肌力药物

(1) 多巴胺:小剂量多巴胺(每分钟 <3μg/kg)可降低外周阻力,扩张肾血管、冠状动脉。较大剂量多巴胺(3~10μg/kg)可增加心肌收缩力和心排血量。可用于伴低血压的肺水肿患者。

(2) 多巴酚丁胺:起始剂量为每分钟 2~3μg/kg,最高可用至每分钟 20μg/kg。

(3) 磷酸二酯酶抑制剂(PDEI):米力农[非]为 Ⅲ 型 PDEI 兼有正性肌力及降低外周血管阻力的作用。起始 25μg/kg 于 10~20 分钟内静脉推注,继以 0.375~0.75μg/(kg·min) 速度静脉滴注。

5. 血管收缩药 首选去甲肾上腺素 0.2~1.0μg/(kg·min)静脉滴注维持,适用于应用正性肌力药物后仍出现心源性休克或合并明显低血压状态的患者。

6. 强心药 去乙酰毛花苷:首剂可 0.4~0.8mg 静脉注射(缓慢 10 分钟,边注射边听心率),2 小时后可酌情再给 0.2~0.4mg。洋地黄类药物最适用于有心房颤动伴有快心室率并已知有心室扩大伴左心室收缩功能不全者。

7. 氨茶碱 氨茶碱 0.25g 加入生理盐水或葡萄糖液,静脉滴注,可缓解支气管痉挛导致的呼吸困难。

8. 待急性症状缓解后,应着手对诱因及基本病因进行治疗。

【注意事项】

1. 洋地黄类药物对急性心肌梗死患者,在急性期 24 小时内不宜用。禁用于重度二尖瓣狭窄伴窦性心律者。

2. 应用血管扩张剂时,注意预防血压降低过快。硝普钠最好使用微量输液泵,这样可以精确控制给药速度。应用本品过程中,应经常测血压,最好在监护室内进行。硝酸酯类药物如硝酸甘油持续静脉滴注超过 72 小时,容易产生耐药性,注意更换其他扩血管药物或间断使用。

3. 应用利尿剂时不要过量,尤其注意不要导致低血钾。

4. 根据典型症状与体征,注意急性呼吸困难与支气管哮喘的鉴别,咳粉红色泡沫痰和心尖部舒张期奔马律有助于诊断心源性肺水肿,注意鉴别与心源性休克并存的其他原因所致的休克。

5. 治疗过程中应进行心电图及血流动力学监测。

第四节　休　　克

【概述】休克系指各种致病因素作用引起有效循环血容量急剧减少,导致器官和组织微循环灌注不足,致使组织缺氧、细胞代谢紊乱和器官功能受损的综合征。根据休克的发病过程可分为休克早期和休克期。休克早期:初期患者表现为精神紧张、兴奋或烦躁不安、皮肤苍白、四肢发冷、心跳呼吸加快、尿量减少等症状。休克期:随病情进展,患者可有出冷汗、四肢冰凉、皮肤很明显的苍白、少尿或无尿、口唇肢端发青等症状,严重时全身皮肤黏膜都出现明显的发青等症状。神经系统由兴奋转为抑制,表现为表情淡漠、反应迟钝,严重时出现意识模糊、昏迷。血压下降,甚至血压测不出。

【诊断要点】休克的诊断标准:

1. 有休克的诱因。

2. 意识障碍。

3. 脉搏 >100 次 /min 或不能触及。

4. 四肢湿冷、再充盈时间 >2 秒、皮肤花斑、黏膜苍白 / 发绀、尿量每小时 <0.5ml/kg。

5. 收缩压 <90mmHg。

6. 脉压 <30mmHg。

7. 原高血压者收缩压较基础水平下降 >30%。

凡符合 1、2、3、4 中的两项和 5、6、7 中的一项者,即可诊断。

一、低血容量性休克

【概述】低血容量性休克是临床常见危重情况,系指各种原因引起的全血、血浆或体液和电解质丢失导致循环衰竭,不能维持正常的机体组织血、氧和营养物质的供给。根本原因为有效血容量下降。

【诊断要点】

1. 有导致血容量下降的原发疾病,同时符合休克诊断标准。

2. 导致血容量下降的常见原因分为出血性和非出血性。

(1) 出血性原因包括:胃肠道出血;创伤手术出血;内出血如腹腔脏器破裂出血及动脉瘤破裂出血。

(2) 非出血性原因包括:脱水如腹泻、呕吐、糖尿病、利尿剂过量、大汗引起的脱水;积液如腹水;皮肤失水如烧伤等。

【药物治疗】

1. 治疗原则　积极纠正休克,治疗原发病。

2. 补充血容量

(1) 补液:补液速度原则是先快后慢,先晶体液,一般用 0.9% 盐水,后胶体液,可快速静脉滴注,20~40ml/min,补液量视失液量决定。

羟乙基淀粉 130/0.4 氯化钠注射液:一般用量 500~1 500ml,一日最大剂量小于 33~50ml/kg,视病情而定。可根据患者需要数日内持续使用本药。初始的 10~20ml,应缓慢输入,并密切观察患者(防止可能发生的过敏性样反应)。

(2) 血液制品:失血量大时,应备血,积极进行输血。

3. 血管活性药

(1) 多巴胺:开始时每分钟 2~5μg/kg,10 分钟内以每分钟 1~4μg/kg 的速度递增,以达到最大疗效。多巴胺的推荐极量为每分钟 5~20μg/kg。

(2) 去甲肾上腺素:起始剂量为每分钟 0.04~0.2μg/kg,逐渐调节至有效剂量,可达每分钟 0.2~0.5μg/kg。

4. 纠正酸中毒及电解质紊乱

(1) 存在严重酸中毒(pH<7.1)时可给予 5% 碳酸氢钠静脉注射,视酸中毒程度决定用量。

(2) 根据电解质紊乱情况,适量补充电解质。

5. 病因治疗　即迅速查明原因,制止继续出血或失液,出血量大内科保守治疗无效时应积极进行手术或介入止血治疗。

6. 器官支持治疗　休克晚期可能会出现各种脏器功能衰竭,注意器官支持治疗。

【注意事项】

1. 注意与其他原因所致的休克进行鉴别。

2. 休克治疗过程中,如有条件可进行血流动力学监测。

二、感染性休克

【概述】感染性休克近年来被称为脓毒性休克(septic shock),是指由微生物及其毒素等产物所引起的全身炎症反应综合征(systemic inflammatory reaction syndrome,SIRS)伴休克。临床表现主要为组织灌注不足及血乳酸增高,晚期可出现 DIC 和重要脏器功能衰竭。

【诊断要点】

1. 证实有菌血症存在或有明确感染部位,并伴有休克。

2. 具体指标

(1) 感染明确。

（2）同时具备以下 2 项或 2 项以上体征：①体温 >38℃ 或 <36℃；②心率 >90 次 /min；③呼吸频率 >20 次 /min 或动脉血二氧化碳分压（PaCO$_2$）<32mmHg（1mmHg=0.133kPa）；④外周血白细胞计数 >12×10^9/L 或 <4×10^9/L，或未成熟粒细胞 >0.10。

（3）收缩压（SBP）<90mmHg 或者平均动脉压（MAP）<70mmHg 或者收缩压（SBP）较基础收缩压降低超过 40mmHg。

符合以上三条，即可诊断。

【药物治疗】

1. 补充血容量 对低血压或乳酸高于 4mmol/L 的患者应在第 1 小时内启动快速补充晶体液（30ml/kg）治疗，并要在 3 小时内完成。

2. 血管活性药 若初始液体复苏后血压仍未恢复，则应在第 1 小时内使用升压药。

（1）去甲肾上腺素：起始剂量为每分钟 0.04~0.2μg/kg，逐渐调节至有效剂量，可达每分钟 0.2~0.5μg/kg。

（2）多巴胺：开始时每分钟 1~5μg/kg，10 分钟内以每分钟 1~4μg/kg 的速度递增，以达到最大疗效。多巴胺的推荐极量为每分钟 5~20μg/kg。

3. 控制感染 应注意病灶的清除，抗菌药物可先用，不必等细菌培养结果。在确认脓毒性休克时在 1 小时内应用有效的静脉使用抗菌药物。推荐最初的经验性治疗包括对抗所有可疑病原微生物（细菌和 / 或真菌）的一种或多种药物，并且渗透到可能导致脓毒症的感染病灶中的药物浓度足够高。根据临床判断感染是由革兰氏阳性菌还是革兰氏阴性菌引起后选择抗菌药物。

（1）革兰氏阳性球菌：可选用苯唑西林（2g，静脉滴注，每 6 小时 1 次）或头孢唑林（2g，静脉滴注，每 8 小时 1 次）或头孢曲松（2g，静脉滴注，每日 1 次）；或头孢曲松 + 阿奇霉素治疗，也可选择左氧氟沙星治疗；具体情况依据不同感染部位及病菌不同而定。

（2）革兰氏阴性杆菌：可静脉给予头孢曲松，一日 2g，或左氧氟沙星（环丙沙星）治疗。以肠道杆菌为主，可选用头孢曲松（头孢他啶）+ 庆大霉素或阿米卡星治疗。对革兰氏阴性杆菌所致重症感染或铜绿假单胞菌全身感染，也可选择头孢他啶或左氧氟沙星（环丙沙星）治疗；头孢他啶，静脉给药一日 3~6g，每 8 小时 1 次，对危及生命的感染、严重铜绿假单胞菌感染可每日 6g，分 3 次静脉推注给药或并入其他药物联合应用。

（3）厌氧菌：首选甲硝唑一日 1.2g 静脉滴注，每 8 小时 1 次；亦可用青霉素等。

（4）真菌：氟康唑 400~800mg 静脉滴注，每日 1 次。

4. 纠正酸中毒　当 pH<7.1 可少量补充 5% 碳酸氢钠。

5. 糖皮质激素　如经过补液及血管活性药物治疗,低血压状态仍不能纠正,可给予氢化可的松 200~300mg/d,分 4 次给予,疗程少于 7 天。

6. 强心药　休克合并心功能不全时,可选用去乙酰毛花苷 0.2~0.4mg,以后视病情可继续增加。

7. 休克晚期可能会出现各种脏器功能衰竭,注意器官支持治疗。

8. 当血红蛋白小于 7g/dl 时,应备血,积极进行输血治疗。

【注意事项】

1. 注意与其他原因所致休克进行鉴别。

2. 对症治疗,积极治疗休克所致的并发症。

3. 休克治疗过程中,如有条件可进行血流动力学监测。

4. 抗菌药物应用前采样送细菌培养,特别是血培养。

5. 如有条件可监测血乳酸及混合静脉血氧饱和度,进行早期目标性指导治疗。

6. 有条件监测心排血量时,如出现低心排血量,可选用多巴酚丁胺静脉滴注。

7. 血管活性药首选去甲肾上腺素。

三、过敏性休克

【概述】过敏性休克是外界某些抗原物质进入已致敏的机体后,通过免疫机制在短时间内发生的一种强烈的多脏器累及症候群。过敏性休克的表现与程度、机体反应性、抗原进入量及途径有很大差别,通常突然发生且很剧烈,若不及时处理,常可危及生命。

【诊断要点】

1. 符合休克诊断标准。

2. 休克出现之前或同时,常有一些与过敏相关的症状或接触可疑的过敏原或致病药物。

【药物治疗】

1. 治疗原则　立即纠正休克,脱离过敏原,抗过敏治疗。

2. 立即停止进入并移开可疑的过敏原或致病药物。

3. 保持呼吸道畅通,吸氧,必要时气管切开或呼吸机支持治疗。

4. 肾上腺素治疗　立即给 0.1% 肾上腺素,大腿中部外侧肌内注射 0.5ml(含 0.5mg)。14 岁以下患者单次最大剂量不超过 0.3ml(含 0.3mg)。也可用 0.1~0.5mg 缓慢静脉注射(以 0.9% 氯化钠注射液稀释到 10ml)。不良反应有:①心悸、头痛、血压升高、震颤、无力、眩晕、呕吐、四肢发凉;②有时可有心律失常,严重者可由于心室颤动而致死;③用药局部可有水肿、充血、炎症。

5. 皮质激素治疗 氢化可的松 200~400mg 静脉滴注或地塞米松 10~20mg 静脉注射。

6. 补充血容量 0.9% 生理盐水 500ml 快速滴入,继之可选用 5% 葡萄糖,总入液量 3 000~4 000ml/d。羟乙基淀粉 130/0.4:一般用量 500~1 500ml,一日最大剂量小于 33~50ml/kg,视病情而定。可根据患者需要数日内持续使用本药。初始的 10~20ml,应缓慢输入,并密切观察患者(防止可能发生的过敏性样反应)。

7. 血管活性药物治疗

(1) 多巴胺:开始时每分钟 1~5μg/kg,10 分钟内以每分钟 1~4μg/kg 的速度递增,以达到最大疗效。多巴胺的推荐极量为每分钟 5~20μg/kg。

(2) 去甲肾上腺素:起始剂量为每分钟 0.04~0.2μg/kg,逐渐调节至有效剂量,可达每分钟 0.2~0.5μg/kg。

8. 抗过敏治疗 氯苯那敏 10mg 或异丙嗪 25~50mg,肌内注射。

9. 解除支气管痉挛 氨茶碱0.25g加入40ml 5%的葡萄糖液中静脉推注。

10. 对症治疗 积极治疗休克所致的并发症。

有关过敏性休克的抢救,详细内容参考《严重过敏反应急救指南》。

【注意事项】

1. 注意与其他原因所致休克进行鉴别。

2. 休克治疗过程中,进行心电图及血压监测,如有条件可进行血流动力学监测。

四、创伤性休克

【概述】创伤性休克是指机体遭受剧烈的打击后,导致组织微循环灌注不足以及创伤,其所致的剧烈疼痛和恐惧等多种因素使交感神经兴奋致血管收缩而引起以机体重要器官缺血、细胞缺氧和代谢障碍为特征的全身病理过程和临床综合征。创伤性休克的病理生理过程和单纯的失血性休克相比差异较大。创伤性休克的患者更常发生多器官衰竭,而在单纯失血性休克(如消化道出血)中比较少见。随着道路交通事故、工矿灾难、火灾等人为事故的增多,地震、海啸、泥石流等自然灾难的频频出现,创伤已成为危害国民健康的最主要问题之一。

严重多发伤对全身各系统功能产生严重损害,患者处于生理功能耗竭状态,可表现出严重多发伤、致命性大出血、生理功能耗竭所致的"死亡三角",也称"创伤三联征"。表现为①代谢性酸中毒:持续低灌流细胞能量代谢由需氧代谢持续变为乏氧代谢,导致体内乳酸堆积,造成代谢性酸中毒。②低体温:

由于失血,体液复苏,体腔暴露热量丢失增加,产热功能损害,严重创伤患者中心体温往往较低。③凝血功能障碍:凝血因子Ⅴ、Ⅷ减少;血小板功能损害,包括血小板黏附、聚集,钙离子释放,血小板凝血酶受体复合物形成等功能均受损害。纤溶系统活化,纤维蛋白原裂解产物增加。以上三个因素之间存在着复杂的联系,彼此互相加重,导致进行性代谢功能衰竭和死亡。

【诊断要点】

1. 符合休克诊断标准。

2. 休克出现之前或同时发生创伤。

【药物治疗】处理原则:保持呼吸道通畅,纠正休克,对创伤严重程度进行评估,快速控制出血,创伤危及生命时进行急诊手术等。

1. 保持呼吸道通畅,必要时行 CPR 复苏术,详见心肺复苏部分。

2. 抗休克治疗 创伤性休克往往因血块和炎性渗液积存在体腔和深部组织内发生血容量下降,急救时常常需要扩容。补液及血管活性药参见低血容量性休克。

3. 外科处置 迅速了解病史的同时应对创伤严重程度进行评估;快速控制出血、保持呼吸道通畅;立即处理开放性或张力性气胸、心包填塞等。控制伤口污染。稳定生命体征同时行急诊手术。

4. 预防和控制感染 抗生素的使用详见第二章感染性疾病部分。

5. 凝血功能障碍患者治疗 详见血液系统疾病部分。

6. 对症支持治疗 代谢性酸中毒,电解质紊乱等可根据病情进行适当治疗。

【注意事项】

1. 应注意的是,手术和较复杂的其他处理,一般应在血压稳定后或初步回升后进行,这一点与单纯的失血性休克处理有别,也体现了损伤控制外科的理念。

2. 创伤或大手术继发休克尤其污染伤口,建议清创后使用抗生素,以免继发感染。

3. 镇静止痛药物一般在急诊手术前不予使用。术中及术后同其他手术后止痛镇静。

第五节 糖尿病急性并发症

一、糖尿病酮症酸中毒

【概述】糖尿病酮症酸中毒是糖尿病急性并发症;糖尿病代谢紊乱加重

时,脂肪动员和分解加速,大量脂肪酸在肝经氧化产生大量乙酰乙酸、β-羟丁酸、丙酮,形成大量酮体,超过肝外组织的氧化能力时,血酮体升高称为酮血症,尿酮体排出增多称为酮尿,临床上统称为酮症。代谢紊乱进一步加剧,便发生代谢性酸中毒。

【诊断要点】诊断的关键在于对昏迷、酸中毒、失水、休克的患者,均应考虑酮症酸中毒的可能性,尤其对原因不明的意识障碍、呼气有酮味、血压低而尿量仍多者,应及时做有关化验以争取及早诊断,及时治疗。

1. 既往有或无糖尿病病史,少数患者以酮症酸中毒为糖尿病首发表现。

2. 临床表现　患者可有多尿、烦渴多饮和乏力,随后出现食欲减退、恶心、呕吐,常伴头痛、嗜睡、烦躁、呼吸深快,呼气中有烂苹果味(丙酮)。随着病情进一步发展,出现严重失水、尿量减少、皮肤弹性差、眼球下陷、脉细速、血压下降;至晚期时各种反射迟钝甚至消失,嗜睡以致昏迷。

3. 实验室检查

(1) 尿糖、尿酮体强阳性:当肾功能严重损害而阈值增高时,尿糖、尿酮体阳性程度与血糖、血酮体数值不相称。血酮体升高,多在 4.8mmol/L(50mg/dl)以上。

(2) 血糖多数为 16.7~33.3mmol/L(300~600mg/dl),有时可达 55.5mmol/L(100mg/dl)以上。

(3) CO_2 结合力降低,$PaCO_2$ 降低,pH<7.35。

【药物治疗】糖尿病酮症酸中毒是糖尿病急性并发症,一旦发生,应积极治疗。

1. 输液　输液是首要的、极其关键的措施。通常使用 0.9% 氯化钠,补液总量可按原体重的 10% 估计。一般在最初 2 小时可补液 1 000~2 000ml,前 4~6 小时输入补液总量的 1/3,以后逐渐减慢补液量,不宜太快太多,以免脑水肿、肺水肿的发生。补液时最好用心电图监护。

2. 胰岛素治疗　小剂量(速效)胰岛素治疗(每小时 0.1U/kg)。通常将胰岛素加入生理盐水持续静脉滴注。当血糖 <13.9mmol/L,可改用 5% 葡萄糖溶液加胰岛素注射,并按每 2~4g 葡萄糖加入 1U 短效胰岛素。有休克和 / 或严重酸中毒和 / 或昏迷的重症患者,应酌情静脉注射首次负荷剂量 10~20U 胰岛素。

3. 纠正电解质及酸碱平衡失调　当血液的 pH 低至 7.0~7.1 时,有抑制呼吸和中枢神经的可能,也可发生心律失常,应给予相应治疗,用 5% 碳酸氢钠溶液 84ml 加注射用水至 300ml 配制成 1.5% 的等渗溶液滴注,一般仅给 1~2 次,并进一步监测观察,必要时追加。糖尿病酮症酸中毒时可掩盖低血钾,因此在治疗过程中应注意早期补钾。需定时监测血钾水平,最好用心电图监护,结合尿量,调整补钾量和速度:治疗前血钾低于正常,立即开始补钾,前2~4小时通过静脉输液每小时补钾约13~20mmol/L(相当于氯化钾1.0~1.5g);血钾正常,尿量大于40ml/h,也立即开始补钾;血钾正常,尿量小于30ml/h,暂缓补钾,待尿量增加后开始补钾;血钾高于正常,暂缓补钾。病情恢复后仍应继续口服钾盐数天。

4. 处理诱发病和防治并发症。

【注意事项】

1. 注意补液速度。如治疗前已有低血压或休克,快速输液不能有效升高血压,应输入胶体溶液并采取其他抗休克措施。对年老或伴有心脏病、心力衰竭患者,应在中心静脉压监护下调节输液速度及输液量。

2. 休克、严重感染、心力衰竭、心律失常、肾功能衰竭是导致死亡的主要原因,注意防治。

3. 注意与糖尿病其他并发症相鉴别。

4. 患者出现意识障碍时,应与导致意识障碍的其他疾病进行鉴别,如脑血管病变等。

5. 治疗过程中应定时监测血糖,防止低血糖发生。

二、糖尿病高渗性非酮症昏迷

【概述】本症是糖尿病的严重代谢紊乱所致,多见于老人,好发者为60岁以上老年(2型)轻症糖尿病者及少数幼年(1型)患者。男女发病率相近。临床特点为无明显酮症与酸中毒,血糖显著升高,严重脱水甚至休克,血浆渗透压升高以及进行性意识障碍等。糖尿病高渗性非酮症昏迷是2型糖尿病的严重且可能致命的并发症。报告的死亡率在10%~20%,比糖尿病酮症酸中毒(DKA)患者的死亡率高约10倍。

【诊断要点】

1. 病史 患者多为老年人,可有明确糖尿病病史或无糖尿病病史,早期呈糖尿病原有症状渐渐加重,患者表情迟钝,进行性嗜睡。不少患者由于原发诱因,有呕吐、腹泻、轻度腹痛、畏食、恶心等胃肠症状,但较酮症酸中毒者轻而少见。

2. 临床表现 如前期症状得不到有效治疗,则病情继续进展,主要表现为严重的脱水和神经系统症状和体征。脱水表现为皮肤干燥和弹性减退,眼球凹陷,脉搏快而弱,立位时血压下降,严重者出现休克。患者常有各种神经系统体征,除感觉神经受抑制而神志淡漠迟钝甚而木僵外,运动神经受累较多。常见者有卒中、不同程度的偏瘫、全身或灶性运动神经性发作包括失语症、偏瘫、眼球震颤、斜视,以及灶性或全身性癫痫样发作等。

3. 实验室检查　①血糖 >33.3mmol/L；②血钠 >145mmol/L；③有效血浆渗透压 >320mOsm/L，如不能测定时，可用下列公式估计：有效血浆渗透压（mOsm/L）=2×血清（Na⁺+K⁺）+血葡萄糖（均以 mmol/L 计算）。

【药物治疗】

1. 补液　对渗透压明显升高而无休克者，可选用 0.6% 低渗氯化钠注射液，血渗透压降至 330mOsm/kg·H₂O 时，改为等渗溶液。如有休克应使用 0.9% 氯化钠，以便较快扩张微循环而补充血容量，使血压及微循环迅速纠正。补液量需视失水程度，按其体重的 10%~15% 计算，一般在最初 2 小时可补液 1 000~2 000ml，前 4~6 小时输入补液总量的 1/3，以后逐渐减慢补液量，不宜太快太多，以免脑水肿、肺水肿的发生。补液时最好用心电图监护，并分期测定血钾，以免发生意外。

2. 胰岛素　胰岛素治疗方案（每小时 0.1U/kg）通常为将普通胰岛素加入生理盐水持续静脉滴注。当血糖降至 16.7mmol/L（300mg/dl）时，可开始输入 5% 葡萄糖溶液（按 2~4g 葡萄糖：1U 胰岛素的比例加入胰岛素，静脉滴注）。每两小时测定血糖一次，密切随访血糖等。

3. 纠正电解质和酸碱平衡紊乱

（1）纠正低血钾：15% 氯化钾加入 0.9% 氯化钠，静脉滴注，视低血钾程度决定补钾量及速度。

（2）补碱：当血 pH 低至 7.0 时，可给予 5% 碳酸氢钠静脉滴注。

【注意事项】

1. 处理诱发病和防治并发症

（1）抗休克治疗。

（2）控制感染：根据感染部位及可能的致病菌选择抗菌药物治疗。

（3）纠正心力衰竭、心律失常。

（4）抗凝治疗：渗透压 >380mOsm/L 时可考虑加用小剂量肝素治疗，以防止血栓并发症。

（5）防治脑血管病变。

2. 该疾病诊断需要与糖尿病其他急性并发症进行鉴别。

3. 患者存在意识障碍时需与脑血管病进行鉴别诊断。

4. 治疗过程中应定时监测血糖，防止低血糖发生。

三、糖尿病乳酸性酸中毒

【概述】糖尿病患者的葡萄糖氧化过程受阻滞，增强了葡萄糖酵解，产生大量乳酸，如乳酸脱氢酶不足，乳酸不能继续氧化成丙酮酸，使乳酸的合成大于降解和排泄，体内乳酸聚集而引起的一种糖尿病急性代谢性合并症称为糖尿病乳酸性酸中毒,常见于老年糖尿病患者,多在服用双胍类降血糖药物后,表现为食欲缺乏、恶心、呕吐、渐渐呼吸快、烦躁、谵妄、昏迷。

【诊断要点】

1. 病史 本病常见于服用大量双胍类药物的糖尿病患者,合并感染、脓毒血症及严重心、肺、肝、肾慢性疾病者,也易引起乳酸生成增加、代谢障碍。

2. 临床表现 主要症状为恶心、呕吐、腹泻等。体检发现体温低、深大呼吸、皮肤潮红、血压下降、休克、意识障碍。

3. 实验室检查 血乳酸增高(>5mmol/L)、血 pH<7.35、阴离子间隙 >18mmol/L、HCO_3^- 浓度 <10mmol/L,血酮体一般不高。

【药物治疗】

1. 补液 如果没有明显心脏功能不全和肾功能不全,应尽快纠正脱水,以生理盐水和葡萄糖为主。

2. 纠正休克 具体见休克治疗。

3. 碱性液体 可以使细胞内液和脑脊液进一步酸化和诱发脑水肿,故只有当血 pH 低于 7.1 时,可以用碱性液体 5% 碳酸氢钠静脉滴注。

4. 胰岛素 以每小时 0.1U/kg 的速度持续静脉滴注,但需防止低血糖。

5. 处理诱发病和防治并发症

(1) 控制感染:根据感染部位及可能致病菌选择抗菌药物治疗。

(2) 纠正心力衰竭、心律失常。

6. 一般治疗 吸氧提高组织供氧量,促进乳酸氧化,糖尿病患者动脉血氧分压多偏低,吸氧有利于纠正乳酸性酸中毒。

7. 停用双胍类降血糖药物。

【注意事项】

1. 该疾病诊断需要与糖尿病其他急性并发症进行鉴别。

2. 患者存在意识障碍时需与脑血管病进行鉴别诊断。

3. 乳酸性酸中毒病死率高,早期识别、早期治疗是关键。

4. 基层医院如不能测定血乳酸,可计算阴离子间隙。

第六节 动物咬蜇伤

一、蜂 蜇 伤

【概述】被黄蜂、蜜蜂蜇伤后,一般只在蜇伤的部位出现红肿、疼痛,数小时后可自行消退。如果被成群的蜂蜇伤后,可出现头晕、恶心、呕吐,严重时可出现休克、昏迷甚至死亡。

【诊断要点】有被蜂蜇伤史,可伴或不伴全身症状,全身症状严重者,可出现休克或急性肾功能衰竭。

【药物治疗】

1. 伤口局部处理　被蜂蜇伤后,如创口内有折断的蜂刺,可用消毒的针或小刀片挑出。

2. 局部止痛　根据蜂的种类,黄蜂的毒液为碱性,伤口可用酸性物质如食醋、3% 硼酸、1% 醋酸等冲洗,以中和毒液。蜜蜂的毒液为酸性,伤口可用苏打水、氨水、肥皂水及碱水等碱性物质冲洗。

3. 轻症者的处理　氯苯那敏 10mg 或异丙嗪 25~50mg,肌内注射。

4. 重症伴有休克者的处理　见过敏性休克的处理。

5. 治疗并发症　严重者可出现急性肾功能衰竭,可给予透析治疗。

【注意事项】

1. 预防为主。野外作业时注意暴露部位的防护。

2. 患者被成群的蜂蜇伤后,可伴有全身症状如休克或肾功能衰竭等,建议对症处理后及早转上级医院。

二、犬(猫)咬伤

【概述】犬咬伤在城乡地区都常见,犬咬伤后除可引起局部软组织受伤外,还可传播狂犬病毒,人的狂犬病主要是通过犬咬伤传播的(占 90% 以上)。另外,犬咬伤后的伤口还可能继发细菌感染。猫咬伤的处理基本上和犬咬伤相同。

【诊断要点】有被犬咬伤或抓伤史。

【药物治疗】

1. 伤口处理　被犬咬伤后,立即用肥皂水或清水彻底冲洗伤口至少 15 分钟,也可用大量 3% 过氧化氢冲洗。然后用 2% 碘酒或 75% 酒精涂擦伤口做消毒处理。

2. 伤口较深、污染严重者,应酌情注射破伤风抗毒素。

3. 应用抗菌药物预防感染。

4. 被犬咬伤后应进行狂犬病免疫处理

(1) 抗狂犬病血清的用法:及时彻底清创后,于受伤部位用本品总剂量的 1/2 进行皮下浸润注射,余下 1/2 进行肌内注射(头部咬伤者可注射于背部肌肉)。注射总剂量按 20U/kg 计算,一次注射,如所需总剂量大于 10ml,可在 1~2 日内分次注射。随后即可进行狂犬病疫苗注射,但两种制品的注射部位和器具要严格分开。

(2) 狂犬病疫苗的接种程序:狂犬病疫苗的接种程序为一般咬伤者于伤

后 24 小时内、第 3 天、第 7 天、第 14 天、第 28 天各注射狂犬病疫苗 1 个剂量（儿童用量相同）。1 年内再次被动物致伤者,应于 24 小时内和第 3 天各接种一个剂量疫苗;在 3 年内再次被动物致伤,应于 24 小时内、第 3 天、第 7 天各接种一个剂量疫苗;超过 3 年者应接种全程疫苗。

【注意事项】注射抗狂犬病血清可发生过敏反应,表现为血清病,严重者可发生过敏性休克。因此使用抗狂犬病血清须特别注意防止过敏反应。注射前需做过敏试验。

1. 过敏试验

(1) 用氯化钠注射液将抗血清稀释 10 倍(0.1ml 抗血清加 0.9ml 0.9% 氯化钠注射液),在上臂三角肌、大腿外侧皮内注射 0.05ml,观察 30 分钟。注射部位无明显反应者,即为阴性,可在严密观察下直接注射抗血清。

(2) 如注射部位出现皮丘增大、红肿、浸润,特别是形似伪足或有痒感者,为阳性反应,必须用脱敏注射。

(3) 如注射局部反应特别严重或伴有全身症状,如荨麻疹、鼻咽刺痒、喷嚏等,为强阳性反应,则应采用脱敏注射,并做好抢救准备,一旦发生过敏性休克应立即抢救。

(4) 无过敏史者或过敏反应阴性者,也并非没有发生过敏性休克的可能。为慎重起见,可先注射少量于皮下进行试验,观察 30 分钟,无异常反应,再将全量注射于皮下或肌内。

2. 脱敏注射法　在一般情况下,可用氯化钠注射液将抗血清稀释 10 倍,分小量数次皮下注射,每次注射后观察 20~30 分钟。第 1 次可注射 1ml,观察无发绀、气喘或显著呼吸短促、脉搏加速时,即可注射第 2 次 2ml,如注射量达到 4ml 仍无反应,可缓慢地将全量注入。

3. 过敏性休克　见本章"过敏性休克"部分相关内容。

4. 血清病　主要症状为荨麻疹、发热、淋巴结肿大、局部水肿,偶有蛋白尿、呕吐、关节痛,注射部位可出现红斑、瘙痒及水肿。一般系在注射后 7~14 天发病,称为延缓型,亦有在注射后 2~4 天发病的情况,称为加速型。对血清病应对症治疗,可使用钙剂或抗组胺药物,一般数日至数十日即可痊愈。

三、蛇 咬 伤

【概述】蛇咬伤是指被含有蛇牙或在蛇牙附近分泌毒液的蛇咬后所造成的伤害。毒蛇咬伤在伤处可留一对较深的齿痕,蛇毒进入组织、淋巴和血流,可引起严重的毒性,必须急救治疗。

【诊断要点】

1. 有被毒蛇咬伤史,伤处可见一对较深而粗的毒牙痕。

2. 可有局部和全身中毒的表现,全身临床表现可归纳为以下三类。

(1) 神经毒损害:被眼镜蛇咬伤后,伤口局部出现麻木、知觉丧失,或仅有轻微痒感。约在伤后半小时后,自觉头昏、嗜睡、恶心、呕吐及乏力。重者出现吞咽困难、声嘶、失语、眼睑下垂及复视。最后可出现呼吸困难、血压下降及休克,致使机体缺氧、发绀、全身瘫痪。

(2) 心脏毒损害和凝血障碍毒损害:被蝰蛇和竹叶青蛇咬伤后,咬伤的局部迅速肿胀,并不断向近侧发展,伤口剧痛,流血不止。伤口周围的皮肤常伴有水疱或血疱、皮下瘀斑、组织坏死。严重时全身广泛性出血,如结膜下淤血、鼻出血、呕血、咯血及尿血等。大量溶血引起血红蛋白尿,出现血压下降、心律失常、循环衰竭和急性肾衰竭。

(3) 肌毒损害:被海蛇咬伤的局部仅有轻微疼痛,甚至无症状。约 30 分钟至数小时后,患者感到肌肉疼痛、僵硬、进行性无力;腱反射消失、眼睑下垂和牙关紧闭。横纹肌大量坏死,释放钾离子引起严重心律失常,产生肌红蛋白可阻塞肾小管,引起少尿、无尿,导致急性肾衰竭。

混合毒致伤的表现:一些眼镜蛇和蝰蛇咬伤后兼有神经毒及血液毒的症状。从局部伤口看类似血液毒致伤,如局部红肿、瘀斑、血疱、组织坏死及淋巴结炎等。从全身来看,又类似神经毒致伤,死亡原因仍以神经毒为主。

【药物治疗】

1. 毒蛇咬伤的伤口处理

(1) 在现场立即用条带绑紧咬伤处近侧肢体,如足部咬伤者在踝部和小腿绑扎两道,松紧以阻止静脉血和淋巴回流为度。

(2) 先用 0.05% 高锰酸钾液或 3% 过氧化氢冲洗伤口;拔出残留的毒蛇牙;伤口较深者切开真皮层少许,或在肿胀处以三棱针平刺皮肤层,接着用拔罐法或吸乳器抽吸,促使部分毒液排出。

2. 特效解毒措施　注射抗蛇毒血清。

(1) 用法:当在蛇咬伤的蛇种确定的情况下,应首先使用单价抗蛇毒血清进行治疗。在不能明确诊断时,如果本地区较大范围内仅有 2 种毒蛇,又无法确定蛇种的情况下,则应用当地蛇种的双价抗蛇毒血清为宜。如果本地区有多种毒蛇,在蛇咬伤的蛇种无法确定的情况下,应立即使用当地蛇种的多价抗蛇毒血清。用前须做过敏试验,结果阳性应用脱敏注射法。

(2) 过敏试验:取 0.1ml 抗蛇毒血清加 1.9ml 0.9% 氯化钠注射液,即 20 倍稀释。在前臂掌侧皮内注射 0.1ml,经 20~30 分钟,注射部位皮丘在 2cm 以内,且皮丘周围无红晕及蜘蛛足者为阴性,可直接注射。反应阴性者方可使用。皮内试验阳性者如必须应用时,应按常规脱敏,并同时用异丙嗪和糖皮质激素。

弱阳性者应采取脱敏性注射法,用氯化钠注射液将抗蛇毒血清稀释20倍,分数次做皮下注射,每次观察10~20分钟。第一次注射0.4ml,如无反应可酌情增加注射量。注射观察3次以上,无异常反应者,即可静脉、皮下或肌内注射。注射前将制品放在37℃水中加温数分钟。注射时速度应慢,开始每分钟不超过1ml,以后亦不宜超过4ml。注射时如有异常反应,应立即停止注射。

(3) 不良反应:主要为过敏性休克,抗毒血清也会引起过敏,详细参见本章"过敏性休克"部分的内容。

3. 合并感染可用抗菌药物。

4. 对各种器官功能不全或休克者,必须采取相应的治疗措施。

【注意事项】治疗过程中禁用中枢神经抑制剂、肌肉松弛剂、肾上腺素和抗凝剂。

第七节 破 伤 风

【概述】破伤风是由破伤风杆菌侵入人体伤口,生长繁殖,产生毒素,所引起的一种特异性感染。破伤风杆菌广泛存在于泥土和人畜粪便中,是一种革兰氏阳性厌氧芽孢杆菌。破伤风杆菌及其毒素都不能侵入正常的皮肤和黏膜,故破伤风都发生在伤后。一切开放性损伤如火器伤、开放性骨折、烧伤,甚至细小的伤口如木刺伤或锈钉刺伤,均有可能发生破伤风。当伤口窄深、缺血、坏死组织多、引流不畅,并混有其他需氧菌感染而造成伤口局部缺氧时,破伤风便容易发生。泥土内含有的氯化钙能促使组织坏死,有利于厌氧菌繁殖,故带有泥土的锈钉或木刺的刺伤容易引起破伤风。破伤风的潜伏期平均为6~10日,也有短于24小时或长达20~30日的。

【诊断要点】

1. 开放性外伤(特别是创口深、污染严重者)有感染破伤风的危险。

2. 典型临床表现为先有乏力、头晕、头痛、咀嚼肌紧张酸胀、烦躁不安等前驱症状,接着出现典型的肌肉强烈收缩,最初是咀嚼肌,以后顺次为面肌、颈项肌、背腹肌、四肢肌群、膈肌和肋间肌。患者具有独特的"苦笑"面容,之后出现"角弓反张"。光线、声响、震动等均能诱发全身肌群的强烈收缩。

3. 破伤风应与化脓性脑膜炎、狂犬病、子痫、癔症等相鉴别。

【药物治疗】

1. 治疗原则 破伤风是可以预防的,因此应及时使用破伤风抗毒素与破伤风类毒素疫苗进行预防。已出现破伤风或其可疑症状时,应在进行外科处理及其他疗法的同时,及时使用抗毒素治疗。

2. 凡已接受过破伤风类毒素免疫注射者,应在受伤后再注射1次类毒素加强免疫,不必注射抗毒素。未接受过类毒素免疫或免疫史不清者,须注射抗毒素预防,但也应同时开始类毒素预防注射,以获得持久免疫。

3. 破伤风抗毒素的使用方法

(1) 用法:注射前必须先做过敏试验并详细询问既往过敏史。凡本人及其直系亲属曾有支气管哮喘、花粉症、湿疹或血管神经性水肿等病史,或对某种物质过敏,或本人过去曾注射马血清制剂者,均须特别提防过敏反应的发生。

1) 过敏试验:用氯化钠注射液将抗毒素稀释10倍(0.1ml抗毒素加0.9ml 0.9% 氯化钠注射液),在前臂内侧皮内注射0.05ml,观察30分钟。注射部位无明显反应者,即为阴性,可在严密观察下直接注射抗毒素。如注射部位出现皮丘增大、红肿、浸润,特别是形似伪足或有痒感者,为阳性反应,必须用脱敏法进行注射。如注射局部反应特别严重或伴有全身症状,如荨麻疹、鼻咽刺痒、喷嚏等,则为强阳性反应,应避免使用抗毒素。如必须使用时,则应采用脱敏注射,并做好抢救准备,一旦发生过敏性休克,立即抢救。无过敏史者或过敏反应阴性者,也并非没有发生过敏性休克的可能。为慎重起见,可先注射少量于皮下进行试验,观察30分钟,无异常反应,再将全量注射于皮下或肌内。

2) 常规用法:皮下注射应在上臂三角肌附着处。同时注射类毒素时,注射部位须分开。肌内注射应在上臂三角肌中部或臀大肌外上部。只有经过皮下或肌内注射未发生反应者方可进行静脉注射。静脉注射应缓慢,开始每分钟不超过1ml,以后每分钟不宜超过4ml。一次静脉注射不应超过40ml,儿童每1kg体重不应超过0.8ml,亦可将抗毒素加入葡萄糖注射液、氯化钠注射液等输液中静脉滴注。静脉注射前将安瓿在温水中加热至接近体温,注射中发生异常反应,应立即停止。

3) 脱敏注射法:在一般情况下,可用氯化钠注射液将抗毒素稀释10倍,分小量数次进行皮下注射,每次注射后观察30分钟。第1次可注射10倍稀释的抗毒素0.2ml,观察无发绀、气喘或显著呼吸短促、脉搏加速时,即可注射第2次0.4ml,如仍无反应则可注射第3次0.8ml,如仍无反应即可将安瓿中未稀释的抗毒素全量皮下或肌内注射。有过敏史或过敏试验强阳性者,应将第1次注射量和以后的递增量适当减少,分多次注射,以免发生剧烈反应。

(2) 用量

1) 预防用量:1次皮下或肌内注射1 500~3 000U,儿童与成人用量相同;

伤势严重者可增加用量 1~2 倍。经 5~6 日,如破伤风感染危险未消除,应重复注射。

2)治疗用量:第 1 次肌内或静脉注射 50 000~200 000U,儿童与成人用量相同;以后视病情决定注射剂量与间隔时间,同时还可以将适量的抗毒素注射于伤口周围的组织中。初生儿破伤风,24 小时内分次肌内或静脉注射 20 000~100 000U。

(3)不良反应:主要为过敏性休克,可在注射中或注射后数分钟至数十分钟内突然发生。患者突然表现沉郁或烦躁、脸色苍白或潮红、胸闷或气喘、出冷汗、恶心或腹痛、脉搏细速、血压下降、重者神志不清、虚脱,如不及时抢救可以迅速死亡。轻者注射肾上腺素后即可缓解;重者需输液输氧,使用升压药维持血压,并使用抗过敏药物及肾上腺皮质激素等进行抢救。

4. 破伤风人免疫球蛋白 用于预防和治疗破伤风,尤其适用于对破伤风抗毒素有过敏反应者。只限臀部肌内注射,不得用于静脉注射。不需做皮试。每个患者的最佳用药剂量和疗程应根据具体病情而定。预防剂量:儿童和成人一次用量 250IU。创面严重、开放性创伤、严重出血者或延误治疗者等,剂量应加倍。参考治疗剂量为 3 000~6 000IU,多点注射。一般无不良反应。极少数人注射局部可能出现红肿疼痛,无须特殊处理,可自行恢复。

5. 使用抗菌药物 大剂量青霉素可抑制破伤风杆菌。

6. 局部处理 伤口要彻底清创。

7. 对症处理 镇静、全身营养支持治疗。

【注意事项】
1. 门诊患者注射抗毒素后,须观察 30 分钟才可离开。
2. 注意破伤风过敏反应。

第八节 中 暑

【概述】中暑常发生在高温和湿度较大的环境中,是以体温调节中枢障碍、汗腺功能衰竭和水电解质丧失过多为特征的疾病。以高热、皮肤干燥无汗及中枢神经系统症状为特征。

【诊断要点】本病在高温环境中劳动和生活时出现体温升高、肌肉痉挛和晕厥,并应排除其他疾病后可诊断,可分为先兆中暑、轻症中暑和重症中暑。

1. 先兆中暑 在高温环境下工作一定时间后,出现头昏、头痛、口渴、多汗、全身疲乏、心悸、注意力不集中、动作不协调等症状。体温正常或略有升高。

2. 轻症中暑 除上述症状外,体温升高可达 38℃,出现面色潮红、大汗、皮肤灼热等表现;或出现面色苍白、四肢湿冷、血压下降等表现。如进行积极有效的处理,常常于数小时内恢复。

3. **重症中暑**　包括热痉挛、热衰竭和热射病。

(1) **热痉挛**:常发生在高温环境中强体力劳动后。表现为四肢阵发性的强直性痉挛,最多见于下肢双侧腓肠肌,常伴有肌肉疼痛、腹绞痛。实验室检查有血钠和氯化物降低。

(2) **热衰竭**:常发生于老年人、儿童、慢性疾病患者及一时未能适应高温气候及环境者。患者可有多汗、疲乏、无力、头痛、头晕、脉搏细弱、血压偏低。

(3) **热射病**:是一种致命性急症,常发生于高温环境中工作数小时者(劳力性热射病)或老年、体弱、患慢性病者,在连续数天高温后发生(非劳力性热射病)。典型表现为高热(体温 >41℃)、无汗和意识障碍。早期受影响的器官依次是脑、肝、肾和心脏。实验室检查有白细胞升高,生化及肝肾功能检查异常,心电图可有心律失常和心肌损害的表现。

【药物治疗】

1. **一般处理**　应立即撤离高温环境,将患者移到通风、阴凉、干燥处安静休息,补充水、盐,有循环衰竭时可酌情给盐水静脉滴注。

2. **物理降温**　尽快冷却体温,降至38℃以下,可进行冷水浴。也可用冰盐水灌肠。

3. **药物降温**　氯丙嗪 25~50mg 加入到 5% 葡萄糖或 0.9% 生理盐水 500ml 中静脉滴注 1~2 小时。

4. **对症处理**

(1) 镇静。可用地西泮 10mg 肌内注射。

(2) 脑水肿和颅内压增高者,可使用甘露醇脱水,1~2g/kg,30~60 分钟静脉输入。

(3) 纠正水电解质紊乱及酸中毒,也可采用其他支持治疗。

【注意事项】

1. 注意与其他疾病相鉴别,尤其是老年人有基础疾病者,可能合并脑血管病变等。

2. 药物降温使用氯丙嗪时需密切观察血压、神志和呼吸,出现低血压、呼吸抑制以及深昏迷时应停用。

第九节　淹　溺

【概述】淹溺是人淹没于水中,水和水中污泥、杂草堵塞呼吸道及肺泡或引起喉、气管及支气管反射性痉挛引起通气障碍而窒息或心脏停搏的一种危重症情况。淹溺分为淡水淹溺和海水淹溺。淡水淹溺时低渗液进入人体,很快被肺泡毛细血管吸收进入血液循环,出现暂时性血容量过多,导致血渗透压降低,出现大量溶血现象。海水淹溺时高渗液进入人体,大量水分从毛细血管渗入肺泡腔,出现急性肺水肿。因此临床上应注意鉴别是淡水淹溺还是海水淹溺。

【诊断要点】

1. 有淹溺史及目击事故者。

2. 临床表现　根据溺水时间长短与缺氧的时间和严重程度不同,轻者可表现为呛咳、血压升高、心率加快、皮肤苍白;中度患者可有严重呕吐、神志模糊或烦躁不安、反射减弱等;重度溺水患者可处于昏迷状态、窒息、面色青紫、四肢厥冷,甚至呼吸心脏停搏。体征为血压下降、瞳孔散大、双肺有啰音,胃内积水者可见上腹部膨隆。

3. 辅助检查　血气分析显示高碳酸血症和呼吸性酸中毒,肺部 X 线有肺不张或肺水肿表现。

【药物治疗】

1. 现场急救

(1) 维持呼吸道通畅:采取头低俯卧位行体位引流,清除口鼻里的堵塞物,立即倾出溺水患者呼吸道内积水,迅速恢复其自主呼吸和心跳。

(2) 保温:去除湿冷衣服,用棉被包裹。

2. 心肺复苏　如患者呼吸心跳已经停止,立即给予心肺复苏。详见本章"猝死和心肺复苏"部分。

3. 供氧　立即用面罩给予 100% 纯氧,有条件时可以使用持续正压通气。

4. 脑复苏　有颅内压升高者,应用呼吸机增加通气,使 $PaCO_2$ 保持在 25~30mmHg,同时静脉输注甘露醇降低颅内压,缓解脑水肿。

5. 维持水电解质和酸碱平衡　视具体化验检查结果,给予补充电解质,严重酸中毒时可给予 5% 碳酸氢钠。

6. 补液治疗　淡水淹溺可应用高渗盐水(3% 氯化钠注射液)。海水淹溺时血容量偏低,需及时补充液体,可用葡萄糖溶液、血浆,严格控制氯化钠溶液。

7. 防治感染　选择合适抗菌药物。

【注意事项】

1. 海水淹溺补液不能用盐水。

2. 注意化验溶血指标,如有溶血,可输注红细胞或全血。

第十节 电 击 伤

【概述】电击伤俗称触电,系超过一定极量的电流通过人体,产生的机体损伤或功能障碍。身体某部位直接接触电流或被雷击中,电流通过中枢神经和心脏时,可引起呼吸抑制、心室纤维颤动或心脏停搏,造成死亡或假死;电流局限于一侧肢体,可造成该侧肢体残疾。电击伤通常是由于不慎触电或雷击造成的。高压电击伤及雷击伤,其后果严重,常可迅速死亡。

【诊断要点】

1. 有触电史或目击者。

2. 电击伤主要表现为局部的电灼伤和全身的电休克,导致呼吸停止和心脏停搏。临床上分为轻型、重型和危重型。

(1) 轻型:触电后,可出现强烈的肌肉痉挛,有可能人体被弹离电流。患者表现惊慌、四肢酸软、恶心、面色苍白、头晕、心动过速、表情呆滞、冷汗、震颤、皮肤灼伤处疼痛。心电图可见心肌受损表现。

(2) 重型:患者神志不清、呼吸不规则、心动过速或心律不齐,也可伴有休克或抽搐。有些患者可转入假死状态,表现为心跳呼吸极其微弱,有时心电图可呈心室颤动。经过积极治疗,一般可以恢复。

(3) 危重型:多见于高压电击伤,或低压电通电时间较长。患者呼吸和心脏停搏,迅速死亡。

【药物治疗】

1. 现场抢救 关闭开关或用绝缘物体挑开电线、电器,或用带木柄(干燥)斧头砍断电线,拉开触电者。

2. 心肺复苏 参见本章"猝死和心肺复苏"部分。

3. 对症处理 纠正电解质紊乱及酸碱平衡。

4. 防治脑水肿,必要时可静脉滴注20%甘露醇。

5. 应用抗菌药物防治感染。

6. 局部处理 伤口周围皮肤用碘酒、酒精处理后,常规注射破伤风抗毒素。

【注意事项】

1. 除局部电击伤口的处理以外,应注意多发伤问题,尤其闪电击伤患者,可造成鼓膜破裂。极少数人可出现精神障碍、失明、耳聋。电击局部可出现点状或大片状严重烧伤,受伤肢体可出现暂时瘫痪,常伴有脑外伤、腹部外伤、骨折。

2. 轻症患者,也应做心电图检查。

3. 低压损伤无症状者,也应检查其肌红蛋白尿,无任何心律失常或横纹肌溶解的征象,方可离院。

（王　真）

第二章

感染性疾病

第一节　急性上呼吸道病毒感染

【概述】急性上呼吸道病毒感染(acute upper respiratory infection)俗称"感冒"，主要病毒为鼻病毒，其他病毒包括腺病毒、呼吸道合胞病毒、肠道病毒等；急性上呼吸道病毒感染发生率高，成人每年可发病 1~3 次，儿童每年可发病 2~7 次，具有一定的传染性。急性上呼吸道病毒感染起病急，病程大多具有自限性，多在一周内好转。这种疾病临床表现多样，轻者表现为上呼吸道不适，重者可因严重并发症致死，但病死率低。

【诊断要点】急性上呼吸道病毒感染缺乏特异性诊断方法，主要为临床诊断。

1. 流行病学史　季节与气候变换、受凉、与感冒患者接触等为易感因素。

2. 临床表现　早期表现为咽部不适、干燥或疼痛，继之有鼻塞、打喷嚏、流涕等，部分患者有咳嗽、痰少或咳白色泡沫痰，重者可有发热、头痛、乏力、全身不适、肌肉疼痛、纳差等，体温一般不超过 39℃，且大多在 3~4 天内可自行退热。

3. 实验室与影像检查　外周血白细胞大多在正常范围，X 线胸片正常。

【药物治疗】急性上呼吸道病毒感染缺乏特异治疗，多能自行缓解；患者可适当休息、多饮水，以清淡饮食为主。对症状严重者可对症治疗，发热、头痛、肌肉疼痛明显者可服用对乙酰氨基酚(成人 0.5g，口服，每日 2~3 次，儿童按年龄和体重计算给药)或阿司匹林(成人 0.3~0.5g，口服，每日 2~3 次)；进食不佳者可适当短期补液，如葡萄糖氯化钠或葡萄糖注射液，同时加入维生素 C 与氯化钾输注。抗病毒治疗大多没有明显效果。

【注意事项】

1. 许多感染与非感染性疾病早期表现可以上呼吸道症状为主，如麻疹、猩红热、肺炎、脑膜炎等，临床需要加以注意，特别在传染病流行季节与地方性感染性疾病流行区,需要注意鉴别。

2. 抗菌药物对呼吸道病毒感染治疗无效,无须常规使用抗菌药物,只有患者继发细菌感染后才需加用抗菌药物。

3. 急性上呼吸道病毒感染尚无特别预防措施,对反复发生上呼吸道感染者,以体育锻炼增强抵抗力为主要预防措施。

第二节　流行性感冒

【概述】流行性感冒(influenza)是由流行性感冒病毒引起,经飞沫或密切接触传播的呼吸道传染病;根据病毒蛋白结构差异,流行性感冒病毒可分为甲、乙、丙、丁四型,其中甲型流行性感冒病毒最容易发生基因变异,新的变种与亚型可引起不同程度的流行性感冒流行,甚至世界大流行;乙型、丙型基因变异小或无变异,主要引起流行性感冒散发或小流行。

流行性感冒病毒属于 RNA 病毒,病毒被膜存在两种主要蛋白质抗原,血凝素(HA)与神经氨酸酶(NA),这两种抗原与病毒致病性有关,其变异也与流行性感冒流行有关;决定流行性感冒病毒这两种抗原的基因极易发生变异,由病毒基因核苷酸突变所致的抗原变异称为抗原性漂移,病毒通过重组不同病毒株(包括来自动物流行性感冒病毒)基因所致的抗原变异为抗原性转换,前者可造成小流行与暴发流行,后者可造成大流行与世界性大流行。主要感染人的甲型流行性感冒病毒为 H_1N_1 和 H_3N_2 型。

流行性感冒病毒对热不耐受,对常用物理与化学消毒方法敏感,如干燥、紫外线照射、乙醇、乙醚、漂白粉等均可灭活流行性感冒病毒。

患者是流行性感冒的主要传染源,潜伏期末到发病初期传染性最强;主要通过空气飞沫传播,密切接触也可以传播,如与污染玩具、物品等接触;人群对流行性感冒病毒普遍易感,感染后免疫力可持续一年左右,不同型别流行性感冒病毒间没有交叉免疫,接种疫苗可以有效预防流行性感冒。

【诊断要点】流行性感冒诊断分为临床诊断与确诊。

1. 流行性感冒流行季节与接触史　流行性感冒大多发生在冬春季节,患病前一周内有密切接触史,如与家庭成员、同事中流行性感冒患者接触。

2. 典型的临床表现　流行性感冒发病初期以及轻症患者与普通上呼吸道病毒感染临床表现差别不大;典型流行性感冒发生在接触后 1~3 日发病(潜伏期),多表现为发热(可在 39℃以上)、畏寒、头痛、乏力、全身不适、肌肉酸痛、咽干、咽痛、咳嗽、鼻塞、流涕,部分患者可有恶心、纳差、便秘或腹泻等表现;体检可见颜面潮红、眼结膜充血与眼球压痛、咽部充血、口腔黏膜疱疹等,普通型流行性感冒患者大多在一周内病情逐步缓解;严重者可并发流行性感冒病毒性肺炎、继发细菌性肺炎、心脏损伤、肌炎、神经系统损伤和脓毒性休克等。

3. 实验室与 X 光检查　患者外周血白细胞减少、淋巴细胞比例可增加、继发细菌感染后白细胞可增加；胸部 X 光片检查或胸部 CT 检查对合并肺炎具有诊断价值。

4. 确诊性检查　对临床诊断为流行性感冒患者，可采集患者血样或鼻咽分泌物进行病毒抗原、抗体、核酸和病毒检查，病毒检查阳性是确诊依据，但病毒检查必须在国家指定的实验室进行。

【药物治疗】流行性感冒患者应尽量隔离，流行性感冒大多属于自限性病毒感染，患者可适当休息、多饮水、进食以清淡饮食为主。对症状严重者可对症治疗，发热、头痛、肌肉疼痛明显者可服用对乙酰氨基酚或阿司匹林（小儿避免使用阿司匹林，以免引起 Reye 综合征）；咳嗽者可选用复方甘草片（溶液）或喷托维林治疗，痰多者可加用溴己新或氨溴索口服；进食不佳者可适当短期补液，如葡萄糖氯化钠或葡萄糖注射液，同时加入维生素 C 与氯化钾输注。对严重并发症者应及时转送三级综合医院或专科医院治疗。流行性感冒患者应尽量早期抗病毒治疗，特别是重症或有重症感染危险因素者应尽早给予抗病毒治疗，发病 48 小时内用药可减少并发症、降低病死率和缩短住院时间，超过 48 小时用药也有价值。

奥司他韦（胶囊／颗粒）：成人每次口服 75mg，每日 2 次。1 岁及以上年龄的儿童应根据体重给药：体重不足 15kg 者，予 30mg 每日 2 次；体重 15~23kg 者，予 45mg 每日 2 次；体重 23~40kg 者，予 60mg 每日 2 次；体重大于 40kg 者，予 75mg 每日 2 次。疗程 5 日，重症患者疗程可适当延长。肾功能不全者要根据肾功能调整剂量。

【注意事项】

1. 流行性感冒属于我国法定乙类传染病，诊断后需要及时报告疫情。

2. 按照国家传染病管理办法，对流行性感冒患者及其接触者需要实行医学观察，采用适当的隔离措施。

3. 以下人群容易发生重症流行性感冒，需要高度重视，尽早开始抗病毒治疗：年龄 <5 岁的儿童（年龄 <2 岁更易发生严重并发症），年龄 ≥65 岁的老年人，伴有以下基础疾病或状况者［慢性呼吸系统疾病、心血管系统疾病（高血压除外）、肾病、肝病、血液系统疾病、神经系统及神经肌肉疾病、代谢及内分泌系统疾病、免疫功能抑制］，肥胖者（体重指数大于 30），妊娠及围生期妇女。重症患者应及时转送有条件的医疗机构救治。

4. 抗菌药物对流行性感冒治疗无效，无须常规使用抗菌药物，只有患者继发细菌感染后才需加用抗菌药物。

5. 流行性感冒预防可以采用不同措施，在非流行性感冒流行季节加强体育锻炼,提高人体抵抗力,具有预防感冒的作用;流行性感冒流行季节前对上述高危人群进行流行性感冒疫苗接种,可以预防流行性感冒发生;在大流行期间应该对全民进行流行性感冒疫苗接种。

第三节 急性化脓性扁桃体炎

【概述】急性化脓性扁桃体炎(acute suppurative tonsillitis)属于上呼吸道常见的细菌性感染,儿童、青少年多见;多两侧扁桃体同时受累,乙型或甲型溶血性链球菌为本病的主要致病菌,非溶血性链球菌、葡萄球菌、肺炎链球菌、流行性感冒嗜血杆菌、大肠埃希氏菌、变形杆菌、厌氧菌、腺病毒等也可引起本病。上述病原体多属于正常人口腔及扁桃体内正常菌群,只有当某些因素使全身或局部的抵抗力降低时,病原体方能侵袭人体导致感染,而受凉、潮湿、劳累、烟酒过度、有害气体等均可为诱因。

【诊断要点】

1. 临床表现 急性化脓性扁桃体炎起病较急,咽痛为其主要症状,初起多为一侧,继而可发展到对侧,咽痛剧烈者,吞咽困难,可有同侧耳痛;由于咽部及软腭肿胀,讲话言语不清,呼吸费力;如果发展为扁桃体周围炎,还可出现张口受限;若炎症侵及咽鼓管,则可有耳闷、耳鸣和听力减退等症状。患者多有全身不适、疲乏无力、头痛等,常有发热,体温可达38~40℃,甚至40℃以上。婴幼儿可有腹泻。

2. 体格检查 患者呈急性热病容,扁桃体肿大明显,表面有黄白色脓点,在隐窝口有渗出物。脓点可融合成假膜状,不超出扁桃体范围,易拭去,不留出血创面。咽部黏膜呈弥漫性充血,可发现腺样体或舌根扁桃体红肿,下颌淋巴结常有肿大压痛。

3. 实验室检查 患者外周血白细胞总数升高,中性粒细胞增多。

【药物治疗】

1. 一般治疗与对症治疗 患者需适当休息,多饮水,食用易消化富于营养的半流质或软食。咽痛较剧,高热、头痛与四肢酸痛者,可口服解热镇痛药,如对乙酰氨基酚。

2. 抗感染治疗 青霉素类药物对主要致病菌具有抗菌作用,为首选,可选用青霉素(成人80万~160万U肌内注射或静脉注射每日3~4次,儿童按年龄与体重计算),或口服阿莫西林(成人0.25~0.5g,每日3次,儿童按年龄与体重计算)。青霉素过敏患者可口服红霉素、阿奇霉素、克拉霉素等大环内酯类。其他可选药有口服第一代或第二代头孢菌素(如头孢氨苄、头孢呋辛酯),成人还可以选择左氧氟沙星;对青霉素有超敏反应的患者禁用头孢菌素。所有药物疗程为 10 天以彻底杀灭病原菌,避免链球菌可能导致的变态反应性并发症。

【注意事项】

1. 化脓性扁桃体炎需要注意与猩红热、单核细胞增多症、咽白喉等相鉴别。

2. 化脓性扁桃体炎可以引起局部和全身并发症,局部并发症如扁桃体周脓肿、急性中耳炎、急性鼻窦炎、咽后脓肿等;全身并发症主要与链球菌所产生的Ⅲ型变态反应有关,如急性风湿热、急性肾炎等。发生并发症者应及时请专业医师会诊处理。

3. 对反复发生化脓性扁桃体炎的患者可进行扁桃体摘除,但需要严格掌握,摘除指征需要结合患者年龄、免疫状态、是否有并发症以及扁桃体局部情况综合考虑。

第四节　急性气管支气管炎

【概述】急性气管支气管炎(acute tracheobronchitis)是由病毒或细菌感染、物理化学刺激或过敏等导致的气管支气管黏膜炎症。感染以病毒感染最为常见,包括腺病毒、流行性感冒病毒等,在病毒感染基础上可并发支原体、衣原体以及细菌感染;引起急性气管支气管炎的理化因素诸如冷空气、粉尘、刺激性气体;过敏物质包括各种微生物、蛋白质、药物等。急性气管支气管炎多发生在冬春季节或气候变化时,各种年龄人群都可发生。

【诊断要点】

1. 临床表现为主要诊断依据　患者大多先有急性上呼吸道感染症状,其后出现咳嗽,初为干咳,1~2 天后咳嗽加剧,痰液增加,从黏液痰转变为黏液脓痰;咳嗽严重者可出现恶心呕吐、胸腹肌肉疼痛;发热少见;体格检查多无特别发现,偶有呼吸音粗糙。患者全身性症状可在 3~5 天消退,但咳嗽可持续较长时间。

2. 实验室检查　血象大多正常,淋巴细胞数量可能升高,合并细菌感染时白细胞总数和中性粒细胞比例增加;X 线胸片正常。

【药物治疗】

1. 对症治疗　呼吸困难者需吸氧;咳嗽可口服喷托维林(25mg,每日 3 次)或复方甘草(10ml,每日 3 次),剧烈干咳者可短期口服可待因;祛痰可口服溴己新(8~16mg)或氨溴索(30mg),每日 3 次;有支气管痉挛者可加用氨茶碱口服(0.1g,每日 3 次);发热过高者可用解热镇痛药,如对乙酰氨基酚、阿司匹林等。

2. 合并细菌感染者可适当应用抗菌药物，一般选用阿莫西林(0.5g,每日 3 次)、阿莫西林克拉维酸钾(按阿莫西林计 0.5g,每日 3 次)、头孢氨苄或头孢拉定(0.5g,每日 3 次)、阿奇霉素(第 1 日,0.5g 顿服;第 2~5 日,0.25g 顿服)等口服。儿童按年龄与体重计算用药剂量。考虑合并非典型病原体感染者可用左氧氟沙星(0.5g)或莫西沙星(0.4g)口服,每日 1 次。

3. 对有明显诱因者,需要加以去除,如粉尘、有害气体防护。

【注意事项】

1. 急性气管支气管炎大多不需要应用抗菌药物,多以对症治疗为主。

2. 反复发生者,需要寻找原因(如粉尘、过敏原等)或参加体育锻炼以增强体质。

第五节　慢性支气管炎急性加重

【概述】慢性支气管炎(chronic bronchitis)是气管、支气管黏膜及其周围组织的慢性非特异性炎症,是多种致病因素共同导致的后果;慢性支气管炎是我国常见病和多发病,特别在老年人群中发病率更高。慢性支气管炎除了常年咳嗽咳痰外,在气候变化、理化因素刺激、感染等情况下,病情可以加重,即所谓慢性支气管炎急性加重。反复急性加重可加重患者呼吸道损害,逐步导致慢性阻塞性肺疾病、慢性肺源性心脏病等。

【诊断要点】

1. 慢性支气管炎的诊断　在排除其他心肺疾病的情况下,凡有慢性或反复咳嗽、咳痰或伴喘息,每年发病至少持续 3 个月,连续两年或以上者可以诊断为慢性支气管炎。

2. 慢性支气管炎患者在一周内出现症状加剧,或痰量增加,或咳脓性痰,或有发热等炎症表现时可诊断为急性加重;体格检查以肺部广泛干湿啰音为主,长期发作者有肺气肿体征。

3. 实验室与 X 线检查　急性加重者血白细胞与中性粒细胞正常或增加;X 线胸片检查可见肺纹理增加,部分患者可见支气管周围炎。

【药物治疗】

1. 对症治疗　咳嗽可口服喷托维林(25mg,每日 3 次)或复方甘草(10ml,每日 3 次),祛痰可口服溴己新(8~16mg)或氨溴索(30mg),每日 3 次,其他祛痰药如桉柠蒎、羧甲司坦、乙酰半胱氨酸等也可选用;有喘息者可口服氨茶碱(0.1g,每日 3 次);喘息明显者可选择喷雾沙丁胺醇、丙酸倍氯米松[非]、异丙托溴铵、噻托溴铵、布地奈德、布地奈德福莫特罗等,或短期口服泼尼松(不超过2 周)。

2. 合并细菌感染者适当应用抗菌药物,一般选用阿莫西林、阿莫西林克拉维酸钾、头孢氨苄、头孢拉定、阿奇霉素、左氧氟沙星(每日 0.5g)、莫西沙星(0.4g)等口服;重症患者可用头孢呋辛(1.5g,每 8~12 小时 1 次)、头孢曲松(每日 1g)、左氧氟沙星(每日 0.5g)、莫西沙星(0.4g)、哌拉西林(2~4g,每 8 小时 1 次),静脉滴注治疗。合并耐药菌感染者,可用环丙沙星(0.5g 静脉注射,每 12~8 小时 1 次)、哌拉西林钠他唑巴坦钠(4.5g 静脉注射,每 6~8 小时 1 次)静脉滴注治疗。

3. 对有明显诱因者,需要加以去除,如进行粉尘、有害气体防护。

【注意事项】

1. 细菌感染只是慢性支气管炎急性加重的原因之一,不能单纯依赖抗菌药物治疗,尽量去除疾病加重诱因。

2. 病情重,如伴有呼吸功能衰竭,需转三级综合医院或专科医院治疗。

3. 针对急性加重原因采取相应预防措施,如体育锻炼、呼吸和耐寒能力锻炼,对减少急性加重有益。

第六节　社区获得性肺炎

【概述】社区获得性肺炎(community-acquired pneumonia,CAP)又称为医院外肺炎,指在社区环境中人体受到各种病原微生物感染而发生的肺炎;与住院患者所发生的院内感染肺炎不同,两者在患病人群、病原微生物构成、细菌耐药性等方面存在极大差别,须区别对待。

病毒、细菌、支原体、衣原体、真菌等病原体都可以引起 CAP,临床最常见的病原菌是肺炎链球菌,在不同地域非典型病原体(包括支原体、衣原体、军团菌)发生比例差异较大;对有基础疾病患者流行性感冒嗜血杆菌、肺炎克雷伯菌等也可以引起 CAP,老年患者体内革兰氏阴性菌、嗜肺军团菌含量明显增加;有慢性肺损伤患者,铜绿假单胞菌感染也不少见,吞咽困难与神志不清等伴有吸入危险者,厌氧菌感染多见。

虽然抗菌药物广泛使用,CAP 仍然是临床常见的感染性疾病,特别在 65 岁以上老年人发病率更高。

【诊断要点】

1. 临床符合以下(1)~(4)项中任意一项加第(5)项者,均可确诊为以细菌感染为主的 CAP。

(1) 新出现的咳嗽、咳痰或原有呼吸道疾病症状加重,并出现脓性痰;

(2) 发热;

(3) 体检发现肺实变体征和 / 或湿性啰音;

（4）血白细胞 $>10 \times 10^9$/L 或 $<4 \times 10^9$/L，伴或不伴核左移；

（5）胸部 X 光检查发现片状、斑片状浸润阴影或间质改变，伴或不伴胸腔积液。

2. 对白细胞不高的肺炎要考虑病毒性感染，早期检测、早期抗病毒治疗。

3. 确诊 CAP 之前需要与以下疾病进行鉴别诊断，如肺结核、肺部肿瘤、肺栓塞、肺不张等。

4. 确诊为 CAP 的患者，需要判定是否为重症肺炎，重症肺炎需要及时住院，甚至入住监护病房。凡具有以下情况者需要考虑重症肺炎：

（1）呼吸 >30 次 /min；

（2）$PaO_2 <60$mmHg 或 $PaO_2/FiO_2 <300$，需要进行机械通气；

（3）血压 $<90/60$mmHg；

（4）胸片发现炎症累及双侧或多叶肺；

（5）尿量 <20ml/h 或 <80ml/24h。

【药物治疗】

1. 对症治疗　患者应休息，咳嗽可用喷托维林（25mg，每日 3 次）或复方甘草（10ml，每日 3 次），咳痰明显者可口服溴己新（8~16mg，每日 3 次）或氨溴索（30mg，每日 3 次）；体温高者可适当补液（5% 葡萄糖氯化钠 + 维生素 C+ 氯化钾）。

2. 抗菌治疗　根据患者年龄、有无基础疾病、病情严重程度等选择抗菌药物。

（1）青壮年、无基础疾病患者可门诊治疗，选用阿莫西林或阿莫西林克拉维酸单用，或联合红霉素（阿奇霉素、克拉霉素）口服治疗，或多西环素（米诺环素）100mg，口服，每日 3 次；也可用大剂量青霉素（240 万 U，每 6 小时 1 次）或头孢唑林（2g，每 8 小时 1 次）静脉滴注单用，或联合红霉素（阿奇霉素）口服治疗；疗程 7~10 天。

（2）老年、有基础疾病、病情稳定者可门诊治疗，可选用头孢呋辛酯 + 红霉素（阿奇霉素、克拉霉素）、左氧氟沙星或莫西沙星口服，或头孢呋辛（1.5g，每 8 小时 1 次）静脉滴注 ± 红霉素（阿奇霉素）口服治疗；也可用阿莫西林克拉维酸（或阿莫西林）± 红霉素（阿奇霉素）口服治疗，或左氧氟沙星（0.5g）或莫西沙星（0.4g），静脉滴注，每日 1 次；疗程 7~10 天。

（3）伴结构性肺病患者，可静脉滴注头孢他啶（2g，每 8 小时 1 次）或哌拉西林（2~4g，每 8 小时 1 次）或哌拉西林钠他唑巴坦钠（4.5g 每 8 小时 1 次）+ 阿米卡星（0.2g，静脉滴注，每 8 小时 1 次）治疗；还可选用环丙沙星治疗。

（4）吞咽困难或神志不清，有呼吸道吸入厌氧菌感染可能者，可加用克林霉素或甲硝唑(替硝唑)治疗。

(5) 军团菌或支原体与衣原体感染者可选用阿奇霉素、多西环素(米诺环素)、左氧氟沙星、莫西沙星治疗,疗程 2 周。

(6) 重症肺炎患者,可应用头孢曲松或头孢他啶 + 阿奇霉素,哌拉西林钠他唑巴坦钠 + 阿奇霉素静脉滴注治疗,及时住院抢救。

3. 抗病毒治疗　由病毒引起的肺炎应早期抗病毒治疗,包括奥司他韦抗流行性感冒病毒治疗(见本章"流行性感冒"部分)。

【注意事项】

1. CAP 病原复杂,有条件的医院应在用药前采集合格的痰标本进行细菌培养或病毒相关检测。

2. CAP 诊断后应及时用药,以免延误治疗;抗菌治疗 3 天后根据患者情况决定下一步治疗。

3. 危重症患者需要积极抢救,包括有效的抗菌和抗病毒治疗、救治休克、纠正低蛋白血症等,应及时转送三级综合医院或专科医院治疗。

第七节　急性化脓性胸膜炎

【概述】化脓性胸膜炎(purulent pleuritis)又称脓胸,是胸腔细菌感染,多源于周围邻近器官感染蔓延(如肺、食管、腹腔)或感染血行播散而致;急性化脓性胸膜炎(急性脓胸)迁延不愈成为慢性化脓性胸膜炎,急性化脓性胸膜炎主要治疗原则为抗菌治疗与引流,慢性化脓性胸膜炎以手术治疗为主。

脓胸多由多种细菌所引起。常见的病原菌在婴幼儿(<5 岁)多为金黄色葡萄球菌、肺炎链球菌、流行性感冒嗜血杆菌;在 >5 岁、发生于急性肺炎后者,多为肺炎链球菌、A 组溶血性链球菌、金黄色葡萄球菌、流行性感冒嗜血杆菌;在亚急性和慢性患者,多为厌氧链球菌、拟杆菌属、肠杆菌科细菌。

【诊断要点】

1. 急性起病、发热、胸痛、咳嗽、脓液量大时,可有胸闷和呼吸困难;单纯脓胸者咳痰较少,并发支气管瘘者咳嗽剧烈,咳出脓痰或脓血痰;体检为胸腔积液体征,如叩浊、呼吸音减弱、语颤减弱。

2. 实验室检查血白细胞增加、中性粒细胞核左移;X 线胸片发现胸腔积液;B 超可探及积液,可以通过 B 超定位进行穿刺抽脓。

3. 胸腔穿刺抽得脓液可以确诊。

4. 注意与其他胸腔积液鉴别,如结核性胸膜炎、肺癌、胸膜间皮瘤等。

【药物治疗】急性化脓性胸膜炎的治疗原则是抗菌、排脓、促进肺复张。

1. 抗感染治疗　对血源性感染脓胸,致病菌主要为葡萄球菌,可考虑头孢唑林(2g,每8小时1次,静脉滴注)或头孢呋辛(1.5g,每8小时1次,静脉滴注)或苯唑西林(2g,每6小时1次,静脉滴注)+阿米卡星(0.2g,每日2~3次,肌内注射)或庆大霉素(8万U,每8小时1次,静脉或肌内注射);如果继发于肺部感染,参考各种肺部感染情况用药(参见"社区获得性肺炎"部分);抗菌药物疗程3~6周。

2. 急性化脓性胸膜炎需要积极排脓,可以采用穿刺冲洗、闭式引流等措施。

【注意事项】

1. 急性化脓性胸膜炎是严重感染,需要积极救治,以免迁延为慢性,影响患者的生活和工作。

2. 穿刺引流脓液应进行微生物检查,包括培养与细菌涂片检查;抗菌药物治疗需要根据细菌培养结果进行调整。

3. 我国基本药物目录所列抗菌药物可能不能满足急性化脓性胸膜炎的治疗需要;基层医疗机构在短期治疗效果不明显的情况下,应转三级综合医院或专科医院治疗。

第八节 肺 脓 肿

【概述】肺脓肿(lung abscess)是由多种病原菌所引起的肺组织化脓性感染。肺脓肿感染来源主要在于内源性吸入和血流感染,吸入性感染者多因口咽部疾病、昏迷、麻醉等导致口鼻咽部寄生菌吸入肺内,造成细小呼吸道阻塞感染,细菌以厌氧菌为主,也可混合金黄色葡萄球菌、链球菌、大肠埃希氏菌等感染;血源性肺脓肿多源自身体其他部位感染,细菌经血流播散而致,病原菌以金黄色葡萄球菌最为常见。

【诊断要点】

1. 临床表现 患者多急性起病,以畏寒、发热开始,体温可高达39℃以上,伴咳嗽、咳黏液或黏液脓性痰;脓肿溃破于支气管后,患者咳嗽加剧、咳出大量脓痰,体温随即下降;由于吸入性肺脓肿感染以厌氧菌为主,痰液常带有腥臭味。

2. 实验室检查 外周血白细胞以及中性粒细胞明显增加,中性粒细胞核左移;慢性肺脓肿患者白细胞可能不高。

3. X光检查 早期肺脓肿表现为肺内大片边界模糊的浓密炎性浸润影,待脓肿形成后,浸润影中出现圆形或不规则透光区及液平;血源性肺脓肿多表现为肺内多发、散在的小片炎性影,其中可见脓腔或液平。

4. 病原检查 确定感染病原对选择抗感染治疗非常必要。采集脓液进行普通与厌氧培养,但标本最好取自感染部位,以免口腔细菌污染;怀疑血源性肺脓肿者,需同时进行血培养。

5. 鉴别诊断　肺脓肿需要和肺内其他空腔性病变相鉴别,如肺结核、肺真菌病、肺癌、肺阿米巴病等。

【药物治疗】

1. 抗感染治疗　吸入性感染者多以厌氧菌为主,可选择大剂量青霉素(240万U,每6小时1次)或哌拉西林(2~4g,每8小时1次)或哌拉西林钠他唑巴坦钠(4.5g,每6~8小时1次)+克林霉素(0.6g,每8小时1次)或甲硝唑(0.5g,每6~8小时1次)静脉滴注;血源性感染者可选择苯唑西林(2g,每6小时1次)或头孢唑林(2g,每8小时1次)或头孢呋辛(1.5g,每8小时1次)静脉滴注+阿米卡星(0.2g,每8~12小时1次)或庆大霉素(8万U,每8小时1次)肌内注射;有细菌检验结果后,结合临床与细菌药敏试验结果调整抗菌药物治疗方案;肺脓肿抗菌药物疗程6~10周,病情稳定后可以改为口服抗菌药物。

2. 脓液引流　脓液引流对肺脓肿治疗非常重要,一般采用体位引流的方法,将脓肿部位置于高位,在患部轻拍,每次10~15分钟,每日2~3次。

3. 支持对症治疗　对营养不良者,须加强支持治疗,包括鼓励进食、输注葡萄糖液等。

【注意事项】

1. 对吸入性感染者,需要寻找吸入原因加以处理,以免反复感染。

2. 青霉素过敏者,吸入性感染可选用甲硝唑+克林霉素;耐甲氧西林葡萄球菌感染可选用万古霉素[非](1g,静脉滴注,每12小时1次)。

3. 基层医疗机构短期治疗后,效果不明显,可转三级综合医院或专科医院治疗。

第九节　感染性心内膜炎

【概述】感染性心内膜炎(infective endocarditis)是多种病原微生物直接感染心瓣膜与心室内膜所致;由于抗菌药物的应用、风湿性心瓣膜病的减少、人口老龄化以及心脏手术的广泛开展,感染性心内膜炎流行病学情况已经发生了深刻变化。我国心内膜炎的基础疾病已经从风湿性心瓣膜病转变为以退行性瓣膜病、先天性心脏病、静脉药瘾等为主,瓣膜感染部位、病原菌也有所不同,虽然草绿色链球菌仍然占心内膜炎病原菌较大比例,但金黄色葡萄球菌、表皮葡萄球菌、真菌等感染也呈增多趋势。

【诊断要点】我国主要采用国际通用的Duke标准,以下为该标准的主要内容。

1. 临床表现

(1) 主要标准

1) 阳性血培养结果:两次血培养检出典型致感染性心内膜炎细菌,如草绿色链球菌、金黄色葡萄球菌等;

2) 超声心动图发现典型心内膜炎表现:赘生物、瓣膜脓肿等。

(2) 次要标准

1) 易患因素:心脏病史或静脉药瘾史;

2) 发热≥38℃;

3) 外周血管病变表现:动脉栓塞、出血、动脉瘤、Janeway 损害等;

4) 免疫系统表现:肾炎、Osler 结、Roth 点等;

5) 超声心动图的非典型表现。

2. 感染性心内膜炎的诊断

(1) 确诊:两项主要标准或一项主要标准 + 三项次要标准或五项次要标准;

(2) 疑似诊断:介于确诊与非感染性心内膜炎之间者;

(3) 非感染性心内膜炎:其他诊断可以解释临床表现者或抗菌药物短期治疗(≤4 天)直至心内膜炎症状完全消失者。

【药物治疗】 怀疑感染性心内膜炎者,需要在抗菌药物治疗前进行多次血培养与超声心动图(特别是经食管超声心动图)检查,临床应根据血培养结果选择或调整抗菌药物治疗。

1. 风湿性心瓣膜病、先天性心脏病、心脏手术已超过 12 个月的患者感染病原菌多以草绿色链球菌为主,抗感染治疗选择大剂量青霉素(320 万 ~400 万 U,静脉滴注,每 6 小时 1 次)+ 阿米卡星(0.2g,肌内注射,每 8~12 小时 1 次)或庆大霉素(8 万 U,肌内注射,每 8 小时 1 次),疗程 4~6 周。

2. 心脏手术后时间在 12 个月以内以及静脉药瘾者发生的心内膜炎,葡萄球菌所占比例较大,可选用苯唑西林(2g,每 6 小时 1 次)或头孢唑林(2g,每 8 小时 1 次)静脉滴注 + 阿米卡星(0.2g,肌内注射,每 8~12 小时 1 次)或庆大霉素(8 万 U,肌内注射,每 8 小时 1 次)治疗,疗程 4~6 周。

【注意事项】

1. 感染性心内膜炎是严重感染性疾病,由于病情复杂、患者基础疾病存在、病原菌多样等原因,一般基层医疗机构处理该感染可能存在困难,建议对感染性心内膜炎患者,在基本治疗后应及时转三级综合医院或专科医院治疗。

2. 感染性心内膜炎抗感染治疗最好依据病原检查结果进行。

3. 抗菌治疗效果不明显患者或其他特殊情况患者可考虑外科手术治疗。

第十节　急性膀胱炎

【概述】膀胱炎(cystitis)可以分为急性膀胱炎和复发性膀胱炎,复发性膀胱炎每次发作的临床表现和治疗与急性膀胱炎相同;膀胱炎是最为常见的尿路感染,多见于女性,特别是生育期与老年女性发病率高。引起急性膀胱炎的微生物以细菌为主,常见细菌有大肠埃希氏菌、葡萄球菌;膀胱炎多因细菌经尿道上行感染所致。复发性膀胱炎与尿路畸形、结石、膀胱反流、糖尿病、雌激素水平低下等有关。

【诊断要点】

1. 临床表现　主要表现为急性起病的尿路刺激症状,即尿频、尿急、尿痛,严重者甚至出现尿失禁;尿液混浊,甚至尿血现象也比较普遍;急性膀胱炎多伴有下腹部疼痛与压痛,发热少见;新婚期女性发生的急性膀胱炎称为蜜月综合征。部分急性膀胱炎可不治自愈。

2. 小便检查　尿液混浊或肉眼血尿,显微镜检查可发现大量红白细胞。

【药物治疗】

1. 症状明显者需要适当休息,多饮水。

2. 抗菌治疗　一般口服3天下列药物之一即可:复方磺胺甲噁唑(960mg,每日2次)、诺氟沙星(0.2g,每日2次)、呋喃妥因(0.1g,每日3次);对复发性膀胱炎需要消除导致复发的原因,可用阿莫西林克拉维酸钾(阿莫西林计算500mg,口服,每日3次);复发频率过高患者,可采用每晚睡前口服1次上述药物预防复发,或磷霉素(氨丁三醇)3g口服1次即可。

【注意事项】

1. 复发性膀胱炎患者需要积极寻找复发原因,积极治疗相关基础疾病,如结石、膀胱反流、尿路畸形、前列腺肥大等。

2. 对上述治疗无效者,需要进行小便培养,根据细菌种类与药物敏感性选择药物。

第十一节　肾盂肾炎

【概述】肾盂肾炎(pyelonephritis)是指肾盂、肾盏以及肾实质的感染,根据临床表现与病程分为急性肾盂肾炎和慢性肾盂肾炎,慢性肾盂肾炎急性发作的处理与急性肾盂肾炎相似。肾盂肾炎是我国肾衰竭常见的原因,多见于女性,尤其在育龄期妇女常见;在肾脏结构异常、结石、膀胱反流等人群中发生率较高。肾盂肾炎绝大部分由细菌感染而致,常见病原菌为大肠埃希氏菌、克雷伯菌、变形杆菌、肠球菌等。肾盂肾炎可表现为单侧或双侧肾脏受累。

【诊断要点】

1. 典型临床表现　急性起病,畏寒、寒战、高热,体温可达 38~39℃,伴头痛、乏力、全身酸痛、恶心、呕吐等;泌尿系统表现有腹痛、腰痛,向膀胱区放射;肾区叩痛、肋脊角压痛;部分患者伴有尿路刺激症状。慢性肾盂肾炎急性发作者症状可不典型,可能单纯以发热、全身不适为主,部分患者有腰部不适或腰痛。

2. 实验室检查　急性肾盂肾炎或慢性肾盂肾炎急性发作者血白细胞和中性粒细胞增加;小便显微镜检查在高倍视野下白细胞 >5 个。

3. 微生物检查　有条件的医疗机构应该在患者抗菌治疗前留取清洁中段尿做细菌培养、菌落计数、药敏测定,以指导临床抗菌药物选择。

【药物治疗】

1. 一般治疗　患者应多饮水、勤排尿,适当休息。

2. 抗菌治疗　急性肾盂肾炎可选择环丙沙星(0.5g,每日 2 次)或左氧氟沙星(0.5g,每日 1 次)或阿莫西林克拉维酸钾(按阿莫西林计 500mg,每日 3 次)口服;严重者可选择头孢呋辛(1.5g,每 12 小时 1 次)或头孢曲松(1g,每日 1 次)静脉滴注;疗程 1~2 周。慢性肾盂肾炎可选择上述药物,但疗程应为 4~6 周以彻底杀死肾组织内细菌。

【注意事项】

1. 肾盂肾炎抗菌治疗最好参考细菌培养结果,特别是慢性肾盂肾炎患者,尽量获得感染病原菌以及药物敏感性结果以指导药物选择。

2. 肾盂肾炎需要注意与其他泌尿系统疾病相鉴别,如肾结核、肾小球肾炎、前列腺炎等。

3. 对肾盂肾炎的诱发因素,如结石、尿路梗阻、糖尿病等,需要积极治疗。

第十二节　化脓性脑膜炎

【概述】化脓性脑膜炎(purulent meningitis)是由细菌引起的化脓性脑膜感染,为严重的中枢神经系统感染,其病死率、致残率高,需要及时救治。化脓性脑膜炎在不同年龄与身体状况的人群中致病菌有所区别,这对抗菌药物选择具有重要价值;肺炎链球菌感染好发于婴幼儿和老年人,患脑脊液漏者也多见肺炎链球菌脑膜炎;学龄前儿童多见流行性感冒嗜血杆菌脑膜炎;大肠埃希氏菌脑膜炎多发生于新生儿;金黄色葡萄球菌与铜绿假单胞菌感染多发生在颅脑手术后。脑膜炎球菌脑膜炎因独特的临床与流行病学特点,在我国属于乙类法定传染病,单独介绍。

【诊断要点】

1. 临床表现　典型临床表现分为全身性感染症状(畏寒、高热、全身不适、精神萎靡、呕吐等)和神经系统症状(头痛、颈项强直、抽搐、精神错乱、神志不清、昏迷等);体检发现明显脑膜刺激征(颈强直、克氏征和布氏征阳性)和神经系统受损体征(面瘫、斜视、肢体瘫痪等)。婴幼儿由于囟门未闭,脑膜炎症状和体征可能不明显。

2. 血常规　白细胞和中性粒细胞增加,核左移明显。

3. 脑脊液检查　脑脊液检查对诊断脑膜炎非常重要。化脓性脑膜炎脑脊液压力增加、脑脊液混浊甚至呈脓性,细胞数在 $1\,000 \times 10^6$/L 以上,以多核细胞为主;脑脊液糖和氯化物浓度明显下降。

【药物治疗】化脓性脑膜炎是严重感染,基层医疗机构在有限条件下积极抢救,并及时转三级综合医院或专科医院治疗。

1. 一般治疗与对症治疗　高热者可物理降温,抽搐者可选用地西泮肌内注射,静脉快速输注 20% 甘露醇(每次 1~2g/kg)降低颅内压力。不常规应用糖皮质激素。

2. 抗菌治疗　不同年龄、不同基础疾病人群的感染病原菌差别极大,临床应积极进行脑脊液细菌检查(涂片与培养),指导临床用药。疗程 2 周左右为宜。

(1) 新生儿化脓性脑膜炎常见病原菌为大肠埃希氏菌、链球菌、李斯特菌,一般选择头孢曲松(每日 100mg/kg,每 12 小时 1 次)+ 氨苄西林(每日 150~200mg/kg,每 6 小时 1 次)静脉滴注。

(2) 婴幼儿化脓性脑膜炎常见病原菌为肺炎链球菌、流行性感冒嗜血杆菌、大肠埃希氏菌、链球菌等,一般选择头孢曲松(每日 100mg/kg,每 12 小时 1 次)静脉滴注。

(3) 青少年化脓性脑膜炎病原菌以肺炎链球菌、脑膜炎球菌、流行性感冒嗜血杆菌为主,选择头孢曲松(2g,每日 1 次)静脉滴注。

(4) 成人化脓性脑膜炎病原菌以肺炎链球菌为主,选择头孢曲松(2g,每日 1 次)静脉滴注。

(5) 年龄 50 岁以上者,化脓性脑膜炎病原菌以肺炎链球菌、大肠埃希氏菌、李斯特菌等为主,选择头孢曲松(2g,每日 1 次)+ 氨苄西林(2g,每 6 小时 1 次)静脉注射。

(6) 脑外伤与颅脑手术后化脓性脑膜炎者细菌多为金黄色葡萄球菌、铜绿假单胞菌,选用头孢他啶(2g,静脉滴注,每 8 小时 1 次)+ 阿米卡星(0.2g,肌内注射,每 8 小时 1 次)或万古霉素[非]。

(7) 伴中耳炎、脑脊液漏者化脓性脑膜炎多为肺炎链球菌感染,选用头孢曲松(2g,每日 1 次)静脉滴注。

【注意事项】

1. 化脓性脑膜炎是危及生命的严重感染,基层医疗机构在进行积极处理后,尽量转送三级综合医院或专科医院进一步治疗。

2. 所推荐的抗感染治疗药物为基本药物中可能有效的药物,在治疗 48 小时后效果不明显者,需要进行药物调整,包括应用非基本药物。

3. 部分化脓性脑膜炎患者若有基础疾病,如中耳炎、乳突炎、肺炎、败血症等,也需要一并治疗。

第十三节 流行性脑脊髓膜炎

【概述】 流行性脑脊髓膜炎(epidemic cerebrospinal meningitis)是由脑膜炎奈瑟菌感染引起的化脓性脑膜炎,致病菌通过鼻咽部侵入血液循环,形成败血症,最后局限于软脑脊髓膜,形成化脓性感染。流行性脑脊髓膜炎儿童多发,是我国法定乙类传染病;由于我国实施儿童计划性免疫,流行性脑脊髓膜炎发病已经少见,但在偏远地区仍有发病,且一旦疾病传入将形成暴发流行。脑膜炎奈瑟菌是革兰氏阴性双球菌,根据其荚膜多糖抗原不同分为 13 种血亲群,引起我国人群发病的主要菌群为 A 群。流行性脑脊髓膜炎通过呼吸道传播,6 个月 ~2 岁婴幼儿发病率最高,冬春季节为主要流行季节。

【诊断要点】

1. 流行病学史 冬春季节出现以下典型临床表现,需要考虑本病。

2. 典型临床表现 在流行性脑脊髓膜炎不同疾病阶段,临床表现有所不同,严重病例可以有多种临床表现叠加。

(1) 全身性感染症状:突起畏寒、寒战、高热、全身不适、精神萎靡、呕吐;有的婴儿表现为烦躁、哭闹、惊厥、皮肤感觉过敏等;部分患者皮肤出现瘀点瘀斑,严重者瘀点瘀斑迅速扩大,形成皮肤坏死;严重病例可发生暴发败血症休克,患者面色苍白、四肢发凉、唇指发绀、皮肤花斑、脉搏细数、血压下降、少尿、无尿等。

(2) 神经系统症状:头痛欲裂、呕吐频繁、颈项强直、角弓反张、抽搐、精神错乱、神志不清、昏迷等;体检发现颈强直、克氏征和布氏征阳性,神经系统受损体征。婴幼儿囟门隆起。严重病例可发生脑膜脑炎表现,患者迅速昏迷、惊厥频繁、锥体束征阳性等,部分患者出现脑疝,抽搐加重、昏迷加深、瞳孔反射消失、瞳孔不等大、呼吸衰竭等。

(3) 血常规:白细胞增加(多在 20×10^9/L 以上)和中性粒细胞增加,核左移明显。

(4)脑脊液检查:脑脊液压力增加、脑脊液混浊甚至呈脓性,细胞数在 10×10^9/L 以上,以多核细胞为主;脑脊液糖和氯化物浓度明显下降。

【药物治疗】流行性脑脊髓膜炎是威胁患者生命的严重感染,病情发展迅速,一旦发现并确诊为本病,应就地积极治疗。

1. 抗菌治疗 我国临床流行的脑膜炎球菌以 A 群为主,由于已经有磺胺耐药菌株报道,一般以大剂量青霉素为首选治疗药物,具体抗菌治疗方法如下。

(1)青霉素:首选治疗药物,成人每日 20 万 ~30 万 U/kg,儿童每日 15 万 ~25 万 U/kg,每 4 小时 1 次;疗程 5~7 天。

(2)磺胺:复方磺胺甲噁唑,成人 2g 口服,每日 2 次;儿童每日 40~80mg/kg,分 2 次服用;用药期间需要大量补液,以预防大量磺胺药物经肾脏排泄结晶,造成肾功能损害;疗程 5~7 天;或磺胺嘧啶 2g,静脉滴注,每 12 小时 1 次。

(3)头孢曲松:成人 2g,儿童 100mg/kg,静脉滴注,每日 1 次,疗程 5~7 天。

(4)氨苄西林:成人 2g,儿童 50mg/kg,静脉滴注,每 6 小时 1 次,疗程 5~7 天。

2. 感染性休克治疗 具体见"感染性休克"部分。

3. 脑膜脑炎治疗

(1)脱水:静脉快速输注 20% 甘露醇(每次 1~2g/kg)降低颅内压,每 4~6 小时 1 次;颅内压升高严重者可加用呋塞米 40~100mg 静脉注射,地塞米松 10~20mg 静脉滴注。

(2)高热、频繁惊厥者:氯丙嗪(0.5~1mg/kg)+ 异丙嗪(0.5~1mg/kg)肌内注射,并配合冰敷降温。

(3)呼吸衰竭:可用洛贝林、尼可刹米等呼吸兴奋药物,必要时行人工辅助呼吸。

【注意事项】

1. 流行性脑脊髓膜炎是危及生命的严重感染,基本药物所提供的抗菌药物基本能满足治疗需要,加之本病发展迅速,确诊后应就地积极治疗。

2. 对危重患者的抢救,可邀请上级医疗机构医师指导或在医务人员严密监护下转三级综合医院或专科医院治疗。

3. 流行性脑脊髓膜炎属于我国法定乙类传染病,需要报告疫情。

4. 流行性脑脊髓膜炎密切接触者,可口服复方磺胺甲噁唑 3 天预防感染。

第十四节 新型隐球菌脑膜炎

【概述】新型隐球菌脑膜炎(new cryptococcal meningitis)是由新型隐球菌感染所致的中枢神经系统侵袭性真菌病,主要发生在免疫功能缺陷患者,如恶性肿瘤放化疗后,白血病、艾滋病患者等,正常人也可发生。隐球菌存在于土壤与鸽粪中,可随尘埃一起吸入呼吸道内,然后感染肺和中枢神经系统,分别引起肺新型隐球菌病和新型隐球菌脑膜炎。

【诊断要点】

1. 典型临床表现　新型隐球菌脑膜炎一般缓慢起病,病初症状不明显,或仅表现为间歇性头痛,以后头痛逐渐加重直至头痛欲裂;患者大多为低度发热,体温 38℃左右;患者病情加重后也可表现出谵妄、嗜睡、昏迷;体检发现颈项强直、布氏征和克氏征阳性;部分患者出现偏瘫、脑神经受损的表现,如视力障碍、听力下降、面瘫等。

2. 脑脊液检查　脑脊液压力增加,外观清澈或微混;白细胞数轻中度增加,一般在 $0.5 \times 10^9/L$ 以下,以淋巴细胞为主;蛋白含量轻中度增加,氯化物轻中度降低,但糖明显降低,甚至为零。

3. 病原学检查　脑脊液墨汁涂片检查,早期可检出典型新型隐球菌;脑脊液培养可以培养出新型隐球菌;新型隐球菌抗原免疫学(乳胶凝集试验)检查对诊断新型隐球菌脑膜炎也有帮助。

4. 流行病学史对诊断也有一定提示,如免疫抑制个体、长期或大量接触鸽子者为新型隐球菌脑膜炎易感人群。

【药物治疗】

1. 对症治疗　头痛明显者可用静脉快速输注 20% 甘露醇(每次 1~2g/kg)降低颅内压,每 4~6 小时 1 次;颅内压升高严重者可加用呋塞米 40~100mg 静脉注射,地塞米松 10~20mg 静脉滴注。

2. 抗菌治疗　两性霉素 B(0.5~0.8mg/kg 静脉缓慢注射,每日 1 次;初始逐渐增加剂量)治疗热退并隐球菌培养转阴(约 6 周左右),继续氟康唑 400~800mg 静脉滴注或口服,每日 1 次,非艾滋病患者疗程 8~10 周,艾滋病患者疗程更长,以新型隐球菌抗原转阴为停药标志。

【注意事项】

1. 新型隐球菌脑膜炎主要表现为慢性脑膜炎,需要与结核性脑膜炎、脑瘤、脑脓肿、部分治疗后化脓性脑膜炎等相鉴别。

2. 新型隐球菌脑膜炎发病率低,本病最好邀请专业医师会诊处理。

第十五节　结核性脑膜炎

【概述】结核性脑膜炎(tuberculous meningitis)是结核分枝杆菌引起的非化脓性脑膜炎,可以是全身结核的部分表现,也可以单独发生,临床单独发生的结核性脑膜炎更常见。本病在任何年龄阶段均可发生,儿童多见,近年来我国发病率呈上升趋势。

【诊断要点】

1. 流行病学史　有结核患者密切接触史或有身体其他部位结核,营养不良、免疫功能低下者也易发生。

2. 典型临床表现　缓慢起病,头痛、全身不适、精神萎靡为病初主要症状,部分患者有中低度发热;症状典型的脑膜炎有脑膜刺激征(颈阻力、克氏征和布氏征阳性)、颅内压增高(头痛、喷射性呕吐、意识障碍,严重者可出现脑疝危及患者生命)、脑实质与脑神经受损(面瘫、视力听力障碍、瘫痪、震颤等)以及脊髓受损症状。

3. 脑脊液检查　压力增加、脑脊液清澈或毛玻璃样;细胞数增加,多在$(0.1\sim0.5)\times10^9$/L,以单核细胞为主;蛋白质含量明显增高且呈进行性上升;糖和氯化物降低。

4. 病原学检查　脑脊液离心涂片检查,可以找到抗酸杆菌,但阳性率低。

5. X线胸片　部分患者可能合并肺部结核病灶。

【药物治疗】

1. 一般治疗与对症治疗　主要针对颅内压增高与神经系统症状(如抽搐)治疗,具体方法见"化脓性脑膜炎"和"新型隐球菌脑膜炎"部分。

2. 抗结核治疗　一般应用三联或者四联抗结核治疗,疗程1～1.5年,主要药物为以下几种。

(1)成人:异烟肼,开始可600～900mg/d,静脉滴注,病情稳定后改为600～800mg口服,每日1次;利福平,0.45g口服,每日1次;吡嗪酰胺,1.5～2.0g口服,每日1次;链霉素,0.75g肌内注射,每日1次;乙胺丁醇,0.75g口服,每日1次。

(2)儿童:异烟肼,开始可每日15～20mg/kg静脉滴注,病情稳定后改为10mg/kg口服,每日1次,一日口服最大剂量500mg;利福平,10～20mg/kg口服,每日1次;吡嗪酰胺,20～30mg/kg口服,每日1次。

3. 激素　早期应用肾上腺皮质激素对减轻炎症,减少颅内粘连等有好处,一般泼尼松40～60mg/d,口服或静脉滴注地塞米松5mg(成人)每日1次。

【注意事项】

1. 结核性脑膜炎需要注意和其他疾病相鉴别,如部分治疗的化脓性脑膜炎、真菌性脑膜炎、流行性乙型脑炎、脑肿瘤等。

2. 基本药物中的抗结核药基本能满足结核性脑膜炎治疗需求,但对治疗效果差的结核性脑膜炎需要转入专科医院治疗。

3. 不同患者抗结核治疗参考附录"肺结核的化学治疗"和《耐多药肺结核防治管理工作方案》摘要"。

第十六节　流行性乙型脑炎

【概述】流行性乙型脑炎（epidemic type B encephalitis，简称"乙脑"）是由流行性乙型脑炎病毒引起的虫媒传染病，经蚊子传播，夏秋季节多发，属于我国乙类传染病。流行性乙型脑炎病毒为 RNA 病毒，属于黄病毒属；猪是病毒的主要传染源，夏季新生仔猪被蚊虫叮咬后感染，产生病毒血症，其后再通过蚊虫叮咬感染人体；流行性乙型脑炎主要流行在亚洲国家，我国夏季为发病高峰，10 岁以下儿童发病率最高，但近年来由于广泛接种流行性乙型脑炎疫苗，成人发病率反而有所增加。

【诊断要点】

1. 流行病学史　夏秋季节多发，10 岁以下儿童多发。

2. 典型临床表现　急性起病，高热（体温 39℃以上，持续不退）、头痛、呕吐、嗜睡等；重者出现昏迷、抽搐、呼吸衰竭、脑疝等；体检有脑膜刺激征、浅反射消失、深反射亢进、强直性瘫痪和病理征阳性等。

3. 实验室检查　血白细胞增加，多为 $(10\sim20)\times10^9/L$，中性粒细胞在 80% 以上；脑脊液压力轻度增高，无色透明，细胞数为 $(50\sim500)\times10^6/L$，以单核细胞为主，糖、氯化物大多正常，蛋白质轻度增高。

4. 怀疑流行性乙型脑炎患者，可采集血样送有条件机构进行病毒抗原抗体检测，协助诊断。

【药物治疗】流行性乙型脑炎缺乏有效的病原治疗，以对症治疗为主，主要处理高热、呼吸衰竭、抽搐等，尽量减少患者脑组织损害，减少后遗症发生。

1. 高热　通过物理与药物降温，使患者体温保持在 38℃左右为佳，可用氯丙嗪（0.5~1mg/kg）+ 异丙嗪（0.5~1mg/kg）肌内注射，并配合冰敷降温；降低病室温度，对控制体温非常有益。

2. 惊厥、抽搐　根据不同情况，可采用甘露醇脱水、镇静剂止惊（如地西泮、苯妥英钠等）；呼吸衰竭者需要积极抢救（给氧、呼吸兴奋剂、气管切开、辅助呼吸等）。

3. 应用肾上腺皮质激素　肾上腺皮质激素（地塞米松、氢化可的松）具有抗炎、退热、减轻脑水肿、保护血脑屏障等作用，对早期和重症患者具有使用价值，一般可用至退热后 3~5 日。

【注意事项】

1. 流行性乙型脑炎是我国法定乙类传染病，诊断后需要报告疫情。

2. 流行性乙型脑炎通过蚊虫传播，患者需要置于具有防蚊设施的病室。

3. 流行性乙型脑炎需要与夏季常见其他疾病，如中毒性痢疾、化脓性脑膜炎、脑型疟疾、中暑等相鉴别。

4. 流行性乙型脑炎病情多较重,为避免危及患者生命安全以及减少后遗症发生,基层医疗机构自诊断后应尽量将患者转入指定传染病医院(科)或有条件抢救的医疗机构进一步救治。

第十七节 病毒性肝炎

【概述】病毒性肝炎(virus hepatitis)是由多种肝炎病毒引起的,以肝脏损害为主的一组全身性传染病。目前按照病原学明确分类的有甲型、乙型、丙型、丁型和戊型五型肝炎病毒。各型病毒性肝炎临床表现相似,以疲乏、食欲减退、厌油、肝功能异常为主,部分病例出现黄疸。甲型和戊型主要表现为急性感染,经粪 - 口途径传播;乙型、丙型、丁型多呈慢性感染,少数病例可发展为肝硬化或肝细胞癌,主要经血液、体液等胃肠外途径传播。

【诊断要点】

1. 流行病学史 甲型及戊型肝炎多见于成人,病前可能有不洁饮食等;慢性乙型肝炎常见家族聚集现象;丙型肝炎多有输血及血制品注射、针刺等历史。

2. 临床表现

(1)急性肝炎:包括急性黄疸型肝炎和急性无黄疸型肝炎。起病较急,常有畏寒、发热、乏力、食欲减退,血清谷丙转氨酶(GPT)显著升高,病程不超过6个月。

(2)慢性肝炎:病程超过半年,或原有乙、丙、丁型肝炎急性发作再次出现肝炎症状、体征及肝功能异常者,根据病情轻重分为轻、中、重三度。慢性乙型肝炎依据乙型肝炎表面抗原(HBeAg)阳性与否可分为 HBeAg 阳性或阴性慢性乙型肝炎。

(3)重型肝炎(肝衰竭):主要有肝衰竭症候群表现。急性黄疸型肝炎病情迅速恶化,2 周内出现Ⅱ度以上肝性脑病或其他重型肝炎表现者,为急性肝衰竭;15 天 ~26 周出现上述表现者为亚急性肝衰竭;在慢性肝病基础上出现的急性肝功能失代偿为慢加急性(亚急性)肝衰竭。在慢性肝炎或肝硬化基础上出现的重型肝炎为慢性肝衰竭。

(4)淤胆型肝炎:起病类似急性黄疸型肝炎,黄疸持续时间长,症状轻,有肝内梗阻的表现。

(5)肝炎肝硬化:多有慢性肝炎病史,有肝功能受损和门脉高压表现。

3. 病原学检查

(1)甲型肝炎:抗 -HAV IgM 阳性。

（2）乙型肝炎：HBsAg 阳性（抗 -HBs 阳性表示对 HBV 有免疫力），HBeAg 阳性 / 阴性、抗 -HBe 阳性 / 阴性、抗 -HBc 阳性。HBV-DNA 定量判断病毒复制程度。

（3）丙型肝炎：抗 -HCV IgM 和 / 或 IgG 阳性，HCV-RNA 阳性。HCV-RNA 基因型确定有助于制订抗病毒治疗方案。

（4）丁型肝炎：HBV 感染同时血清 HDVAg 或抗 -HDV IgM 阳性或高滴度抗 -HDV IgG 阳性或 HDV-RNA 阳性。

（5）戊型肝炎：抗 -HEV IgG 高滴度或由阴转阳，或滴度由低到高，或滴度由高到低。

【药物治疗】

1. 急性肝炎 多为自限性，以支持对症治疗为主，患者应注意隔离、休息。一般不采用抗病毒治疗，但丙型肝炎只要 HCV-RNA 阳性，应尽快开始抗病毒治疗。

2. 慢性肝炎 患者应适当休息，合理食用高蛋白、高热量、高维生素的易消化食品。

（1）保肝、降酶、退黄治疗：水飞蓟素（140mg，3 次 /d）或甘草酸二铵（150mg 3 次 /d）或联苯双酯（7.5mg，3 次 /d，肝功能正常后逐渐减量停药）。合并肝内胆汁淤积时可以使用熊去氧胆酸胶囊（每日按体重 10mg/kg）口服利胆治疗。

（2）抗病毒治疗

1）慢性乙型肝炎

适应证为①HBV-DNA 水平：HBeAg 阳性患者，HBV-DNA ≥20 000IU/ml（相当于 10^5 拷贝 /ml）；HBeAg 阴性患者，HBV-DNA ≥2 000IU/ml（相当于 10^4 拷贝 /ml）。②GPT 水平：GPT 持续升高≥2 倍正常值上线（ULN）；如用干扰素治疗，一般情况下应 GPT≤10×ULN，血清总胆红素 <2×ULN。在治疗前应排除合并其他病原体感染或药物、酒精和免疫等因素所致的 GPT 升高，尚需注意应用降酶药物后 GPT 暂时性正常。存在肝硬化的客观依据时，无论 GPT 和 HBeAg 情况，均建议积极抗病毒治疗。

治疗方案：重组人干扰素 α（IFN α）（3~5MU 每周 3 次，皮下或肌内注射），疗程为 1 年，若治疗 24 周 HBsAg 定量仍 >20 000IU/ml，建议停止治疗，改用核苷（酸）类药物（NAs）治疗。

核苷（酸）类药物（NAs）：初治患者首选恩替卡韦（ENT，0.5mg 每日 1 次）或替诺福韦二吡呋酯（TDF，300mg 每日 1 次）口服，总疗程至少 4 年，在达到 HBV-DNA 低于检测下限、GPT 复常、HBeAg 血清学转换后，再巩固治疗至少 3 年（每隔 6 个月复查 1 次）仍保持不变者，可考虑停药，但延长疗程可减少复发。对肝硬化患者初治优先推荐选用 ETV 或 TDF，需要长期抗病毒治疗。

2）丙型肝炎

适应证：只要血清 HCV-RNA 阳性，不论急性还是慢性丙型肝炎，均应抗病毒治疗。

治疗方案：IFN α（3~5MU/ 次，每周 3 次，皮下或肌内注射），联合利巴韦林（800~1 000mg/d）可提高疗效，疗程 24~48 周。注意监测利巴韦林导致的溶血性贫血发生。

抗 HCV 直接抗病毒药物（DAAs）：索磷布韦维帕他韦（400mg/100mg，每日 1 次），慢性肝炎及代偿期（Child-Pugh A 级）肝硬化 3 个月；失代偿期（Child-Pugh B 或 C 级）肝硬化 6 个月，或加利巴韦林（体重 <75kg 1 000mg 或 ≥75kg 1 200mg，可从 600mg/d 开始服用，根据耐受性逐渐加量）3 个月。

3. 重型肝炎（肝衰竭）　主要予以支持、对症、抗病毒（对 HBsAg 阳性或 HBV DNA 阳性的急性、亚急性、慢加急性及慢性肝功能衰竭患者均应尽早应用 NAs 抗病毒治疗，建议选择 ETV 或 TDF）等内科综合治疗，争取适当时期予以肝移植治疗。

【注意事项】

1. 病毒性肝炎属于我国法定乙类传染病，需要报告疫情。

2. 对持续 HBV-DNA 阳性但达不到上述治疗标准；有肝硬化或肝癌家族史，年龄 >30 岁，建议行肝组织活检以决定是否给予抗病毒治疗。抗病毒治疗相关具体事项请参考附录"慢性乙型肝炎抗病毒治疗"。

3. 丙型肝炎的规范抗病毒治疗应根据病毒载量、基因分型、肝纤维化分期以及有无抗病毒治疗禁忌证等综合评估，具体事项参考附录"丙型肝炎抗病毒治疗"。

4. 不宜应用干扰素的情况　以下情况不适宜应用干扰素：血清总胆红素 ≥2×ULN；失代偿期肝硬化；伴有自身免疫性疾病；重要器官病变。

第十八节　细菌性食物中毒

【概述】细菌性食物中毒（bacterial food poisoning）是由于进食被细菌及其毒素污染的食物而引起的急性感染性疾病。这类疾病潜伏期短，起病很急，容易集体发病，发病者多有共同进餐史；引起细菌性食物中毒的菌种比较多，常见的如沙门氏菌、副溶血弧菌、葡萄球菌、蜡样芽孢杆菌、变形杆菌等；肉毒杆菌所致的食物中毒具有独特的临床表现，不包括在本节内容内。

【诊断要点】

1. 流行病学史　多在夏秋季节，有进食不洁饮食史，同餐者有类似发病，潜伏期大多在数小时之内。

2. 典型临床表现　急性起病,以胃肠道症状为主,部分患者有发热表现,由于污染细菌不同,临床表现有所差异;葡萄球菌引起的食物中毒以恶心、呕吐、腹痛、腹泻为主,剧烈腹泻可导致严重脱水、肌肉痉挛等,一般不发热;副溶血弧菌食物中毒多因进食海产品而致,症状有腹部阵发性绞痛、典型大便为洗肉水样、发热等;沙门氏菌食物中毒多在进食皮蛋后发生,除腹痛腹泻外,发热较为明显。

3. 实验室检查　血常规大多显示白细胞轻至中度增加;水样大便为主,显微镜检查可能有少量红白细胞。

【药物治疗】细菌性食物中毒以对症治疗为主,一般不用抗菌药物。

1. 对症治疗　呕吐腹泻明显、脱水严重者,可静脉或口服补液,可选择口服补液盐(使用方法同霍乱补液),静脉滴注生理盐水、葡萄糖氯化钠等,注意纠正电解质与酸碱平衡紊乱。

2. 抗菌治疗　轻症患者一般不用抗菌药物,腹泻严重、大便为黏液血便者,可口服复方磺胺甲噁唑或磺胺嘧啶(1g,每日 2 次);或诺氟沙星(0.2g,每日 2 次);或环丙沙星(0.25g,每日 2 次);或左氧氟沙星(0.4g,每日 1 次),疗程 3~5 天;无法口服药物者,可选择环丙沙星、左氧氟沙星静脉输注。

【注意事项】

1. 细菌性食物中毒多为集体发病,为我国法定丙类传染病,需要报告疫情,并寻找污染源,进行处理。

2. 细菌性食物中毒需要注意与其他腹泻相鉴别,包括细菌性痢疾、霍乱等。

第十九节　细菌性痢疾

【概述】细菌性痢疾(bacterial dysentery)是由志贺菌所致的肠道传染病,属于我国乙类法定传染病;志贺菌包括福氏、宋氏、鲍氏与志贺四种,近年流行的主要菌种为福氏、志贺菌。细菌性痢疾主要发病人群为儿童与青壮年,夏秋季节多发,细菌经由污染食物饮水传播,侵袭大肠,特别是乙状结肠与直肠,引起肠道黏膜固有层炎症。志贺菌近年来对各种抗菌药物耐药性不断上升,多重耐药株也日益增多,原常用抗菌药物如磺胺药、氯霉素、氨苄西林等耐药率已达 50% 以上,不再适合于细菌性痢疾的首选治疗。

【诊断要点】

1. 流行病学史　夏秋季节、一周内有不洁饮食史。

2. 临床表现　典型细菌性痢疾表现为腹痛、腹泻、里急后重,大便呈黏液脓血状,每日 10~20 次,部分患者有畏寒、发热、脱水症状,严重者出现血压下降、昏迷、惊厥等中毒性菌痢症状,特别在学龄前儿童发病率较高,急性细菌性痢疾若治疗不及时,伴随其他肠道疾病可反复发作成为慢性细菌性痢疾;体检时患者常有下腹部压痛体征。

3. 实验室检查 典型大便常规外观呈黏液脓血状,粪质少,显微镜检查可见大量红白细胞,可以找到巨噬细胞;血常规白细胞总数和中性粒细胞比例增加。

4. 确诊 大便培养出志贺菌可以确诊。

【药物治疗】

1. 一般处理 患者需要隔离、休息、适当饮水;对脱水严重患者可以采用口服补液盐补液。无法口服者,可静脉补液。

2. 抗菌药物治疗 喹诺酮类药物为成人细菌性痢疾治疗的首选药物,但一般不推荐应用于儿童、孕妇及哺乳期妇女。可采用常用药物如诺氟沙星、环丙沙星、左氧氟沙星;其他可以选择的抗菌药物包括氨基糖苷类(阿米卡星、庆大霉素)、复方磺胺甲噁唑、磺胺嘧啶;对消化道症状明显者,可先予静脉输注抗菌药物,症状缓解后改为口服给药,一般疗程 5~7 天。对细菌性痢疾重型或中毒性病例可选用头孢曲松治疗。儿童尚可选用阿奇霉素 10mg/(kg·d),口服治疗,疗程 3 天。小檗碱(黄连素)也可用于轻度细菌性痢疾治疗。

3. 对中毒性菌痢患者需要积极抢救,注意降温(氢化可的松、地塞米松)、止惊(甘露醇脱水、地西泮镇静)、纠正休克(葡萄糖氯化钠补液、碳酸氢钠纠正酸中毒、多巴胺调节血管活性),同时转三级综合医院或专科医院进一步抢救。

4. 药物联用 慢性细菌性痢疾可选用 2 种以上抗菌药物联合应用(药物同上),延长疗程到 2 周以上,必要时辅以抗菌药物、糖皮质激素等保留灌肠;同时去除各种慢性化诱因。

【注意事项】

1. 细菌性痢疾是我国法定乙类传染病,需要报告疫情。

2. 细菌性痢疾属于肠道传染病,需要采取适当隔离措施,对患者排泄物进行消毒处理。

第二十节 阿米巴病

【概述】阿米巴病(amebiasis)是由溶组织阿米巴感染人体导致的一组疾病,包括阿米巴痢疾、肠外阿米巴病。溶组织阿米巴生活史包括滋养体期和包囊期,成熟包囊经口进入宿主体内造成感染,先以肠腔内细菌为食,寄生于肠腔,实为小滋养体,当原虫进入结肠后,若机体抵抗力下降或肠功能紊乱,小滋养体侵袭人体肠壁,吞噬红细胞、组织细胞,成为大滋养体,产生致病物质,破坏肠壁组织,形成肠壁溃疡,导致阿米巴痢疾;组织内大滋养体可沿门静脉播散,到达肝脏或其他器官,形成肠外阿米巴病,其中肝阿米巴脓肿多见,肺、脑阿米巴脓肿也有发生。阿米巴病为粪 - 口途径传播疾病,主要发生在热带与亚热带地区,与社会经济发展水平和卫生条件有关。

【诊断要点】

1. 阿米巴痢疾

(1) 流行病学史:流行地区、卫生条件差的地区的人群为主要发病对象。

(2) 典型临床表现:起病缓慢,以腹痛腹泻为主,腹泻次数为每日 10 次左右,腹泻粪质较多,典型大便呈果酱样,带有血和黏液,有腐败腥臭味;体检发现有下腹压痛。轻症和慢性病患者症状不典型,重症(暴发性阿米巴痢疾)则发病急,以高热、感染中毒症状开始起病,大便次数多,呈血水样,奇臭,可有感染中毒休克表现。

(3) 实验室检查:典型大便呈果酱色,腥臭,镜检可发现变形红细胞和少量白细胞,可找到吞噬细胞;血常规大多正常,但暴发性阿米巴痢疾患者白细胞增高,中性粒细胞比例增加。

(4) 病原检查:阿米巴痢疾患者大便中可找到阿米巴滋养体,排包囊者可以找到阿米巴包囊;原虫抗原检查在部分地区实验室可以进行。

2. 肝阿米巴脓肿

(1) 流行病学史:部分患者伴有或曾经发生腹泻。

(2) 临床表现:起病缓慢,发热与肝区疼痛为主要表现,体温多以中高度发热为主,以弛张热型为主;体检发现肝脏肿大,肝区压痛、叩痛,肝区肋间歇水肿等;其他可有咳嗽、消瘦、贫血、营养不良等。

(3) 超声检查:典型患者肝脏发现单个脓肿,圆形或卵圆形。

(4) 病原学检查:肝脏穿刺脓液可以找到阿米巴滋养体;血清阿米巴抗原抗体检查有诊断价值。

【药物治疗】

1. 阿米巴痢疾

(1) 一般治疗:急性期患者应注意休息,进食流质少渣饮食;暴发性阿米巴痢疾需要积极补液、纠正水电解质酸碱平衡紊乱,可补充葡萄糖氯化钠、碳酸氢钠等。

(2) 病原治疗:甲硝唑适合于各种类型肠道阿米巴痢疾的治疗,一般成人 750mg,口服,每日 3 次,疗程 10 天;对不能口服的患者可静脉滴注甲硝唑治疗,500mg,每 12 小时 1 次。

(3) 慢性阿米巴痢疾患者除积极进行病原治疗外,还需要针对其慢性化原因(如合并感染、饮食习惯、器质性肠道病变等)加以纠正。

2. 肝阿米巴脓肿

(1) 一般治疗:同阿米巴痢疾。

(2) 病原治疗:甲硝唑为首选治疗药物,剂量用法同阿米巴痢疾,疗程一般两周。

(3) 穿刺排脓与手术:肝阿米巴脓肿多为单个大脓肿,在超声定位下进行穿刺排脓,可减轻症状、避免破溃、促进恢复;个别脓肿位置不佳无法穿刺排脓,已经破溃者需要手术引流。

【注意事项】

1. 阿米巴痢疾属于我国法定乙类传染病,需要报告疫情。

2. 阿米巴痢疾需要与其他腹泻性疾病相鉴别,特别是慢性腹泻,如结肠肿瘤、溃疡性结肠炎、慢性细菌性痢疾等。

3. 肝阿米巴脓肿也需要注意鉴别诊断,如肝癌、细菌性肝脓肿、肝囊肿等。

第二十一节　伤寒、副伤寒

【概述】伤寒与副伤寒(typhoid fever and paratyphoid fever)是一组临床表现相似的感染性疾病,分别由伤寒沙门氏菌和副伤寒沙门氏菌经消化道入侵人体感染而致;病原菌经食物进入人体后,先在肠系膜淋巴组织中生长繁殖,释放入血,进入肝、脾、骨髓等大量繁殖,再次入血,引起人体典型感染发作。伤寒与副伤寒患者与带菌者是其主要传染源,经消化道传播,在水源受到污染时,可引起暴发性流行;人群普遍易感,夏秋季节多发。

【诊断要点】

1. 流行病学史　夏秋季节,不洁饮食、与患者接触等。

2. 典型临床表现　持续发热为伤寒与副伤寒最主要的临床表现,体温逐步上升,极期表现为稽留高热;体检发现典型皮肤玫瑰疹、肝脾大、相对缓脉、表情淡漠等,消化道症状不明显;重者可发生肠穿孔、肠出血。

3. 实验室检查　血白细胞正常或降低,中性粒细胞不增加,嗜酸性粒细胞减少或消失。

4. 病原学检查　怀疑伤寒与副伤寒患者需要及时进行血和骨髓培养,阳性培养结果可以确诊本病;肥达反应对伤寒与副伤寒诊断有辅助价值。

【药物治疗】

1. 一般治疗　患者适当休息,进食流质或半流质食物,避免食用多渣与产气食物,以免诱发肠出血或肠穿孔;高热患者可适当补液,物理降温为主。

2. 病原治疗

(1) 首选治疗:应用氟喹诺酮类药物为首选治疗;成人常用诺氟沙星(0.4g,

每日 3 次)、环丙沙星(0.5g,每日 2 次)或左氧氟沙星(0.5g,每日 1 次),疗程 10~14 天;口服困难者可先静脉滴注,继后改为口服给药;18 岁以下儿童慎用;慢性病原携带者需要治疗至少 4 周以上。

(2) 头孢菌素:头孢曲松适用于儿童与孕妇,成人 2g,静脉滴注,每日 1 次;儿童 100mg/kg,静脉滴注,每日 1 次。

(3) 阿奇霉素:儿童 20mg/(kg·d),口服,疗程 7 天。

【注意事项】

1. 伤寒、副伤寒为我国法定乙类传染病,需要报告疫情。

2. 患者需要隔离,排泄物需要进行消毒处理。

3. 治疗期间需要注意患者病情变化,特别是疾病第 2~3 周是并发症(肠出血、肠穿孔)多发阶段,需要加以注意。

4. 伤寒带菌者可用环丙沙星治疗 4 周。

第二十二节 霍 乱

【概述】霍乱(cholera)是烈性肠道传染病,我国法定甲类传染病,历史上多次霍乱世界性大流行已经造成大量人员死亡;本病由霍乱弧菌 O1 群和 O139 群引起,经消化道传播,夏秋季节多发,水源污染是造成其流行的主要原因。霍乱弧菌进入人体肠道后,黏附在小肠上皮细胞繁殖,产生主要致病物质霍乱肠毒素,毒素通过激活小肠上皮细胞分泌功能导致以水泄为主要表现的急性腹泻。我国不是霍乱的疫源地,所有病例均为输入性。

【诊断要点】

1. 确诊条件　符合以下条件之一者可确诊为霍乱。

(1) 大便培养霍乱弧菌 O1 或 O139 阳性,有泻吐。

(2) 夏秋季节,发生典型水样腹泻(典型排泄物为米泔水样),很快出现脱水、循环衰竭表现,虽然大便培养阴性,但血清霍乱凝集性抗体在恢复期增加 4 倍以上。

(3) 无症状,大便培养(+),但类检前后 5 天有泻吐,并有密切接触史。

2. 疑似诊断　符合以下一项条件者,为疑似霍乱患者。

(1) 典型霍乱样腹泻患者(水样腹泻,典型排泄物为米泔水样),病原检查尚未明确。

(2) 与患者有接触史者出现非典型腹泻,病原检查尚未明确。

【药物治疗】补液为本病的主要治疗手段。

1. 补液　快速补液,纠正脱水为本病的主要治疗手段;口服补液盐对霍乱患者治疗非常有价值,一般口服补液盐溶解后,200~300ml,每 5~10 分钟口服 1 次,补液量以排泄量的 1.5 倍为宜,呕吐患者也可以采用口服补液;重度脱水患者,口服补液不能及时纠正脱水时,可同时静脉补液,补液种类可有氯化钠注射液、葡萄糖氯化钠注射液、复方氯化钠注射液等,注意补充碳酸氢钠、氯化钾等;口服与静脉补液量根据排泄量进行计算,一般轻、中、重度脱水者 24 小时补液量分别为 2 000~4 000ml、4 000~8 000ml、>8 000ml;最初需要快速补液,尽快纠正患者脱水状况。

2. 抗菌治疗　不是霍乱的主要治疗手段,其主要在于减少排菌量,缩短排菌期;可用复方磺胺甲噁唑,成人 2 片,每日 2 次,治疗 3 天;儿童 25mg/kg,每日 2 次,治疗 3 天。成人还可用环丙沙星 200mg,每日 2 次,治疗 3 天。多西环素 200mg,口服 1 次后,100mg 口服,每日 2 次,治疗 3 天。

【注意事项】

1. 霍乱为我国法定甲类传染病,需要在诊断后 12 小时内报告疫情;患者应在传染病专科医院(科)进行治疗。

2. 患者需要采取严格隔离措施,排泄呕吐物需要严格消毒处理;接触者需要进行医学观察。

3. 医护人员需要采取严格防护措施。

第二十三节　败　血　症

【概述】败血症(septicemia)是细菌通过多种途径侵入血液循环,在其中生长繁殖、释放毒素引起的全身性感染,是一组较为严重的感染性疾病。按照一般概念把细菌或其毒素侵入血液循环所导致的感染分为毒血症(感染细菌在局部生长繁殖,毒素入血造成的全身感染中毒症状)、菌血症(细菌一过性入血,很快被人体免疫系统清除,表现为短暂感染症状或症状不明显)、败血症(如上述概念)、脓毒败血症(细菌入血引起感染并迁徙到身体其他部位,导致迁徙性感染灶发生者),但在临床实际工作中,有时很难区分各种情况,可能导致诊断混乱;实际上,无论细菌还是其毒素入血,都会导致一系列相似的临床综合征,如发热、心率加快、呼吸急促、白细胞增加,甚至休克、器官功能损害,为此 20 世纪 90 年代提出了全身炎症反应综合征(SIRS)的概念,对各种原因(包括感染)导致的上述综合征进行描述,该概念能更好地反映多种病因所致的人体炎症反应情况,临床处理也具有类似性,严重 SIRS 也被称为脓毒症(sepsis)。基于此点,败血症应该包括细菌入血并导致感染综合征的所有感染;对一些特殊细菌所导致的败血症,由于其表现独特,已经成为独立疾病,不再属于普通败血症范畴,如伤寒、布氏菌病、感染性心内膜炎等。在特定情况下,败血症也被称为血流感染(blood stream infection,BSI),如导管相关血流感染。

由于败血症的感染多样,引起败血症的病原菌也比较复杂,包括革兰氏阴性菌、革兰氏阳性菌、厌氧菌、真菌等,主要菌种有葡萄球菌、大肠埃希氏菌等。

【诊断要点】

1. 典型临床表现　急性起病,畏寒、寒战、发热、关节疼痛、皮疹、肝脾大等,重者有休克、器官功能损害;一般体温以高热为主,呈弛张热型,体弱、年幼或老年也可不发热;皮疹可为充血性、出血性甚至坏死性皮疹,与感染病原种类有关。

2. 实验室检查　一般血白细胞增加,中性粒细胞比例升高。部分患者(如老年、革兰氏阴性菌感染)血白细胞可能正常,甚至降低。

3. 病原检查　怀疑败血症者须在使用抗菌药物之前进行血培养或骨髓培养,血培养至少在不同部位与不同时间进行两次以上,采血量不低于10ml;感染来源部位也需要进行细菌培养,如小便、脓液、分泌物等。

4. 伴行感染　部分败血症患者有明确的局部感染,如尿路感染、胆道感染、腹腔感染、呼吸道感染等,寻找感染来源对确定病原菌种类、选择抗菌药物具有重要价值。

【药物治疗】抗菌治疗是败血症的主要治疗措施。

1. 经验性抗菌治疗　由于感染来源、感染地点(医院内外)、年龄等不同,败血症治疗药物选择有所不同,败血症治疗疗程一般在感染症状消退后 3~5 天。

(1) 来源于社区呼吸道感染的败血症,细菌以肺炎链球菌、肺炎克雷伯菌为主,宜选择头孢曲松 + 阿奇霉素治疗,也可选择左氧氟沙星、莫西沙星治疗。

(2) 来源于尿路感染的败血症,细菌以大肠埃希氏菌为主,可选用头孢曲松(头孢他啶)哌拉西林钠他唑巴坦钠或阿莫西林克拉维酸钾或左氧氟沙星(环丙沙星)治疗。

(3) 如果来自于胆道感染,革兰氏阴性肠杆菌科细菌为主要感染病原菌,可选用头孢曲松(头孢他啶)或环丙沙星(左氧氟沙星)治疗。

(4) 如果感染来自于皮肤,细菌以金黄色葡萄球菌为主,可选用头孢唑林或头孢呋辛或苯唑西林 + 庆大霉素或阿米卡星治疗。

(5) 病原不明的青壮年患者,感染多为金黄色葡萄球菌,可用头孢唑林或头孢呋辛或苯唑西林 + 庆大霉素或阿米卡星治疗;年老体弱者,以肠道杆菌为主,可选用头孢曲松(头孢他啶)+ 庆大霉素或阿米卡星治疗,也可用哌拉西林钠他唑巴坦钠或阿莫西林克拉维酸钾治疗。

2. 目标抗菌治疗　对病原明确的败血症(血培养证实),可根据不同细菌采用不同治疗药物:大肠埃希氏菌等肠杆菌科细菌可选择头孢曲松(头孢他啶)+ 庆大霉素或阿米卡星;葡萄球菌可选用头孢唑林或苯唑西林 + 庆大霉素或阿米卡星治疗;厌氧菌可选用青霉素、克林霉素、甲硝唑、替硝唑治疗;念珠菌可选用氟康唑、伊曲康唑(口服液、注射液)、两性霉素 B、卡泊芬净治疗。

3. 一般治疗与对症治疗 败血症患者可以发生感染性休克、器官功能损害,可根据情况进行抗休克治疗(具体见"感染性休克"治疗部分)。

4. 局部感染灶处理 对胆道感染、脓肿等需要积极处理,包括外科手术与引流。

【注意事项】

1. 败血症是威胁患者生命安全的严重感染,其人群复杂、感染病原多样,近年来细菌耐药也较为严重,基本药物虽可治疗大多数感染,但对严重感染、耐药菌感染,需要及时应用有效抗菌药物,包括非基本抗菌药物。

2. 常用抗菌药物应用方法

(1) 青霉素:成人 240 万 ~320 万 U,静脉输注,每 4~6 小时 1 次;儿童每日 5 万 ~10 万 U/kg,静脉输注,每 4~6 小时 1 次。

(2) 苯唑西林:成人 2g,静脉输注,每 4~6 小时 1 次;儿童每日 50~200mg/kg,静脉输注,每 4~6 小时 1 次。

(3) 阿莫西林克拉维酸钾(按阿莫西林计算):成人 1~2g,静脉滴注,每 8 小时 1 次;儿童 30mg/kg,静脉滴注,每 8 小时 1 次。

(4) 哌拉西林钠他唑巴坦钠:成人 4.5g,静脉滴注,每 6 小时 1 次;儿童 112.5mg/kg,静脉滴注,每 6~8 小时 1 次。

(5) 头孢唑林:成人 1~2g,静脉输注,每 8 小时 1 次;儿童每日 50~100mg/kg,静脉输注,每 8 小时 1 次。

(6) 头孢呋辛:成人 1.5g,静脉滴注,每 8 小时 1 次;儿童 50mg/kg,静脉滴注,每 8 小时 1 次。

(7) 头孢曲松:成人 2g,静脉输注,每日 1 次;儿童 50~100mg/kg,静脉输注,每日 1 次。

(8) 头孢他啶:成人 2g,静脉输注,每 8 小时 1 次;儿童 50~100mg/kg,静脉输注,每 8 小时 1 次。

(9) 左氧氟沙星:成人 500mg,静脉输注,每日 1 次;18 岁以下儿童慎用。

(10) 环丙沙星:成人 500mg,静脉输注,每 12 小时 1 次;18 岁以下儿童慎用。

(11) 莫西沙星:成人 400mg,静脉滴注,每日 1 次;18 岁以下儿童慎用。

(12) 克林霉素:成人 0.6g,静脉输注,每 8 小时 1 次;儿童每日 20~30mg/kg,静脉输注,每 8~12 小时 1 次。

(13) 甲硝唑:成人 0.6g,静脉输注,每 8 小时 1 次;儿童每日 15~20mg/kg,静脉输注,每 8~12 小时 1 次。

(14) 替硝唑:成人 0.8g,静脉输注,每日 1 次;儿童(3 岁以上)15~20mg/kg,

静脉输注,每日 1 次。

(15) 庆大霉素:成人 8 万 U,静脉输注或肌内注射,每 8 小时 1 次;儿童每日 3~5mg/kg,静脉输注或肌内注射,每 8~12 小时 1 次;学龄前儿童慎用。

(16) 阿米卡星:每日 15mg/kg,静脉输注,每 12 小时 1 次;学龄前儿童慎用。

(17) 氟康唑:成人 400mg,静脉输注,每日 1 次;儿童 6mg/kg,静脉滴注,每日 1 次。

(18) 伊曲康唑:成人 200mg,静脉滴注,每日 2 次,2 天后改为每日 1 次。

(19) 两性霉素 B:成人 0.5~0.8mg/(kg·d),儿童 1mg/(kg·d),缓慢静脉滴注,逐渐增加剂量。

(20) 卡泊芬净:成人 70mg,静脉滴注一次后,改为 50mg,每日 1 次。

第二十四节　水痘和带状疱疹

【概述】由水痘 - 带状疱疹病毒引起的传染病,一般儿童感染表现为水痘(varicella),成人多为体内潜在病毒复发感染,表现为带状疱疹(herpes zoster)。水痘 - 带状疱疹病毒属于疱疹病毒科,为 DNA 病毒;患者是该病的唯一传染源,病毒通过呼吸道传播,人群普遍易感,儿童发病率较高。

【诊断要点】

1. 流行病学史　有水痘患者接触史,冬春季节多发。

2. 临床表现

(1) 水痘的典型临床表现:出疹前 1~2 天患儿可有发热、全身不适、头痛、乏力等,发热同时或迅速出现皮疹,从头部向躯干进展,呈向心性分布,皮疹初为斑丘疹,继后出现疱疹、痂疹、脱痂过程,患者多种皮疹可同时存在,皮疹多在 1~2 周消退。

(2) 带状疱疹的典型临床表现:成人多见,出疹前有 2~5 天低热、头痛、局部烧灼感、刺痛、瘙痒等,出疹过程类似水痘,皮疹呈丛集分布,多沿受累神经分布,常见于肋间神经、三叉神经等。

3. 实验室检查　白细胞多正常。

【药物治疗】水痘 - 带状疱疹多为自限性疾病,对症处理为主。

1. 一般治疗　患儿护理非常重要,避免抓破继发感染;皮肤瘙痒明显者可用止痒药(氯苯那敏、氯雷他定等);疱疹局部可涂抹甲紫[非]。

2. 抗病毒治疗　阿昔洛韦可减轻病情,缩短排毒时间,促进愈合。一般儿童 20mg/kg,每日 4 次,口服;成人 400~800mg,每日 5 次,口服。疗程 7~10 天。

【注意事项】水痘多发生在儿童,有传染性,患者需要居家隔离,直到皮疹全部结痂。带状疱疹无须隔离。

第二十五节　流行性出血热

【概述】由病毒引起的以鼠类为主要传染源的自然疫源性传染病,包括了一类以发热、出血和肾损害为主要表现的疾病,我国称为流行性出血热(epidemic hemorrhagic fever)。流行性出血热的病原体为汉坦病毒,为单股RNA病毒,不同地区流行的病毒血清型有所差异,我国农村与林区流行病毒为Ⅰ型(汉坦型),黑线姬鼠为传染源,感染者病情较重;城市流行为Ⅱ型(汉城型),褐家鼠为传染源,感染者病情较轻。病毒通过多种途径传染给易感人群,导致全身毛细血管和小血管损害,造成全身多器官病变。流行性出血热在我国流行范围较广,几乎遍及全国。

【诊断要点】

1. 流行病学史　冬春与初夏为流行季节,潜伏期一般在2周之内。

2. 典型临床表现　该病典型临床表现分为发热期、低血压休克期、少尿期、多尿期和恢复期等五期,各期表现如下。

(1) 发热期:急性起病,畏寒、发热、头痛、腰痛、眼眶疼痛、恶心、呕吐;颜面、上胸部、眼眶充血潮红,球结膜水肿,腋下、软腭出血点;一般持续1周以内。

(2) 低血压休克期:发热期症状减退或持续存在,患者出现血压下降甚至休克表现,一般持续1~3天时间。

(3) 少尿期:一般在休克后(也可能发热后)出现尿少,表现出肾衰竭症状,有时伴有皮下、消化道或内脏出血;一般持续1~4天。

(4) 多尿期:继少尿或休克之后,患者肾功能逐渐恢复,出现多尿症状,每日尿量3 000~6 000ml;持续数天至数周不等。

(5) 恢复期:器官功能逐渐恢复,症状消退。

3. 实验室检查　发热期、低血压休克期患者血常规显示白细胞增加,中性粒细胞比例增加,外周血出现异常淋巴细胞;少尿期,患者小便中蛋白质、白细胞、红细胞阳性,甚至出现膜状物。

4. 病原检查　特异性血清学检查有助于诊断。

【药物治疗】流行性出血热缺乏特异性抗病毒治疗,主要治疗手段为对症治疗;一般患者应卧床休息,就地治疗。

1. 发热期　由于发热与血管损害,患者液体丢失较多,需要适当补充,一般可用葡萄糖氯化钠、碳酸氢钠等溶液输注;早期应用利巴韦林可减轻病情,缩短病程,一般在病程3天之内,静脉滴注500mg,每日2次,疗程3~4天。

2. 低血压休克期　抗休克治疗为主,具体见"感染性休克"部分内容。

3. 少尿期　限制患者液体入量,每日补液量为前日出量(包括呕吐、腹泻、小便等)加 400ml 为限;利尿可用利尿合剂(咖啡因 0.25~0.5g,氨茶碱 0.25g,维生素 C 1~2g,普鲁卡因[非]0.25~0.5g,氢化可的松 25mg,25% 葡萄糖液 25ml)静脉滴注,每日 1 次,或用呋塞米、氢氯噻嗪。肾衰竭者需要血液或腹膜透析治疗。需纠正酸碱平衡紊乱、控制出血等。

4. 多尿期　适当控制补液,注意电解质紊乱。

【注意事项】

1. 流行性出血热属于我国法定乙类传染病,需要报告疫情。

2. 强调患者就地治疗,卧床休息;但对重症患者需要专业医师抢救,部分治疗药物与手段在基本药物之外,如输血、透析等。

3. 流行性出血热临床表现复杂多变,需要注意与多种疾病鉴别,如流行性感冒、钩体病、急性肾炎、败血症等。

第二十六节　猩 红 热

【概述】由 A 组溶血性链球菌引起的呼吸道传染病,凡能产生致热外毒素的链球菌均可引起猩红热(scarlet fever);本病多发于儿童,常在托幼机构和小学校园流行;本病患者为主要传染源;本病通过呼吸道飞沫传播,冬春季节多发。

【诊断要点】

1. 典型临床表现　猩红热典型临床表现包括感染性表现与中毒性表现:感染性表现主要是急性起病的发热、咽痛、头痛、扁桃体肿大,有灰白色或黄白色点片状渗出物覆盖,容易拭去;中毒性表现为皮肤黏膜疹,皮疹为猩红热重要表现,一般在发热 2 天后,皮疹从耳后、上胸部开始,迅速向全身扩散,典型皮疹为在普遍充血的皮肤上散布针尖大小的密集充血性红疹,压之退色;在皮肤皱褶部位(如腕关节部位、腋窝、腹股沟等)皮疹密集伴皮下出血形成紫红色线条;口周皮肤苍白形成所谓“口周苍白圈”;患者有“草莓舌”或“杨梅舌”表现。

2. 实验室检查　血白细胞明显增加,中性粒细胞比例上升。

【药物治疗】

1. 对症治疗　患者需要休息,隔离;体温高可适当补液。

2. 抗菌治疗　青霉素为首选治疗药物,成人每日 400 万 ~800 万 U,儿童 10 万 ~20 万 U/kg,分次静脉滴注,每 6 小时 1 次;青霉素过敏者可选用红霉素、阿奇霉素、克拉霉素;由于我国临床分离链球菌对大环内酯类耐药明显,头孢唑林、头孢拉定、头孢呋辛(酯)(青霉素过敏性休克者除外)也可选用,成人还可选用左氧氟沙星治疗;儿童患者疗程 10~14 天,成人可在退热后 3 天停药。

【注意事项】

1. 猩红热属于我国法定乙类传染病,要报告疫情,患者需要隔离。

2. 猩红热可并发变态反应性疾病,如急性肾炎、风湿热;为彻底清除细菌,儿童抗菌治疗时间应在 10~14 天(不短于 10 天)。

第二十七节　百　日　咳

【概述】百日咳(whooping cough)是由百日咳杆菌引起的急性呼吸道传染病,本病遍及世界各地,一般呈散发状,在儿童集体机构中可发生流行。全年均可发病,以冬春季节为多,可延至春末夏初,甚至高峰在 6、7、8 三个月份。患者及无症状带菌者是传染源,从潜伏期到第 6 周都有传染性,通过飞沫传播。人群对本病普遍易感,因婴幼儿从母体得到的特异性抗体极少,最为易感。

【诊断要点】

1. 流行病学史　冬春季节,与患者有接触史等流行病史有助于诊断。

2. 典型临床表现　百日咳病程分 3 期:卡他期类似感冒的症状,症状减轻后出现阵发性痉挛性咳嗽。痉咳期特点为阵发性痉挛性咳嗽,患儿先是频繁短促地咳嗽,然后是一次深长吸气,由于喉部仍是痉挛状态,气流通过紧张狭窄的声门发出一种高调的吼声,如鸡鸣或犬吠样,如此反复,直至把呼吸道积聚的黏痰咳出为止。由于剧咳,可致呕吐、大小便失禁、面红耳赤、口唇发绀、张口伸舌、舌系带溃疡,还可致上腔静脉回流受阻,出现颜面、眼睑水肿,重者鼻黏膜、眼结膜出血,咯血,甚至颅内出血,痉咳期一般为 2~4 周。进入恢复期后,痉咳减轻、停止,鸡鸣样吸气声消失,2~3 周即愈。

3. 实验室检查　病程早期患者血白细胞可以增加;鼻咽拭培养百日咳杆菌阳性可以诊断。

【药物治疗】

1. 一般治疗与对症治疗　注意保持环境安静、空气新鲜,以减少痉咳发生的诱因;对婴幼儿要注意排痰、吸痰,以防窒息;必要时可吸氧;痉挛性咳嗽剧烈者可用沙丁胺醇(每日 0.3mg/kg,每日 3 次),可加用苯巴比妥(2~3mg/kg)镇静。

2. 抗菌治疗　及早应用抗菌药物治疗疗效较好;首选红霉素(每日 30~50mg/kg,每日 3 次,7~14 天);阿奇霉素、克拉霉素、复方磺胺甲噁唑、氨苄西林、庆大霉素等也可选用。

【注意事项】

1. 百日咳属于我国法定乙类传染病,需要报告疫情,患者需要隔离。

2. 有肺部感染并发症者需积极治疗。

3. 危重患儿(窒息)需要积极抢救。

第二十八节 布鲁菌病

【概述】布鲁菌病(brucellosis)又称波状热,是由布鲁菌(Brucella)引起的动物源性传染病,本病为全球性疾病,我国主要流行于西北、东北、青藏高原及内蒙古等牧区,传染源主要是羊、牛及猪,其次是犬、鹿、马、骆驼等,染菌动物首先在同种动物间传播,造成带菌或发病,随后波及人类,传播途径主要是经皮肤黏膜接触、消化道、呼吸道传染,苍蝇携带、蜱叮咬也可传播本病。本病以长期发热、多汗、乏力、关节疼痛、肝脾及淋巴结肿大为主要临床表现。本病存在交叉免疫,病后可获较强免疫力,再次感染者很少。

【诊断要点】

1. 流行病学史 有牛、羊、猪接触史及疫区工作生活史。

2. 典型临床表现 病原菌感染后一般潜伏 1~3 周,也可长至数月甚至 1 年以上。临床上分为亚临床感染、急性 / 亚急性感染、慢性感染、局限性感染和复发。亚临床感染常无明显临床表现;急性 / 亚急性感染时主要表现为不规则发热、夜间大汗、乏力、关节游走性疼痛以及睾丸肿痛等;慢性感染分为两类,一类表现为类似神经官能症和慢性疲劳综合征的全身性非特异性症状,另一类则引起器质性损害,以骨骼 - 肌肉系统最为常见,神经系统病变也较常见;局限性感染的常见部位是骨、关节和中枢神经系统,表现为相应临床症状和体征;经抗菌治疗后约 10% 的患者复发,多与细菌耐药、细菌在细胞内定位以及不规范治疗有关,多发于初次治疗结束后的 3~6 个月。

3. 外周血检查 白细胞计数正常或偏低。淋巴细胞相对或绝对增加,可出现少数异型淋巴细胞。血沉在急性期加快,慢性期则正常或偏高,持续增速提示有活动性。

4. 病原学检查

(1) 平板凝集试验:虎红平板(RBPT)或平板凝集试验(PAT)结果为阳性,用于初筛。

(2) 试管凝集试验(SAT):滴度为 1:100 ++ 及以上或病程一年以上,滴度 1:50 ++ 及以上;或半年内有布鲁菌疫苗接种史,滴度达 1:100 ++ 及以上者。

(3) 补体结合试验(CFT):滴度 1:10 ++ 及以上。

(4) 布鲁菌病抗 - 人免疫球蛋白试验:滴度 1:400 ++ 及以上。

（5）取血液、骨髓、组织、脑脊液等做细菌培养，急性期培养阳性率高，血清学检测 30% 以上有高水平的抗布鲁菌抗体。

【药物治疗】 急性和亚急性感染主要以对症治疗和抗菌治疗为主，应选择能进入细胞内的抗菌药物，且应采用联合治疗；慢性感染主要包括病原治疗、脱敏治疗及对症治疗。

1. 病原治疗

（1）成人及 8 岁以上儿童：WHO 推荐首选多西环素（100mg，一日 2 次，口服 6 周）联合利福平（600~900mg，一日 1 次，口服 6 周）或多西环素（100mg，一日 2 次，口服 6 周）联合链霉素（1 000mg，一日 1 次，肌内注射 2~3 周）。效果不佳者可采用多西环素联合复方磺胺甲噁唑或利福平联合氟喹诺酮类药物。

（2）8 岁以下儿童：可采用利福平联合复方磺胺甲噁唑治疗。

（3）孕妇：应谨慎用药。可采用利福平联合复方磺胺甲噁唑治疗。若妊娠 12 周内发病，可选用三代头孢菌素类药物联合复方磺胺甲噁唑治疗以减少妊娠中断的发生。

（4）并发症的抗菌治疗：合并中枢神经系统疾病，应选用易于渗透血脑屏障的药物，同时适当延长疗程，可选药物为多西环素、链霉素联合利福平或复方磺胺甲噁唑，治疗 6~8 周；合并心内膜炎，也可采用上述方案，但需同时采取瓣膜置换术；合并睾丸炎，除采用多西环素联合利福平，还可短期加用小剂量糖皮质激素；合并脊柱炎，可采用多西环素联合利福平，疗程为 8 周或以上，必要时外科手术治疗。

2. 脱敏治疗　采用少量多次注射布鲁菌抗原避免引起剧烈的组织损伤，又起到一定的脱敏作用。

3. 对症治疗　根据患者的具体情况采取相应的治疗方法，加强膳食营养支持治疗。

【注意事项】

1. 布鲁菌病属于我国法定乙类传染病，需要报告疫情。

2. 本病急性和亚急性感染应与长期发热性疾病（如伤寒、结核、类风湿关节炎、淋巴瘤、胶原病等）进行鉴别，特别是同时有多汗、关节疼痛、肝脾大者。慢性感染则需与慢性骨关节病、神经官能症、慢性疲劳综合征等进行鉴别。

3. 本病一般预后良好，少数病例可遗留骨和关节的器质性损害，使肢体活动受限。死亡病例中主要的致死原因是心内膜炎、严重的神经系统并发症等。因诊治不及时、不彻底可导致慢性病例，因此宜早期诊断，早期治疗。

第二十九节 炭 疽

【概述】炭疽(anthrax)是由炭疽杆菌引起的烈性传染性疾病。该病是牛、马、羊等草食动物传染病,人类因接触病畜或食用病畜肉类而感染。炭疽杆菌属于革兰氏阳性杆菌,可产生芽孢,在土壤中寄居于世界各地,可在普通培养基上需氧或厌氧条件下培养。病菌可以通过接触、呼吸道、消化道等传播;炭疽杆菌可被用作生物恐怖武器。

【诊断要点】

1. 流行病学史 从事动物养殖以及与动物产品有接触的人群,如牧民、皮革加工工人等易感。

2. 典型临床表现 由于感染后发病情况不同,表现各异。

(1) 皮肤炭疽:初起在病菌侵入处皮肤发生一个红色的小丘疹,丘疹很快变成水疱,疱内含有清亮的或带血的浆液。周围组织显著肿胀及浸润,不久,水疱化脓及自然破溃,流出浆液或脓液;病变中心发生坏死并结成坚硬的黑色干痂,在痂的四周皮肤发红肿胀,其上有小水疱和脓疱;患部附近的淋巴结肿大且常化脓。患者常有头痛、关节痛、发热及全身不适等症状。大部分患者症状较轻。

(2) 肠炭疽:较为少见,患者突然发生高热,后续可见呕吐、腹泻等严重的胃肠道症状。有时发生肝脾大、腹膜炎,患者可因毒血症、败血症及衰竭在短期内死亡。

(3) 肺炭疽:吸入带有炭疽杆菌芽孢所致,发病急骤,有寒战高热等中毒症状,伴有咳嗽胸痛、呼吸困难、咯血,可因呼吸循环衰竭在 24 小时内死亡。

3. 实验室检查 外周血白细胞增高,分类以中性粒细胞为主;不同患者皮肤分泌物、大便、痰液等涂片与培养检查有助于诊断。

【药物治疗】

1. 一般治疗 患者严格隔离,适当补液,中毒症状严重者可用肾上腺质激素。

2. 抗菌治疗 青霉素为首选药物,一般联合使用氨基糖苷类药物;皮肤炭疽成人每日 160 万 ~400 万 U,分次肌内注射,疗程 7~10 天;肠、肺炭疽每日 1 200 万 ~2 400 万 U,分 4~6 次静脉滴注,疗程 2 周以上;联合庆大霉素(8 万 U,肌内注射,每 8 小时 1 次)或阿米卡星(每日 15mg/kg,静脉或肌内注射,每 8~12 小时 1 次);美国推荐首选环丙沙星,成人(包括孕妇)口服 500mg,每日 2 次,或 400mg,静脉注射,每 12 小时 1 次;总疗程 60 天。左氧氟沙星、多西环素也可选用。重症患者可联合用药。

【注意事项】炭疽是我国法定乙类传染病,需报告疫情,严格隔离患者,处理患者排泄物;焚烧或深埋病死动物。

第三十节　钩端螺旋体病

【概述】钩端螺旋体病(leptospirosis)是由致病性钩端螺旋体引起的动物源性传染病,简称钩体病。此病几乎遍及世界各大洲,尤以热带和亚热带为主。鼠类及猪是主要传染源,呈世界性范围流行。我国已有28个省区发现本病,并以盛产水稻的中南、西南、华东等地区流行较重。发病季节主要集中在夏秋水稻收割期间,青壮年农民发病率较高。临床以早期的钩端螺旋体败血症,中期的各器官损害和功能障碍,以及后期的各种变态反应后发症为特点。重症患者可发生肝肾衰竭和肺弥漫性出血,常危及患者生命。

【诊断要点】

1. 流行病学史　流行地区,流行季节,有疫水接触者。

2. 典型临床表现　钩体病临床表现差别较大,典型表现为流行性感冒伤寒型,严重者出现肺大出血、黄疸出血、脑膜炎以及肾衰竭;流行性感冒伤寒型表现为起病急骤、发热,伴畏寒及寒战,体温短期内可高达39℃左右;头痛、全身肌痛(尤以腓肠肌或颈肌、腰背肌、大腿肌及胸腹肌等部位)常见;全身乏力,有时行走困难,不能下床活动;眼结膜充血,但无分泌物、疼痛或畏光感;腓肠肌压痛明显,重者疼痛剧烈,不能行走,拒按;全身表浅淋巴结肿大,多见于腹股沟、腋窝淋巴结,有压痛。

3. 实验室检查　外周血白细胞轻中度增高;钩体血清学检查有助于诊断。肺大出血者胸部X线胸片有相应表现。

【药物治疗】钩体病治疗要求:早期发现、早期诊断、早期治疗、就地治疗。

1. 一般治疗　患者卧床休息,适当补充液体,不宜使用退热药物。

2. 抗菌治疗　钩体对青霉素高度敏感,青霉素为首选治疗药物,由于治疗中可能出现治疗后加重反应(赫氏反应),因此,一般用小剂量青霉素,首剂20万~40万U肌内注射,病情重可2小时后追加40万U,每日总量为160万~240万U,疗程7天。对青霉素过敏者,临床应用庆大霉素每日16万~24万U,分次肌内注射,疗程7天。氨苄西林、阿奇霉素也可以使用。

3. 对症治疗　黄疸出血型患者可给予维生素K注射,每日40mg;重型病例加用肾上腺皮质激素短程治疗,如泼尼松30~40mg/d,疗程2~4周,逐渐撤停。肾功能不全者除注意水电解质及酸碱平衡外,应及时采用腹膜透析或血透析治疗以挽救患者生命。肺弥漫性出血型患者需给予适当镇静剂控制烦躁,大剂量氢化可的松配合抗菌药物控制病情,开始可静脉推注氢化可的松100~200mg,之后继续用200mg置等渗葡萄糖液100~200ml中静脉滴注维持。心率>120次/min者,可酌情应用去乙酰毛花苷0.2mg缓慢静脉滴注。

【注意事项】

1. 钩端螺旋体病是我国法定乙类传染病,需要及时报告疫情。

2. 患者需要卧床休息,避免加重病情。

3. 青霉素治疗后加重反应大多发生在用药后2小时,需要严格观察,及时处理。

第三十一节 疟 疾

【概述】疟疾(malaria)是由疟原虫经蚊虫传播的寄生虫病,寄生于人体的疟原虫有四种:间日疟原虫、恶性疟原虫、三日疟原虫和卵形疟原虫,我国以前两种为常见。疟疾在夏秋季发病较多,热带及亚热带地区一年四季都可以发病,并且容易流行。疟疾广泛流行于世界各地,据世界卫生组织统计,目前仍有92个国家和地区处于高度和中度流行,每年发病人数约为2亿,死于疟疾者逾200万人。我国广西壮族自治区、云南省、海南省、广东省等仍有流行,此外随着对外交流增加,我国其他地区也有输入性疟疾,需加以重视。

【诊断要点】

1. 流行病学史 夏秋季节,居住在疟疾流行区居民或从非流行区进入流行区居住、工作、旅行者。

2. 典型临床表现 以周期性畏寒、寒战、高热、大汗、热退的临床表现为特点,由于感染的疟原虫不同,发作周期有所差异,一般间日疟每两天发作一次,三日疟每三天发作一次,恶性疟发作缺乏规律;在疟疾发作初期,周期性也不明显;患者反复发作后可出现进行性贫血,体检可以发现脾大;严重疟疾患者可以出现高热、昏迷、抽搐、腹痛、腹泻等表现。

3. 实验室检查 外周血白细胞正常或减少,贫血情况和发作次数与感染的原虫种类有关。

4. 疟原虫检查 外周厚血膜涂片检出疟原虫比例较高,发作任何时间均可检查。

【药物治疗】

1. 抗疟治疗 间日疟对氯喹大多敏感,由于存在迟发型子孢子,需要用伯氨喹进行抗复发治疗,因此标准治疗间日疟的方法为氯喹3日(首剂300mg后,6~8小时再次300mg口服,第2、3日各口服300mg)+伯氨喹14日(每日15mg,口服)治疗。羟氯喹与氯喹有相似治疗效果,一般800mg,口服,其后6

小时、24 小时、48 小时分别再服用 400mg。

在耐药性低的地区,可用氯喹 3 日治疗恶性疟疾,无须伯氨喹;但大多数流行区恶性疟原虫对氯喹耐药明显,一般首选青蒿素类药物治疗恶性疟疾:青蒿琥酯/蒿甲醚 100mg,每日 1 次,第 1 日口服 200mg;双氢青蒿素 80mg,每日 1 次,第 1 日口服 160mg。

重型疟疾一般采用注射青蒿素类药物,以快速杀灭原虫,缓解症状。青蒿琥酯静脉或肌内注射 60mg,每日 1 次,首剂加倍,6 小时后再注射 60mg;蒿甲醚油注射剂,肌内注射 80mg,每日 1 次,首剂加倍。

2. 对症治疗 重症疟疾患者高热不退可用异丙嗪与氯丙嗪各 0.5~1mg/kg 肌内注射,配合物理降温;脑水肿可用甘露醇、呋塞米以及地塞米松脱水和减轻脑水肿;呼吸衰竭可用呼吸兴奋剂、人工呼吸等抢救;休克患者治疗具体见"感染性休克"部分内容。

【注意事项】

1. 疟疾是我国法定乙类传染病,需要报告疫情。

2. 其他治疗疟疾的药物有奎宁[非]、哌喹[非]、甲氟喹[非]、咯萘啶[非]等。

3. 短期进入疫区的工作人员需要做好防蚊准备,可以口服青蒿琥酯、多西环素、乙胺嘧啶预防。

4. 治疗本病可参考附录"抗疟药使用原则和用药方案"。

第三十二节 黑 热 病

【概述】黑热病(kala-azar)是由杜氏利什曼原虫病引起的人兽共患疾病,传染源是患者和病犬,通过白蛉传播,每年 5~8 月为白蛉活动季节,白蛉吸吮患者的血液时,原虫便进入白蛉体内,发育繁殖成鞭毛体,7 天后白蛉再次叮咬人体时,将鞭毛体注入人体,即可引起感染。原虫主要生活在患者的血液、肝、脾、骨髓和淋巴结中。本病分布很广,亚洲、欧洲、非洲、拉丁美洲等均有本病流行,我国流行于长江以北的广大农村中;我国黑热病的流行地区包括平原、山丘和荒漠等三种不同类型的地区,在流行病学上也各有其特点。

【诊断要点】

1. 流行病学史 来自流行区长期发热的患者。

2. 典型临床表现 起病常缓慢,早期症状有发热、畏寒、出汗、全身不适、食欲缺乏等;热型不规则,有时 24 小时内体温可有 2 次升高;起病半年后,患者日渐消瘦,并出现鼻出血、牙龈出血、贫血、肝脾明显肿大、皮肤变黑。利什曼原虫还可以引起皮肤或黏膜利什曼病,我国少见。

3. 实验室检查 患者外周血白细胞减少,后期出现全血象减少;骨髓检查找到原虫无鞭毛体(利杜体)是确诊依据。

【药物治疗】

1. 一般治疗　患者须加强营养、卧床休息,注意预防继发感染。

2. 病原治疗　葡萄糖酸锑钠是治疗黑热病的首选药物,一般总剂量成人 100mg/kg,儿童 120~150mg/kg,分 6 日肌内或静脉注射治疗,成人每日 1 次,儿童每日 2 次。锑剂治疗无效或对锑剂过敏者可用两性霉素 B 治疗。

【注意事项】

1. 黑热病为我国法定乙类传染病,需要报告疫情。

2. 锑剂治疗无效或对锑剂过敏者可用喷他脒[非]治疗。

3. 病情严重者需要重复治疗,并且进行脾切除。

第三十三节　血 吸 虫 病

【概述】血吸虫病(schistosomiasis)是一种人和动物都能受传染的寄生虫病,在我国流行的是日本血吸虫病,长江流域是我国血吸虫病的主要流行区;不论何种性别、年龄和种族,人群对日本血吸虫皆有易感性;在多数流行区,通常在 11~20 岁感染率升至高峰,以后下降。血吸虫病流行主要有三个重要的环节:含有血吸虫虫卵的粪便污染水源、钉螺的存在以及群众接触疫水。血吸虫的生活史比较复杂,成虫寄生在人、牛、猪或其他哺乳动物的肠系膜静脉和门静脉的血液中,虫卵从宿主的粪便中排出,虫卵在水中孵化成毛蚴,毛蚴钻进钉螺体内寄生,钉螺被称为中间宿主;一条毛蚴在钉螺体内可发育、繁殖成上万条尾蚴,尾蚴离开钉螺后在浅表的水面下活动,通过人或哺乳动物的皮肤钻入体内,进入血液,使人或哺乳动物感染血吸虫病。有尾蚴的水称为疫水。

【诊断要点】

1. 急性血吸虫病　(1)+(2):疑似病例;(1)+(2)+(3):确诊病例;(1)+(2)+(4):临床诊断。

(1) 发病前 2~3 周有疫水接触史。

(2) 发热、肝大、周围血嗜酸性粒细胞增高为主要特征。患者伴有腹胀、腹泻。

(3) 粪便检查血吸虫卵或毛蚴阳性。

(4) 血吸虫血清免疫反应阳性。

2. 慢性血吸虫病　(1)+(2):疑似病例;(1)+(2)+(3):确诊病例;(1)+(2)+(4):临床诊断。

(1) 居住流行区或有疫水接触史。

(2) 无症状或腹痛、腹泻,肝脏肿大。

（3）粪便检查血吸虫卵或毛蚴阳性；或直肠活检发现活血吸虫卵。

（4）无血吸虫病治疗史或治疗三年以上者，血吸虫血清学检查阳性。

3. 晚期血吸虫病 （1）+（2）：疑似病例；（1）+（2）+（3）：确诊病例；（1）+（2）+（4）：临床诊断。

（1）长期反复疫水接触，或明确血吸虫病治疗史。

（2）临床：门脉高压或侏儒症或结肠肉芽肿表现。

（3）粪检找到虫卵。

（4）血吸虫病血清学检查阳性。

【药物治疗】

1. 抗虫治疗 吡喹酮为治疗血吸虫病首选药物。

（1）急性血吸虫病：吡喹酮总量120mg/kg，6日治疗，一半剂量在第1、2日口服，第3~6日口服其余一半剂量。

（2）慢性血吸虫病：吡喹酮总量60mg/kg，分2日服用，或40mg/kg，一日顿服。

（3）晚期血吸虫病：吡喹酮总量60mg/kg，分2日服用，或40mg/kg，一日顿服。

2. 对症治疗 主要针对晚期血吸虫病患者的肝硬化、腹水、消化道出血等并发症治疗，参见其他相应部分。

【注意事项】

1. 血吸虫病属于我国法定丙类传染病，需要报告疫情。

2. 疫区需要开展"灭螺""管粪"活动，注意个人防护。

3. 慢性血吸虫病并发症需转三级综合医院或专科医院治疗。

第三十四节 华支睾吸虫病

【概述】华支睾吸虫病（clonorchiasis）是由华支睾吸虫（肝吸虫）寄生于人体肝脏的胆道系统引起的疾病，通过生食或半生食含该虫囊蚴的淡水鱼、虾而感染。我国大部分地区均有流行。

【诊断要点】

1. 有食生或不熟淡水鱼虾史。

2. 有肝区疼痛、肝脏肿大压痛、食欲缺乏、恶心、呕吐等症状。

3. 血嗜酸性粒细胞明显增高，一般在5%~10%，甚至更高。

4. 粪便或胆汁中找到华支睾吸虫卵可以确诊。

【药物治疗】吡喹酮为首选治疗药物，成人20mg/kg，每日3次，连服2天，总剂量120mg/kg；儿童25mg/kg，每日3次，连服2天，总剂量150mg/kg。也可以用阿苯达唑每日 10mg/kg,分 2 次服用,连续 7 天。

【注意事项】加强健康教育,特别儿童,不生食淡水鱼虾。

第三十五节 肺 吸 虫 病

【概述】肺吸虫病(pulmonary distomiasis)是由肺吸虫引起的人体寄生虫病。我国感染人体的肺吸虫有卫氏肺吸虫和斯氏肺吸虫两种,卫氏肺吸虫病分布于浙江、台湾、辽宁、吉林、黑龙江等省,人体是其终末宿主,感染后主要表现为胸肺型肺吸虫病;斯氏肺吸虫病分布于四川、江西、云南、福建、广东、贵州、陕西等省,人体不是其终末宿主,感染后主要表现为幼虫移行症。

【诊断要点】

1. 有食来自疫区的生或不熟石蟹或蝲蛄史。

2. 临床表现 卫氏肺吸虫病主要表现为发热、咳嗽、胸闷、胸痛、气短等,典型痰液为果酱样或烂桃样;斯氏肺吸虫病主要表现为游走性皮下包块。

3. X 线胸片 卫氏肺吸虫病可见肺内絮状或片状浸润影,典型为多房囊性或结节性阴影。

4. 实验室检查 血嗜酸性粒细胞明显增加。

5. 病原检查 卫氏肺吸虫病患者痰中可找到虫卵;肺吸虫抗原皮试可作为筛查;皮下包块活检对斯氏肺吸虫病有诊断价值。

【药物治疗】吡喹酮为首选治疗药物,成人每日 75mg/kg,每日 3 次,连服3 天,总剂量 225mg/kg。

【注意事项】

1. 注意卫生宣教,不食生蟹、蝲蛄。

2. 其他治疗药物有硫氯酚[非]、三氯苯唑[非]。

第三十六节 绦 虫 病

【概述】肠绦虫病(intestinal taeniasis)系由带绦虫寄生在肠道内所引起的疾病。我国所见主要是牛肉绦虫病与猪肉绦虫病。牛肉绦虫病系生食或半生食含有活的牛囊虫的牛肉后,牛囊虫进入人体,在小肠中受胆汁的作用,虫头伸出,吸附在肠黏膜上,人成为终宿主。猪肉绦虫病是生食或半生食含有猪囊虫的猪肉而引起的疾病。

【诊断要点】临床表现多无特殊,大便排出绦虫节片或粪检虫卵阳性可以确定诊断。

【药物治疗】吡喹酮为首选治疗药物,成人 10~15mg/kg(儿童 10mg/kg),

清晨空腹顿服,1 小时后硫酸镁导泻。阿苯达唑成人 1 200mg/d,口服 2 天也可。

第三十七节 囊 虫 病

【概述】囊虫病(cysticercosis)是由猪肉绦虫的囊尾蚴寄生于人体组织引起的疾病。本病常侵犯脑部,也可出现于皮下组织、肌肉及眼部等。绦虫病患者是唯一传染源,感染方式有内源性、外源性自身感染和异体感染,青壮年发病率高。

【诊断要点】临床表现因感染部位不同而异,怀疑为本病者进行影像学检查有助于脑囊虫病诊断;免疫学检查(包括皮试)、活检也有助于诊断。

【药物治疗】

1. 阿苯达唑 治疗皮肤肌肉型囊虫病,每日 14~15mg/kg,分 2 次服用,10 天一个疗程,一般 1~2 个疗程;脑囊虫病每日 14~18mg/kg,10~15 天 1 个疗程,一般 2~3 个疗程,每疗程间间歇 2~3 周。

2. 吡喹酮 治疗皮肤肌肉型囊虫病,每日 60mg/kg,分 2 次服用,2 天一个疗程;脑囊虫病每日 60mg/kg,3 天 1 个疗程,一般 2~3 个疗程。

【注意事项】抗虫治疗由于异种蛋白释放导致过敏反应,脑囊虫患者可能出现症状加重,可用肾上腺皮质激素与甘露醇脱水治疗。

第三十八节 包 虫 病

【概述】包虫病(echinococcosis)是人体感染棘球绦虫的幼虫所引起的疾病,全球寄生人体的棘球绦虫幼虫共有 4 种,我国流行的有两种:细粒棘球绦虫幼虫,其可引起细粒棘球蚴病(囊型包虫病);多房棘球绦虫,其可引起多房棘球蚴病(泡型包虫病)。棘球绦虫成虫寄生在犬、狼等动物肠腔,虫卵污染草原,羊等食草动物吞食虫卵后,虫卵孵化出六钩蚴入侵动物内脏,形成包囊,食草动物内脏被犬、狼吞食后在肠道发育为成虫,完成生活史;人体食入棘球蚴虫卵后,六钩蚴通过门静脉进入人体脏器,导致包虫病。包虫病呈世界性流行,分布广泛,主要以牧区为主;我国草原牧区是包虫病流行区。

【诊断要点】

1. 流行病学史 在疫区与狗有密切接触者。

2. 临床症状 多不典型,主要表现为各种占位性病变,不同部位包虫病临床表现各异。

3. 实验室检查 血象大多正常。免疫学检查(包括皮试)对包虫病诊断有价值。

4. 影像学检查 主要表现为各种占位性病变,囊型包虫病占位性病变边界清楚,圆形或卵圆形;泡型包虫病边界不清楚,内部结构紊乱。

【药物治疗】阿苯达唑每日 20mg/kg,分两次服用,疗程 1 年以上,一般需要长期用药。

【注意事项】

1. 包虫病为我国法定丙类传染病,需要报告疫情。

2. 包虫病需要与其他占位性疾病,特别是肿瘤相鉴别。

3. 巨大包虫病,症状明显者需要手术治疗;但泡型包虫病手术复发率高,手术后需要坚持药物治疗。

第三十九节　肠道寄生虫病

【概述】本病包括寄生肠道的蛔虫、蛲虫、钩虫、鞭虫所引起的寄生虫病,儿童易受侵害,卫生条件差的地区流行率较高。

【诊断要点】主要通过大便检查虫卵进行诊断。

【药物治疗】广谱驱虫药阿苯达唑为肠道寄生虫病的首选治疗药物,各种寄生虫病的治疗方法如下:①蛔虫病,成人与 2 岁以上儿童 400mg,顿服;②钩虫病,成人 400mg,每日 1 次,治疗 2~3 天;③蛲虫病,成人 400mg,顿服,儿童 100~200mg,顿服;④鞭虫病,成人 400mg,每日 1 次,治疗 2 天,儿童 200mg,每日 1 次,治疗 2 天。

【注意事项】养成良好的个人卫生习惯,饭前便后洗手,是预防肠道寄生虫病的最好办法。

(肖永红　孟庆华)

第三章

呼吸系统疾病

第一节　支气管哮喘

【概述】支气管哮喘（bronchial asthma）简称"哮喘"，是多种细胞和细胞组分参与的一种慢性气道炎症性疾病。这种慢性气道炎症可造成气道的反应性增高，可变的气流受限，随病程延长，可导致气道重塑改变。哮喘是一种异质性疾病。

【诊断要点】

1. 反复发作的喘息、咳嗽、胸闷和呼吸困难。这些症状的发作多与接触变应原、上呼吸道感染及理化因素的刺激等有关。

2. 上述症状可经过治疗缓解或自行缓解。

3. 发作时在双肺可闻及散在或弥漫性的，以呼气相为主的哮鸣音。

4. 对症状不典型者，还需要支气管激发试验或支气管舒张试验阳性，或呼气峰流速（PEF）平均每日昼夜变异率>10%，或 PEF 周变异率>20% 等肺功能指标的支持。

5. 除外其他疾病所引起的喘息、气急、胸闷及咳嗽。

【病情评估】

1. 哮喘非急性发作期的严重度评估　评估内容包括对目前哮喘症状控制和未来发作风险评估。哮喘控制水平分良好控制、部分控制和未控制 3 个等级。

2. 哮喘急性发作期的病情严重度分级　急性发作时根据患者气短的程度、体检发现（讲话方式、精神状态、出汗的程度、呼吸频率、哮鸣音等）以及动脉血气分析结果等分为轻度、中度、重度、危重急性发作。

3. 哮喘控制测试（asthma control test，ACT）问卷评估　内容包括活动受哮喘影响情况，呼吸困难和夜间哮喘发作次数，使用急救药物次数及哮喘控制情况等。

4. 其他评估 包括有无合并症(鼻窦炎、胃食管反流、阻塞性睡眠呼吸暂停低通气综合征)、触发因素(变应原、烟草、空气污染)、药物使用(β受体拮抗剂或非甾体类抗炎药等)情况。

【药物治疗】

1. 药物选择的原则 对哮喘的药物治疗,强调应根据病情的严重程度来选择相应的治疗药物,力求以最少的药物用量和副作用,获得对哮喘症状的完全控制。对哮喘急性发作则需要尽快控制患者症状,后转三级综合医院或专科医院进一步诊治,以避免哮喘引起的致命性后果。

2. 阶梯式控制治疗方案 整个哮喘的治疗过程需要对患者进行连续性的评估,观察疗效并适时调整治疗方案。大部分哮喘患者的治疗方案可从第2级治疗开始。从第2级到第5级的治疗方案中都应该有以吸入激素为主的哮喘控制药物,在以上每一级中应按需使用缓解药物,缓解药物与速效 β_2 受体激动剂(short-acting β_2-agonists,SABA)相比,可以更好地缓解哮喘症状和降低急性发作风险。如果使用当前治疗方案不能使哮喘得到控制,治疗方案应该升级直至达到哮喘控制为止。

(1) 第1级治疗:按需吸入缓解药物。速效 β_2 受体激动剂(SABA)用法为,沙丁胺醇 200~400μg 吸入,一日不超过8吸。单独使用沙丁胺醇限于短暂的白天症状,无夜间症状及肺功能正常的患者。若症状轻度持续或有急性发作,需规律使用低剂量的吸入激素控制类药物。如布地奈德 200~400μg/d,分 2~4 次吸入;或丙酸氟替卡松 100~250μg/d,分 2 次吸入。

(2) 第2级治疗:低剂量控制性药物加按需使用缓解药物。控制性药物具体用法为,布地奈德 200~400μg/d,分 2~4 次吸入;或丙酸氟替卡松 100~250μg/d,分 2 次吸入。

(3) 第3级治疗:1或2种控制性药物联合使用,外加按需使用缓解药物。具体用法为,布地奈德福莫特罗粉雾剂 160/4.5μg 吸入,1~2 吸,一日 2 次;加SABA 作为缓解治疗。或选择布地奈德 400~800μg/d 或 >800μg/d,每日分 2~4 次吸入;丙酸氟替卡松 250~500μg/d 或 >500μg/d,每日分 2~4 次吸入。或选择布地奈德低剂量 200~400μg/d 或丙酸氟替卡松 125~250μg/d,加用缓释茶碱或白三烯受体拮抗剂。

(4) 第4级治疗:2种控制性药物联合使用,外加按需使用缓解药物。具体用法为,布地奈德福莫特罗中高剂量 160/4.5μg 或 320/9μg,1~2 吸,一日 2 次吸入;如果控制不佳,可增加噻托溴铵一日 1 次,每次 18μg 吸入,或布地奈德 400~800μg/d 或大剂量 >800μg/d,每日分 2~4 次吸入,或丙酸氟替卡松 250~500μg/d 或 >500μg/d,每日分 2~4 次吸入;再加白三烯受体拮抗剂或缓释茶碱。

(5) 第5级治疗:仍有持续的哮喘症状或急性发作的患者,需转诊到哮喘专科处理。治疗方案:在吸入糖皮质激素(inhaled corticosteroid,ICS)/长效β_2受体激动剂(long-acting β_2-agonists,LABA)和按需使用沙丁胺醇的基础上添加噻托溴铵一日1次,每次18μg吸入;或抗IgE治疗;或小剂量口服激素维持治疗(如泼尼松、氢化可的松或甲泼尼龙),泼尼松的每日维持剂量≤10mg。

口服激素给药还可用于对SABA初始治疗反应不佳或在控制药物治疗基础上发生急性发作的哮喘患者。剂量:泼尼松龙0.5~1.0mg/kg,口服5~7天。严重的急性发作患者或不宜口服激素的患者静脉给药:氢化可的松400~1 000mg/d分次给药,或甲泼尼龙40~80mg/d。

【注意事项】

1. 关于糖皮质激素的应用,糖皮质激素是最有效的控制哮喘气道炎症的药物,给药途径包括吸入、口服和静脉应用等,吸入为首选途径。

(1) 吸入给药:吸入激素的局部抗炎作用强,通过吸气途径给药,药物直接作用于呼吸道,所需剂量较小,并且通过消化道和呼吸道进入血液的药物大部分被肝脏灭活,因此全身性不良反应较少。

吸入激素在口咽部局部的不良反应包括声音嘶哑、咽部不适和念珠菌感染。吸入后及时用清水含漱口咽部,选用干粉吸入剂或加用储雾器可减少上述不良反应。目前有证据表明成人哮喘患者每天吸入低至中等剂量激素,不会出现明显的全身不良反应。长期高剂量吸入激素后可能出现的全身不良反应包括皮肤瘀斑、肾上腺功能抑制和骨密度降低等。

(2) 口服或静脉给药:一般主要用于中、重度急性哮喘发作的患者。在种类选择上,一般使用半衰期较短的药物,如泼尼松、氢化可的松、甲泼尼龙,而地塞米松由于血浆和组织中半衰期长,对脑垂体-肾上腺轴的抑制时间长,故应尽量避免使用或仅短时间使用。

2. 哮喘升级治疗前需排除和纠正影响控制的因素 ①吸入方法不正确;②依从性差;③持续暴露于触发因素;④存在合并症;⑤哮喘诊断错误等。

(李 强 朱晓萍)

第二节 慢性阻塞性肺疾病

【概述】慢性阻塞性肺疾病(chronic obstructive pulmonary disease,COPD)简称慢阻肺,是一种以持续气流受限为特征的可以预防和治疗的常见疾病。气流受限多呈进行性发展,与气道和肺对有毒颗粒或气体的慢性炎症反应增强有关。慢性阻塞性肺疾病主要累及肺脏,但也可引起全身(或称肺外)的不良效应。

急性加重和合并症对个体患者整体疾病的严重程度产生影响。慢性气流受限由小气道疾病(阻塞性支气管炎)和肺实质破坏(肺气肿)共同引起,两者在不同患者所占比重不同。

【诊断要点】

1. 症状 ①慢性咳嗽、咳痰为首发症状;②气短或呼吸困难,进行性加重,是慢性阻塞性肺疾病的标志性症状;③全身性症状,包括体重下降、食欲减退、外周肌肉萎缩和功能障碍、精神抑郁和/或焦虑等。

2. 体征 慢性阻塞性肺疾病早期体征可不明显。随疾病进展可有桶状胸、发绀,伴右心衰竭者可见下肢水肿、肝脏增大,两肺底或其他肺野可闻及湿啰音。

3. 诊断 应根据临床表现、危险因素接触史、体征及实验室检查等资料综合分析确定。典型慢性阻塞性肺疾病的诊断:呼吸困难、慢性咳嗽或咳痰;危险因素暴露史;肺功能检查吸入支气管扩张剂后 $FEV_1/FVC<0.7$ 提示气流受限,且除外其他疾病。

4. 分级 慢性阻塞性肺疾病患者根据以肺功能为主的指标分为 1~4 级(轻~极重度),具体见表 3-1。

5. 分期

(1) 急性加重期:呼吸道症状加重,超过日常变异水平,需要改变治疗方案。患者表现为咳嗽、咳痰、气短和/或喘息加重,痰量增多,呈脓性或黏液脓性痰,可伴有发热等。

(2) 稳定期:指患者咳嗽、咳痰和气短等症状稳定或症状轻微,病情基本恢复到急性加重前的状态。

【药物治疗】

1. 稳定期慢性阻塞性肺疾病患者的治疗方案 根据肺功能进行严重程度分级为 4 级,见表 3-1。

表 3-1 慢性阻塞性肺疾病气流受限严重程度肺功能分级(基于支气管舒张剂后 FEV_1)

肺功能分级	气流受限程度	FEV_1 占预计值 %
GOLD1 级	轻度	≥80%
GOLD2 级	中度	50%~
GOLD3 级	重度	30%~
GOLD4 级	极重度	<30%

注:GOLD,慢性阻塞性肺疾病全球倡议

(1) 对轻度或中度气流受限(FEV_1 占预计值比例≥50%)的患者,如果短效支气管扩张药未控制症状,可增加长效抗胆碱能药(long-acting muscarinic

antagonist,LAMA）或长效β受体激动剂（LABA），如果上述药物治疗的患者仍持续存在症状，建议采用联合糖皮质激素（ICS）/长效β受体激动剂（LABA）治疗。

（2）有严重气流阻塞（FEV_1占预计值%<50%）、症状多或频发急性加重的患者，建议采用 ICS/LABA 治疗。

（3）如果诊断慢性阻塞性肺疾病合并哮喘，起始治疗应该为 ICS/LABA。

（4）经上述治疗如果患者症状缓解不明显、频发急性加重，可采取 ICS/LABA/LAMA 三联治疗。

2. 支气管舒张剂　可松弛支气管平滑肌、扩张支气管、缓解气流受限，是控制慢性阻塞性肺疾病症状的主要治疗措施。短期按需应用可缓解症状，长期规则应用可预防和减轻症状，增加运动耐力，但不能使所有患者的 FEV_1 都得到改善。主要的支气管舒张剂有以下几种。

（1）β_2 受体激动剂：沙丁胺醇为短效定量雾化吸入剂，数分钟内开始起效，15~30 分钟达到峰值，持续疗效 4~5 小时。每次剂量 100~200μg（每喷 100μg），24 小时内不超过 8 喷，主要用于缓解症状，按需使用。

（2）抗胆碱能药物：异丙托溴铵（ipratropium bromide）气雾剂，为短效 M 受体拮抗剂（short-acting muscarinic antagonist,SAMA）可阻断 M 胆碱受体。定量吸入时 30~90 分钟达最大效果，维持 6~8 小时，剂量为 40~80μg（每揿 40μg），一日 2~4 次。该药副作用小，长期吸入可改善慢性阻塞性肺疾病患者健康状况。噻托溴铵（tiotropium）吸入粉雾剂，为长效 M 胆碱受体拮抗剂（LAMA），常用于慢性阻塞性肺疾病的维持治疗，剂量为 18μg（每吸 18μg），一日 1 次，长期吸入可增加深吸气量，减低呼吸末肺容积，进而改善呼吸困难，提高运动耐力和生活质量，也可减少急性加重频率。对轻症患者效果可能会更好。

（3）氨茶碱：茶碱类药物，可解除气道平滑肌痉挛，广泛用于慢性阻塞性肺疾病的治疗。口服剂量为 0.1g，一日 3 次。静脉用药一次 0.25~0.5g 加入 5% 或 10% 葡萄糖注射液 250ml 后缓慢滴注。静脉给药极量为一次 0.5g，一日 1g。

3. 糖皮质激素　对中度到极重度的慢性阻塞性肺疾病患者而言，有频发急性加重风险的患者，ICS/LABA 联合使用，在改善肺功能、健康状态和减少急性加重方面比单药更有效。具体方法：直接使用吸入激素和 β_2 激动剂联合制剂（ICS/LABA），布地奈德福莫特罗粉雾剂，160/4.5μg，每次 1~2 吸，一日 2 次吸入；或 320/9μg，每次 1 吸，一日 2 次吸入。规律单独吸入糖皮质激素不能改变 FEV_1 的长期下降，也不能改变慢性阻塞性肺疾病患者的病死率，因此不推荐单用吸入激素治疗。

慢性阻塞性肺疾病稳定期患者不推荐长期口服糖皮质激素治疗。对加重期患者，全身使用糖皮质激素可促进病情缓解和肺功能的恢复，可考虑口服糖皮质激素,泼尼松 20mg,一日 2 次,用 5~7 天后逐渐减量。

4. 祛痰药　应用祛痰药有利于气道引流通畅,改善通气。常用药物有氨溴索 30~60mg,一日 3 次口服;或溴己新 8~16mg,一日 3 次口服;或桉柠蒎 0.3g,一日 3 次口服;羧甲司坦 0.5g,一日 3 次口服;或乙酰半胱氨酸颗粒剂 0.2g,一日 3 次口服。

5. 抗菌药物　慢性阻塞性肺疾病症状加重,特别是痰量增多并呈脓性时应考虑合并细菌感染的可能,且应积极给予抗菌药物治疗。①无铜绿假单胞菌危险因素者:病情较轻者推荐使用青霉素、阿莫西林加或不加用克拉维酸、大环内酯类、氟喹诺酮类、第 1 代或第 2 代头孢菌素类抗生素,一般可口服给药。病情较重者可使用头孢呋辛 1.5g,每 8 小时 1 次,静脉滴注;或头孢曲松 2.0g,一日 1 次,静脉滴注;或左氧氟沙星 0.5g 或莫西沙星 0.4g,静脉滴注,一日 1 次。②有铜绿假单胞菌危险因素者:可使用头孢他啶 2g,每 8 小时 1 次,静脉滴注;或哌拉西林 2~4g,每 8 小时 1 次,静脉滴注;或哌拉西林钠他唑巴坦钠 2.25~4.5g,每 8 小时 1 次,静脉滴注;或环丙沙星 0.4g,一日 2 次,静脉滴注。必要时可考虑抗铜绿假单胞菌的 β- 内酰胺类联合应用阿米卡星 0.4g,一日 1 次,静脉滴注。疗程 5~7 天,临床症状改善 3 天后可改用口服抗菌药物序贯治疗。

【注意事项】

1. 沙丁胺醇使用的常见不良反应主要是肌肉震颤、心悸等,过量可致心律失常,甲亢、高血压、冠心病患者慎用,24 小时内不超过 8 喷。

2. 对妊娠早期妇女和患有青光眼及前列腺肥大的患者应慎用异丙托溴铵及噻托溴铵。

3. 氨茶碱过量会引起中毒,吸烟、饮酒、服用抗惊厥药、服用利福平等可缩短茶碱半衰期;老人、持续发热、心力衰竭和肝功能明显障碍者,同时应用西咪替丁、大环内酯类药物(红霉素等)、氟喹诺酮类药物(环丙沙星等)和口服避孕药等都可能使茶碱血药浓度增加。

4. 大剂量使用糖皮质激素容易并发高血糖、骨质疏松、高血压病、肾上腺皮质功能减退等。口服剂量较大或疗程长达 2 周以上者,易出现反跳现象,建议逐步减少剂量。需长期口服糖皮质激素者,泼尼松用量每日少于 10mg。

(李强　李赫)

第三节　慢性肺源性心脏病

【概述】慢性肺源性心脏病(chronic pulmonary heart disease),简称肺心病,是由于呼吸系统疾病(包括支气管 - 肺组织、胸廓或肺血管病变)导致右心室结构和／或功能改变的疾病,肺血管阻力增加和肺动脉高压是其中的关键环节。本病在我国比较多见,其患病率平均为0.48%,病死率在15%左右。

【诊断要点】

1. 临床表现

(1) 功能代偿期(即缓解期):主要表现是原发病的症状,体检多有肺气肿体征。由于胸内压升高,呼气时可见颈静脉怒张。

(2) 功能失代偿期(即急性发作期):一般先出现呼吸衰竭,而后发生心力衰竭。慢性肺源性心脏病的呼吸衰竭常由呼吸道感染所诱发。缺氧时患者主要表现为气短、胸闷、心悸、乏力、发绀。严重缺氧时可造成肝、肾功能损害,缺氧纠正后,肝、肾功能可恢复正常。病变进一步发展时发生低氧血症和高碳酸血症,可出现精神神经障碍,严重者表现为狂躁不安、大吵大闹,或神志恍惚、嗜睡不醒,称之为肺性脑病。

(3) 心力衰竭:心力衰竭往往发生在呼吸衰竭的基础上。患者表现为气急、发绀、心慌、尿少、上腹胀满。体检可见颈静脉怒张,剑突下有明显心尖搏动,心率快速,可有房颤或室性期前收缩,三尖瓣区可听到明显的收缩期杂音。肝脏肿大、压痛,肝颈静脉反流征阳性。面部及下肢呈凹陷性水肿。

2. 符合(1)~(4)条中的任一条加上第(5)条,并除外其他疾病所致右心改变(如风湿性心脏病、心肌病、先天性心脏病),即可成立诊断。

(1) 患者有慢性阻塞性肺疾病或慢性支气管炎、肺气肿病史或其他胸肺疾病病史(原发于肺血管的疾病如特发性肺动脉高压、栓塞性肺动脉高压等可无相应病史)。

(2) 患者存在活动后呼吸困难、乏力和劳动耐力下降。

(3) 患者出现肺动脉压增高、右心室增大或右心功能不全的征象,如颈静脉怒张、P2>A2、剑突下心脏搏动增强、肝大压痛、肝颈静脉回流征阳性、下肢水肿等。

(4) 患者心电图、X线胸片有提示慢性肺源性心脏病的征象。

(5) 患者超声心动图有肺动脉增宽和右心增大、肥厚的征象。

【药物治疗】

1. 急性发作期的用药方案

(1) 控制感染:积极控制感染是急性发作期治疗的关键。如有发热,特别是咳嗽痰量增多并呈脓性时应积极给予抗菌药物治疗。参考痰培养及药敏试验选择抗生素,在有培养结果前根据感染环境及痰涂片革兰氏染色选用抗生素。抗菌药物选择应依据患者肺功能及常见的致病菌,结合患者所在地区致病菌及耐药流行情况,选择敏感抗菌药物。参照慢阻肺加重期抗菌药物的选择。

（2）治疗呼吸衰竭

1）氧疗：纠正缺氧，可用鼻导管吸氧或面罩给氧。

2）糖皮质激素：泼尼松 20mg，一日 2 次，口服，用 5~7 天后逐渐减量。

3）祛痰药：常用药物有氨溴索 30mg，一日 3 次，口服，或溴己新 8~16mg，一日 3 次，口服。

4）氨茶碱：0.25g，一日 1~2 次，静脉滴注。

（3）控制心力衰竭

1）利尿剂：一般用排钾利尿剂氢氯噻嗪 25mg，一日 1~3 次，口服，一般不超过 4 天；尿量多时需加用 10% 氯化钾 10ml，一日 3 次，或联合应用保钾利尿剂氨苯蝶啶 50mg，一日 2 次，口服，或螺内酯 20~40mg，一日 1~2 次，口服。连续用药 3~5 天后需停药 3~4 天。水肿严重、尿量甚少者，可临时给呋塞米 20mg 口服或肌内注射，但不可多用。在利尿过程中，需监测电解质。

2）强心剂：一般无须应用。对顽固性心力衰竭（呼吸衰竭改善后心力衰竭仍无好转），伴有左心衰竭，或伴有室上性快速心律失常者，可慎用强心剂。一般每日静脉注射去乙酰毛花苷 0.2~0.4mg，量宜小，静脉注射要缓慢，并注意观察中毒反应。或口服地高辛 0.125mg，一日 1 次，剂量掌握在治疗一般心力衰竭量的 1/2 左右（治疗心力衰竭时维持剂量口服地高辛 0.125~0.5mg，一日 1 次）。以右心衰竭为主，可应用多巴酚丁胺和多巴胺，推荐起始剂量为 2μg/（kg·min），可逐渐加量至 8μg/（kg·min）。

（4）血管扩张药：非选择性血管扩张药会引起外周血压下降而加重右心衰竭，临床应避免使用。

（5）抗心律失常药：需注意治疗病因，包括控制感染、纠正缺氧、纠正酸碱和电解质失衡等。病因消除后心律失常往往会自行消失。在此基础上，对室上性心动过速、房颤可用去乙酰毛花苷，多发性房性期前收缩用维拉帕米，多发性室性期前收缩与室性心动过速可用胺碘酮等（具体剂量参考心律失常部分）。

（6）抗凝剂：如无抗凝禁忌，应用低分子量肝素，不同种类的低分子量肝素剂量不同，根据体重给药，一日 1 次，皮下注射；或小剂量肝素，每日 50mg 稀释后静脉滴注，每疗程 2~3 周。

2. 缓解期的用药方案　主要是原发病的治疗。

【注意事项】应用药物时需注意以下内容。

1. 氨茶碱、糖皮质激素　见慢性阻塞性肺疾病部分。

2. 强心剂　应用强心剂的疗效较其他心脏病为差，且因低氧血症易合并心律失常等。应用洋地黄类药物期间注意纠正缺氧，必要时补钾，以防洋地黄中毒，使用剂量宜小，一般为洋地黄常用剂量的 1/2~2/3。右心衰竭可考虑使用多巴酚丁胺和多巴胺。

3. 利尿剂　应采取小量、联合、间歇用药,避免大量、快速、长期利尿,以免引起严重水电解质及酸碱紊乱。水肿大部分消退后应及时停用利尿剂。

4. 血管扩张剂　不推荐常规应用血管扩张剂,以免引起体循环血压下降。

5. 抗心律失常药　应避免应用普萘洛尔等 β- 肾上腺素受体拮抗剂,以免引起支气管痉挛。

(刘锦铭　王　岚)

第四节　支气管扩张症

【概述】支气管扩张症(bronchiectasis)是各种原因引起的支气管树的病理性和永久性扩张,导致反复发生化脓性感染的气道慢性炎症。本病大多继发于急慢性气道感染及支气管阻塞后,亦可见于遗传、免疫或解剖缺陷等患者。好发部位一般下叶多于上叶,左下叶多于右下叶。

【诊断要点】

1. 病史和体征　起病缓慢,病程长。本病多继发于童年麻疹、百日咳并发支气管肺炎后,有反复呼吸道感染史。患者有慢性咳嗽、大量脓痰,每日痰量可达数百毫升,静置后可分三层。常有反复咯血,其量不等,多者可达数百毫升。少数患者仅有反复咯血,谓之干性支气管扩张。

2. 影像学检查　胸部 X 线检查:胸片可正常或肺纹理增多、粗乱;重者可见病变部位有多个不规则的环形透亮阴影或沿支气管的蜂窝状或卷发样阴影,合并感染时在阴影内可见液平面,但敏感性特异性较差。

胸部 CT 检查:可确诊支气管扩张症。CT 所见可分为柱状型、囊状型、静脉曲张型及混合型四型。表现为支气管柱状和囊状改变、黏液栓塞、树枝发芽征、双轨征、串珠样及印戒征等改变。

根据典型临床表现及影像学即可诊断。

【药物治疗】

1. 黏液溶解剂　常用药物有氨溴索 30~60mg,一日 3 次口服;或溴己新 8~16mg,一日 3 次口服;或桉柠蒎 0.3g,一日 3~4 次口服;或羧甲司坦 0.5g,一日 3 次口服(儿童按体重一次 10mg/kg,一日 3 次口服,或遵医嘱)。

2. 抗菌药物　对临床稳定期患者(即使长期咯脓痰),不推荐常规使用抗生素治疗。但有发热、咳脓痰等化脓性感染时,应给予抗菌药物治疗。可使用头孢曲松 2.0g,一日 1 次,静脉滴注;或莫西沙星 0.4g,一日 1 次,静脉滴注。反复感染并频繁使用抗生素的患者病原学需覆盖铜绿假单胞菌:可使用哌拉西林钠他唑巴坦钠 2.25~4.5g，每 6~8 小时 1 次，静脉滴注；或阿米卡星 0.2g，一日 3 次，静脉滴注；或环丙沙星 0.4g，一日 2 次，静脉滴注。

3. 支气管舒张药物　白三烯拮抗剂、噻托溴铵吸入剂每日 1 次、短效和长效 $β_2$ 受体激动剂可以改善气流受限，并帮助清除分泌物。

4. 免疫调节药物　大环内酯类抗生素除了具有抗感染作用，还具有免疫调节及抑制炎症反应的作用，能作用于铜绿假单胞菌的生物被膜，被应用于支气管扩张的治疗。

5. 止血剂　如有小量或中等量咯血，可选用以下药物：云南白药 0.5g，一日 3 次，口服，维生素 K_1 10mg，一日 2 次，静脉注射。也可选用甲萘氢醌。

6. 大咯血的药物治疗　患者如有大咯血，药物使用参见咯血部分。

【注意事项】反复感染的支气管扩张症患者很难将细菌完全清除，治疗的目标为预防急性加重，应避免长期使用抗菌药物。对有长期应用抗菌药物者，应警惕真菌感染。急性加重期的抗菌药物治疗应为 14 天左右。

（李　强　朱晓萍）

第五节　咯　血

【概述】气管、支气管和肺组织出血经口腔咯出称为咯血（hemoptysis）。支气管 - 肺疾病、凝血功能障碍等全身性疾病均可导致咯血。

【诊断要点】

1. 临床表现　大量咯血时血液自口、鼻涌出，常可阻塞呼吸道，造成窒息或严重失血危及生命，小量咯血有时仅痰中带血。咯血时，可在出血部位听到湿性啰音，有些慢性心、肺疾病患者可并杵状指（趾），有些血液病患者有全身出血性倾向。

2. 辅助检查　出凝血时间、凝血酶原时间、血小板计数等检查有助于出血性疾病的诊断；红细胞计数与血红蛋白测定有助于推断出血程度，X 线检查对于出血部位、病因有一定的诊断价值。多排螺旋 CT 及 CT 血管造影对于咯血的诊断和病因探寻非常重要，有助于发现出血部位，而且对于一些疾病可明确诊断。

根据患者的病史，在排除口腔、鼻腔出血或上消化道的呕血后，必要时结合辅助检查，可以明确诊断。一次咯血在 200ml 以上，或 24 小时内咯血大于 500ml 者称为大咯血。

【药物治疗】

1. 对症支持治疗　精神紧张者可予镇静剂，地西泮 2.5mg，一日 3 次口服。剧烈咳嗽者可在血咯出后，临时给予复方甘草合剂 10~20ml 口服。大咯血者注意补充血容量,每日补液 2 000~2 500ml。呼吸功能不全者,可应用呼吸兴奋剂如尼可刹米 0.375g、洛贝林 20mg 静脉推注。

2. 药物的止血治疗

(1) 少量咯血时可给予云南白药胶囊 0.5g,一日 3 次,口服。

(2) 大咯血时,积极给予以下止血药物。

1) 垂体后叶素:是治疗大咯血的首选药物。该药起效迅速且效果显著,有收缩支气管小动脉和毛细血管的作用,有利于减少出血。一般静脉注射 3~5 分钟后起效,维持 20~30 分钟。用法为将 6~12U 垂体后叶素加入 20~40ml 5% 葡萄糖注射液中,缓慢静脉注射,约 15 分钟注射完毕。继之以 12~18U 加入生理盐水或 5% 葡萄糖注射液 500ml 内缓慢滴注[0.1U/(kg·h)],一日 2 次。出血停止后再使用 2~3 天巩固疗效。

儿童参考剂量:①0.1~0.2U/kg,加 5% 葡萄糖注射液 20ml,20 分钟静脉滴注,之后 0.1~0.2U/kg,加 5% 葡萄糖注射液 200ml 持续静脉滴注。②6~12U 溶于 20~40ml 生理盐水或 5% 葡萄糖注射液后缓慢静脉滴注,之后 12~18U 加 5% 葡萄糖注射液 500ml 静脉滴注维持治疗,必要时 6~8 小时重复 1 次。

2) 酚妥拉明:可舒张支气管及肺动脉平滑肌,降低肺动脉压、肺楔压,减少回心血量。10~20mg 加入 5% 葡萄糖注射液 250~500ml 静脉滴注,连用 5~7 天,大咯血患者可用 5~10mg 加入 25%~50% 葡萄糖注射液 20ml 中缓慢静脉推注。

【注意事项】

1. 防止大咯血所引起的窒息应成为临床医生首要关注的问题。

2. 高血压、冠心病、慢性肺源性心脏病、心力衰竭患者,孕妇以及过去用药后有严重反应者,均禁用垂体后叶素。用药速度过快时有恶心、呕吐、头晕、腹痛、腹泻、便意等副作用,减慢给药速度多可好转。

3. 酚妥拉明对垂体后叶素禁忌者尤为适用,用药过程中注意监测血压。

4. 大量咯血时要在保持气道通畅的基础上,及时吸氧并建立静脉通道,经静脉给予止血药物,病情稳定后及时转三级医院治疗。

(朱晓萍　李　赫)

第六节　肺血栓栓塞症

【概述】肺血栓栓塞症(pulmonary thromboembolism)简称肺栓塞,是来自静脉系统的血栓阻塞肺动脉或其分支所致的疾病,以肺循环和呼吸功能障碍为其主要的临床和病理生理特征。肺血栓栓塞症的血栓主要来源于下肢深静脉血栓形成。肺血栓栓塞症可造成肺血流和循环发生改变,重者肺循环阻力剧增,心排血量骤降,可发生休克、晕厥,甚至猝死。

【诊断要点】

1. 临床表现　肺血栓栓塞症的症状和体征包括呼吸困难及气促、胸痛、晕厥、烦躁不安、惊恐,甚至有濒死感、咯血、咳嗽、心悸、呼吸急促、心动过速、血压下降、发绀、颈静脉充盈或搏动、肺部可闻及哮鸣音和/或细湿啰音、胸腔积液的相应体征、肺动脉瓣区第二音亢进或分裂、肺动脉瓣第二音大于主动脉瓣第二音、三尖瓣区收缩期杂音。有下肢深静脉血栓形成者,可有患肢肿胀,致下肢周径差 >1cm。

2. 辅助检查　可出现白细胞增多、血沉增快、血胆红素、谷草转氨酶、乳酸脱氢酶和磷酸肌酸激酶升高;大面积者动脉血气常有低氧血症和低二氧化碳血症;血浆 D- 二聚体可作为筛查指标,对低度或中度临床可能性患者,若其含量低于 $500\mu g/L$,可基本排除肺栓塞;对诊断有提示意义的心电图改变是 SIQⅢTⅢ 波形(Ⅰ 导联 S 波变深,Ⅲ 导联出现深的 Q/q 波和倒置的 T 波);胸部 X 线平片可表现为栓塞区域肺血管纹理变细、稀疏或消失,肺野透亮度增加或尖端指向肺门的楔形阴影等。胸部 CT 肺动脉造影(computed tomographic pulmonary angiography,CTPA)对诊断有确定意义。

根据肺栓塞易发危险因素和临床表现,结合血浆 D- 二聚体、心电图、胸片、动脉血气等基本检查,特别是 CTPA 做出初步判断。

【药物治疗】

1. 对症支持治疗　低氧者予以氧疗。对出现右心功能不全,甚至血压下降的患者,可予多巴胺,先以 20mg 溶于 5% 葡萄糖液 20ml 中,在监测血压及心率的同时缓慢静脉推注,然后以 80mg 溶于 5% 葡萄糖液 250ml 中静脉滴注,滴速每分钟 2~10μg/kg。

2. 抗凝治疗　抗凝治疗为肺血栓栓塞症和深静脉血栓形成的基本治疗方法,临床疑诊肺血栓栓塞症时,即可使用肝素或低分子量肝素进行有效的抗凝治疗,抗凝药物用法如下。

(1) 普通肝素:2 000~5 000U(或按 80U/kg)加入生理盐水中静脉注射,继之以每小时 18U/kg 持续静脉滴注。在开始治疗后的最初 24 小时内每 4~6 小时测定活化部分凝血活酶时间(APTT),根据 APTT 调整剂量,尽快使 APTT 达到并维持于正常值的 1.5~2.5 倍。达稳定治疗水平后,改每天上午测定 1 次 APTT。因可能会引起肝素诱导的血小板减少症,第一周每 1~2 天、第二周起每 3~4 天必须复查血小板计数。

(2) 低分子量肝素:必须根据体重给药,但对过度肥胖者或孕妇宜监测血浆抗 Xa 因子活性并据之调整剂量。不同种类的低分子量肝素剂量不同,1~2 次/d,皮下注射。

（3）口服抗凝药：胃肠外初始抗凝治疗启动后，可根据临床情况及时转换为口服抗凝药物。

1）华法林：初始剂量可为 3~5mg，>75 岁和出血高危患者应从 2.5~3.0mg 起始，INR 达标之后可以每 1~2 周检测 1 次 INR，推荐 INR 维持在 2.0~3.0（目标值为 2.5），稳定后可每 4~12 周检测 1 次。

2）利伐沙班：使用初期需给予负荷剂量 15mg，2 次 /d 应用 3 周，后改为 20mg，1 次 /d。

3）达比加群酯：胃肠外抗凝至少 5 天，达比加群酯 150mg，2 次 /d。

3. 溶栓治疗　主要适用于合并休克或低血压的高危肺栓塞。溶栓的时间窗一般为 14 天以内，但鉴于可能存在血栓的动态形成过程，对溶栓的时间窗不做严格规定。绝对禁忌证有活动性内出血和近期自发性颅内出血。常用的溶栓药物有尿激酶、链激酶[非]和重组人组织纤溶酶原激酶衍生物。

用法如下。

（1）尿激酶：

1）负荷量 25 万 U，静脉注射 30 分钟，继以 10 万 U/h 持续静脉滴注 12~24 小时；

2）快速给药方式，2 万 U/kg 持续静脉滴注 2 小时。

（2）重组人组织纤溶酶原激酶衍生物：18mg 溶解于 0.9% 氯化钠溶液 10ml，2 分钟以上缓慢注射，间隔 30 分钟再次给药 18mg。

【注意事项】

1. 肺栓塞的药物治疗除对症支持和抗凝治疗外，还包括溶栓治疗。临床症状重，出现低氧血症或血流动力学不稳定者，经吸氧、补液等对症处理，病情稳定后应及时转三级医院行溶栓治疗。

2. 应用肝素前，应测定基础 APTT、PT 及血常规（含血小板计数、血红蛋白），注意是否存在抗凝的禁忌证，如活动性出血、凝血功能障碍、血小板减少、未予控制的严重高血压等。

（刘锦铭　赵勤华）

第七节　急性呼吸衰竭

【概述】成人在静息状态下于海平面呼吸空气，若动脉血氧分压低于 60mmHg 和 / 或二氧化碳分压高于 50mmHg 时即可诊断为呼吸衰竭。急性呼吸衰竭（acute respiratory failure）是指患者原呼吸功能正常，由于某种突发原因，在数秒或数小时内迅速发生的呼吸衰竭。因机体往往来不及代偿，如不及时诊断及尽早采取有效控制措施，常可危及生命。

【诊断要点】

1. 临床表现 ①呼吸困难：上呼吸道疾患常表现为吸气性呼吸困难，可有三凹征。呼气性呼吸困难多见于下呼吸道不完全阻塞如支气管哮喘等。胸廓疾患、重症肺炎等表现为混合性呼吸困难。中枢性呼吸衰竭多表现为呼吸节律不规则，如潮式呼吸等。②发绀：是缺氧的典型症状或体征。③神经精神症状：可出现烦躁不安、扑翼样震颤、谵妄、抽搐、昏迷等。④循环系统症状：包括心率增快、血压升高。严重缺氧可出现各种类型的心律失常，甚至心脏停搏。

2. 辅助检查 动脉血气分析提示氧和二氧化碳的异常及酸碱失衡、电解质紊乱，胸片等检查可以发现可引起低氧和呼吸衰竭的基础疾病。

根据患者急性起病及上述典型临床表现，结合动脉血气分析可做出诊断。

【药物治疗】

治疗原则：呼吸支持，包括保持呼吸道通畅、纠正缺氧和改善通气等；呼吸衰竭病因和诱因的治疗；一般支持治疗以及对其他重要脏器功能的监测与支持。

1. 增加通气量、减少 CO_2 潴留 可应用呼吸兴奋剂如尼可刹米 0.375g、洛贝林 20mg 静脉推注，主要适用于以中枢抑制为主、通气量不足引起的呼吸衰竭，对以大气道阻塞以及肺换气功能障碍为主的呼吸衰竭患者不宜使用。

2. 纠正酸碱平衡失调和电解质紊乱 严重代谢性酸中毒者，可根据动脉血 pH，适当静脉补充 5% 碳酸氢钠 50~100ml，低钾者可按每 500ml 液体加 10% 氯化钾 15ml 的比例，根据输液量补钾。

3. 脑功能保护 有脑水肿可能者，可以静脉快速滴注 20% 甘露醇 100~150ml，一日 2 次；地塞米松 5~10mg 静脉注射，一日 1 次。

4. 病因治疗 如重症肺部感染时抗感染药物的应用，哮喘持续状态时支气管舒张剂和肾上腺皮质激素的合理使用等。具体药物及使用方法见相关部分。

【注意事项】

1. 急性呼吸衰竭多突然发生，应在现场及时采取抢救措施，包括保持呼吸道通畅、吸氧及增加通气量，以达到缓解严重缺氧、二氧化碳潴留的作用。

2. 危重或呼吸停止患者应在现场给予口鼻面罩或经紧急气管插管后简易呼吸器辅助呼吸，并及时转送到三级医院救治。

3. 急性呼吸衰竭的治疗除了祛除病因外，需要根据病情严重程度选择不同的氧疗方式。对经鼻导管、普通面罩、储氧面罩、高流量氧疗系统以及无创通气等治疗方式等仍然不能纠正缺氧的患者，则需要建立人工气道进行有创机械通气，必要时采取俯卧位通气（PPV）等改善顽固性缺氧。对重度急性呼吸窘迫综合征(ARDS)患者机械通气仍难以维持机体氧合者,可考虑联合体外膜肺氧合(ECMO)治疗。

(李　强　朱晓萍)

第八节　新生儿特有的呼吸系统疾病

一、新生儿呼吸窘迫综合征

【概述】新生儿呼吸窘迫综合征(neonatal respiratory distress syndrome, NRDS)主要表现为生后不久即出现进行性呼吸困难,主要是由于肺表面活性物质缺乏,导致肺泡进行性萎陷。发病率与胎龄呈反比,也可发生于糖尿病母亲的婴儿及剖宫产儿。

【诊断要点】

1. 症状　多见于早产儿,出生后哭声及呼吸可正常,出生后6~12小时出现呼吸困难,进行性加重,若有围生期窒息史,可能更早发病。患儿出现反应弱、呻吟、吐沫、青紫等表现。

2. 体征　进行性呼吸困难加重并伴有呼气性呻吟、吸气性三凹征、青紫但吸氧不易缓解,严重者可出现呼吸衰竭、呼吸减慢、节律不整、呼吸暂停等。由于严重缺氧和酸中毒,患儿可出现反应迟钝、肌张力低下、体温不升、心功能衰竭、休克等。体格检查有双肺呼吸音减低,深吸气时听到细湿啰音应警惕合并肺水肿或肺出血。病情于24~48小时达顶峰,若无呼吸支持,多于3天内死于呼吸衰竭。

3. 辅助检查

(1) 胸部X线检查:有特征性改变,X线表现与临床病情程度一致。X线表现分四期(级)。

Ⅰ期:两肺细小颗粒网状阴影,分布较均匀,心影清楚,支气管充气征不明显。

Ⅱ期:两肺见较大密集的颗粒网状阴影,肺透光度减低,可见支气管充气征。

Ⅲ期:全肺透光度明显减低,呈磨玻璃样,横膈及心界模糊,支气管充气征明显。

Ⅳ期:全肺野一致性密度增高,完全变白,膈面和心影看不见,支气管充气征更明显或消失(发生肺水肿或出血)。

(2) 泡沫稳定试验:对怀疑可能发生NRDS的患者出生后30分钟内取胃液0.5~1ml加等量95%酒精于试管内,用力振荡15秒,静置15分钟后观察试管内泡沫多少。(−)无泡沫,(+)试管液面周边 1/3 有小泡沫,(++)试管液面周边 >1/3 至整个管周有一层泡沫,(+++)试管周边有泡沫层。(−)支持 NRDS 诊断、(+)或(++)可疑、(+++)可排除 NRDS。

(3) 动脉血气分析:示低氧血症 / 酸中毒等。

4. 鉴别诊断

(1) B 组 β 溶血性链球菌感染:宫内感染或分娩时感染 B 组 β 溶血性链球菌肺炎或败血症,症状和胸片与 NRDS 有时不易鉴别,应注意有无胎膜早破或母孕末期及产时感染史,患儿有无感染中毒症状,血常规、CRP、血培养等辅助鉴别,对高度怀疑者可同时应用青霉素抗感染治疗。

(2) 新生儿肺出血:患儿出现气促、呻吟、青紫、呼吸困难等,体格检查肺部可闻及细湿啰音,严重者口、鼻流出血性分泌物,或经气管插管可吸出血性物。胸部 X 线检查显示斑片状阴影,严重者可呈"白肺"。

(3) 羊水及胎粪吸入综合征:多见于足月儿或过期产儿,病史中往往有胎儿宫内窘迫、产程延长、胎盘功能不良、难产等。发病早,胎粪吸入者有胎粪污染羊水病史。体格检查和胸部 X 线检查可帮助鉴别。

【药物治疗】肺表面活性物质(PS):PS 是由 Ⅱ 型肺泡上皮细胞合成并分泌的复合物,覆盖在肺泡表面,主要功能是降低肺泡表面张力,维持肺泡的稳定性;减少肺泡中液体外渗,防止肺水肿,同时能促进气道的清除功能,抑制支气管收缩。

经气管应用外源性肺表面活性物质在 NRDS 治疗中至关重要。替代补充内源性肺表面活性物质的缺乏能降低肺泡表面张力,防止肺泡萎陷,维持肺顺应性和肺泡毛细血管间液体平衡,防止肺水肿,参与呼吸道免疫调节及防御机制;可减少有创呼吸机的应用,改善早产儿预后。

目前建议使用天然型 PS,即从牛或猪肺提取的 PS。如出生后需要气管插管,可在病情稳定后于产房应用;胎龄 <26 周且 FiO_2>0.30 或者胎龄 >26 周且 FiO_2>0.40 应尽早使用;存在自主呼吸的早产儿建议在鼻持续气道正压(nCPAP)同时采用 LISA 技术给予 PS;如病情进展,需持续吸氧及机械通气,可以应用第二剂、第三剂 PS 治疗。

在目前国内外临床上较为常用的 PS,可快速改善临床症状和肺部情况,可增加肺泡 Ⅱ 型上皮细胞合成和分泌肺表面活性物质的能力。

注射用牛肺表面活性剂

(1) 适应证:用于治疗新生儿呼吸窘迫综合征,以及预防早产儿呼吸窘迫综合征。

(2) 给药时间:要在出现 NRDS 早期征象后尽早给药,通常在患儿出生后 12 小时以内,不宜超过 48 小时。

（3）药物剂量：70mg/kg，给药剂量应根据患儿具体情况灵活掌握，首次给药范围可在40~100mg/kg，多数病例如能早期及时用药，给予70mg/kg即可取得良好效果。

（4）用法：应用前检查药品外观有无变色，每支加2ml注射用水，将药品复温到室温（可在室温放置20分钟或用手复温），轻轻振荡，需振荡较长时间（10分钟左右），勿用力摇动避免产生过多泡沫，使成均匀的混悬液，若有少量泡沫属正常现象。按剂量抽吸于5ml注射器内，以细塑料导管经气管插管注入肺内，插入深度以刚到气管插管下口为宜。总剂量分4次，按平卧、右侧卧、左侧卧、半卧位顺序注入。每次注入时间为10~15秒，注入速度不要太快，以免药液呛出或堵塞气道，每次给药间隔加压给氧（频率40~60次/min）1~2分钟左右（注意勿气量过大以免发生气胸），注药全过程约15分钟。给药操作应由2名医务人员合作完成，注药过程中应密切监测患儿呼吸循环情况，肺部听诊可有一过性少量水泡音，不必做特殊处理。给药后4小时内尽可能不要吸痰。

（5）给药次数：多数通常只应用1次即可，如患儿呼吸情况无明显好转，需继续应用呼吸机，明确呼吸衰竭是由NRDS引起，必要时在第一次用药后12~24小时（至少6小时）可应用第2次，重复给药最多应用3次，剂量与首次给药相同。

【注意事项】

1. 治疗过程中加强对早产儿多方面的支持

（1）保温：将患儿置于辐射式抢救台上，可监测体温，又便于抢救和护理，维持患儿体温36.5~37.5℃。

（2）营养及水电平衡：因患儿有缺氧的过程，为防止发生NEC，应适当延迟经口喂养。如患儿已经排胎便，肠鸣音正常，一般情况稳定，可给鼻饲喂奶。然后根据患儿耐受情况每天增加奶量，不足部分经静脉补充。

（3）维持血压和血容量：应连续监测血压，在发生肺出血、颅内出血、NEC、败血症等严重并发症时，血压可下降。应给予扩容及血管活性药物治疗。

（4）抗菌药物：当不能明确是否为宫内肺炎，尤其是B组β溶血性链球菌感染时，难以与NRDS鉴别，且机械通气又增加了感染的机会，因此应给予抗菌药物治疗，以后应定期做痰培养，根据细菌培养和药敏选择适当的抗菌药物。

（5）辅助呼吸支持：当早产儿出生胎龄≤30周，有较强自主呼吸或者出生胎龄>30周，产前未进行糖皮质激素促胎肺成熟或剂量、疗程不足；出生体质量<1 250g；糖尿病患者孕期血糖未达到理想水平；择期或急诊剖宫产；多胎；男婴；母亲产前有发热、胎膜早破或白细胞计数>15×10⁹/L以及临床出现呼吸困难、呻吟、吐沫等症状。生后立即给予 nCPAP 治疗,压力推荐使用范围为 6~9cmH$_2$O。

如不能维持,则应用气管插管机械通气:使用目标潮气量通气;维持 pH>7.22,避免 CO$_2$ 过度波动以减少脑损伤风险;尽可能缩短机械通气时间从而避免支气管肺发育不良和脑室内出血的发生。推荐咖啡因辅助撤机。

2. 在临床给药过程中由于一过性气道阻塞可有短暂的血氧下降和心率、血压波动,发生不良反应时应暂停给药,给予相应处理,病情稳定后再继续给药。

3. 给药后 4~6 小时内不要进行气管插管吸痰。

4. 应用 PS 过程中,由于肺顺应性改善,应注意呼吸支持条件调整,否则易合并气漏。极少数病人可有肺出血,可能与早产儿自身发育不成熟有关。无任何证据表明使用本品能增加该事件的危险性。没有其他的不良反应报告。肺内病变改善后,尽早撤离有创呼吸支持。

（齐宇洁　黑明燕）

二、早产儿呼吸暂停

【概述】呼吸暂停的定义是呼吸停止≥20 秒,伴或不伴心率减慢(<100 次 /min);或呼吸停止 <20 秒,伴有心率下降和 / 或出现青紫、肌张力低下。呼吸暂停是新生儿常见症状之一,可以是其他疾病的临床表现之一。早产儿呼吸暂停是指胎龄小于 37 周的婴儿呼吸停止超过 20 秒,或停止时间较短但伴有氧饱和度下降和 / 或心动过缓。其发生率约 20%~30%,极低出生体重儿可达 50%,反复呼吸暂停可致脑损伤,甚至猝死,应引起重视,需要密切监护并给予干预治疗。

【诊断要点】

1. 分类

(1) 原发性呼吸暂停:多为早产儿呼吸中枢发育未成熟所致,发生在胎龄 <34 周或出生体重 <1 750g 的早产儿,不伴其他疾病。

(2) 继发性呼吸暂停:多是其他疾病的临床表现之一,可发生在足月儿和早产儿,常继发于缺氧、严重感染、呼吸疾病、中枢神经疾病、代谢紊乱(低血糖、低血钙、低血钠等)、环境温度过高或过低、胃食道反流、插胃管或气管插管、母亲应用麻醉镇静药等。

2. 临床表现　早产儿呼吸暂停又可分为中枢性、阻塞性和混合性呼吸暂停。中枢性呼吸暂停系呼吸中枢受抑制所致,其特征是呼吸暂停期间呼吸运动停止,气道内气流停止。阻塞性呼吸暂停为上呼吸道梗阻所致,其特征是呼吸暂停期间气道内气流停止,但仍有呼吸动作。混合性呼吸暂停兼有这两类因素和特征。

(1) 呼吸暂停≥20秒,或呼吸暂停<20秒伴有心率减慢(<100次/min),或出现青紫、肌张力低下。心电监护仪监测可协助诊断。1小时内呼吸暂停发作超过2~3次,为呼吸暂停反复发作。

(2) 原发性呼吸暂停常在生后2~7天开始出现,在出生后数周内可反复发作。继发性呼吸暂停的病情变化与原发病密切相关。发作时出现青紫、肌张力低下、心率变慢、血氧饱和度下降、血压降低,如不及时发现可致脑缺氧损伤,甚至死亡。

3. 辅助检查

(1) 血液学检查

1) 全血常规:血白细胞、血小板、血细胞比容、C反应蛋白等可以识别贫血、感染等。

2) 血培养:可协助诊断败血症。

3) 血生化、血气分析:可除外电解质紊乱和代谢紊乱。

(2) 脑脊液检查:协助诊断中枢神经系统感染或颅内出血。

4. 影像学检查

(1) X线检查:胸部能发现肺部疾病,如肺炎、肺透明膜病等,并对先天性心脏病诊断有一定帮助;腹部可排除坏死性小肠结肠炎。

(2) 头颅CT或磁共振:有助于诊断新生儿颅内出血和中枢神经系统疾患。

(3) 超声检查:头颅超声检查可排除脑室内出血等;心脏超声检查有助于先天性心脏病的诊断。

5. 脑电图　通过监护脑电图,能区别不同类型的呼吸暂停,尤其是微小发作型惊厥所致的呼吸暂停,有助于对呼吸暂停病因的诊断。

6. 监护　对易发生呼吸暂停的高危儿应收入NICU,单靠临床观察往往不够,应用监护仪进行监护,及时诊断和处理呼吸暂停。

【药物治疗】枸橼酸咖啡因应在具备新生儿重症监护经验的医生指导下和配备适当监测与监护设备的新生儿重症监护病房内使用。

对于之前未经过相关治疗的新生儿推荐给药方案:负荷剂量为枸橼酸咖啡因20mg/kg(相当于咖啡因10mg/kg),使用输液泵或其他定量输液装置,缓慢静脉输注(30分钟),间隔24小时后,给予维持剂量5mg/kg,给药方式为每24小时进行一次缓慢静脉输注(10分钟);或者通过口服给药途径(例如通过鼻胃管给药),每24小时给予维持剂量5mg/kg。负荷剂量给药24小时后开始给予维持剂量。如早产儿负荷剂量应用后反应不敏感,可在24小时后给予最大10~20mg/kg的第二次负荷剂量。另外,维持剂量也可应用到10mg/kg。如临床需要,应监测血浆中的咖啡因浓度水平。

疗程:临床治疗中,治疗通常持续到新生儿矫正胎龄满37周,此时早产导致的呼吸暂停常自行好转;可根据患儿个体疗效,在治疗过程中呼吸暂停症状发作的持续状况,或其他临床因素对该疗程时间进行调整,如患者持续 5~7 天不出现明显的呼吸暂停发作,建议停用枸橼酸咖啡因。

如果患者呼吸暂停症状有反复,则应考虑重新开始给予枸橼酸咖啡因,根据停用枸橼酸咖啡因至呼吸暂停复发之间的间隔时间,可采用维持剂量,也可以是半负荷剂量。咖啡因在患者体内清除缓慢,所以停药前不需要逐渐减量。

停用枸橼酸咖啡因后存在呼吸暂停复发的风险,所以停药后应持续监测患者约 1 周。

【注意事项】

1. 药物治疗的同时需要加强监护 包括仪器监护、医师护士密切观察;环境温度控制、避免颈部过屈或过伸,从而确保上气道开放、避免反复吸引或避免长期使用鼻胃管保持鼻腔通畅;去除各种可能引起呼吸暂停的病因。对症状性(继发性)呼吸暂停者,必须对原发疾病给予积极治疗。如纠正贫血、低血糖、控制感染、止惊等;物理刺激,如托背、触觉刺激、弹足底;辅助供氧,以维持氧饱和度(SpO_2)为 90%~95%。大部分呼吸暂停患儿需供氧,避免持续缺氧对患儿的进一步损害。可选用头罩或鼻导管给氧,在给氧期间需监测氧合情况,以防高氧血症导致早产儿视网膜病;经鼻气道正压(nCPAP)呼吸支持治疗,鼻塞或鼻罩,压力 4~6cmH_2O 给予气道正压通气;必要时机械通气,对 nCPAP 和药物无效的患儿,需气管插管机械通气,呼吸机参数一般不需要很高,然后根据血气调节。

2. 超低出生体重儿(ELBW),应在出生后 2 日内早期预防性应用咖啡因治疗。

3. 排除其他原因所致的呼吸暂停 应排除其他原因引起的呼吸暂停(例如中枢神经系统障碍、原发性肺部疾病、贫血、败血症、代谢紊乱、心血管异常或阻塞性呼吸暂停),或给予适当治疗后再开始给予枸橼酸咖啡因治疗。

4. 不良反应

(1) 新生儿在开始治疗时可观察到甲状腺素(T_4)浓度的短暂下降,但在维持剂量给药时恢复正常。

(2) 咖啡因是中枢神经兴奋剂,惊厥患儿给予枸橼酸咖啡因时应特别谨慎。

(3) 咖啡因可加快心率,增加左心室排血量以及每搏输出量,因此,已知患有心血管疾病的新生儿在给予枸橼酸咖啡因治疗时应谨慎,有迹象表明敏感个体使用咖啡因可导致心律不齐,新生儿通常是单纯性窦性心动过速。如新生儿出生前胎心监测显示异常心律紊乱时,应谨慎使用枸橼酸咖啡因。

(4) 肾脏或肝脏功能受损的早产新生儿给予枸橼酸咖啡因时应谨慎,应根据血浆咖啡因浓度监测结果调整剂量,以避免枸橼酸咖啡因对这类患者产生毒性。

(5) 患有胃食管反流的新生儿给予枸橼酸咖啡因时应谨慎,治疗可能使病情加重。

5. 妊娠期和哺乳期妇女用药注意 咖啡因容易通过胎盘进入胎儿血液循环系统,如果新生儿母亲分娩前曾摄入过大量咖啡因,则应在给予枸橼酸咖啡因治疗前测定该新生儿血浆咖啡因基线浓度。咖啡因可通过乳汁分泌,如果接受枸橼酸咖啡因治疗的新生儿采用母乳喂养的方式,则其母亲不得食用或饮用含咖啡因的食物和饮料,不应使用含咖啡因的药物。

6. 药物相互作用

(1) 由于茶碱可在早产新生儿体内代谢为咖啡因,对于之前已用茶碱进行过治疗的早产新生儿,应在给予枸橼酸咖啡因治疗前测定其血浆咖啡因基线浓度。

(2) 对早产新生儿体内咖啡因和其他活性物质的相互作用研究的数据很少,如果同时使用已有报道的可减缓咖啡因在成人体内清除的活性物质(如西咪替丁),则需要降低枸橼酸咖啡因的用量;如果同时使用可增强咖啡因清除的活性物质(如苯巴比妥和苯妥英钠),则需要增加枸橼酸咖啡因的用量。如不能确定可能发生的相互作用,则应测定血浆咖啡因浓度。

7. 监测电解质及血糖 枸橼酸咖啡因能导致多尿和电解质流失,可能需要采取措施纠正体液和电解质紊乱。

(齐宇洁 黑明燕)

第四章

消化系统疾病

第一节　急性胃炎

【概述】急性胃炎(acute gastritis)是指各种病因引起的胃黏膜的急性炎症。包括急性单纯性胃炎、急性糜烂出血性胃炎、急性腐蚀性胃炎和急性化脓性胃炎。常见的病因包括药物[如非甾体类抗炎药(NSAIDs)]、乙醇、感染[幽门螺杆菌(Hp)]、应激、胆汁反流、缺血等。

【诊断要点】

1. 主要根据病史和症状作出诊断。一般急性起病,表现为上腹痛、腹胀、恶心、呕吐、纳差等一系列上消化道症状。如伴胃黏膜糜烂出血,可有呕血、黑便等上消化道出血表现,但大量出血少见。急性化脓性胃炎可以出现寒战、高热。

2. 必要时可行胃镜检查,如在发病 24~48 小时内行内镜检查,则可以看到胃黏膜多发红斑、糜烂、浅溃疡及出血点。一般急性应激所致的胃黏膜病损以胃体、胃底为主,而 NSAIDs 或乙醇所致胃黏膜病损则以胃窦部为主。

3. 病因诊断。应注意询问病史中有无服用 NSAIDs、不洁饮食、酗酒、应激或严重的临床疾病。可行尿素呼气试验或在胃镜检查时行快速尿素酶或组织化学检查,明确是否存在幽门螺杆菌感染。

4. 对以急性腹痛为主要表现者,应注意通过病史、查体及辅助检查排除急性胰腺炎、胆囊炎、急性阑尾炎等急腹症。

【药物治疗】

1. 针对病因的治疗　去除 NSAIDs 或乙醇等诱因,根除幽门螺杆菌(详见"消化性溃疡"部分)。

2. 对症治疗　对以反酸、上腹隐痛、烧灼感为主要表现的患者,可给予 H_2 受体拮抗剂。以恶心、呕吐或上腹胀为主要表现者可给予多潘立酮、莫沙必利、甲氧氯普胺。以痉挛性疼痛为主者,可予颠茄、匹维溴铵、山莨菪碱(654-2)、阿托品对症处理。对有胃黏膜糜烂、出血的患者,在应用抑酸药物的同时,可给予胃黏膜保护剂。具体用药方案及注意事项如下。

(1) 雷尼替丁:口服,150mg,一日 2 次。常见不良反应包括恶心、皮疹、便秘、乏力、头痛、头晕等,少数患者用药后出现肝功能异常。上述不良反应停药后一般自行消失。8 岁以下儿童、孕妇及哺乳期妇女禁用。

(2) 法莫替丁:口服,20mg,一日 2 次。1 周岁以上儿童 1mg/(kg·d),每日分 2 次口服。常见不良反应及处理见雷尼替丁。

(3) 枸橼酸铋钾:口服,0.11g,一日 4 次,前 3 次于三餐前半小时服用,第 4 次于晚餐后 2 小时服用;或一日 2 次,早晚各服 0.22g。服药期间舌苔及大便呈灰黑色,停药后即自行消失。严重肾功能不全者及孕妇禁用。牛奶和抗酸药可干扰本药的作用,不能同时服用。长期应用可能致铋中毒,故本药不宜长期服用。

(4) 胶体果胶铋:口服,150mg,一日 4 次,餐前与睡前服用。可能出现舌头和粪便着色,长期使用可能出现耳鸣,水杨酸类过敏的患者可能出现过敏反应。慎用于痛风、肝肾功能不全,以及服用抗凝剂、丙磺舒、甲氨蝶呤、阿司匹林的患者。严重肾功能不全者及孕妇禁用。本药不宜长期服用。

(5) 铝碳酸镁:口服,0.5~1g,一日 3 次。大剂量服用可导致胃肠道不适,软糊状大便。偶有便秘,口干和食欲缺乏。长期服用可出现电解质变化。慎用于严重心、肾功能不全,高镁血症,高钙血症者。

(6) 多潘立酮:口服,10~20mg,一日 3 次,饭前服用。主要不良反应有惊厥、肌肉震颤、流涎、平衡失调、眩晕等锥体外系症状,可引起血清泌乳素水平升高,但停药后即可恢复正常。孕妇禁用。嗜铬细胞瘤、乳腺癌、机械性肠梗阻、胃肠出血等疾病患者禁用。儿童(年龄 >12 岁,体重 ≥35kg)每日口服最多 3 次,每次 10mg。抗胆碱药可能拮抗本药的作用。

(7) 莫沙必利:口服,5mg,一日 3 次,饭前或饭后服用。主要不良反应有腹泻、腹痛、口干、皮疹、倦怠、头晕等。偶可见嗜酸性粒细胞增多,以及 GPT、GOT、AKP、GGT 升高。孕妇禁用。抗胆碱药可能拮抗本药的作用。

(8) 甲氧氯普胺:口服,5~10mg,一日 3 次。5~14 岁每次 2.5~5mg,一日 3 次,餐前 30 分钟口服,总剂量不得超过 0.1mg/(kg·d)。常见的不良反应为昏睡、烦躁不安、倦怠无力。大剂量长期应用可能因阻断多巴胺受体,使胆碱能受体相对亢进而导致锥体外系反应,可出现肌震颤、发音困难、共济失调等,可使用抗胆碱药物、治疗帕金森病药物或抗组胺药拮抗。对普鲁卡因[非]或普鲁卡因胺[非]过敏者,嗜铬细胞瘤患者,胃肠道出血、机械性肠梗阻或穿孔时禁用。本药与吩噻嗪或丁酰苯类药物合用,易致神经系统症状,应避免合用。

(9) 颠茄片:口服,10mg,疼痛时服用。必要时 4 小时后可重复 1 次。儿童 0.03ml/kg,每日 3 次。常见的不良反应有口干、便秘、出汗减少、口鼻咽喉及皮肤干燥、视力模糊、排尿困难。前列腺肥大、青光眼、哺乳期妇女禁用。

(10) 匹维溴铵:口服,50mg,一日 3 次。极个别人可出现轻微胃肠道不适或皮疹样过敏反应。孕妇、哺乳期妇女禁用。

(11) 山莨菪碱:口服,5~10mg,一日 3 次;或肌内注射,一日 1~2 次。儿童每次 0.1~0.2mg/kg,一日 3 次。可见口干、皮肤潮红、心率增快、视力模糊、排尿困难。用量过大有类似阿托品样中毒症状,不宜大量使用。存在胃肠道梗阻时不能使用。如出现中毒症状,6 小时内洗胃,静脉输液促进排泄。必要时可予 1% 毛果芸香碱皮下注射 0.25~0.5ml,每 15 分钟 1 次,直至症状缓解。

3. 急性感染性胃炎参见第二章中"细菌性食物中毒"。

【注意事项】

1. 治疗应以去除病因为主(停用 NSAIDs、戒酒、根除 Hp),辅以对症治疗。

2. 对以上消化道出血为表现者,可使用质子泵抑制剂。

第二节　慢性浅表性胃炎

【概述】慢性浅表性胃炎(chronic superficial gastritis,CSG)是指各种不同原因引起的胃黏膜的慢性炎性病变,是慢性胃炎发展的最初阶段。主要病因为刺激性食物和药物、细菌或病毒及其毒素、胆汁反流、幽门螺杆菌感染及精神因素等。常见于青壮年,男性多于女性。主要表现为消化不良症状,如上腹部饱胀不适,恶心、嗳气等;或酸相关性症状,如饥饿性上腹疼痛、反酸等。症状时轻时重,常因受凉,进食过凉、过硬、辛辣刺激性食物或饮酒饱餐后症状加重。合并糜烂时,可出现反复少量出血,表现为黑便、呕血或便潜血阳性,可伴有贫血,多为缺铁性贫血。

【诊断要点】

1. 根据患者反复发生的上腹不适症状,可拟诊。

2. 确诊 CSG 之前需要和以下疾病进行鉴别:消化性溃疡、慢性胆囊炎、慢性胰腺炎、功能性消化不良等。

3. 对伴有食欲缺乏、体重下降、贫血的患者须排除胃恶性肿瘤,建议行上消化道造影或胃镜检查以明确诊断。

【药物治疗】

1. 去除病因,削弱攻击因子

(1) 停用对胃黏膜有损伤的药物,如 NSAIDs 中的阿司匹林等。

(2) 应用降低胃酸药物,疗程 1~2 周。

1）抗酸药：复方氢氧化铝，2 片，一日 3 次，饭前 30 分钟或胃痛发作时嚼碎后服用。

2）抑酸药：雷尼替丁，150mg，一日 2 次；或法莫替丁，20mg，一日 2 次，空腹口服。

（3）治疗效果不佳，可进一步进行幽门螺杆菌检测，符合幽门螺杆菌根除指征者予根除幽门螺杆菌，三联或四联疗法（见"消化性溃疡"药物治疗）。

注：现阶段临床上应用较广的 Hp 检查方法包括侵入性检查如快速尿素酶试验（RUT）、胃黏膜组织切片染色、细菌培养等，非侵入性检查如 ^{13}C 或 ^{14}C 尿素呼气试验（UBT）、粪便 Hp 抗原检测（HpSA）、血清 Hp 抗体检测等。

Hp 感染的诊断：符合下述三项之一者可判断为 Hp 现症感染，①胃黏膜组织 RUT、组织切片染色或培养三项中任一项阳性；②^{13}C 或 ^{14}C UBT 阳性；③HpSA 检测（经过临床验证的单克隆抗体法）阳性。血清 Hp 抗体检测（经临床验证、准确性高的试剂）阳性提示曾经感染，从未治疗者可视为现症感染。

2. 胃黏膜保护剂，疗程 2 周。枸橼酸铋钾，110mg，一日 4 次；或 220mg，一日 2 次，口服。胶体果胶铋，150mg，一日 4 次，餐前与睡前服用。或铝碳酸镁，0.5~1g，一日 3~4 次，餐后 1~2 小时或胃部不适时服用。

3. 对症治疗

（1）解痉剂：用于减轻疼挛性疼痛，短期应用。

1）颠茄片：10mg，疼痛时口服，必要时 4 小时后可重复 1 次；或山莨菪碱片（5mg），按需服用或一日 3 次。

2）山莨菪碱针剂（10mg）或阿托品针剂（0.3~0.5mg，一日总量 0.5~3mg）皮下、肌内或静脉注射，疼痛时应用。

（2）助消化药：食欲缺乏者选用，疗程 2~4 周。乳酶生，0.3~0.9g，一日 3 次，饭前服用。儿童依据年龄不同，用法也不同，1~3 岁（体重 10~15kg），0.3~0.6g，一日 3 次，饭前服用；大于 3 岁，0.3~0.9g，一日 3 次，饭前服用。

（3）促胃排空：甲氧氯普胺，5~10mg，一日 2~3 次，饭前半小时口服。短期应用。多潘立酮，10~20mg，一日 3 次，或莫沙必利，5mg，一日 3 次，饭前半小时口服，疗程 2~4 周。

4. 药物不良反应及处理

（1）药物不良反应

1）孕妇、哺乳期妇女禁用上述药物，儿童、老人、过敏体质者以及肝功能异常、肾功能不全者慎用或禁用。

2）复方氢氧化铝连续使用不得超过 7 天；妊娠期头三个月、肾功能不全者、长期便秘者慎用；因本品妨碍磷的吸收，故不宜长期大剂量使用，低磷血症患者慎用;前列腺肥大、青光眼、高血压、心脏病、胃肠道阻塞性疾病、甲状腺功能亢进、溃疡性结肠炎等患者慎用。

3) 山莨菪碱和阿托品:前列腺肥大、青光眼患者禁用。常见不良反应为口干、心悸、排尿困难、视近物模糊等。

4) 颠茄片可能出现眼压升高、膀胱括约肌松弛至排尿困难等,青光眼患者及前列腺肥大患者禁用。

5) 其余部分药物不良反应参见第一节。

(2) 药物不良反应的处理:短期应用,出现不良反应立即停药,给予对症治疗。如口服药物过量,可洗胃。

【注意事项】对节律性上腹痛或伴有食欲减退、体重下降及便潜血阳性或贫血的患者建议转三级综合医院或专科医院行胃镜检查。

第三节　慢性萎缩性胃炎

【概述】慢性萎缩性胃炎(chronic atrophic gastritis,CAG)是胃黏膜在炎症基础上出现胃腺体数目绝对或相对减少等组织病理学改变的一类慢性胃炎,可伴有炎性改变、胃腺体形态学改变(肠化生)以及异型增生。主要病因包括幽门螺杆菌感染、胃酸和胃蛋白酶侵蚀、十二指肠胃反流、胃排空异常、药物(包括食物)因素、机体自身免疫紊乱以及影响胃黏膜修复能力的全身疾病等。症状主要分为酸相关症状,如上腹烧灼样疼痛、饥饿痛、反酸、胃灼热等;动力相关症状,如早饱、腹胀、嗳气等;以及消化吸收不良症状,包括食欲缺乏,摄入富含脂肪及蛋白质食物后出现腹胀、腹泻、排气增加等。大部分患者症状无特异性。合并糜烂时可出现少量出血,表现为黑便或便潜血阳性。

【诊断要点】

1. 根据患者年龄、病程及上述非特异性消化道症状,可拟诊。胃镜检查与胃黏膜活检是慢性萎缩性胃炎诊断的最可靠方法。

2. 确诊 CAG 之前需要和以下疾病进行鉴别:消化性溃疡、慢性胆囊炎、慢性胰腺炎、功能性消化不良等。

3. 如伴有消瘦、消化道出血时建议行胃镜或上消化道造影检查。

【药物治疗】用药方案:

(1) 符合幽门螺杆菌根除指征者,根除幽门螺杆菌治疗(幽门螺杆菌检测阳性者,见"消化性溃疡"药物治疗)。

(2) 抑酸或抗酸治疗,主要应用于有胃酸过多症状者,适量、适时,症状改善后减量或按需治疗。雷尼替丁(150mg,一日 2 次)或法莫替丁(20mg,一日 2 次),空腹口服。

（3）保护胃黏膜，疗程 2~4 周。枸橼酸铋钾（110mg，一日 4 次，或 220mg，一日 2 次），胶体果胶铋（150mg，一日 4 次），餐前与睡前服用，或铝碳酸镁（0.5~1g，一日 3 次），餐后 1~2 小时或胃部不适时服用。

（4）增强胃排空能力，疗程 2~4 周。多潘立酮，10mg，一日 3 次；或莫沙必利，5mg，一日 3 次，饭前半小时口服；或甲氧氯普胺 5~10mg，一日 2~3 次，短期应用。

（5）助消化药物，疗程 2~4 周。乳酶生（0.3~0.9g，一日 3 次，饭后口服）。

【注意事项】对节律性上腹痛或伴有食欲减退、体重下降及便潜血阳性或贫血患者建议转三级综合医院或专科医院行胃镜检查。

第四节　胆汁反流性胃炎

【概述】胆汁反流性胃炎（bile reflux gastritis，BRG）又称胆汁性胃炎、碱反流性胃炎，肠胃反流病或十二指肠胃反流病，指肠内碱性内容物及胆汁反流至胃造成的胃黏膜损伤。本病出现一系列临床症状，包括上腹痛、胃灼热、厌食、恶心、呕吐、口苦等。本病分为原发性胆汁反流性和继发性胆汁反流性胃炎，后者主要由外科手术切除或旷置幽门，幽门功能丧失所致。主要病因为病理性十二指肠胃反流、胃肠运动功能障碍、反流物的损伤作用，胃肠激素、幽门螺杆菌以及胃黏膜防御功能减弱等。临床表现以消化不良症状为主，单纯抗酸剂治疗多无效。极少数合并糜烂出现少量消化道出血，表现为黑便或便潜血阳性。

【诊断要点】
1. 根据患者上腹痛和呕吐胆汁表现，有胃切除术、胆系疾病史可以拟诊。
2. 胃镜检查是确定胆汁反流性胃炎的主要方法。
3. 确诊 BRG 之前需要和以下疾病进行鉴别：消化性溃疡、慢性胆囊炎、慢性胰腺炎、功能性消化不良等。

【药物治疗】
1. 用药方案
（1）促胃肠动力药：疗程 2~4 周。多潘立酮，10mg，一日 3 次；或莫沙必利，5mg，一日 3 次，饭前半小时口服；或甲氧氯普胺，5~10mg，一日 2~3 次，饭前半小时口服，短期应用。

（2）保护胃黏膜：疗程 2~4 周。枸橼酸铋钾，110mg，一日 4 次，或 220mg，一日 2 次；或胶体果胶铋，150mg，一日 4 次，餐前与睡前服用；或铝碳酸镁，0.5~1g，一日 3 次，餐后 1~2 小时或胃部不适时服用。

（3）抑酸药物：疗程 1~2 周。雷尼替丁，150mg，一日 2 次；或法莫替丁，

20mg，一日 2 次，空腹口服。

2. 主要不良反应及处理　详见本章第一节。

【注意事项】

1. 对节律性上腹痛或伴有食欲减退、体重下降及便潜血阳性或贫血患者建议转三级综合医院或专科医院行胃镜检查。

2. 孕妇、哺乳期妇女禁用上述药物，儿童、老人、过敏体质者以及肝功能异常、肾功能不全者慎用或禁用。

第五节　食管贲门黏膜撕裂综合征

【概述】 食管贲门黏膜撕裂综合征(Mallory-Weiss syndrome)是指因频繁的剧烈呕吐，或因腹内压骤然增加的其他情况(如剧烈咳嗽、举重、用力排便等)，导致食管下部和 / 或食管胃贲门连接处的胃黏膜撕裂而引起以上消化道出血为主的综合征。本病是消化系统的常见急症，具有起病急，症状重，但一般预后良好的特点。

【诊断要点】 食管贲门黏膜撕裂综合征的典型表现为突发急性上消化道出血，且出血前有反复干呕或呕吐，继之呕血，多为新鲜血液。根据病史，临床表现，特别是结合内镜检查，对本病做出正确诊断并不难，关键是要及时进行胃镜检查。

【药物治疗】

1. 用药方案

(1) 一般治疗：对剧烈呕吐者给予止吐药，如肌内或静脉注射甲氧氯普胺。成人 10~20mg，一日剂量不超过 0.5mg/kg。6 岁以下每次 0.1mg/kg，6~14 岁每次 2.5~5mg。肾功能不全者，剂量减半。

(2) 药物治疗：可应用雷尼替丁、法莫替丁或奥美拉唑。

1) 雷尼替丁注射液：50mg，稀释后缓慢静脉滴注(1~2 小时)，或缓慢静脉推注(超过 10 分钟)，或肌内注射 50mg，以上方法可一日 2 次或每 6~8 小时 1 次。

2) 法莫替丁注射液：20mg，一日 2 次，用 0.9% 氯化钠注射液或葡萄糖注射液 20ml 进行溶解，缓慢静脉注射或与输液混合进行静脉滴注。儿童剂量一般每次 0.4mg/kg，每日 2 次。

3) 奥美拉唑注射液：静脉滴注，首剂 80mg，之后改为每小时 8mg 维持，至出血停止。儿童首剂 1 (≤1.5)mg/kg，之后每小时 0.1mg/kg 维持。

2. 用药过程中可能出现的不良反应及处理

(1) 甲氧氯普胺：长期大剂量应用甲氧氯普胺可能因阻断多巴胺受体，使胆碱能受体相对亢进而导致锥体外系反应(特别是年轻人)，可出现肌震颤、发声困难、共济失调等,可用苯海索等抗胆碱药物治疗;胃肠道出血、机械性肠梗阻或穿孔,可因使用甲氧氯普胺使胃肠道的动力增加,病情加重,因而禁用;严重肾功能不全患者甲氧氯普胺剂量至少须减少60%,这类患者容易出现锥体外系症状;静脉注射甲氧氯普胺须慢,1~2分钟注完,快速给药可出现躁动不安,随即进入昏睡状态;甲氧氯普胺遇光变成黄色或黄棕色后,毒性增高;有潜在致畸作用,孕妇不宜应用;老年人长期大量应用,容易出现锥体外系症状。

(2) 雷尼替丁注射液:严重肝、肾功能不全患者慎用,必须使用时应减少剂量和进行血药浓度监测;妊娠和哺乳期妇女除非必要时才用。

(3) 法莫替丁注射液:对严重肾功能障碍的患者,会出现本品在血液中的蓄积,所以应调整给药剂量;出现皮疹或荨麻疹、红斑等不良反应时,应停药就医;孕妇禁用;哺乳期妇女使用时应停止授乳。

【注意事项】

1. 对食管贲门黏膜撕裂综合征,内镜下药物喷洒、注射及血管夹等治疗可以达到立竿见影的效果,尤其适用于有活动性出血的患者。

2. 对发生上消化道大出血患者,迅速补充血容量以稳定患者的生命体征应放在一切医疗措施的首位。

第六节 胃食管反流病

【概述】胃食管反流病(gastroesophageal reflux disease,GERD)是指胃内容物反流入食管,引起不适症状和 / 或并发症的一种疾病。与反流相关的症状称为反流症状群。典型和常见的反流症状为胸骨后灼热或反流,其他少见或不典型的相关症状包括以下一种或多种,如上腹痛、胸痛、嗳气、腹胀、上腹不适、咽部异物感、吞咽痛、吞咽困难等,此外还有食管外症状,如慢性咳嗽、咽喉炎、哮喘等。胃灼热系指胸骨后烧灼感。反流系指胃内容物向咽部或口腔方向流动的感觉。

GERD 可分为非糜烂性反流病(non-erosive reflux disease,NERD)、糜烂性食管炎(erosive esophagitis,EE) 和 Barrett 食管(Barrett's esophagus,BE)三种类型,也可称为 GERD 相关疾病。NERD 系指存在反流相关的不适症状,但内镜下未见 BE 和食管黏膜破损。EE 系指内镜下可见食管远段黏膜破损。BE 系指食管远段的鳞状上皮被柱状上皮所取代。在 GERD 的三种疾病形式中,NERD 最为常见,EE 可合并食管狭窄、溃疡和消化道出血,BE 有可能发展为食管腺癌。这三种疾病形式之间相互关联和进展的关系需做进一步研究。

【诊断要点】

1. 根据 GERD 症状群做出诊断 ①有典型的胸骨后灼热或反流症状,且无幽门梗阻或消化道梗阻的证据,临床上可考虑为 GERD。②有食管外症状,又有反流症状,可考虑是反流相关或可能相关的食管外症状,如反流相关的咳嗽、哮喘。③如仅有食管外症状,但无典型的胃灼热和反流症状,尚不能诊断为 GERD。宜进一步了解食管外症状发生的时间、与进餐和体位的关系以及其他诱因。

2. 胃镜检查 胃镜下发现糜烂性食管炎的表现可以明确诊断。有助于 NERD 和 BE 的诊断。同时可以明确 GERD 并发症的存在。

3. 24 小时食管 pH 监测 可以证实酸反流的存在与否。EE 的阳性率 >80%,NERD 的阳性率为 50%~75%。即并非所有 GERD 患者 24 小时食管 pH 监测均为阳性结果。

4. 诊断性治疗 建议服用标准剂量 PPI(如奥美拉唑),一日 2 次,疗程 1~2 周。服药后如症状明显改善,则支持酸相关 GERD 的诊断;如症状改善不明显,则可能有酸以外的因素参与或不支持诊断。

5. X 线检查 吞钡后动态观察可以观察到钡剂自胃内反流入食管的现象。同时可显示有无黏膜病变、狭窄、食管裂孔疝等。

6. 其他检查方法 食管测压、食管胆汁反流测定等对胃食管反流病的诊断有一定的帮助。阻抗监测联合 24 小时食管 pH 监测是一项新的技术,可以提高 GERD 的诊断率。

【药物治疗】

1. 初始治疗 首选奥美拉唑 20mg,口服,一日 2 次。儿童 1mg/kg,一日 1 次或分 2 次等剂量服用。治疗糜烂性食管炎的疗程为 8~12 周。也可选择雷尼替丁、法莫替丁等 H_2 受体拮抗剂。用量:雷尼替丁 150mg,口服,一日 2 次,法莫替丁 20mg,口服,一日 2 次。法莫替丁 1 周岁以上儿童 1mg/(kg·d),一日 2 次,每次最大剂量 40mg。

2. 维持治疗 目前主张按需治疗,即只在症状出现时服用药物,持续使用至症状缓解。首选奥美拉唑 20mg,口服,一日 1 次。儿童 1mg/kg,一日 1 次或分 2 次等剂量服用。也可选择雷尼替丁、法莫替丁等 H_2 受体拮抗剂。用量:雷尼替丁 150mg,口服,一日 2 次,法莫替丁 20mg,口服,一日 2 次。法莫替丁 1 周岁以上儿童 1mg/(kg·d),一日 2 次,每次最大剂量 40mg。

3. 其他药物 在 GERD 的治疗中,促动力药可作为抑酸药物治疗的辅助用药。如多潘立酮 10mg,口服,一日 3 次;或莫沙必利 5mg,口服,一日 3 次。

【注意事项】

1. 反酸、胃灼热不是胃食管反流病的特异症状。因此需要注意和上消化道肿瘤及消化性溃疡等疾病相鉴别。有条件的医院需要做胃镜检查以明确诊断。

2. 患者有报警症状,如吞咽困难、消瘦、呕血、黑便等或 PPI 治疗效果不佳时,应及时转三级综合医院或专科医院以免延误诊治。

第七节　消化性溃疡

【概述】消化性溃疡(peptic ulcer)主要包括胃溃疡和十二指肠溃疡,此外亦可发生于食管下段、小肠、胃肠吻合口及附近肠襻以及异位胃黏膜。

【诊断要点】根据患者慢性病程、周期性发作的节律性中上腹疼痛等症状,可做出初步诊断。上消化道造影,特别是内镜检查可确诊。可到有条件的三级综合医院或专科医院进行相关检查。

1. 疼痛的节律性　十二指肠溃疡疼痛多在餐后 2~3 小时出现,持续至下次进餐或服用抗酸药后完全缓解。胃溃疡疼痛多在餐后半小时出现,持续1~2 小时逐渐消失,直至下次进餐后重复上述规律。十二指肠溃疡可出现夜间疼痛。

2. 疼痛的周期性　大多数患者反复发作,持续数天至数月后继以较长时间的缓解,病程中发作期与缓解期交替。

【药物治疗】

1. 制酸药　复方氢氧化铝:成人 2~4 片,一日 3 次。饭前半小时或胃痛发作时嚼碎后服。

2. H_2 受体拮抗剂

(1) 雷尼替丁:成人 0.15g,一日 2 次。于清晨和睡前服用。

(2) 法莫替丁:20mg,一日 2 次。早、晚餐后或睡前服。4~6 周为一个疗程。溃疡愈合后的维持量减半。1 周岁以上儿童 1mg/(kg·d),每日分 2 次口服。

3. 质子泵抑制药　已成为治疗消化性溃疡的首选药物。奥美拉唑:常用剂量 20~40mg,一日 1~2 次,餐前服用。十二指肠溃疡和胃溃疡的疗程分别为4 周和 6~8 周。儿童 1mg/(kg·d)。

4. 黏膜保护药　枸橼酸铋钾,成人 110mg,一日 4 次,前 3 次于三餐前半小时,第 4 次于晚餐后 2 小时服用;或一日 2 次,早晚各服 220mg。胶体果胶铋 150mg,一日 4 次,餐前与睡前服用。或铝碳酸镁 0.5~1g,一日 3~4 次,餐后1~2 小时或胃部不适时服用。

5. 幽门螺杆菌感染的治疗　对存在感染幽门螺杆菌的溃疡患者,预防溃疡复发和并发症的第一步是给予根除幽门螺杆菌治疗。推荐几种根除方案。

(1) 一线治疗:①奥美拉唑(20mg)+阿莫西林(1.0g)+甲硝唑(0.4g);②奥美拉唑(20mg)+枸橼酸铋钾(220mg)+阿莫西林(1.0g)+甲硝唑(0.4g);③奥美拉唑(20mg)+枸橼酸铋钾(220mg)+左氧氟沙星(0.5g,一日1次)+甲硝唑(0.4g);④奥美拉唑(20mg)+枸橼酸铋钾(220mg)+阿莫西林(1.0g)+左氧氟沙星(0.5g,一日1次)。

(2) 补救治疗:奥美拉唑(20mg)+枸橼酸铋钾(220mg)+阿莫西林(1.0g)+克拉霉素(0.5g)。

各方案均为一日2次(除特别标明者),疗程7~14天(对耐药严重的地区,可考虑疗程14天,但不要超过14天)。服药方法:质子泵抑制剂早晚餐前服用,抗菌药物餐后服用。

【注意事项】

1. 奥美拉唑对肝功能不全或血象不正常的患者请在医师指导下使用;孕期、哺乳期妇女慎用。

2. 幽门螺杆菌的根除 在治疗过程中要注意观察药物的不良反应,特别是喹诺酮类。肾功能减退者,需根据肾功能调整给药剂量;肝功能减退时,尤其是肝、肾功能均减退者,需权衡利弊后应用,并调整剂量;原有中枢神经系统疾病者,例如癫痫病史者应避免应用,有指征时需仔细权衡利弊后应用;孕妇禁用,哺乳期妇女应用本品时应暂停哺乳;对本品及氟喹诺酮类药物过敏的患者禁用;不宜用于18岁以下的儿童及青少年。

3. 部分相关药物不良反应参见之前部分描述。

第八节　应激性溃疡

【概述】应激性溃疡(stress ulcer)指由烧伤、严重外伤、心脑血管意外、休克、手术、严重感染等应激因素引起的消化性溃疡。主要表现为胃、十二指肠黏膜的糜烂、浅溃疡、渗血等,是上消化道出血的常见原因之一。由颅脑外伤、手术、肿瘤、感染及脑血管意外所引起者称Cushing溃疡;由重度烧伤所致者称Curling溃疡。应激性溃疡的病灶有4大特点:①急性病变,在应激情况下产生;②多发性;③病变多散布在胃体及胃底;④并不伴高胃酸分泌。

【诊断要点】

1. 患者处于烧伤、严重外伤、心脑血管意外、休克、手术、严重感染等应激状况下。

2. 于应激后1~2周内(多为3~7天)出现腹痛、腹胀等症状;亦可症状不典型或被原发病掩盖,或者以消化道出血甚至穿孔为首发症状。

3. 胃镜下溃疡通常呈多发性、浅表性不规则形,周围水肿不明显。

【药物治疗】

1. 积极治疗引起应激的原发病。

2. 用药方案　对出现消化道出血的患者首选奥美拉唑 40mg 静脉注射,一日 1 次。也可选用法莫替丁 20mg 静脉注射(不少于 3 分钟)或滴注(不少于 30 分钟),每 12 小时 1 次;或者雷尼替丁 50mg 静脉注射(大于 10 分钟)或静脉滴注(1~2 小时),一日 2 次或者每 6~8 小时 1 次。

3. 用药过程中可能出现的不良反应及其处理　抑酸药不良反应较少,常见有头痛、头晕、便秘和腹泻,多数症状轻微可无须特殊处理;偶见皮疹、白细胞减少及转氨酶升高,轻微者停药后可自行恢复,必要时对症治疗。

【注意事项】

1. 严重肾功能不全、孕妇及哺乳期妇女禁用抑酸药物;8 岁以下儿童也需禁用雷尼替丁。

2. 对应激性溃疡,若原发病能有效控制,则溃疡可快速愈合,一般不留瘢痕。若应激因素不能及时排除,则可持续加重。消化道出血常反复发作,部分患者可发生穿孔等严重并发症,预后差,病死率高。

3. 应激性溃疡致上消化道出血时,对于抑酸药物的选择上,质子泵抑制剂要优于 H_2 受体拮抗剂,出血急性期应选择静脉给药,对出血停止后开始进食的患者如需继续口服抑酸药物治疗(尤其消化性溃疡者),可首选奥美拉唑。

4. 其他药物　可选用云南白药、凝血酶粉。

第九节　幽门梗阻

【概述】幽门梗阻(pyloric obstruction)是指胃的幽门部位,由于溃疡或癌瘤等病变所致的食物和胃液通过障碍。幽门梗阻是胃、十二指肠溃疡的常见并发症之一。其他可见于胃、胰腺肿瘤等。

幽门梗阻可分为不完全性梗阻和完全性梗阻两大类。当幽门附近有溃疡或炎性病变时,便刺激幽门括约肌,引起其痉挛或幽门区水肿,由此发生的梗阻,称为幽门不完全性梗阻或部分性梗阻。它是暂时的,但也可有反复发作。另外一种情况是,由于溃疡愈合后形成的瘢痕组织,或胃部手术后发生的粘连牵拉,或因癌瘤侵犯幽门,结果均可造成幽门区狭窄而出现梗阻,这种梗阻是很难或不能缓解的,称为完全性梗阻。

【诊断要点】

1. 临床表现为上腹饱胀和呕吐。呕吐物为酸臭的宿食,不含胆汁,量大,常发生于上午或晚上，呕吐后自觉舒适。

2. 振水音、胃型及胃蠕动波是幽门梗阻的特征性体征。

3. 胃部 B 超可见胃内大量食糜回声。

4. 有条件的医院可行胃镜检查以确诊，并有助于病因诊断。

【药物治疗】

1. 一般及对症支持治疗　禁食，胃肠减压。对有水、电解质及酸碱平衡紊乱的患者应首要予以纠正。可予输注葡萄糖氯化钠或生理盐水，待尿量增加即予静脉补钾治疗（静脉补钾浓度不超过 3‰）。水分的补充可用 5% 或 10% 的葡萄糖溶液。

2. 用药方案　由消化性溃疡所致者首选奥美拉唑 40mg 静脉注射，一日 1~2 次。也可选用法莫替丁 20mg 静脉注射（不少于 3 分钟）或静脉滴注（不少于 30 分钟），每 12 小时 1 次；或者雷尼替丁 50mg 静脉注射（大于 10 分钟）或静脉滴注（1~2 小时），一日 2 次或者每 6~8 小时 1 次。

3. 用药过程中可能出现的不良反应及其处理　抑酸药不良反应较少，常见有头痛、头晕、便秘和腹泻，多数症状轻微可无须特殊处理；偶见皮疹、白细胞减少及转氨酶升高，轻微者停药后可自行恢复，必要时对症治疗。

【注意事项】

1. 部分相关药物不良反应参见之前部分描述。

2. 幽门梗阻患者应寻找病因，尽早转至三级综合医院或专科医院进行内镜检查明确病因，并排除肿瘤，以免延误治疗。

3. 幽门梗阻患者由于惧怕进食，体重可迅速减轻，并出现消耗症状及恶病质。患者反复呕吐可致胃液中氢离子和钾离子大量丢失，引起低氯低钾性代谢性碱中毒，出现四肢无力、烦躁不安、呼吸短促、手足搐搦等表现。

4. 器质性幽门梗阻和内科治疗无效的幽门梗阻应行外科手术。手术目的在于解除梗阻，使食物和胃液能进入小肠，从而改善全身状况。

第十节　酒精性肝病

【概述】酒精性肝病（alcoholic liver disease，ALD）是由于长期大量饮酒所致的肝脏疾病。初期通常表现为脂肪肝，进而可发展成酒精性肝炎、酒精性肝纤维化和酒精性肝硬化；严重酗酒时可诱发广泛肝细胞坏死甚至肝功能衰竭。ALD 是我国常见的慢性肝病之一，其发病率现仍呈增长趋势，且有年轻化和女性化倾向，严重危害人民健康。

【诊断要点】

1. 长期过量饮酒为诊断 ALD 的前提条件。ALD 患者通常有 5 年以上饮酒史,折合乙醇量每天≥40g(女性每天≥20g);或最近 2 周内有大量饮酒史,折合乙醇量每天 >80g〔含酒精饮料乙醇含量换算公式(g)= 饮酒量(ml)× 乙醇含量(%)× 0.8〕。

2. 临床表现与其疾病分型有关。

(1) 酒精性脂肪肝通常表现为无症状性轻度肝大,肝功能正常或轻度异常。

(2) 酒精性肝炎往往存在肝脏和全身炎症反应,表现为发热、黄疸、肝大。

(3) 酒精性肝硬化可出现腹水、门脉高压相关性出血以及肝性脑病等失代偿期肝病征象。

3. 血清谷草转氨酶(GOT)与谷丙转氨酶(GPT)之比大于 2;γ- 谷氨酰转肽酶(GGT)和平均血细胞比容(MCV)升高,禁酒后这些指标明显下降。

4. 影像学检查可发现弥漫性脂肪肝、肝硬化和门脉高压相关的证据(脾大、腹水等)。

5. ALD 的病理诊断。

6. 确诊 ALD 之前需要与以下疾病进行鉴别诊断,如药物性肝损害、病毒性肝炎、淤血性肝炎等。

7. 出现下列情况时,应考虑存在肝衰竭

(1) 极度乏力,并有明显畏食、呕吐和腹胀等严重消化道症状。

(2) 黄疸进行性加深,血清总胆红素≥171μmol/L 或一日上升≥17.1μmol/L。

(3) 有出血倾向,凝血酶原活动度≤40%。

(4) 出现Ⅱ度以上肝性脑病。

(5) 明显腹水。

(6) 有难治性并发症,如肝肾综合征、上消化道大出血、严重感染和难以纠正的电解质紊乱。

【药物治疗】

1. 戒酒和防治戒酒综合征　ALD 患者往往有酒精依赖,其戒酒措施包括精神治疗和药物治疗,可酌情给予短期地西泮等镇静药物,具体用法参见相关部分。

2. 营养支持治疗　宜给予富含优质蛋白质和维生素 B 族、高热量的低脂软食。

3. 保肝治疗

(1) 降低转氨酶:口服联苯双酯 25mg,一日 3 次(不良反应轻微,个别病例可出现轻度恶心;有报道本品治疗过程中出现黄疸及病情恶化,应引起注意;对病程长、肝功能异常时间较长者易于反跳,应逐渐减量)。或口服甘草酸二铵 150mg,一日 3 次(不良反应主要有纳差、恶心、呕吐、腹胀、荨麻疹、口干、头痛、头晕、胸闷、心悸等,严重低钾血症、高钠血症、高血压、心力衰竭、肾功能衰竭者禁用,不宜与联苯双酯同时应用)。

(2) 改善肝内胆汁淤积(黄疸):口服熊去氧胆酸 50~200mg,一日 3 次(不良反应主要为腹泻,发生率约 2%,其他罕见不良反应有便秘、过敏反应、瘙痒、头痛、头晕、胃痛、胰腺炎和心动过缓。胆道完全梗阻和严重肝功能减退者禁用;孕妇不宜服用)。

(3) 稳定肝细胞膜:口服水飞蓟素 140mg,一日 2 次(不良反应偶有轻度腹泻,此药不适用于急性中毒,孕妇及哺乳期妇女慎用)。

4. 肝衰竭患者出现严重并发症如腹水、上消化道大出血、肝性脑病、严重感染等时,应及时住院治疗,重症患者需要转三级综合医院或专科医院治疗。

【注意事项】临床常用其他保肝药(以下任选 1~2 种合并使用):

1. 葡醛内酯[非] 200mg 口服,一日 3 次;或 400~600mg 静脉注射,一日 1 次。

2. 多烯磷脂酰胆碱[非] 456mg 口服,一日 3 次。

3. 双环醇[非] 25mg 口服,一日 3 次(不宜与联苯双酯同时应用)。

第十一节　药物性肝病

【概述】药物性肝病或药物性肝损害(drug-induced liver injury, DILI)是临床常见的肝脏疾病之一。药物性肝损害分为可预测性和不可预测性两种。前者主要是药物的直接毒性作用所致,具有一定规律,常可预测,毒性与剂量成正比,自暴露于药物到出现肝损害之间潜伏期通常较短,诊断相对容易。而大多数药物性肝损害系不可预测性,本类药物性肝损伤与剂量无关、不可预测、潜伏期不定、诊断较困难。药物性肝病的临床分类及相关药物举例参见表 4-1。

表 4-1　药物性肝病的临床分类

分类	相关药物举例
急性药物性肝病	
急性肝细胞性损伤	氟烷、对乙酰氨基酚、四环素等
急性胆汁淤积性损伤	同化激素、甾体类避孕药、氯霉素、红霉素酯
混合性肝细胞胆汁淤积性损伤	异烟肼、环氟拉嗪
亚急性药物性肝损伤	辛可芬、异丙烟肼、甲基多巴等
慢性药物性肝病	
慢性肝实质损伤	

续表

分类	相关药物举例
慢性肝炎	呋喃妥因、甲基多巴、四环素、氟烷、磺胺类、对乙酰氨基酚、阿司匹林、异烟肼
脂肪变性	丙戊酸钠
磷脂沉积症	胺碘酮、己烷雌酚、胺乙醚
肝纤维化和肝硬化	甲氨蝶呤
慢性胆汁淤积	
肝内胆汁淤积	有机砷、氯丙嗪
胆管硬化	5-氟去氧尿苷、福尔马林
血管病变	
肝静脉血栓	甾体类避孕药
静脉闭塞性疾病	吡咯双烷生物碱、乌拉坦等
紫癜性肝病	同化激素、甾体类避孕药
非肝硬化性门脉高压	化疗药、免疫抑制剂、无机砷
肿瘤	甾体类避孕药

【诊断要点】由于药物性肝病发病时间存在很大差异,临床表现与用药的关系也常较隐蔽,容易被患者和临床医师所忽视。当前在无特异性诊断标志的情况下,诊断还是主要依靠临床详细的病史和认真的分析与逻辑推理:明确的用药史(先用药后发病);肝细胞损害和/或胆汁淤积的生化特征;停药后肝损害减轻(但胆汁淤积型损害可能恢复较慢);排除其他肝损害病因,如病毒性肝炎、酒精性肝病等;必要时进行肝活检以助诊断。

【药物治疗】立即停用有关药物和可疑药物。

1. 保肝治疗

(1) 降低转氨酶:口服联苯双酯 25mg,一日 3 次;或口服甘草酸二铵150mg,一日 3 次。

(2) 改善黄疸:口服熊去氧胆酸 50~200mg,一日 3 次。

(3) 稳定肝细胞膜:口服水飞蓟素 140mg,一日 2 次。

以上药物不良反应详见第十节。

2. 肝衰竭患者出现严重并发症如腹水、上消化道大出血、肝性脑病、严重感染等时,应及时住院治疗;重症患者和难治性患者需要转三级综合医院或专科医院治疗。

【注意事项】临床常用其他保肝药(以下任选 1~2 种合并使用):

1. 还原型谷胱甘肽[非]　0.6~1.2g 静脉滴注，一日 1 次(是治疗重症药物性肝损害的首选药物)。

2. 葡醛内酯[非]　200mg 口服，一日 3 次；或 400~600mg 静脉注射，一日 1 次。

3. 多烯磷脂酰胆碱[非]　456mg 口服，一日 1 次。

4. 双环醇[非]　25mg 口服，一日 1 次(不宜与联苯双酯同时应用)。

5. 硫普罗宁[非]　0.1~0.2g 口服，一日 3 次。

第十二节　肝　硬　化

【概述】肝硬化(liver cirrhosis)不是一种独立的疾病，而是多种慢性肝病发展的一个阶段。病理学上以肝组织弥漫性纤维化、假小叶和再生结节形成为特征，临床上主要表现为肝细胞功能障碍和门脉高压症。肝硬化的病因在我国主要是病毒性肝炎，占病因的 60%~80%，其次是酒精性肝病，其他病因还有自身免疫性肝病、遗传代谢性疾病、营养不良及循环障碍等。肝硬化起病隐匿，病程进展缓慢，临床上分为肝硬化代偿期和失代偿期。代偿期可以没有明显症状或仅表现为一些非特异性症状，如乏力、腹胀、腹泻、消瘦及低热等。一旦出现腹水、肝性脑病及食管胃底静脉曲张破裂出血之一则进入失代偿期，多有明显肝功能失代偿征象，如血清白蛋白 <35g/L，胆红素 >35μmol/L，凝血酶原活动度 <60%。另外，失代偿肝硬化患者还可以有出血倾向及内分泌紊乱的症状。肝硬化的并发症主要为上消化道出血、肝性脑病、自发性腹膜炎、肝肾综合征和原发性肝癌。

【诊断要点】

1. 病史　有助于了解肝硬化的病因，包括肝炎史、饮酒史、药物史、输血史、社交史及家族遗传性疾病史。

2. 症状体征　确定是否存在门脉高压和肝功能障碍表现。

3. 肝功能试验　血清白蛋白降低、胆碱酯酶下降、凝血酶原时间延长提示肝功能储备降低。

4. 影像学检查　B 超、CT 或 MRI 可见肝硬化征象。

【药物治疗】肝硬化目前无特效治疗，关键在于早期诊断，针对病因给予相应处理，阻止肝硬化进一步发展，后期积极防治并发症，终末期则只能有赖于肝移植。对基础治疗无效或大量腹水者应使用利尿剂，临床常用的利尿剂是螺内酯和呋塞米。出现肝性脑病时使用精氨酸。

1. 螺内酯　利尿作用较弱，为潴钾利尿剂。根据病情调整剂量和疗程，一般不单独使用。不良反应主要是高钾血症。使用中应注意监测血电解质情况,出现严重高钾血症应及时停药并排钾治疗。

2. 呋塞米　利尿作用较强,能增加水、钠、氯、钾等的排泄,为排钾利尿剂。根据病情调整剂量和疗程,一般不单独使用。不良反应中的水、电解质紊乱最常见,如直立性低血压、休克、低钾血症、低钠血症、低钙血症等,尤其是大剂量或长期应用时。使用中应注意监测血电解质情况,及时纠正水电解质紊乱。

3. 精氨酸　用 5% 的葡萄糖注射液 1 000ml 稀释后静脉滴注,一次 15~20g 于 4 小时内滴完。精氨酸在人体内参与鸟氨酸循环,促进尿素的形成,是人体内产生的氨,经鸟氨酸循环变成无毒的尿素,由尿中排除,从而降低血氨浓度。不良反应为可引起高氯性酸中毒,以及血中尿素、肌酐、肌酸浓度升高,静脉滴注速度过快会引起呕吐、流涎、皮肤潮红等。用药期间应注意检测血电解质情况和血气。

4. 水飞蓟素　口服,重症患者起始 140mg,一日 3 次,维持剂量 140mg,一日 2 次。本药物只适用于支持治疗。不良反应偶有轻度腹泻。

【注意事项】

1. 肝硬化目前尚无特效药物治疗方法,治疗原则是去除病因、积极治疗原发病,后期主要针对并发症。

2. 必须强调指出,在应用利尿剂治疗肝硬化腹水时一般不单独用药,而是将呋塞米和螺内酯联合应用,这样既可以加强利尿效果,又能减少不良反应。使用中可以根据病情逐渐调整两种药物的剂量,如果利尿效果或体重下降不明显,可以每隔 3~5 天同时增加两药的剂量,但一定要保持 100mg：40mg 的比例,这样可以维持正常的血钾水平。两药的最大剂量为螺内酯一日 400mg,呋塞米一日 160mg。

3. 精氨酸禁用于高氯性酸中毒、肾功能不全、无尿患者。

4. 对出现上消化道大出血,严重肝性脑病等并发症的患者应在积极救治的同时尽早转三级综合医院或专科医院为宜。

第十三节　急性胰腺炎

【概述】 急性胰腺炎(acute pancreatitis)是多种原因导致胰酶在胰腺内被激活后引起胰腺组织自身消化、水肿、出血甚至坏死的炎症反应。临床上以急性上腹痛、呕吐、腹胀、发热和血中胰酶升高等为主要特点,病情程度轻重不等,轻者以胰腺水肿为主,临床多见,病情常呈自限性,预后良好,又称为轻型急性胰腺炎。少数重症患者的胰腺出血坏死,常继发感染、腹膜炎和休克等多种并发症,病死率高,称为重症急性胰腺炎。

【诊断要点】

1. **有引起胰腺炎的相关致病因素** 如胆石症等胆道疾病、大量饮酒、暴食暴饮、手术、创伤、高钙血症、高脂血症等。约 15% 胰腺炎的原因不明,称为特发性胰腺炎。

2. **临床表现** 典型的急性胰腺炎腹痛特点为突发、程度较剧烈、持续性,可有阵发性加剧,主要位于中上腹,可伴有腰背部带状放射,弯腰和蜷曲体位常可好转,进食后易加剧。可伴有呕吐、腹胀、发热,重症患者可出现低血压、呼吸困难、休克等。轻症患者主要体征为中上腹压痛,重症患者常可出现肠麻痹、腹膜刺激征等体征。

3. **实验室检查** 血清和尿中的淀粉酶和脂肪酶明显升高,一般高于正常值上限的 3 倍以上。

4. **影像学检查** 腹部 B 超和增强 CT 常可显示肿胀的胰腺,胰腺周围渗出以及是否存在出血坏死等。

5. **区分重症胰腺炎**在临床上十分重要,具有评价预后和指导治疗的价值,有以下改变时应考虑重症胰腺炎,如休克表现、腹膜刺激征表现、Cullen征、Grey-Turner 征、血钙 $<2\text{mmol/L}$、血糖 $>11.22\text{mmol/L}$、C 反应蛋白明显升高、影像学检查提示胰腺受损严重等。

【**药物治疗**】药物治疗应建立在病因治疗和基本治疗基础之上,包括禁食、胃肠减压、静脉输液支持等。

1. **抗菌药物** 主要用于胆源性胰腺炎、重症胰腺炎和有感染证据的胰腺炎患者。比如左氧氟沙星 400mg,一日 1 次,静脉滴注,疗程不定,一般随着病情好转或感染控制而停用。一般联合应用甲硝唑,以加强抗厌氧菌效果,一般剂量为 500mg,每 8 小时 1 次,静脉滴注。

2. **甲氧氯普胺** 主要用于患者恶心和呕吐症状比较明显时,一般剂量为 10mg 静脉注射或肌内注射。多为短期使用,长期连续使用易引起锥体外系症状,如震颤、共济失调等。

3. **法莫替丁** 可以抑制胃酸分泌,减少胰液分泌,还可以预防应激性胃黏膜损害。疗程不定,一般随着病情好转而停用。一般为 20mg,一日 2 次,静脉注射。

4. **复方氨基酸注射液(18AA)** 在能量供给充足的情况下,可参与蛋白质的合成代谢,获得正氮平衡,并生成酶类、激素、结构蛋白,促进胰腺组织恢复生理功能。一般为 500~750ml,以全合一的形式,缓慢静脉滴注。

5. **多种维生素** 可用于禁食时完全肠外营养的添加剂补充维生素,可溶于等渗生理盐水或者 5% 葡萄糖溶液中静滴,一般 1 支 /d,对本品过敏者,尤其是对维生素 B_1 过敏者禁用。

6. 复合磷酸氢钾　可用于禁食时完全肠外营养中作为磷的补充剂,每1 000大卡热量加入本品2.5ml滴注,剂量根据监测结果由医生决定。不良反应可出现高磷血症、低钙血症、肌肉颤搐、痉挛、胃肠道不适等。本品严禁直接注射。

7. 脂肪乳氨基酸葡萄糖　可用于禁食时完全肠外营养,通常情况下为按体重一日20~30kcal/kg,输注速度按患者体重不宜超过1小时3.7ml/kg(相当于0.25g葡萄糖,0.09g氨基酸、0.13g脂肪/kg)。推荐输注时间为12~24小时。不良反应可发生静脉炎。

8. 中/长链脂肪乳(C6-C24)　可用于禁食时完全肠外营养,建议剂量为按体重一日静脉滴注本品10%,10~20ml/kg或本品20%,5~10ml/kg,相当于1~2g(2g为最大推荐剂量)脂肪/kg。输注速度为最大速度按体重1小时静脉滴注本品10%,1.25ml/kg或20%,0.625ml/kg(相当于0.125g脂肪/kg)。严重凝血障碍、休克和虚脱、妊娠、急性血栓栓塞、伴有酸中毒和缺氧的严重脓毒血症、脂肪栓塞、急性心肌梗死和中风、酮症酸中毒昏迷和糖尿病性前期昏迷禁忌。

9. 整蛋白型肠内营养剂(粉剂)　适用于恢复期有胃肠道功能或部分胃肠道功能患者,本品1听溶于500ml温开水中,待粉剂完全溶解后,再加温开水至1 500ml,轻轻搅拌混匀。管饲喂养时,先置一根喂养管到胃、十二指肠或空肠上端部分。正常滴速为100~125ml/h(开始时滴速宜慢)。一般患者,每天给予2 000kcal即可满足机体对营养成分的需求。摄入过快或严重超量时可能会出现恶心、呕吐、腹泻和腹痛等胃肠道不适反应。肠道功能衰竭、完全性肠道梗阻、严重腹腔内感染、对本品中任一成分有先天性代谢障碍、顽固性腹泻患者禁用。

10. 在婴幼儿患者,不能经口摄入蛋白质或摄入量不足时,可以经过静脉营养补充氨基酸及能量。每日每千克体重用35~50ml或遵医嘱。

【注意事项】

1. 18岁以下患者禁用左氧氟沙星,以免影响骨质发育。

2. 甲氧氯普胺多为临时或短期使用,不要连续长期使用,容易引起锥体外系症状,如震颤、共济失调等。法莫替丁的不良反应较少,偶见消化道不适,白细胞减少,头痛等精神神经不良反应,肾功能减退患者应酌情减量。

3. 复方氨基酸注射液(18AA)在合并严重肝、肾功能不全者应谨慎使用。避免单独经外周静脉输注,容易引发静脉炎。注射液含60mmol/L的乙酸,大量应用或并用电解质输液时,应注意电解质与酸碱平衡。注意缓慢滴注,过快容易发生恶心、呕吐、心悸、发热等不良反应。

4. 急性重症胰腺炎患者的病情常常复杂危重,应加强观察和积极救治,必要时需要转三级综合医院或专科医院诊治。

第十四节　慢性胰腺炎

【概述】慢性胰腺炎(chronic pancreatitis)是指由于各种原因所致的胰腺局部、节段性或弥漫性的慢性进展性炎症,导致胰腺组织和/或胰腺功能不可逆的损害。临床表现为反复发作性或持续性腹痛、腹泻或脂肪泻、消瘦、黄疸、腹部包块和糖尿病等。

【诊断要点】

1. 有引起慢性胰腺炎的相关致病因素　如胆石症等胆道疾病、慢性酒精中毒、高钙血症、高脂血症、风湿免疫性疾病、遗传等。约20%胰腺炎的原因不明,称为特发性慢性胰腺炎。

2. 临床表现　常为慢性反复病程,典型的病例可出现五联征,即腹痛、胰腺钙化、胰腺假性囊肿、脂肪泻和糖尿病。典型的慢性胰腺炎腹痛特点为程度较剧烈、持续性,主要位于中上腹,可伴有腰背部带状放射疼痛,弯腰和蜷曲体位常可好转,进食后(尤其是进食油腻食物后)易加剧,夜间较明显。体征方面:多数仅有轻度压痛,与腹痛程度不一致,当发生假性囊肿时,可扪及表面光滑的包块,胆总管受到压迫时可出现黄疸。

3. 实验室检查　血清和尿中的淀粉酶和脂肪酶可有一过性升高,常不像急性胰腺炎那样明显,粪便脂肪含量升高,血钙、叶酸、维生素 B_{12} 等可能降低,凝血功能降低。

4. 影像学检查　腹部平片可能发现胰腺区钙化影。腹部B超和增强CT常可显示胰腺体积改变,边缘不清,密度改变,钙化和结石,囊肿等。

5. 可以通过收集胰液和穿刺活检方法鉴别慢性胰腺炎和胰腺癌,两者的鉴别常常较困难。

【药物治疗】药物治疗应建立在病因治疗和基本治疗基础之上,包括戒酒、积极治疗胆道疾病、低脂肪和高蛋白饮食、避免饱食等。

1. 法莫替丁　可以抑制胃酸分泌,减少胰液分泌,还可以预防应激性胃黏膜损害。疗程不定,多用于急性发作期,随着病情好转而停用。一般为20mg,一日2次,静脉注射;或20mg,一日2次,早、晚餐后或睡前口服。

2. 营养支持和补充治疗　合并糖尿病时可给予胰岛素治疗。营养不良者应注意补充营养,脂溶性维生素(如维生素 K_1)以及维生素 B_{12} 、叶酸等,严重营养不良者可考虑要素饮食或全胃肠外营养。

【注意事项】部分慢性胰腺炎急性发作时患者的病情常常复杂危重,应加强观察和积极救治,必要时需要转三级综合医院或专科医院治疗诊治。营养支持和补充治疗时使用的上述药物很安全,很少出现副作用,但应注意使用剂量,避免剂量过大,尤其是胰岛素。

第十五节 溃疡性结肠炎

【概述】溃疡性结肠炎(ulcerative colitis,UC)是一种病因尚不十分清楚的慢性非特异性结肠炎症性疾病。通常发病缓慢,反复发作,迁延不愈。

【诊断要点】

1. 持续或反复发作的腹泻,黏液脓血便,腹痛,伴或不伴全身症状及肠外表现。具有肠镜表现至少一项和/或黏膜活检支持,或具有钡剂灌肠表现至少一项可诊断。

2. 确诊 UC 之前需要排除感染性肠炎、克罗恩病、缺血性肠炎、放射性肠炎、结肠肿瘤等。

3. UC 的完整诊断包括临床类型、临床严重程度、病情分期、病变范围、肠外表现及并发症。

【药物治疗】对症支持治疗:活动期患者充分休息、流质饮食,病情好转后改为营养少渣饮食。重症或暴发型患者应住院,禁食,纠正水、电解质紊乱,贫血及低蛋白血症,补充维生素及微量元素。情绪不稳定者予以心理治疗。

1. 柳氮磺吡啶 有效成分为 5- 氨基水杨酸。用于诱导轻到中度 UC 的缓解及维持缓解。

(1) 用药方案:初剂量每日 2~3g,分 3~4 次口服,渐增至一日 4~6g,缓解期一日 1.5~2g。儿童剂量为每日 40~60mg/kg,分 3~6 次口服,病情缓解后改为维持量每日 30mg/kg,分 3~4 次口服。

(2) 用药过程中可能出现的不良反应:常见药疹、多形红斑、剥脱性皮炎等过敏反应。光敏、药物热、关节及肌肉疼痛、发热等以及中性粒细胞减少或缺乏症、血小板减少症及再生障碍性贫血、溶血性贫血、血红蛋白尿及高胆红素血症、肝肾损害。恶心、呕吐、腹泻、头痛、乏力等症状轻微,不影响继续用药。出现中枢神经系统毒性时需立即停药。

(3) 注意事项:对磺胺类药物过敏者、孕妇、哺乳期妇女禁用。由反应与耐药性调整剂量。用药期间多饮水,夜间停药间隔小于 8 小时。监测血象、尿常规和肝、肾功能。肾功能损害者应减小剂量。

2. 美沙拉嗪 用于诱导轻到中度 UC 的缓解及维持缓解。

(1) 用药方案:急性期每日 4g,分 4 次口服;缓解期每日 1.5~2g,分 3~4 次口服或遵医嘱。5 岁及以上儿童根据体重调整用量,体重 17~32kg 的儿童,36~71mg/(kg·d),分 2 次口服,连用 6 周,最大剂量 1.2g/d;体重 33~53kg 的儿童,37~61mg/(kg·d),分 2 次口服,连用 6 周,最大剂量 2g/d;体重 54~90kg 的儿童,

27~44mg/(kg·d),分 2 次口服,连用 6 周,最大剂量 2.4g/d。

(2) 用药过程中可能出现的不良反应:常见的不良反应为腹泻、恶心、腹痛、头痛、呕吐和皮疹;少见有中性粒细胞减少或缺乏症、血小板减少症以及再生障碍性贫血等。

(3) 注意事项:对柳氮磺吡啶过敏的患者禁用,严重肝肾功能不全者禁用,消化道溃疡患者禁用,出血倾向增加者禁用;注意监测肺功能不全患者,特别是哮喘患者,孕妇及哺乳期妇女慎用本品。

3. 抗菌治疗　用于 UC 继发感染时。

(1) 甲硝唑

1) 用法与用量:口服,0.2~0.4g,一日 3 次,疗程 7~10 日。儿童每日 20~50mg/kg。

2) 用药过程中可能出现的不良反应及其处理:恶心、呕吐、食欲缺乏、头痛、眩晕等,大剂量可致抽搐。停药后可恢复。

3) 注意事项:肝脏疾病患者减量。出现中枢神经系统症状时应停药。肾功能衰竭者,给药间隔应延至 12 小时。活动性中枢神经系统疾患和血液病患者禁用。用药期间应戒酒。孕妇及哺乳期妇女禁用。

(2) 喹诺酮类广谱抗菌药物:可同甲硝唑合用。

1) 用法与用量:口服,诺氟沙星 0.3~0.4g,一日 2 次;环丙沙星 0.5g,一日 2 次;左氧氟沙星 0.4g,一日 1 次,疗程 5~7 日。

2) 用药过程中可能出现的不良反应及其处理:腹部不适或疼痛、腹泻、恶心或呕吐。也可有头昏、头痛、嗜睡或失眠。还可有皮疹、皮肤瘙痒、光敏等过敏反应。偶有癫痫发作、间质性肾炎、静脉炎、结晶尿、关节疼痛,少数患者出现血清氨基转移酶、血尿素氮增高及周围血象白细胞降低,多属轻度、一过性。

3) 注意事项:肝、肾功能减退及老年患者需减量。中枢神经系统疾病者避免应用。对氟喹诺酮类药过敏者禁用。不宜用于孕妇、哺乳期妇女及 18 岁以下人群,如有上述症状发生,须立即停药。

4. 蒙脱石　腹泻严重时可使用。

(1) 用药方案:一次 1 袋(3.0g),一日 3 次。可根据大便次数调整用量。儿童 1 岁以下每日 1 袋,分 3 次口服;1~2 岁每日 1~2 袋,分 3 次口服;2 岁以上每日 2~3 袋,分 3 次口服。

(2) 用药过程中可能出现的不良反应及其处理:偶见便秘、大便干结,可减少剂量。

5. 糖皮质激素治疗　诱导缓解,对急性发作期有较好疗效,尤其适用于重型活动期及暴发型 UC。

(1) 用法与用量:轻、中型 UC 常用泼尼松一日 30~40mg,口服,2~3 周见效。重度 UC 先氢化可的松一日 200~300mg 或地塞米松一日 10mg,静脉滴注,1~2 周后改为泼尼松一日 60mg,口服,观察 7~10 天,逐渐减量。

（2）用药过程中可能出现的不良反应及其处理:并发感染为主要不良反应。长程使用可引起医源性库欣综合征、易出血倾向、创口愈合不良、月经紊乱、肱或股骨头缺血性坏死、骨质疏松及骨折、肌无力、肌萎缩、低血钾综合征、胃肠道刺激、胰腺炎、消化性溃疡或穿孔、儿童生长受抑、青光眼、白内障、良性颅内压升高综合征、糖耐量减退和糖尿病加重。精神症状为欣快感、激动、谵妄、定向力障碍,也可表现为抑制。

（3）注意事项:感染患者应用时,必须给予适当的抗感染治疗。长期服药后,停药前应逐渐减量。肝硬化、肾功能不良、甲状腺功能低下患者慎用。对其过敏者禁用。

6. 免疫抑制剂　适用于激素治疗效果不佳或激素依赖的慢性活动性病例。加用免疫抑制剂后可逐渐减少激素的用量甚至停用。

（1）用法与用量:硫唑嘌呤(1.5~2.5mg/kg,一日 1 次或分次口服),起效时间平均 3 个月,维持用药至少 1~2 年。

（2）用药过程中可能出现的不良反应及其处理:可致骨髓抑制、肝功能损害、畸胎,亦可发生皮疹,偶见肌萎缩。

（3）注意事项:肝功能差者忌用,用药期间严格检查血象。已知对本品高度过敏的患者禁用。孕妇忌用。

【注意事项】

1. 初发病例临床表现及内镜改变不典型者,须随访 3~6 个月,观察发作情况。

2. UC 治疗方案应个体化,对内科治疗无效及严重并发症者需外科手术治疗。

3. 重症或出现急性并发症的患者转三级综合医院或专科医院治疗。

4. 因有癌变风险,应定期肠镜复查。

第十六节　消化道出血

【概述】消化道出血是因病理原因致黏膜下血管破裂,血液进入消化道的异常状态。消化道急性大量出血,临床表现为呕血、黑便、血便等,并伴有血容量减少引起的急性周围循环障碍,为临床常见急症。另有一类消化道出血称隐性消化道出血,临床上肉眼不能观察到粪便异常,仅有粪便潜血试验阳性结果和 / 或存在缺铁性贫血,容易被忽视,应予注意。

上消化道出血是指十二指肠悬韧带(Treitz 韧带)以上的消化道出血,包括食管、胃、十二指肠、胰管和胆管、胃空肠吻合术后吻合口附近疾病引起的出血。上消化道出血的常见病因是消化性溃疡、胃黏膜糜烂性病变、食管胃底静脉曲张及胃癌等。

下消化道出血是指十二指肠悬韧带（Treitz 韧带）以下的肠段出血，包括空肠、回肠、结肠以及直肠病变引起的出血，习惯上不包括痔、肛裂引起的出血。下消化道出血的常见病因是结肠、直肠癌，肠道息肉，血管性病变，炎症性病变及憩室等。

【诊断要点】

1. 根据呕血、黑便和失血性周围循环衰竭的临床表现，呕吐物或黑便隐血试验呈强阳性，血红蛋白浓度、红细胞计数、血细胞比容下降及血尿素氮水平升高的实验室证据，可作出上消化道出血的诊断。但上消化道出血引起的呕血和黑便首先应与由于鼻出血、拔牙或扁桃体切除而咽下血液所致者加以区别。也需与肺结核、支气管扩张、支气管肺癌、二尖瓣狭窄所致的咯血相区别。此外，口服禽畜血液、骨炭、铋剂和某些中药也可引起粪便发黑，有时需与上消化道出血引起的黑便相鉴别。

2. 下消化道出血一般为血便或暗红色大便，不伴呕血。

3. 一些情况下需判断上消化道出血还是下消化道出血。上消化道短时间内大量出血亦可表现为暗红色甚至鲜红色血便，此时如不伴呕血，常难与下消化道出血相鉴别，应在病情稳定后即做急诊胃镜检查（有条件的医院）。高位小肠乃至右半结肠出血，如血在肠腔停留时间久亦可表现为黑便，这种情况应先经胃镜检查（有条件的医院）排除上消化道出血后，再行下消化道出血的相关检查。

【药物治疗】

1. 一般及对症支持治疗　消化道活动性出血期间须禁食，并给予足够的补液支持治疗（输注生理盐水、葡萄糖或葡萄糖氯化钠），立即查血型并配血。出现下列情况需紧急输血：

(1) 改变体位出现晕厥、血压下降和心率增快。

(2) 失血性休克。

(3) 血红蛋白低于 70g/L 或血细胞比容低于 25%。

2. 用药方案　对消化性溃疡和急性胃黏膜病变所引起的出血，常规给予抑酸治疗。急性出血期首选奥美拉唑首剂 80mg，静脉注射，每小时 8mg，静脉滴注，维持 72 小时。也可选用法莫替丁 20mg，静脉注射（不少于 3 分钟）或滴注（不少于 30 分钟），每 12 小时 1 次，直至出血止住，后可改为口服给药 20mg，一日 2 次；或者雷尼替丁 50mg，静脉注射（大于 10 分钟）或滴注（1~2 小时），一日 2 次，或者每 6~8 小时 1 次，口服为 150mg，一日 2 次。上消化道出血的患者在活动性出血时可紧急予去甲肾上腺素 20~40mg 加冰生理盐水 100~250ml 分次口服,局部收缩血管辅助止血治疗;可口服凝血酶粉 1 000~2 000U/次。对左半结肠出血的下消化道出血的患者有时给予凝血酶保留灌肠会有效。

3. 用药过程中可能出现的不良反应及其处理　抑酸药不良反应较少,常见有头痛、头晕、便秘和腹泻,多数症状轻微可无须特殊处理;偶见皮疹、白细胞减少及转氨酶升高,轻微者停药后可自行恢复,必要时对症治疗。

【注意事项】

1. 严重肾功能不全、孕妇及哺乳期妇女禁用抑酸药物;8 岁以下儿童也需禁用雷尼替丁。

2. 消化道出血应做出病因诊断,对出血停止的患者应尽早转至三级综合医院或专科医院进行内镜检查明确病因,并排除肿瘤,以免延误治疗。对急性大出血的患者应在保证生命体征平稳的情况下转至三级综合医院或专科医院进行进一步诊治。

3. 经内科积极治疗仍大量出血不止危及患者生命,须行手术治疗。

4. 上消化道出血时在抑酸药物的选择上,质子泵抑制剂要优于 H_2 受体拮抗剂,但出血急性期应选择静脉给药,对出血停止后开始进食的患者如需继续口服抑酸药物治疗(尤其消化性溃疡者)可首选奥美拉唑。

第十七节　便　　秘

【概述】便秘(constipation)是指大便次数减少,一般每周小于 3 次,伴排便困难、粪便干结或不尽感。便秘的诊断应包括便秘的病因(功能性和继发性便秘)和诱因、程度(轻、中、重)及类型(慢传输型、出口梗阻型、传输时间正常型)。

【诊断要点】临床可出现便意少、便次少,排便艰难、费力,排便不畅,便秘伴有腹痛或腹部不适。

1. 功能性便秘,根据罗马Ⅲ标准,在诊断之前症状出现至少 6 个月,且近 3 个月症状符合以下 2 项或 2 项以上,即为便秘。

(1) 排便费力(≥25%)。

(2) 排便为块状或硬便(≥25%)。

(3) 有排便不尽感(≥25%)。

(4) 有肛门直肠梗阻和/或阻塞感(≥25%)。

(5) 需要用手法(如手指辅助排便、盆底支撑排便)以促进排便(≥25%)。

(6) 每周排便少于 3 次。

2. 不用缓泻剂几乎没有松散大便。

【药物治疗】对症支持治疗:合理饮食,增加膳食纤维及饮水量,养成良好的排便习惯,避免用力排便,并增加运动,积极调整心态。

1. 促动力药 可促进胃十二指肠排空,便秘继发肠梗阻者禁用,例如多潘立酮及甲氧氯普胺。

(1) 用药方案:多潘立酮,饭前 15~30 分钟服用,10mg,一日 3 次;莫沙必利,饭前 15~30 分钟服用,5mg,一日 3 次;甲氧氯普胺,饭前 30 分钟服用,5~10mg,一日 3 次。

(2) 药物不良反应及注意事项详见第一节。

2. 通便药

(1) 乳果糖:通过渗透作用增加结肠内容量,刺激结肠蠕动,保持大便通畅,同时调节结肠的生理节律。

1) 用药方案:口服,15ml,一天 2 次或 3 次,治疗几天后可根据情况酌情减量。1~6 岁儿童每日 5~10ml,7~14 岁儿童每日 15ml。

2) 不良反应:开始治疗时偶有腹胀,当剂量高于推荐剂量时可出现腹痛和腹泻,此时应减少剂量。长期服用可出现腹泻引起的电解质紊乱。

3) 注意事项:半乳糖血症者禁用。肠梗阻,急腹症者禁用。禁与其他导泻剂同时使用。

(2) 开塞露:软化粪便和刺激排便。

1) 用药方案:肛塞,一次 1 支(20ml)。

2) 不良反应:无。

3) 注意事项:刺破或剪开后的注药导管的开口应光滑,以免擦伤肛门或直肠。本品性状发生改变时禁止使用。

(3) 聚乙二醇:通过结合水分起软化大便的作用,可扩张容量,刺激蠕动。

1) 用药方案:口服,每天 1~2 袋(10~20g),加水 300~400ml 服用。

2) 不良反应:可能出现腹部不适,腹胀。长时间或大剂量使用可能导致伴有水、电解质丢失的腹泻。

3) 注意事项:禁用于肠梗阻患者。

【注意事项】

1. 慢性便秘患者,需分析便秘的病因、诱因、类型及严重程度,必要时行粪便、肠镜、钡灌肠、肛门直肠测压、胃肠传输试验、排粪造影等检查,不能贸然做出功能性便秘的诊断,以免延误器质性疾病的治疗。

2. 治疗上首先要去除病因,选药方面要注意药效、安全性及药物的依赖作用。主张选用膨松药和渗透性通便药(如聚乙二醇 4000、乳果糖)。避免长期或滥用刺激性泻药。

3. 粪便嵌塞者,清洁灌肠或结合短期刺激性泻药解除嵌塞后再用膨松剂或渗透性药物。严重便秘继发肠梗阻时要转三级综合医院或专科医院治疗。

4. 用力排便出现括约肌矛盾收缩的可采取生物反馈治疗。

第十八节 慢 性 腹 泻

【概述】腹泻(diarrhea)指排便次数增多,粪质稀薄,或带有黏液、脓血或未消化的食物。如排便次数超过一日3次,或每天粪便总量大于200g,其中粪便含水量大于85%,则可认为是腹泻。腹泻可分为急性与慢性两种,病程超过2个月者属慢性腹泻。慢性腹泻常见的病因包括以下几种。

1. 消化系统疾病　①胃癌、胃切除术后;②感染性疾病;③炎症性肠病;④结肠息肉、结肠癌、肠淋巴瘤、类癌;⑤嗜酸细胞性胃肠炎、放射性肠炎、缺血性肠炎;⑥肠功能紊乱(失调);⑦吸收不良综合征;⑧慢性肝炎、长期梗阻性黄疸、肝硬化、慢性胰腺炎、肝癌、胆管癌、胰腺癌、胃泌素瘤、VIP瘤等。

2. 全身性疾病　①甲状腺功能亢进症、糖尿病、类癌综合征、嗜铬细胞瘤、慢性肾上腺皮质功能减退、甲状旁腺功能减退、腺垂体功能减退;②尿毒症;③系统性红斑狼疮、结节性多动脉炎、混合性风湿免疫疾病;④食物过敏、烟酸缺乏等。

3. 滥用泻药、长期服用某些药物等。

【诊断要点】腹泻的原发疾病或病因诊断须从病史、症状、体征、实验室检查中获得证据。可从起病及病程、腹泻次数及粪便性质、腹泻与腹痛的关系、伴随症状和体征、缓解与加重的因素等方面收集临床资料。

慢性腹泻通常不是由于感染性病原体造成的。其病因的诊断和鉴别诊断应首先从临床病史及体检资料着手,以排便情况和粪便检查作为起点,按步骤、有重点地进行检查,最终找出病因。一般而言,年轻患者(<40岁)、病史长(>1年)、症状为间歇性、一般状况良好、无体重下降、大便次数增加而总量增加不明显、粪便可带黏液而无脓血、多于早晨或餐后排便而无半夜或清早为便意扰醒者,可考虑多为功能性,如大便常规检查阴性,可作出初步临床诊断,必要时进行肠镜检查则诊断基本确立。对半夜或清早为便意扰醒、体重下降、腹部压痛明显或有包块、粪便带血或大便潜血试验阳性者,提示器质性腹泻,应进行彻底检查查明病因。对年龄40岁以上的慢性腹泻患者,应常规进行结肠镜检查以免漏诊结直肠癌。

【药物治疗】腹泻是症状,治疗应针对病因。但相当部分的腹泻要根据其病理生理特点给予对症和支持治疗。

1. 病因治疗　根据不同病因进行相应的治疗。

2. 对症治疗

(1) 非感染性慢性腹泻可给予微生态制剂治疗,选用乳酶生(0.3~0.9g,一日 3 次,饭前服);或地衣芽孢杆菌活菌,成人 2 粒或 1 袋(0.5g),一日 3 次,首剂加倍,儿童一次 1 粒,一日 3 次,将颗粒溶于水或牛奶中混匀后服用;或双歧杆菌三联活菌,成人 2~3 粒(0.42~0.63g),一日 2 次,1~5 岁儿童用量减半,饭后半小时温水服用;枯草杆菌二联活菌,成人 1~2 粒(250~500mg),一日 2~3 次,口服,本品有儿童专用制剂。

(2) 非感染性慢性腹泻可选用止泻药对症治疗,蒙脱石口服,成人 1 袋(3g),一日 3 次。服用时将本品倒入半杯温开水(约 50ml)中混匀快速服完;洛哌丁胺口服,成人起始剂量 4mg,一天 1 次,维持剂量 2~12mg/d,每天最大剂量不超过 16mg。

【注意事项】

1. 慢性腹泻病因复杂,在对症治疗的同时,关键是要寻找病因。

2. 病因不清、疗效差者需要转三级综合医院或专科医院诊治。

3. 乳酶生、地衣芽孢杆菌活菌、双歧杆菌三联活菌、枯草杆菌二联活菌等微生态制剂与制酸药、磺胺类或抗菌药物合用时,可减弱其疗效,故应分开服用(间隔 3 小时);铋剂、鞣酸、药用炭、酊剂等能抑制、吸附或杀灭活肠球菌,故不能合用。

4. 应用蒙脱石等止泻药物时,少数人可能产生轻度便秘,如出现便秘,可减少剂量继续服用。

5. 洛哌丁胺可出现皮疹、便秘、口干、腹胀、食欲缺乏、恶心、呕吐等,不应用于急性细菌性痢疾、急性溃疡性结肠炎、细菌性小肠结肠炎、假膜性肠炎等引起的腹泻治疗。

第十九节　肠易激综合征

【概述】肠易激综合征(irritable bowel syndrome)是一组持续或间歇发作,以腹痛、腹胀、排便习惯或大便性状改变为表现,但缺乏胃肠道结构和生化异常的肠道功能紊乱性疾病。根据症状特点,可以分为四种亚型:①便秘型;②腹泻型;③混合型;④不定型。

【诊断要点】肠易激综合征的诊断应满足:反复发作的腹痛或腹部不适(指难以用疼痛来形容的不适感),最近 3 个月内每月发作至少 3 日,伴有以下 2 项或 2 项以上。

(1) 排便后症状有所改善;

(2) 发作时伴有排便频率的改变;

（3）发作时伴有粪便性状（外观）改变。

病史至少有 6 个月，并且近 3 个月符合上述诊断标准时，方可诊断。

亚型的分类标准：满足总的诊断要求后，按照症状特点可分为以下几种。

（1）便秘型：至少 1/4 的排便为硬粪或干球粪，松散或水样粪 <1/4。

（2）腹泻型：至少 1/4 的排便为松散或水样粪，硬粪或干球粪 <1/4。

（3）混合型：至少 1/4 的排便为硬粪或干球粪，至少 1/4 的排便为松散或水样粪。

（4）不定型：粪便的性状异常，不符合上述三种类型。

【药物治疗】

1. 用药方案

（1）腹痛及腹部不适时，可口服颠茄片 10mg，疼痛时服。必要时 4 小时后可重复 1 次；或口服匹维溴铵 50mg，一日 3 次；或口服山莨菪碱 5~10mg，一日 3 次。

（2）腹泻时，可予蒙脱石粉口服，成人 3g，一日 3 次。可长期服用，与其他药物同时应用时，需间隔两小时服用。或可予小檗碱口服，成人 0.1~0.3g，一日 3 次；1~3 岁（10~15kg）儿童 0.05~0.1g，一日 3 次；4~6 岁（16~21kg）儿童 0.1~0.15g，一日 3 次；7~9 岁（22~27kg）儿童 0.15~0.2g，一日 3 次；10~12 岁（28~32kg）儿童 0.2~0.25g，一日 3 次，症状缓解后停药。或洛哌丁胺，成人起始剂量 4mg，一天 1 次，维持剂量一天 2~12mg，儿童起始剂量 2mg，一天 1 次，每天最大剂量不超过 6mg/20kg。

（3）便秘时，可予乳果糖口服，成人 15ml，一天 2 次。

2. 相关药物不良反应及其处理参见之前部分描述。

【注意事项】 肠易激综合征患者的症状与精神心理状况、内脏高敏感性等因素有关，目前尚无特效的药物进行治疗。引导患者自我进行饮食、心理方面的管理非常重要。症状明显时，可采用上述对症治疗的药物。患者年龄超过 40 岁，存在便血、消瘦、纳差等报警症状时，应建议患者至三级综合医院或专科医院进行诊治，完善结肠镜等相关检查。

第二十节 功能性消化不良

【概述】 功能性消化不良（functional dyspepsia）是指一组持续性或反复发作的，以上腹部为中心的，包括上腹不适、疼痛、饱胀、早饱、食欲缺乏等消化不良症状的疾病。本病经过化验及影像学检查可排除引起相应症状的器质性疾病。本病可以分为两个类型：①餐后不适综合征；②上腹痛综合征。

【诊断要点】 功能性消化不良的诊断标准必须包括下述两条：

（1）患者存在下列四种症状中的一项或多项。

1）餐后饱胀不适。

2）早饱感。

3）上腹痛。

4）上腹部烧灼感。

（2）没有可以解释上述症状的结构性疾病的证据。病史至少有 6 个月，并且近 3 个月符合上述诊断标准时，方可诊断。

亚型诊断标准为：

（1）餐后不适综合征：必须包括以下两项中的任何一项。

1）发生在进食平常餐量后的餐后饱胀不适，每周发作数次。

2）早饱感使患者不能完成平常餐量的进食，每周发作数次。其他症状还可出现上腹胀、恶心、过度嗳气等。

（2）上腹痛综合征：必须包括以下所有条件。

1）至少中等程度的上腹痛或烧灼感，每周至少一次。

2）疼痛为间断性。

3）不放散或不在腹部其他区域及胸部出现。

4）排便或排气后不缓解。

5）不符合胆囊或 Oddi 括约肌功能障碍的诊断标准。

【药物治疗】

1. 用药方案

（1）餐后不适综合征患者症状发作时可予多潘立酮口服，10mg，一日 3 次，饭前 15~30 分钟服用；莫沙必利口服，5mg，一日 3 次，饭前 15~30 分钟服用；或甲氧氯普胺口服，5~10mg，一日 3 次。也可同时加用乳酶生口服，0.3~0.9g，一日 3 次，饭前服，可长期服用。

（2）上腹痛综合征患者可服用复方氢氧化铝，2~4 片，一日 3 次，饭前半小时或胃痛发作时嚼碎后服。连续使用不得超过 7 天。也可同时予雷尼替丁口服，150mg，一日 2 次；或 300mg，睡前服 1 次。或予法莫替丁口服，成人 20mg，一日不超过 2 次。

（3）其他临床常用药物：可选用奥美拉唑。

2. 相关药物不良反应及其处理参见之前部分描述。

【注意事项】对存在报警症状的患者，如进行性吞咽困难、持续呕吐、体重减轻、不能解释的贫血、黄疸等，应建议患者至三级综合医院或专科医院诊治，完善胃镜等检查。功能性消化不良的发病机制尚不明确，但精神心理状况、内脏感觉过敏等因素在发病中起重要作用，治疗时应引导患者进行自我管理，调节情绪等。

（虞朝辉）

第五章

心血管系统疾病

第一节 高 血 压 病

【概述】高血压病（hypertensive disease）是指以血压升高为主要临床表现的综合征，又称为原发性高血压，通常简称为高血压。长期的血压升高可影响重要脏器，如心、脑、肾的结构和功能，最终导致这些器官的功能衰竭。

【诊断要点】

1. 诊断标准　非同日 3 次以上血压测量（未服降压药物）值：收缩压≥140mmHg 和 / 或舒张压≥90mmHg，或持续服降压药的高血压患者（不论血压高低）均可诊断为高血压。血压水平的分级，按照《中国高血压防治指南》（2018 年修订版）分级，见表 5-1。

表 5-1　高血压诊断标准

类别	标准 /mmHg
正常血压	<120 和 <80
正常高值血压	120~139 和 / 或 80~89
高血压	
1 级	140~159 和 / 或 90~109
2 级	160~179 和 / 或 100~109
3 级	≥180 和 / 或 110
单纯收缩期高血压	≥140 和 < 90

2. 症状　50% 以上的高血压患者无症状，约有 50% 患者有头痛、头晕，颈部发硬症状，血压急剧增高的患者可有恶心、呕吐、胸闷等症状。高血压伴心脏损害，可表现为胸闷、气短。高血压伴肾脏损害可出现夜尿增多。

3. 体征　一般不明确。高血压合并心脏损害、心力衰竭或肾功能不全可有相应体征，如心脏扩大，双下肢水肿等。

4. 辅助诊断

(1) 配合诊室血压,还可进行家庭血压测定(诊断标准为 BP≥135/85mmHg),或进行 24 小时动态血压测定(诊断标准为全天平均 BP≥130/80mmHg)。

(2) 常规检查:尿常规、血钾、血肌酐、血胆固醇、血糖、心电图。完成上述这些检查后,建议再进行危险分层[见《中国高血压防治指南》(2018 年修订版)]。

5. 特殊类型高血压

(1) 高血压急症:短时期内(数小时或数天)血压重度升高,舒张压 >130mmHg 和 / 或收缩压 >200mmHg,伴有重要脏器、组织的严重功能障碍或不可逆性损害(肾脏、心脏、脑血管)。

(2) 顽固性(难治性)高血压:3 种及 3 种以上较佳及可耐受剂量的降压药物(其中包括一种利尿剂)联合治疗后,血压仍在 140/90mmHg 以上,称为顽固性高血压。

(3) 老年高血压:年龄 >65 岁的患者所患的高血压,称之为老年高血压。老年高血压患者有收缩压高、舒张压低、脉压大的特点,这常预示大动脉的弹性降低、僵硬度增加。由于老年人颈动脉的压力反射功能减退,对血压的调节弱于年轻人,因此血压易于波动,容易出现直立性低血压,这种现象在高龄老年人(>80 岁)更容易出现。老年人的血压控制目标不同于一般人群,应 <150/90mmHg,降压的速度要慢。

【药物治疗】

1. 利尿剂　适用于轻、中度及老年高血压。同其他类降压药联用能增强其他降压药物的疗效。主要不良反应为低血钾、高血钾(保钾利尿剂)、高尿酸血症。

(1) 噻嗪类利尿剂:氢氯噻嗪一日 12.5~25mg,分 1~2 次服用,并按降压效果调整剂量,具有排钾作用。主要不良反应是低血钾,血糖增加,长期及大剂量使用应定期检查血钾、血糖,如发生低血钾时应及时补充钾。

(2) 保钾利尿剂:螺内酯起始一日 20~40mg,分 1~2 次服用,至少 2 周,以后酌情调整剂量,肾功能不全的患者不宜与血管紧张素转换酶抑制剂合用,以免增加发生高钾血症风险。氨苯蝶啶成人常用量起始一日 25~50mg,分 2 次服用,与其他利尿药合用时,剂量可减少,维持阶段可改为隔日疗法,最大剂量不超过一日 200mg;儿童常用量起始一日按体重 2mg/kg 或按体表面积 120mg/m^2,分 2 次服,每日或隔日疗法,以后酌情调整剂量,最大剂量不超过一日 4mg/kg。

(3) 袢利尿剂:呋塞米起始一日 20~80mg,分 1~2 次服用,并酌情调整剂量,主要用于肾功能不全时。高血压急症或高血压危象时需用 20mg,肌内或静脉注射。

（4）吲达帕胺：兼有利尿和扩张血管作用，能有效降压而较少引起低血钾的副作用。口服常释剂型 2.5mg，一日 1 次；缓释剂型 1.5mg，一日 1 次。

2. β受体拮抗剂　适用于心率较快的中、青年患者或合并有冠心病、心绞痛的高血压患者。不良反应有心动过缓、乏力。禁忌证有急性心力衰竭、支气管哮喘、病窦综合征、房室传导阻滞和外周血管病。

（1）美托洛尔：口服，普通制剂 25~50mg，一日 2 次。

（2）比索洛尔：口服，初始剂量 2.5mg，一日 1 次，常规剂量 5mg，一日 1 次，最大剂量每日不超过 10mg。

（3）阿替洛尔：口服，初始剂量 6.25~12.5mg，一日 2 次，按需要及耐受量渐增至一日 50~100mg。

（4）普萘洛尔：口服，初始剂量 10mg，一日 3~4 次，可单独使用或与利尿剂以及二氢吡啶钙离子拮抗剂合用。剂量应逐渐增加，一日最大剂量 100mg。

（5）拉贝洛尔：拉贝洛尔是妊娠合并高血压的首选口服降压药物，100mg，一日 2~3 次，常用维持量为 200~600mg，一日 2 次。饭后服，极量每日 2 400mg。

3. 钙离子拮抗剂（CCB）　二氢吡啶类钙拮抗剂起效较快，作用强，剂量与疗效呈正相关，与其他类型降压药物联合治疗能明显增强降压作用。主要不良反应为面潮红、下肢水肿，其下肢水肿的程度与 CCB 的剂量相关，剂量越大水肿越明显。个别患者心率增快、头痛，个别患者还可以出现牙龈肿胀。

（1）硝苯地平：口服，硝苯地平常释片，初始剂量 10mg，一日 3 次，维持剂量 10~20mg，一日 3 次；硝苯地平缓释片，10~20mg，一日 2 次；硝苯地平控释片，30~60mg，一日 1 次。

（2）氨氯地平：口服，初始剂量 2.5~5mg，一日 1 次，最大可加量至 10mg，一日 1 次。

（3）尼群地平：口服，初始剂量 10mg，一日 1 次，以后可调整为 10mg，一日 2~3 次，或 20mg，一日 2 次。

（4）非洛地平：口服，非洛地平缓释片，初始剂量 5mg，一日 1 次，常用维持剂量为 5~10mg，一日 1 次。老年患者和肝功能损害的患者 2.5mg，一日 1 次。

（5）苯磺酸左氨氯地平或马来酸左氨氯地平：口服，初始剂量为 2.5mg，一日 1 次；最大剂量为 5mg，一日 1 次。虚弱或老年患者、伴有肝功能不全患者初始剂量为 1.25mg，一日 1 次。

4. 血管紧张素转换酶抑制剂（ACEI）　起效缓慢，3~4 周达最大作用，限制钠盐摄入或联合使用利尿剂可使起效迅速和作用增强。特别适用于伴有心力衰竭、心肌梗死后、糖耐量减低或糖尿病肾病的高血压患者。常见的不良反应：刺激性干咳占 8%~11%，极少数出现血管神经性水肿。双侧肾动脉狭窄、妊娠期妇女禁用。

(1) 卡托普利：初始剂量 12.5mg，一日 2~3 次，按需要 1~2 周内增至 50mg，一日 2~3 次；儿童常用初始剂量，按体重 0.3mg/kg，一日 3 次，必要时每 8~24 小时增加 0.3mg/kg。

(2) 依那普利：初始剂量 5~10mg，一日 1~2 次。维持剂量 10~20mg，最大剂量一日 40mg，分 1~2 次服。

(3) 赖诺普利：初始剂量 10mg，一日 1 次，可能在首次服药后出现血压过度降低的患者(如肾血管性高血压、低盐、低血容量状态、心功能失代偿、严重高血压)推荐起始剂量为 2.5~5mg；维持剂量 20mg，一日 1 次；最大剂量一日 80mg。

5. 血管紧张素受体拮抗剂(ARB) 作用与 ACEI 类药物相似。适用于高血压合并糖尿病肾病、蛋白尿或微量白蛋白尿、冠心病、心力衰竭、左心室肥厚、心房颤动的预防和治疗，对 ACEI 咳嗽的高血压患者可改用 ARB 治疗。不良反应发生较少，偶有腹泻，长期大量使用可升高血钾，应注意监测血钾和血肌酐水平的变化。双侧肾动脉狭窄、妊娠期妇女禁用。

缬沙坦口服剂量，80~160mg，一日 1 次，血压控制不理想或伴有白蛋白尿的患者可加量至一倍剂量，一日 1 次，最大剂量 320mg/d。

6. α 肾上腺素受体拮抗剂 阻断突触后 α 受体，扩张周围血管、降低外周阻力。不作为普通高血压患者的首选药物，适用于高血压伴前列腺增生患者，或与其他药物联合用于顽固性高血压的治疗。

(1) 哌唑嗪：初始剂量 0.5mg，一日 3 次，可逐渐增加剂量至每日 1~8mg，分 3 次服用。不良反应有直立性低血压、头晕、头痛、心悸、口干、恶心等。首次给药减量，临睡前服用，可预防直立性低血压发生。应注意服药后有嗜睡现象，用药后不宜从事驾车及操作机器等工作。

(2) 乌拉地尔缓释片或缓释胶囊：初始剂量 30mg，一日 1 次，如果效果不明显，可在 1~2 周的间隔下逐渐增加到一日 120mg，分一日 2 次口服。

7. 固定复方制剂 通过多种药物小剂量联合，达到有效降压和减少副作用的目的。

缬沙坦氨氯地平片剂(Ⅰ)，此药为新型固定复方制剂，每片含缬沙坦 80mg/ 氨氯地平 5mg，口服初始剂量 1 片，一日 1 次。血压不达标者可以增加剂量至 2 片，一日 1 次。在单药中缬沙坦最大剂量可以用至 320mg/d，氨氯地平最大加量为 10mg/d。但在固定复方中我国上市的一片固定复方的基本剂量单位为缬沙坦 80mg/ 氨氯地平 5mg 的单片固定复方。

8. 联合治疗 联合应用降压药物已成为降压治疗的基本方法，为了达到目标血压水平，大部分高血压患者需要使用 2 种或 2 种以上降压药物。尤其适用于 2 级以上高血压以及高危的高血压患者，或者是单药控制不良的高血压患者。常见的联合方案如下。

（1）CCB 联合 ACEI 或 ARB（例如：尼群地平、氨氯地平、非洛地平或硝苯地平联合依那普利、赖诺普利或缬沙坦，同时推荐缬沙坦 80mg/ 氨氯地平 5mg 的固定复方，固定复方有疗效好，副作用低以及依从性高的特点）。

（2）ACEI 或 ARB 联合噻嗪类利尿剂（例如：依那普利、赖诺普利或缬沙坦联合氢氯噻嗪）。

（3）CCB 联合 β 受体拮抗剂（例如：尼群地平、硝苯地平或氨氯地平联合美托洛尔或比索洛尔）。

（4）CCB 联合利尿剂（例如：尼群地平、氨氯地平或硝苯地平联合吲达帕胺或氢氯噻嗪），但利尿剂需要小剂量。

（5）3 种药物联合（CCB+ACEI 或 ARB+ 利尿剂）。

（6）4 种药物联合：在 3 种药物联合的基础上加用第 4 种药物（例如 CCB+ACEI 或 ARB+ 利尿剂 +β 受体拮抗剂，或 CCB+ACEI 或 ARB+ 利尿剂 +α 受体拮抗剂）。

9. 药物治疗中不良反应的处理

（1）老年人在大剂量药物治疗时容易出现直立性低血压，建议初始剂量采用半量，如适应再增加剂量。如出现直立性低血压需平卧位，补盐水处理。

（2）利尿剂出现低血钾乏力（血钾低于 3.5mmol/L），建议先停用排钾利尿剂，及时补充钾盐，或联合保钾利尿剂。

（3）使用 ACEI 时出现严重干咳，建议减量或停药及换药。

（4）服用 CCB 出现明显的水肿，建议 CCB 联合 ACEI、ARB 或小剂量利尿剂，不能耐受者停药。

【注意事项】

1. 高血压患者血压控制要达标。按照《中国高血压防治指南》（2018 年修订版）要求：一般高血压患者血压应降至 <140/90mmHg，能耐受者和部分高危及以上的患者可进一步降至 <130/80mmHg。应注意年龄增高并不是设定更高降压目标的充分条件，应根据患者合并症的严重程度，对治疗耐受性及坚持治疗的可能因素进行评估，综合决定患者的降压目标。冠心病患者舒张压最好不要控制在 60mmHg 以下。

2. 血压不要快速地降低，避免 3 级高血压采用硝苯地平含服，特别是在高危的患者存在一定风险。

3. 复方利血平氨苯蝶啶口服常释剂型[非]是我国传统固定复方制剂，在基层已广泛应用，一日 1 次，维持量 1 片，对有抑郁倾向患者以及活动性溃疡患者应当小心使用。

4. 高血压急症指血压显著增高（一般超过 180/120mmHg）伴新发生的进

行性心、脑、肾等靶器官功能不全,需要静脉应用降压药物,渐进地将血压降低到适宜水平,初始1小时平均动脉压降低25%左右,而后2~6小时降低到160/100mmHg左右。药物治疗请参见第一章"高血压危象"部分。

5. 以下情况需转三级综合医院或专科医院处理。

(1) 高血压急症、顽固性高血压。

(2) 临床上怀疑有继发性高血压者,如高血压合并低血钾、服用多种药物血压仍控制不良、发作性高血压等,需要到三级综合医院或专科医院进行检查,进行鉴别诊断及治疗。

(3) 高血压伴有冠心病、脑卒中、肾脏疾病患者需要治疗原发病或者需要进行血压调整。

(4) 控制不良的高血压患者可转三级综合医院或专科医院调整药物。

(王鸿懿　孙宁玲)

第二节　高血压心脏损害

【概述】由于动脉血压长期升高,使得心脏后负荷增加,心室壁张力增加可发展为心肌肥厚,随着高血压病程延长及血压水平的增高,心腔逐渐发生变化,临床上相应地出现心室舒张功能障碍、心律失常,乃至收缩功能减退,统称为高血压病心脏损害。

【诊断要点】

1. 症状　患者可出现运动后心悸、气短等临床症状,严重时表现为运动耐量减低,甚至出现夜间阵发性呼吸困难、下肢水肿等心功能不全的症状。

2. 体征　心脏扩大(向心性肥厚或离心性肥厚)、心律失常。

3. 辅助检查

(1) 心电图:左心室高电压、左心室肥厚、劳损。

(2) 胸部X线:主动脉弓部迂曲延长,左侧心影增大。

(3) 超声心动图(有条件可做):E/A<1,室间隔或左心室后壁厚度>11mm。左心室质量指数(LVMI)男性>115g/m²,女性>95g/m²,或有心房扩大(LA前后径>35mm)。

【药物治疗】

1. 治疗原则　一般应降至<140/90mmHg,能耐受者可进一步降至<130/80mmHg。本病常常需要联合治疗。药物选择根据左室肥厚的程度以及心功能受损程度。

2. 药物选择

(1) 对高危组且年龄小于60岁伴有左心室肥厚的患者:首选血管紧张素

转换酶抑制剂（ACEI）或血管紧张素受体拮抗剂（ARB）。

1）卡托普利口服常释剂型 12.5~50mg，一日 2~3 次；或依那普利口服常释剂型 5~20mg，一日 1~2 次；或赖诺普利初始 10mg，一日 1 次，维持剂量 20mg，一日 1 次，最大剂量一日 80mg。

2）缬沙坦：80~160mg，一日 1 次，最大剂量 320mg/d，如用药 4~12 周后血压仍未达标，可加用钙拮抗剂（CCB）。

3）联合硝苯地平口服常释剂型初始剂量 10mg，一日 3 次，维持剂量 10~20mg，一日 3 次；或硝苯地平控释片^[非]30mg，一日 1 次，最大剂量 60mg/d，缓释片 10~20mg，一日 2 次。

4）联合氨氯地平 5~10mg，一日 1 次；或左氨氯地平（苯磺酸或马来酸）2.5~5mg，一日 1 次；或尼群地平 10~20mg，一日 1~2 次；或非洛地平 5~10mg，一日 1 次。

5）联合小剂量利尿剂如氢氯噻嗪 12.5~25mg，一日 1~2 次；或吲哒帕胺，常释制剂 2.5mg，一日 1 次，缓释制剂 1.5mg，一日 1 次。

6）联合乌拉地尔 30~60mg，一日 1~2 次；或哌唑嗪首剂 0.5mg，睡前顿服，此后 0.5~1mg，一日 2~3 次，逐渐按疗效调整为一日 6~15mg，分 2~3 次服。

（2）对出现心功能不全症状的左室肥厚或心腔扩大患者：

1）血管紧张素转换酶抑制剂（ACEI）：可选卡托普利，初始剂量 12.5~25.0mg，一日 2~3 次，根据耐受情况逐渐增至 50mg，一日 2~3 次，或依那普利口服常释剂型初始剂量 2.5mg，一日 1 次，并密切监测反应，根据耐受情况逐渐加量至一日 5~20mg，分 1~2 次服。或赖诺普利起始剂量 2.5mg，一日 1 次，在临床监护下给药，根据血压缓慢增加剂量（每次剂量增加的幅度不可超过 10mg，每次剂量增加的间隔不应短于 2 周），加至患者能耐受的最大剂量，最大剂量不可超过 35mg，一日 1 次。

2）血管紧张素受体拮抗剂（ARB）：可选缬沙坦，初始剂量 40mg/d，逐渐加量，目标剂量 160mg，一日 1~2 次。

3）对容量偏高者可采用利尿药：氢氯噻嗪 12.5~25.0mg，一日 1~2 次。在肾功能良好时可联用螺内酯（醛固酮拮抗剂）20mg，一日 1 次。必要时联合袢利尿剂呋塞米 20~40mg，一日 1~2 次。

4）对心率偏快（静息 >80 次 /min），应联用 β 受体拮抗剂：美托洛尔初始剂量 6.25mg，一日 2~3 次；以后视临床情况每数日至一周增加至 6.25~12.5mg，一日 2~3 次，最大剂量可用至 50~100mg，一日 2 次；或比索洛尔 1.25mg，一日 1 次，每隔 1 周逐渐加量至 5mg，然后每隔 4 周逐渐加量至 10mg 维持治疗，一日最大剂量为 10mg；次选阿替洛尔初始剂量 6.25~12.5mg，一日 2 次，可按需要及耐受量渐增至一日总量 50~200mg。

5）如仍未能控制血压,推荐联合应用二氢吡啶类钙拮抗剂氨氯地平5~10mg,一日1次,或左氨氯地平2.5~5mg,一日1次;或非洛地平5~10mg,一日1次。不宜应用具有负性肌力作用的非二氢吡啶类钙拮抗剂如地尔硫䓬、维拉帕米。

对高血压合并急性心功能不全患者需在控制心力衰竭的同时积极降压,主要静脉给予袢利尿剂和血管扩张药(具体见心力衰竭部分)。

(3) 对高血压合并心律失常的患者,如心律失常仅仅为房性、室性期前收缩,可不予特殊处理。

对高血压伴房颤患者:

1）可给予β受体拮抗剂美托洛尔口服初始剂量6.25mg,一日2~3次,以后视临床情况每2~4周可增加剂量至6.25~50mg,一日2~3次,最大剂量可用至50~100mg,一日2次;或比索洛尔2.5~10mg,一日1次;或阿替洛尔初始剂量6.25~12.5mg,一日2次,按需要及耐受量渐增至一日总量50~200mg。

或者加用普罗帕酮100~150mg,一天2~3次。

2）ACEI和ARB类药物可降低房颤发生率,卡托普利口服常释剂型12.5~50mg,一日2~3次;或依那普利口服常释剂型5~20mg,一日1~2次;或赖诺普利初始10mg,一日1次,维持剂量20mg,一日1次,最大剂量一日80mg;或缬沙坦80~160mg,一日1次。高血压合并房颤患者的血栓栓塞的风险评估和出血风险评估以及抗凝治疗均按照房颤部分处理。

其他见心律失常处理(见心律失常部分相关内容)。

【注意事项】

1. 患高血压多年,出现胸闷、气短、运动耐力下降者建议转三级综合医院或专科医院进行超声心动图检查。

2. 对有左室肥厚、血压控制不良的患者建议转诊寻求新的控制血压方案。对有阵发性或持续房颤患者降低血压达标应放在第一位,建议抗凝治疗,当不能掌握抗凝药物使用的指征时建议转上级医院。

3. 对高血压伴有明显心力衰竭症状的患者建议转诊。

(马志毅　陈源源)

第三节　高血压肾脏损害

【概述】高血压持续5~10年,即可引起肾脏小动脉硬化。根据血压升高程度和疾病进程分为良性肾小球动脉硬化和恶性肾小球动脉硬化。高血压肾脏损害早期的临床表现为夜尿增多,尿微量白蛋白排泄率增加,继而可出现显性蛋白尿,沉渣可有轻度异常(少量红细胞及颗粒管型),最终出现肾小球滤过率下降,肾功能不全发生。

【诊断要点】

1. 症状 出现肾损害前已有持续性高血压病史。肾小管功能损害如夜尿增多早于肾小球功能损害。

2. 体征 常无特殊体征,部分患者可有颜面或双下肢轻度水肿。

3. 辅助检查

(1) 蛋白尿:微量白蛋白尿,尿白蛋白 / 肌酐比升高,≥30mg/g。临床蛋白尿≥300mg/dl,或尿常规 0.5g/L 以上,大量蛋白尿少见。

(2) 血清肌酐轻度升高:男性 115~133μmol/L(1.3~1.5mg/dl);女性 107~124μmol/L(1.2~1.4mg/dl)。

(3) 估算肾小球滤过率[eGFR,单位为 ml/(min·1.73m^2)]降低 <60ml/(min·1.73m^2),正常值为 80~120ml/(min·1.73m^2)。

【药物治疗】

1. 用药原则 依据血肌酐、eGFR、血钾的水平,采用不同药物联合治疗可作为高血压肾脏损害的主要治疗方案。

2. 药物选择

(1) 血管紧张素转换酶抑制剂(ACEI)或血管紧张素受体拮抗剂(ARB):具有降低尿蛋白及肾脏的保护效应,对有蛋白尿、血肌酐在 177μmol/L 以下的高血压肾病患者常作为首选。卡托普利口服常释剂型 12.5~25mg,一日 2~3 次;依那普利口服常释剂型 5~10mg,一日 2 次;赖诺普利口服 5~10mg,一日 1 次;缬沙坦口服 80~160mg,一日 1 次。

(2) 钙离子拮抗剂(CCB):CCB 可以降低肾血管阻力,降血压作用强,降压作用不受钠摄入量影响;不会引起高血钾副作用。在 ACEI 降压不达标或 ACEI 禁忌时,CCB 可以联用或作为主要抗高血压药物使用:硝苯地平口服常释剂型 5~20mg,一日 3 次,或硝苯地平控释片[非]30mg,一日 1 次,缓释片 10~20mg,一日 2 次;氨氯地平口服 2.5~10mg,一日 1 次;尼群地平口服常释剂型 10~20mg,一日 2 次;非洛地平口服 2.5~10mg,一日 1~2 次;左氨氯地平口服 2.5~5mg,一日 1 次。

(3) 利尿药:噻嗪类利尿剂可用于血肌酐在 177μmol/L 以下的肾脏疾病患者,氢氯噻嗪 12.5~25mg,一日 1 次;吲达帕胺 2.5mg,一日 1 次;吲达帕胺缓释片 1.5mg,一日 1 次。eGFR≤30ml/(min·1.73m^2)或血肌酐 >177μmol/L 的肾功能较差的患者,袢利尿剂呋塞米 20~40mg,一日 1~2 次;对少尿的重度肾功能不全患者需注射呋塞米 20~100mg。

(4) β 受体拮抗剂、α 受体拮抗剂:可以用于血压控制不良的肾脏损害患者。首选美托洛尔口服常释剂型 25~50mg,一日 2 次;或比索洛尔 2.5~10mg,

一日 1 次。次选阿替洛尔口服常释剂型 25~50mg，一日 2 次；乌拉地尔缓释片 30~120mg，一日 2 次。可选普萘洛尔口服常释剂型 10~20mg，一日 2~3 次；哌唑嗪 0.5~1.0mg/d，一日 3 次。

（5）固定复方制剂：可减少高血压肾病患者服药片数，改善依从性。缬沙坦氨氯地平片 1~2 片，一日 1 次，适用于血肌酐在 177μmol/L 以下的高血压肾病患者。

（6）高血压肾病患者需要多种药物联合，常见的联合方案：ACEI 或 ARB+ CCB，ACEI 或 ARB+ 利尿剂，ACEI 或 ARB+CCB+ 利尿剂，CCB+ 利尿剂 +β 受体拮抗剂。大量蛋白尿患者要以 ACEI 或 ARB 为主流治疗，常联合 CCB 或利尿剂治疗。在治疗过程中要注意患者血钾、血肌酐的水平。

【注意事项】

1. 在使用 ACEI 或 ARB 治疗慢性肾病时要注意患者血钾、血肌酐的水平，当血肌酐 >265μmol/L 或观察到血清钾 >5.5mmol/L 时应密切观察血钾的变化（1~3 天每日测量血钾），当使用 ACEI 或 ARB 后血肌酐升高 30% 以上，以及血钾 >6.0mmol/L 时停止使用 ACEI 或 ARB，并应及时纠正高血钾。如果患者已发展至终末肾衰竭进入透析后，为控制高血压又可再用 ACEI 或 ARB。

2. 高血压患者出现夜尿增多时建议到三级综合医院或专科医院进行微量白蛋白尿检查。

3. 需要调整降压药物或蛋白尿排泄持续增高者可转三级综合医院或专科医院。

4. 当患者血压持续控制不良或持续血肌酐增高，或需要血液或腹膜透析的患者建议转三级综合医院或专科医院。

（王鲁雁　陈源源）

第四节　高血压血管损害

【概述】血管是高血压作用的主要器官，早期可无明显病理改变。长期高血压可引起全身小动脉病变的壁 / 腔比值增加和管腔内径缩小、大动脉扩张，并促进动脉粥样硬化的形成及发展，导致重要靶器官如心、脑、肾组织缺血。动脉血压升高亦是引起高血压视网膜血管病变的主要病因，本节主要描述除冠状动脉血管以外的血管损害。

【诊断要点】

1. 症状　患者可无症状，不同的血管受损亦可出现不同的症状，如头痛、眩晕、视力受损、TIA、胸痛、气短、多尿、夜尿、肢端凉、间歇性跛行等症状。

2. 体征　有时可于颈动脉、胸主动脉、腹部动脉、肾动脉和股动脉听诊区闻及杂音,四肢动脉搏动异常。

3. 辅助检查

(1) 颈动脉超声:颈动脉内膜中层厚度(IMT)≥0.9mm 或动脉粥样斑块。

(2) 颈 - 股动脉脉搏波速度(c-f PWV)≥12m/s,踝 / 臂血压指数(ABI)<0.9 (有条件的医院选做)。

(3) 腹部血管超声、肾动脉超声等,提示动脉瘤样扩张或动脉粥样斑块。

(4) 眼底镜检查提示出血或渗出、视盘水肿等视网膜血管病变。

【药物治疗】

1. 治疗原则 控制血压尽可能达标,合并动脉粥样硬化性疾病的患者常常推荐使用他汀类药物和抗血小板药物。

2. 药物选择

(1) 对 1 级高血压患者(收缩压 <160mmHg 且舒张压 <100mmHg 时),可选择 CCB、ACEI 或 ARB、利尿剂或 β 受体拮抗剂等单药起始治疗;起始剂量观察 2~4 周,未达标者加量,或更换另一种药物,或直接联合使用两种药物,每调整一次观察 2~4 周。依据循证医学证据,在 5 降压药物中 CCB 的抗动脉硬化作用最强。

(2) 对 2 级和 2 级以上高血压(收缩压≥160mmHg 和 / 或舒张压≥100mmHg 时),推荐两种药物联合使用,如 CCB 联合 ACEI 或 ARB、ACEI 或 ARB 联合噻嗪类利尿剂、CCB 联合利尿剂、CCB 联合 β 受体拮抗剂,或者选用相应的固定剂量复方制剂。上述两药联合方案血压仍未达标,加用第三种药物,可选 CCB+ACEI(或 ARB)+ 利尿剂或 CCB+ACEI(或 ARB)+β 受体拮抗剂。三种药物足量,观察 2~4 周仍未达标,可 CCB+ACEI(或 ARB)+ 利尿剂 +β 受体拮抗剂四类药物合用。每次调整药物种类或剂量后建议观察 2~4 周,评价药物治疗的有效性,避免频繁更换药物,除非出现不良反应等不耐受或需紧急处理的情况。具体用药参见本章第一节高血压病【药物治疗】部分。

(3) 对有症状的颈动脉狭窄患者,降压治疗应慎重,不应过快过度降低血压,如能耐受可降至 <140/90mmHg。伴有主动脉扩张的患者,应将其血压控制到≤130/80mmHg。下肢动脉疾病伴高血压的患者血压应控制在 <140/90mmHg,应首先选用 CCB、ACEI 或 ARB,选择性 $β_1$ 受体拮抗剂治疗外周动脉疾病(PAD)并非禁忌,一般不推荐应用利尿剂。

(4) 高血压合并主动脉夹层患者,首选静脉途径的 β 受体拮抗剂,必要时可联合使用乌拉地尔、硝普钠、尼卡地平[非]等,将收缩压降至 120mmHg 以下,心率 <60 次 /min。首选艾司洛尔 250~500μg/kg 静脉注射,继以 50~300μg/ (kg·min)静脉滴注;或美托洛尔 3~5mg 静脉推注,间隔 5 分钟重复,最大可用至 15mg。必要时可联合使用乌拉地尔 10~50mg 静脉注射,6~24mg/h 泵入;或

硝普钠 0.25~10μg/(kg·min) 静脉注射;或尼卡地平[非] 0.5~10μg/(kg·min) 静脉注射。

(5) 已存在动脉粥样硬化性疾病(如颈动脉粥样硬化、下肢动脉粥样硬化以及粥样硬化型肾动脉病变)的高血压患者,应长期服用他汀类药物,必要时加用其他调脂药物,合并动脉粥样硬化病(动脉狭窄程度≥50%)者 LDL-C 降至 1.8mmol/L 以下。可选辛伐他汀 20~40mg,每晚 1 次;或阿托伐他汀 10~20mg,每日 1 次;或瑞舒伐他汀 5~10mg,每日 1 次;若 LDL-C 不达标或不能耐受他汀的患者可增加胆固醇吸收抑制剂依折麦布[非],10mg/d。

(6) 已存在动脉粥样硬化性疾病的高血压患者,血压稳定控制在 150/90mmHg 以下建议服用:阿司匹林 75~100mg,每日 1 次,对阿司匹林不耐受(有胃肠反应或过敏)可用吲哚布芬 100mg,每日 2 次,或氯吡格雷 50~75mg 每日 1 次代替。

【注意事项】

1. 三种降压药物足量使用后,观察 2~4 周血压仍未达标,可直接转诊;也可 ACEI/ARB、β 受体拮抗剂、CCB 和利尿剂四类降压药物合用,2~4 周血压仍未达标再转诊。

2. 血压控制欠佳时,需考虑有无肾动脉狭窄。

3. 高血压合并主动脉夹层应立即转诊至三级医院。

4. 视盘水肿和视网膜水肿、出血及渗出等在高血压得到有效控制后,均可吸收消退。视网膜病变应转诊至专科医生进行诊治。

5. 颈动脉狭窄 60%~99% 的无症状患者、有症状的锁骨下动脉狭窄患者、合并跛行的下肢动脉疾病患者需转诊至三级医院,考虑进行介入治疗或外科手术治疗。

6. 高血压合并冠状动脉、颅内动脉病变,分别见冠心病、神经系统疾病等部分。

7. 已存在动脉粥样硬化性疾病的高血压患者,若 LDL-C 不达标可加用其他降低胆固醇药物,或有心血管高风险的高血压患者不耐受他汀降脂药物者可服胆固醇吸收抑制剂依折麦布[非]10mg/d 等。用药观察 3~6 个月,如 LDL-C 未能达标,建议转诊治疗。

8. 他汀类药物总体耐受性好,但有导致肌病甚至横纹肌溶解、转氨酶升高等副作用的可能,且随剂量增加风险升高。对初始用药的患者,6 周内应复查血脂、转氨酶和肌酸激酶,无不良反应且 LDL-C 达标后,可调整为 6~12 个月复查一次。

9. 活动性胃溃疡或消化道出血、过敏者禁用阿司匹林。

(喜 杨　陈源源)

第五节　冠　心　病

一、稳定性冠心病

【概述】稳定性冠心病(stable coronary artery diseases,SCAD)包括慢性稳定型劳力性心绞痛、缺血性心肌病、急性冠脉综合征(acute coronary syndrome,ACS)之后稳定的病程阶段。稳定型心绞痛(stable angina pectoris)是在冠状动脉固定性严重狭窄的基础上,由于心肌负荷增加引起的心肌急剧的、短暂的缺血缺氧综合征。本病多见于有吸烟史、40岁以上男性,劳累、情绪激动、饱餐、寒冷是其常见诱因,以发作性胸痛、胸闷为主要临床症状。缺血性心肌病是指由于长时间心肌缺血导致的心肌局限及弥漫性纤维化,从而产生心脏收缩或舒张功能受损,引起心脏扩大或僵硬、慢性心力衰竭、心律失常等一系列临床表现的临床综合征。ACS之后稳定的病程阶段,通常无症状,表现为长期、静止、无典型缺血症状的状态。

【诊断要点】

1. 症状

(1)胸痛胸闷的部位主要位于胸骨后、心前区,常放射至左肩背、左上肢或咽颈部、下颌、牙齿。

(2)胸痛的性质常为压榨样、发闷或紧缩感。

(3)胸痛或胸闷常在体力活动、情绪激动等诱因下发生,且发生于活动或情绪激动的当时而非过后,典型的心绞痛常在相似的情形下发生。

(4)症状每次持续3~5分钟,最长不超过30分钟,停止活动或舌下含服硝酸甘油可在3~5分钟内迅速缓解。

(5)如果是心肌梗死后或缺血性心肌病,可有心肌收缩功能下降,如不采用有效治疗,可能会出现一系列心功能不全的症状。如活动耐量下降、疲乏、喘憋等。

2. 体征　平时一般无异常体征,发作时常见心率增快、血压升高、出汗、表情焦虑等,有时可出现一过性心尖部收缩期杂音。有心功能不全时可以出现心界扩大、肺部湿啰音、双下肢水肿、肝大、颈静脉怒张、腹水、胸腔积液、心率增快或心律不齐、心音低钝、心脏杂音等。

3. 辅助检查

(1)静息时心电图多正常,或可见陈旧性心肌梗死的改变,或非特异性ST-T改变;发作时心电图出现一过性ST段压低,常≥0.1mV,或出现T波改变

（由直立变为倒置或由倒置变为直立）。

（2）在有条件的医院可进行平板运动试验、动态心电图、冠状动脉 CT。常有阳性发现。冠状动脉造影是诊断冠心病的"金标准"。

（3）超声心动图：在有条件的医院可以做超声心动图，静息下有心肌缺血的可见到节段性室壁运动异常，有心功能不全者可见到左室射血分数下降、心腔扩大、瓣膜反流等。

（4）胸片：心力衰竭者可见到心影大、胸腔积液、肺水肿等。

【药物治疗】

1. 用药原则　慢性稳定性冠心病药物治疗的主要目的是预防心肌梗死和猝死，改善生存；减轻症状和缺血发作，改善生活质量。在选择治疗药物时，应首先考虑预防心肌梗死和死亡。此外，应积极处理危险因素。

2. 用药方案

（1）抗血小板药物：如无禁忌证，终身口服阿司匹林 75~150mg，一日 1次。对不耐受阿司匹林（过敏和胃肠道反应）的患者可应用吲哚布芬 100mg/次，一日 2 次，如果经过冠脉支架术，需要双联抗血小板治疗（dual antiplatelet therapy，DAPT，阿司匹林，对不耐受阿司匹林可用吲哚布芬 100mg，一日 2 次，联合用 P2Y12 受体拮抗剂氯吡格雷 75mg/d）或某些高危患者选择替格瑞洛 90mg，一日 2 次，至少 6 个月。如果存在较高缺血或出血风险，可考虑延长或缩短 DAPT 治疗。急性心肌梗死患者 DAPT 一年后，如缺血高危，可以考虑延长 DAPT 治疗，阿司匹林 100mg 加氯吡格雷 75mg 最长 30 个月，阿司匹林 100mg 加替格瑞洛 60mg，一日 2 次，最长 36 个月。

（2）硝酸酯类药物：扩张冠状动脉，增加冠状动脉供血。平常可口服硝酸酯类，如硝酸异山梨酯 5~10mg，一日 2~3 次；心绞痛发作时立即舌下含服硝酸甘油 0.25~0.5mg；该类药物在使用时可能出现头痛、一过性血压降低等现象（由于扩张血管所致），从小量开始，卧位时服药可减少或避免这些不良反应；如果心绞痛仅在高强度体力劳动下发作也可在体力活动前事先服用以预防心绞痛的发作。长效硝酸酯类不适用于急性心绞痛发作，而适用于慢性长期治疗。每天用药时注意给予足够的无药间期，减少耐药性。可选择单硝酸异山梨酯缓释片 20mg，一日 2 次或 60mg，一日 1 次。

（3）β 受体拮抗剂：减少心肌耗氧，预防恶性心律失常。可选美托洛尔 6.25~25mg，一日 2 次，最大可达一日 200mg，分 2 次服用；也可以选用比索洛尔 2.5~5mg，最大剂量 10mg，一日 1 次。阿替洛尔也是重要的选择药物，阿替洛尔 6.25~12.5mg，一日 2 次，最大可达一日 50~200mg，分 2 次服用；或普萘洛尔 5~10mg，一日 3~4 次，最大可一日 200mg，应分 3~4 次服用。以上几种 β 受体拮抗剂使用时按患者静息时心率调整用药量，目标心率 55~65 次 /min；如无禁忌证该药应长期服用;有严重心动过缓、病态窦房结综合征、Ⅱ度Ⅱ型及Ⅲ度房室传导阻滞、低血压、支气管哮喘急性发作期、心功能恶化时禁用。

(4) ACEI 或 ARB:改善冠心病患者的预后,防止出现心室重构。对合并高血压、糖尿病、LVEF<40% 或者慢性肾脏疾病的患者建议长期使用。卡托普利 12.5~25mg,一日 2 次;或依那普利 5~20mg,一日 2 次;或赖诺普利 5~20mg,一日 1 次;或缬沙坦 80~160mg,一日 1 次。

(5) 调脂药物:冠心病无论是心绞痛还是心肌梗死,均为动脉粥样硬化性心血管疾病(arteriosclerotic cardiovascular diseases,ASCVD) 极高危人群。医生应根据 LDL 目标值 1.8mmol/L,确定他汀治疗强度,中等强度为 LDL 降低 25%~50%,高强度为 LDL 降低≥50%。具体用药为辛伐他汀中等强度 20~40mg,一日 1 次,晚上睡前服用;或阿托伐他汀中等强度 10~20mg,高强度 40~80mg,一日 1 次;或瑞舒伐他汀中等强度 5~10mg,高强度 10~20mg,一日 1 次。用药时注意有无肌痛、肌无力等现象,肝肾功能不全时慎用;如无禁忌证,该药应长期服用。

(6) 其他药物:如 β 受体拮抗剂禁忌或不能耐受时,尤其考虑冠脉痉挛时可选用 CCB 类中的氨氯地平 5~10mg,一日 1 次;硝苯地平 10~30mg,一日 3 次;或非洛地平 5~10mg,一日 1 次。必要时可选用地尔硫䓬 30mg,一日 3 次。窦性心律且心率 >70 次 /min 的患者可以选用伊伐布雷定 5~7.5mg,一日 2 次。还可以选择尼可地尔 5~10mg,一日 3 次,尤其可以治疗微血管性心绞痛。

(7) 如果出现心力衰竭,参考心力衰竭用药。

(8) 控制危险因素:控制高血压、高脂血症、糖尿病,戒烟,限酒,肥胖者控制体重。

【注意事项】

1. 使用阿司匹林时应注意胃肠道情况,有慢性胃炎、反流性胃炎,尤其是高龄老年患者(>80 岁),治疗时一旦有上消化道出血的迹象时应停药并予相应治疗。建议所有患者使用阿司匹林前行幽门螺杆菌检测,如有感染,建议杀菌治疗。

2. 监测血压、心率;定期检测血脂、血糖、肝肾功能。

3. 服用 β 受体拮抗剂者应注意复查心电图,尤其用药初期和增加剂量时,应特别注意患者的心律情况,应从小量开始,每 5~7 天逐渐加量;如美托洛尔可以从 6.25mg,每天 2 次开始;比索洛尔从 2.5mg,每天 1 次开始。禁忌突停较大剂量的 β 受体拮抗剂,以防止突停药物的心绞痛复发。

4. 使用以上药物疗效欠佳甚至病情恶化时(如心绞痛发作频率短期内增加、含服硝酸甘油效果欠佳、持续时间超过 30 分钟、发作时伴有低血压或者心力衰竭),应转往三级综合医院或专科医院进一步诊治。

5. 稳定性冠心病患者血压控制不良者(血压持续 >160/100mmHg)需转三级综合医院或专科医院。

6. 有慢性心功能不全的陈旧性心肌梗死患者避免劳累、情绪激动、感染等。建议进行有心脏康复医师指导的康复治疗。

7. 对基层不能确定是否应用双联抗血小板治疗的患者以及无法鉴别抗栓不良反应的患者可转上一级医院。

二、急性冠状动脉综合征

(一)ST 段抬高急性冠状动脉综合征

【概述】急性冠脉综合征根据心电图有无 ST 段持续性抬高区分为 ST 段抬高和非 ST 段抬高两大类,ST 段抬高急性冠状动脉综合征(ST segment elevation acute coronary syndrome,STEACS)是急性冠脉综合征的两个主要分类之一。

【诊断要点】

1. 症状　主要临床表现为胸痛,典型症状可有如下表现。

(1) 部位:胸骨后或左胸部,常放射至左肩、左臂内侧;至颈咽部可表现为局部发紧;至下颌部可表现为牙痛。

(2) 性质:常为压迫、发闷或紧缩感,也可有烧灼感,不像刀刺或针扎样,可伴濒死的恐怖感觉。

(3) 诱因:不明显。

(4) 持续时间:常持续至 20 分钟以上。

(5) 缓解方式:硝酸甘油缓解不明显。

2. 体征　可有心音减弱或新出现的心脏杂音,其余无特异性。

3. 辅助检查

(1) 心电图:ST 段抬高呈弓背向上型;宽而深的 Q 波;T 波倒置。

(2) 心肌酶:包括肌钙蛋白、肌红蛋白、肌酸激酶同工酶(CK-MB)升高;还可参考肌酸激酶(CK)、谷丙转氨酶(GPT)、乳酸脱氢酶(LDH)等。

4. 诊断　肌钙蛋白升高,伴有下列一项。

(1) 缺血性胸痛的临床表现。

(2) 心电图的动态改变,或新发的左束支传导阻滞。

(3) 心电图有病理性 Q 波出现。

(4) 超声心动图有新发的心肌局限性室壁运动异常。

(5) 血管造影证实冠脉内血栓形成。

【药物治疗】

1. 治疗原则　急性 ST 段抬高型心肌梗死(ST segment elevation myocardial

infarction，STEMI）救治的核心理念是尽可能缩短心肌总缺血时间，力争尽早开通梗死相关血管，恢复有效、持久的心肌再灌注，应因时、因地制宜，选择合理的策略方法。如不能于 120 分钟内完成介入治疗（percutaneous transluminal coronary intervention，PCI），就应在 30 分钟内进行溶栓治疗。溶栓后 3~24 小时内应及时转运至上级 PCI 医院行冠状动脉造影，对溶栓开通血管效果欠佳的患者及时行 PCI。

在转诊之前可采用如下治疗方法：卧床休息、心电血压监护、吸氧、除颤器准备到位、镇静止痛（无禁忌证，可静脉注射吗啡 3mg，必要时 5 分钟重复 1 次，总量不宜超过 15mg。根据病情需要，也可考虑应用其他镇静止痛药物，如地西泮 5~10mg 或咪达唑仑 2~3mg 缓慢静脉注射）、抗凝抗栓、抗交感治疗（β 受体拮抗剂）、纠正低钾血症（维持血钾水平 >4.5mmol/L）、维持血压心率的稳定性。

2. 药物治疗

（1）溶栓治疗：应在有效的肝素抗凝基础上进行。确诊 STEMI 后应即刻静脉注射普通肝素 5 000U（60~80U/kg），继以 12U/（kg·h）静脉滴注，溶栓及溶栓后应监测活化的部分凝血活酶时间（activated partial thromboplastin time，APTT）或激活全血凝固时间（activated clotting time of whole blood，ACT）至对照值的 1.5~2.0 倍（APTT 为 50~70 秒），通常需维持 48 小时左右。在 STEMI 早期救治中，应首选普通肝素，通常不以低分子肝素代替。48 小时后可根据情况逐渐减量，换用皮下注射低分子肝素，至血运重建或整个住院期（8 天）。

在静脉肝素治疗的基础上，给予重组人组织型纤溶酶原激酶衍生物 18mg 溶于 5~10ml 注射用水，静脉注射 2 分钟以上，30 分钟后重复上述剂量，后继续维持肝素静脉滴注 48 小时左右。

（2）抗血小板治疗

1）阿司匹林（口服常释剂型）首剂，300mg 口服，以后 75~100mg，一日 1 次。

2）吲哚布芬 100mg/ 次，一日 2 次。适用于阿司匹林胃肠道反应较大及过敏者。

3）氯吡格雷或替格瑞洛：STEMI 患者应尽早给予氯吡格雷 300~600mg 负荷剂量，继以 75mg/ 次，一日 1 次。替格瑞洛尤其适合高危和氯吡格雷耐药倾向的患者。首次应用予以替格瑞洛 180mg 负荷剂量，继以 90mg/ 次，每日 2 次。

（3）无禁忌证（急性左心衰竭、低血压、心动过缓、低血容量、哮喘等），口服 β 受体拮抗剂（美托洛尔 12.5~50mg 或阿替洛尔 12.5~25mg，一日 2 次，或比索洛尔 2.5~5mg，一日 1 次）。必要时可静脉用药，美托洛尔给药一次 5mg，间隔 2 分钟后重复给予，直到最大剂量 15mg。之后 15 分钟开始使用口服剂型。

（4）如胸痛发作未缓解，舌下含服硝酸甘油（口服常释剂型）0.5mg 后，硝酸甘油(注射剂)5~10mg加入500ml盐水中静脉滴注,开始剂量5μg/min,每3~5分钟增加5μg/min,患者对本药个体差异大,需要根据症状缓解及血压情况调整剂量(右室心肌梗死慎用)。

(5) 频发性心肌缺血并且β受体拮抗剂为禁忌时,在没有严重左心室功能受损或其他禁忌时,可以选择非二氢吡啶类钙拮抗剂,如地尔硫草30mg,一日3次,或维拉帕米(口服常释剂型)40~80mg,一日3次起始量治疗。

(6) 无用药禁忌证,尽早使用血管紧张素转换酶抑制剂,如卡托普利(口服常释剂型)12.5mg,一日3次,依那普利(口服常释剂型)5mg,一日2次或赖诺普利10mg,一日1次,对不能耐受ACEI的患者可以采用ARB缬沙坦80~160mg,一日1次。

(7) 早期给予他汀类药物,可以改善预后,降低终点事件。入院后早期开始他汀类药物治疗,且无须考虑胆固醇水平。在急性冠状动脉综合征患者可给予辛伐他汀(口服常释剂型)20~40mg,一日1次,阿托伐他汀20mg,一日1次或瑞舒伐他汀5~10mg,一日1次,睡前服用。使LDL-C<1.8mmol/L或较基线降低50%。

(8) 心肌梗死后左心室射血分数<40%、糖尿病、已接受ACEI/ARB和β受体拮抗剂、无肾功能衰竭/高血钾患者,可应用螺内酯20mg,一日1次。

【注意事项】

1. STEMI救治的核心理念是尽早开通梗死相关血管,对不能直接PCI,且转运时间>120分钟内的医院,应该进行溶栓治疗,并在溶栓后将患者尽早尽快转运至上级PCI医院以便进一步处理。转运过程中密切监测患者生命体征变化,完善各种抢救设备。

2. STEMI患者恢复后可发生再次心肌梗死、心力衰竭及心血管死亡等不良事件,因此出院后科学合理的二级预防十分重要。

3. 服用他汀药物6周内应进行肝功能检查,有四肢乏力以及肌肉疼痛需及时检查肌酶,以防肌病尤其是横纹肌溶解的发生。

(二)非ST段抬高型急性冠状动脉综合征

【概述】非ST段抬高型急性冠状动脉综合征(non-ST segment elevation acute coronary syndrome,NSTE-ACS)是一类包含不同临床特征、临床危险性及预后的临床综合征,其共同的病理机制为冠状动脉严重狭窄和/或粥样硬化斑块破裂或糜烂所致的急性血栓形成,伴或不伴有血管收缩、微血管栓塞,引起冠状动脉血流减低和缺血。根据心肌损伤生物标志物测定结果分为不稳定型心绞痛和非ST段抬高型心肌梗死,二者发生机制相似,但是严重程度不同。

【诊断要点】

1. 临床表现　主要临床表现为胸痛,典型症状可有如下表现。

(1) 部位:胸骨后或左胸部,常放射至左肩、左臂内侧;至颈咽部可表现为局部发紧;至下颌部可表现为牙痛。

(2) 性质:常为压迫、发闷或紧缩感,也可有烧灼感,不像刀刺或针扎样,可伴濒死的恐怖感觉。

(3) 诱因:不明显。

(4) 持续时间:常持续至 20 分钟以上。

(5) 缓解方式:硝酸甘油缓解不明显。

不典型的表现包括上腹痛、类似消化不良症状或呼吸困难,常见于老年人、女性、糖尿病和慢性肾脏疾病患者。

2. 体征 往往无特殊表现。高危患者出现心功能不全时,可出现肺部啰音或第三心音。

3. 辅助检查

(1) 心电图:ST 段下移、一过性 ST 段抬高和 T 波改变。应该在 10 分钟内进行 12 导联心电图,并及时复查。

(2) 心肌损伤标志物:心肌肌钙蛋白是最敏感和最特异的生物标志物,也是诊断和分层的重要依据。肌钙蛋白的升高,至少一次超过正常上限,提示心肌损伤或者坏死。

4. 诊断 根据病史、典型的心绞痛症状、典型的缺血性心电图改变(新发或一过性 ST 段压低≥0.1mV)以及心肌损伤标记物(肌钙蛋白 T、肌钙蛋白 I 或 CK-MB)测定,可以作出非 ST 段抬高心肌梗死 / 不稳定型心绞痛的诊断。此外,还应对所有患者进行危险分层,推荐采用 TIMI 评分和 GRACE 评分。

【药物治疗】

1. 治疗原则 镇静、止痛,维持血压、心率的稳定性。急性冠脉综合征患者一经诊断应立即转往三级综合医院或专科医院治疗,在转诊之前可采用如下治疗方法:卧床休息、监测血压和心率、吸氧等。

2. 药物治疗

(1) 抗心肌缺血药物治疗

1) 硝酸酯类药物。①硝酸甘油:舌下或静脉使用硝酸酯类药物,如舌下含服硝酸甘油(口服常释剂型)0.25~0.5mg,每 5 分钟可重复 0.5mg,如 15 分钟内总量达 1.5mg 后,应静脉给药。如患者反复发作心绞痛,难以控制的高血压或心力衰竭,可静脉使用硝酸酯类,如硝酸甘油(注射剂)5~10mg 加入 500ml 盐水中静脉滴注,起始剂量为 5μg/min,如在 20μg/min 时无效时可以 10μg/min 递增。根据症状缓解及血压情况调整滴速。②硝酸异山梨酯:舌下含服,一次 5mg;静脉注射,常规剂量为 2~7mg/h,根据临床症状调整剂量,可增至 10mg/h,起始剂量为 30μg/min。③单硝酸异山梨酯:普通片剂口服剂量为 10~20mg,

每日 3 次;缓释片,剂量 30~60mg,口服,一日 1 次;静脉注射剂量为 2~7mg/h,开始给药速度为 60μg/min,一般速度为 60~120μg/min。疗程根据患者的症状调整。

2) β 受体拮抗剂:如果有进行性胸痛,并且没有禁忌证(哮喘、低血压、心动过缓等),早期口服 β 受体拮抗剂(美托洛尔 12.5~50mg 或阿替洛尔 12.5~25mg,一日 2 次,或比索洛尔 2.5~5mg,一日 1 次),目标静息心率 55~60次 /min,鉴于循证医学证据,美托洛尔的作用优于阿替洛尔。

3) 钙拮抗剂:频发性心肌缺血并且 β 受体拮抗剂为禁忌时,在没有严重左心室功能受损或其他禁忌的情况下,可以选择非二氢吡啶类钙拮抗剂,如地尔硫䓬,初始剂量 30mg,一日 4 次,维持剂量,一日 90~360mg。硝苯地平,口服初始剂量 10mg,一日 3 次,维持剂量 10~20mg,一日 3 次;冠脉痉挛可 20~30mg,一日 3~4 次,单次最大剂量 30mg,一日最大剂量 120mg。

4) 尼可地尔:尼可地尔兼具 ATP 依赖的钾通道开放机制,类硝酸酯样作用,剂量为 5~10mg,一日 3 次。

(2) 肾素 - 血管紧张素 - 醛固酮系统抑制剂:所有 LVEF<40% 的患者,以及高血压、糖尿病或稳定的慢性肾脏病患者,如无禁忌,应长期使用血管紧张素转换酶抑制剂,如卡托普利(口服常释剂型)12.5mg,一日 2~3 次或依那普利(口服常释剂型)5~10mg,一日 2 次;最大剂量 40mg。赖诺普利,起始 5mg,维持剂量为 10mg。对不能耐受 ACEI 的患者可以采用 ARB 类如缬沙坦 80~160mg,一日 1 次,也用于左心室收缩功能障碍或心力衰竭以及合并糖尿病的急性冠状动脉综合征患者。

(3) 抗血小板治疗

1) 阿司匹林:阿司匹林是抗血小板治疗的基础治疗药物。首剂 150~300mg 嚼服,以后 75~150mg,一日 1 次或吲哚布芬 100mg,一日 2 次,吲哚布芬特别适合于不能耐受阿司匹林(有胃肠反应及过敏)的患者。

2) P2Y12 受体抑制剂:除非有极高出血风险等禁忌证,在阿司匹林的基础上联合应用一种 P2Y12 受体抑制剂,并维持 12 个月。氯吡格雷,负荷剂量 300~600mg,此后 75mg,每天一次,维持。替格瑞洛,负荷剂量 180mg,此后 90mg,一日 2 次。

(4) 抗凝治疗:抗凝治疗用于 NSTE-ACS 的急性期,如选择 PCI,可选用下列抗凝药物。

1) 普通肝素:PCI 术中最常用的抗凝药物。常规剂量 70~100U/kg,如联合应用糖蛋白 2b/3a 受体拮抗剂[非],剂量调整为 50~70U/kg。此后,在 ACT 指导下调整普通肝素的剂量。

2) 低分子肝素:术前使用低分子量肝素,剂量根据体重调整,如依诺肝素

1mg/kg,一日 2 次,皮下注射。PCI 术中应考虑依诺肝素抗凝。

3) 磺达肝癸钠[非]:无论采取介入和非介入治疗策略,磺达肝癸钠[非]剂量为 2.5mg,一日 1 次,皮下注射。患者如需要行 PCI,术中补充普通肝素,85U/kg,如联合 GPI,普通肝素 60U/kg。

4) 比伐卢定[非]:PCI 术中静脉推注 0.75mg/kg,然后以 1.75mg/(kg·h),术后维持 3~4 小时。

(5) 他汀类药物:没有禁忌证,所有患者早期给予他汀类药物,并长期维持,可以改善预后,降低终点事件。LDL-C 的目标值为 <1.8mmol/L。急性冠状动脉综合征患者可给予辛伐他汀(口服常释剂型)20~40mg,一日 1 次,睡前服用;阿托伐他汀 10~20mg,一日 1 次;瑞舒伐他汀 5~20mg,一日 1 次。

【注意事项】

1. 急性冠状动脉综合征的患者需密切注意血压、心律的变化。止痛,改善缺血是最重要的,减少搬动和活动,呼叫急救中心。

2. 一旦临床怀疑存在急性冠状动脉综合征,建议立即转至三级综合医院或专科医院治疗。

3. 服用他汀类药物 6 周内应检查肝功能,有四肢乏力以及肌肉疼痛需及时检查肌酶,以防肌病尤其是横纹肌溶解的发生。

(孙艺红　张立方　吴文静)

第六节　心　律　失　常

一、快速型室上性心律失常

【概述】快速型室上性心律失常包括房性心动过速、阵发性室上性心动过速、心房扑动和心房颤动。阵发性室上性心动过速多见于正常人,房性心动过速、房颤多见于器质性心脏病患者。情绪激动,劳累,烟、酒、茶、咖啡过量均是诱发因素。

【诊断要点】

1. 症状　阵发性室上性心动过速、房性心动过速多为突然发作,突然中止;房颤、房扑可表现为阵发性或持续性发作。如发作时间较短,心率不太快,症状较轻,稍有心悸,心前区不适或无症状;发作时间较长、心率过快或原有器质性心脏病时,症状常较重,可出现休克、急性左心衰竭、心绞痛、晕厥等。

2. 体征　阵发性室上性心动过速和房性心动过速心律规则,心率快,160~220 次 /min;房颤时节律绝对不整、第 1 心音强弱不一、脉短绌。心率过快时血流动力学不稳定,可出现血压下降。

3. 辅助检查

(1) 心电图是直接而简便的诊断方法,但只能了解短暂发作。

(2) 有条件的情况下(必要时)可行 24 小时动态心电图检查,以帮助了解全天不同时间段异常心律情况。

(3) 有条件时可做超声心动图,即帮助了解心脏功能及结构的改变。

【药物治疗】

1. 治疗原则　控制心室率,纠正异位心律,抗栓治疗,改善心功能。

2. 药物选择

(1) 洋地黄类制剂:常用药物有去乙酰毛花苷和地高辛。

1) 目的:①终止阵发性室上性心动过速、房颤、房扑;②减慢房颤、房扑心室率。

2) 用法:①静脉注射,去乙酰毛花苷 0.4mg+5% 葡萄糖 20ml,缓慢静脉注射。2~4 小时后可重复,总量不超过 1.6mg。②口服,地高辛 0.125~0.25mg,一日 1 次,主要用于减慢房扑、房颤的心室率。

3) 注意事项:预激伴房颤不使用洋地黄,因洋地黄能抑制房室结,使得旁路传导增加,从而加快房颤心室率。

(2) 非二氢吡啶类钙离子拮抗剂:属Ⅳ类抗心律失常药物。

1) 目的:①终止阵发性室上性心动过速、房性心动过速;②减慢房颤、房扑时心室率。

2) 用法:维拉帕米①5mg+5% 葡萄糖液 20ml,缓慢静脉注射至少 2 分钟,同时监测心率,心动过速中止应立即停止注射;②口服,一日 240~320mg,分 3~4 次服用,主要用于房扑、房颤时心室率的控制。地尔硫䓬,口服,30~60mg,一日 3 次。

3) 注意事项:①预激伴房颤慎用;②心功能不全患者慎用。

(3) 普罗帕酮:属Ⅰc类抗心律失常药物。

1) 目的:①终止阵发性室上性心动过速、房性心动过速;②房颤、房扑复律,控制心室率,维持窦性心律。

2) 用法:①静脉注射,70mg+5% 葡萄糖液稀释,于 10 分钟内缓慢注射,必要时 10~20 分钟重复一次,总量不超过 210mg,静脉注射后改为口服维持;②口服,100~200mg,一日 3~4 次。

3) 注意事项:心肌梗死和心力衰竭患者不宜长期应用。

(4) 胺碘酮:属Ⅲ类抗心律失常药物。

1) 目的:①终止阵发性室上性心动过速、房性心动过速;②房颤、房扑复律,控制心室率,维持窦性心律。

2) 用法:①静脉滴注,心律失常发作急性期需要静脉注射控制心律失常。通常负荷量按体重 3mg/kg,一般为 150mg+5% 葡萄糖液 250ml,在 20 分钟内滴入(滴入时间不得短于 10 分钟),然后以每分钟 1~1.5mg 维持,6 小时后减至每分钟 0.5~1mg,一日总量 1 200mg,以后逐渐减量。静脉滴注胺碘酮持续时间不应超过 3~4 天。②口服,一日 0.4~0.6g,分 2~3 次服,1~2 周后根据需要改为一日 0.2~0.4g 维持,部分患者可减至一日 0.2g。

3) 注意事项:①监测心率、Q-T 间期;②静脉用药时注意血压;③应定期复查肝肾功能、甲状腺功能、心电图和胸片;④用药期间避免低血钾、酸中毒,避免发生尖端扭转性室性心动过速。当房颤发生大于 48 小时应先抗凝治疗,新型口服抗凝药利伐沙班 15~20mg,一日 1 次,高危患者还可以先从 10mg 用起;或达比加群酯 110~150mg,一日 2 次或华法林适量维持(INR2~3)3~4 周后再复律。

(5) 索他洛尔:列入Ⅲ类抗心律失常药物的范围内。有 β_1 和 β_2 受体拮抗作用。

1) 目的:阵发性室上性心动过速和房性心动过速、房颤、房扑复律,维持窦性心律。

2) 用法:口服。索他洛尔 40~160mg,一日 2 次;从小剂量开始,逐渐加量。肾功能不全者应减少剂量。

3) 注意事项:①孕妇、哺乳期妇女及运动员需慎用。②用药前及用药过程要检查电解质,注意有无低血钾、低血镁。③Q-T 间期明显延长者禁用。④用药过程需注意心率及血压变化。⑤肾功能不全,需慎用或减量。

(6) 伊布利特:属Ⅲ类抗心律失常药物。

1) 目的:房性心动过速、房颤、房扑复律。

2) 用法:静脉注射。伊布利特 1mg+0.9% 氯化钠注射液 20ml,缓慢静脉推注,持续推注 10 分钟,心律失常终止即可停止推注。如果没有终止,10 分钟后重复上述剂量。

3) 注意事项:①老年心力衰竭、心肌梗死患者、妊娠患者慎用;②低钾、低镁增加尖端扭转性室性心动过速发生,用药前应将血钾纠正在 4.5mmol/L 以上,予以 2.5g 硫酸镁;③用药后在院内观察 4 小时以上再离院为佳。

(7) β 受体拮抗剂:属Ⅱ类抗心律失常药物。

1) 目的:控制心室率,维持窦性心律。其终止阵发性室上性心动过速,房速和房颤、房扑复律有效率低。

2) 用法:口服。普萘洛尔 10~30mg,一日 3~4 次;美托洛尔普通片 25~100mg,一日 2 次,美托洛尔缓释片[非]47.5~190mg,一日 1 次;或阿替洛尔,成人剂量 12.5~100mg,一日 2 次,剂量逐渐增加,儿童:初始剂量,按体重

0.25~0.5mg/kg,一日 2 次。或比索洛尔 2.5~5mg,一日 1 次,最大剂量不要超过 10mg。艾司洛尔成人先静脉注射负荷量,0.5mg/(kg·min),约 1 分钟。随后静脉滴注维持量,自 0.05mg/(kg·min)开始,4 分钟后若疗效理想则继续维持,若疗效不佳可重复给予负荷量并将维持量以 0.05mg/(kg·min)的幅度递增。维持量最大可加至 0.3mg/(kg·min),但 0.2mg/(kg·min)以上的剂量未显示能带来明显好处。

3) 注意事项:心动过缓、急性左心衰竭、哮喘、血压偏低的患者慎用或禁用。

(8) 华法林:双香豆素类抗凝剂的一种,通过抑制维生素 K 参与的凝血因子 Ⅱ、Ⅶ、Ⅸ、Ⅹ 在肝脏的合成而发挥抗凝作用。

1) 目的:房颤、房扑复律前后抗栓治疗。

2) 用法:口服。起始剂量 3~5mg,一日 1 次,调整剂量,监测国际标准化比值(International normalized ratio,INR)在 2~3。

3) 注意事项:①监测出血倾向;②非甾体抗炎药、抗生素、左甲状腺素可能增强华法林的药效,容易引起出血;③制酸药、安替比林、利福平、维生素 K、口服避孕药、维生素 C、皮质激素类药物、螺内酯可能降低华法林的药效,造成血栓形成;④许多绿色蔬菜,如菠菜、芦笋、花椰菜等,能降低华法林的疗效。

(9) 达比加群酯:属 Ⅱa 因子抑制剂。

1) 目的:房颤、房扑复律前后抗栓治疗。

2) 用法:口服。达比加群酯小剂量 110mg,一日 2 次;大剂量 150mg,一日 2 次。

3) 注意事项:①监测出血倾向,如颅内、消化道等;②肾功能不全慎用或减量,eGFR<30ml/(min·1.73m²)禁用;③如发生致命性大出血,可尽早应用达比加群酯拮抗剂依达赛珠单抗;④不与华法林合用,必要时可与抗血小板药物合用。

(10) 利伐沙班:属 Ⅹa 因子抑制剂。

1) 目的:房颤、房扑复律前后抗栓治疗。

2) 用法:口服。利伐沙班 10~20mg,一日 1 次。

3) 注意事项:①监测出血倾向,如颅内、消化道等;②肾功能不全慎用或减量,eGFR<15ml/(min·1.73m²)者禁用;③如发生致命性大出血,尽早应用凝血酶原复合物或输注新鲜血浆;④不与华法林合用,必要时可与抗血小板药物合用。

【注意事项】

1. 出现上述快速型心律失常需要使用静脉药物治疗,或有血流动力学不稳定时,需要转三级综合医院或专科医院处理。

2. 如用药物不能很好地终止或控制心动过速的发作,可转三级综合医院或专科医院实施同步直流电复律,必要时可行经导管消融治疗。

3. 鉴于伊布利特的药物特殊性和临床心律失常的复杂性,从安全性考虑基层如需使用伊布利特时建议转入上级医院咨询心律失常专业医生。

二、快速型室性心律失常

【概述】快速型室性心律失常主要包括室性心动过速和心室颤动,多见于器质性心脏病。特发性室性心动过速见于正常人。

【诊断要点】

1. 心悸、胸闷、气短、头晕、出冷汗,严重时出现黑矇、晕厥、阿斯发作,甚至猝死。

2. 心率增快,大于 120 次 /min,心率大于 180 次 /min 时容易发生血流动力学障碍、血压下降、四肢厥冷等。

3. 辅助检查　心电图是直接而简便的诊断方法,必要时可行 24 小时动态心电图检查,超声心动图可帮助了解心脏功能及结构的改变。

【药物治疗】

1. 胺碘酮　属于Ⅲ类抗心律失常药物。

(1) 目的:①终止室性心动过速、室颤;②减少室性心动过速、室颤复发。

(2) 用法

1) 静脉滴注:负荷量按体重 3mg/kg,一般为 150mg 加入 5% 葡萄糖溶液 250ml,在 20 分钟内滴入(滴入时间不得短于 10 分钟),然后以每分钟 1~1.5mg 维持,6 小时后减至每分钟 0.5~1mg,一日总量 1 200mg。以后逐渐减量,静脉滴注胺碘酮持续不应超过 3~4 天。

2) 口服:一日 0.6~1.2g,分 3 次服,1~2 周后根据需要逐渐改为一日 0.2~0.4g 维持。建议维持量宜应用最小有效剂量。

(3) 注意事项:①监测心率、Q-T 间期;②静脉用药时注意血压;③应定期复查肝肾功能、甲状腺功能、胸片和心电图;④用药期间避免低血钾、酸中毒,避免发生尖端扭转性室性心动过速。

2. β 受体拮抗剂　属于Ⅱ类抗心律失常药物。

(1) 目的:减少室性心动过速、室颤复发,预防心脏性猝死。

(2) 用法

1) 口服:普萘洛尔 10~30mg,一日 3~4 次;美托洛尔平片 25~100mg,一日 2 次,美托洛尔缓释片[非]47.5~190mg,一日 1 次;阿替洛尔,成人,初始剂量,6.25~12.5mg,一日 2 次,按需要及耐受量渐增至 50~200mg,儿童,初始剂量,按体重 0.25~0.5mg/kg,一日 2 次。

2）注意事项：心动过缓、急性左心衰竭、哮喘、血压偏低的患者慎用或禁用。

3. 普罗帕酮　属于Ⅰc类抗心律失常药物。

（1）目的：终止室性心动过速、室颤；预防室性心动过速、室颤复发。

（2）方法

1）静脉注射：70mg加5%葡萄糖液稀释，于10分钟内缓慢注射，必要时10~20分钟重复1次，总量不超过210mg。静脉注射后改为静脉滴注，滴速0.5~1.0mg/min或口服维持。

2）口服：100~200mg，一日3~4次。维持量，一日300~600mg，分2~4次服。

（3）注意事项：心肌梗死和心力衰竭患者不宜长期应用。

4. 美西律　属于Ⅰb类抗心律失常药物。

（1）目的：终止或抑制慢性室性心律失常，包括室性期前收缩及室性心动过速。

（2）方法：口服，成人常用量100~200mg，每6~8小时1次，极量为每日1 200mg。为尽快达到有效血药浓度可先给负荷量400mg，以后每8小时200mg，维持量为一日600~900mg。

（3）注意事项

1）低血压、严重充血性心力衰竭、室内传导阻滞、严重窦性心动过缓、肝肾功能不全、哺乳期妇女慎用。

2）美西律在危及生命的心律失常患者中有使心律失常恶化的可能。

3）老年人应用时应监测肝功能。

4）用药期间应定期检查血压、心电图、血药浓度。

5）美西律的有效血药浓度为0.5~2μg/ml，中毒血药浓度与有效血药浓度相近，为2μg/ml以上。少数患者在有效血药浓度时即可出现严重不良反应。

6）应避免用于无症状的室性期前收缩，可用于Q-T间期延长的室性心律失常。对静脉注射利多卡因有效者更为适宜。

5. 莫雷西嗪　属于Ⅰc类抗心律失常药物。

（1）目的：终止或抑制慢性室性心律失常，包括室性期前收缩及室性心动过速。

（2）方法：口服，成人常用量150~300mg，每8小时一次，极量为每日900mg。

（3）注意事项

1）下列情况慎用：心肌梗死、Ⅰ度房室阻滞和室内阻滞、肝或肾功能不全、严重心力衰竭。

2）有促心律失常作用，注意与原有心律失常加重的鉴别。用药早期最好能进行监测。

3）用药期间应注意随访检查血压、心电图和肝功能。

4）本品对孕妇及胎儿的安全性不详,可通过乳汁排泄。

【注意事项】

1. 在不能确定患者室性心律失常性质时转三级综合医院或专科医院确诊。

2. 患者需要使用静脉抗心律失常药物时,可转三级综合医院或专科医院确定方案及治疗。

3. 如药物不能很好地终止或控制心动过速的发作,可转三级综合医院或专科医院实施同步直流电复律,必要时可行经导管消融治疗。

三、缓慢型心律失常

【概述】缓慢型心律失常主要包括窦性心动过缓、窦房阻滞、窦性停搏和Ⅱ度以上的房室阻滞,通常见于有器质性心脏病或高龄患者,而窦性心动过缓、窦房阻滞和Ⅱ度Ⅰ型房室阻滞也可见于迷走神经张力增高的正常年轻人。缓慢型心律失常可表现为持续性,并呈渐进性进展,也可为一过性表现。

【诊断要点】

1. 症状　头晕、胸闷、气短,偶有胸痛,严重时可出现黑矇、晕厥,甚至猝死。

2. 体征　心率减慢、窦性心动过缓、节律整齐、窦性停搏、窦房阻滞有长间歇,房室阻滞通常为心率缓慢而不齐,Ⅲ度房室阻滞表现为心率缓慢、节律齐,可闻及“大炮”音(房室同步收缩)。

3. 辅助检查　心电图是直接而简便的诊断方法,必要时可行Holter检查,超声心动图可帮助了解心脏功能及结构的改变。

【药物治疗】

1. 治疗原则　持续型缓慢型心律失常的根本治疗为置入人工心脏起搏器。药物治疗主要针对一过性缓慢型心律失常(如急性心肌梗死、高血钾等所致),以及持续性缓慢型心律失常的临时治疗。

2. 药物选择

(1)阿托品:胆碱能受体拮抗剂能解除迷走神经对心脏的抑制,使心跳加快。

1)目的:纠正缓慢型心律失常,抢救心搏骤停。

2)用法:①静脉注射,成人一次1~2mg,儿童0.03~0.05mg/kg,再次使用时需间隔15~20分钟。②肌内或皮下注射,剂量同上。③口服,每日0.9~1.8mg,分3~4次服。

3) 注意事项:①用药极量,口服一次 1mg,每日 <3mg;皮下或静脉注射一次 2mg。②青光眼患者禁用。大剂量应用可引起尿潴留,前列腺肥大患者慎用。

(2) 异丙肾上腺素:属于 β 受体激动剂,对 $β_1$ 和 $β_2$ 受体均有较强大的激动作用,对 α 受体几乎无作用。

1) 目的:纠正缓慢型心律失常,抢救心脏停搏。

2) 用法:静脉滴注,以 0.5~1mg 加于 5% 葡萄糖溶液 200~300ml 中,缓慢静脉滴注。

【注意事项】

1. 不能确定心律失常的性质,需转诊到三级综合医院或专科医院。

2. 需要静脉给予抗心律失常药,可转三级综合医院或专科医院治疗。

3. 需要安装起搏器可转三级综合医院或专科医院。

(张萍 杨靖)

第七节 心 肌 炎

【概述】 心肌炎(myocarditis)是指心肌局限性或弥漫性的急性或慢性炎症病变,可分为感染性和非感染性两大类。心肌炎的症状轻重不一,病情严重程度不等。轻者可无自觉症状,严重者可并发严重心律失常、心功能不全甚至猝死,称之为重症心肌炎。近年来,病毒性心肌炎的发病率显著增多,本节重点介绍病毒性心肌炎。

【诊断要点】

1. **症状** 在上呼吸道感染、腹泻等相关病毒感染的基础上,多在其后 2~3 周内出现心脏症状,以胸闷、气短、乏力、心悸多见,但缺乏特异性。

2. **体征** 窦性心动过速或心律不齐,第一心音低钝。

3. 辅助检查

(1) 心电图:可以出现多种心律失常的表现,以房室传导阻滞、窦房阻滞或束支阻滞,或多源、成对室性期前收缩多见。两个以上导联 ST 段呈水平型或下斜型下移≥0.05mV 或 ST 段异常抬高或出现异常 Q 波。

(2) 心肌损伤标记物:病程中血清心肌肌钙蛋白 I 或肌钙蛋白 T(定量测定)、CK-MB 明显增高。

(3) 心肌病毒学检查:特异性病毒抗体异常。

(4) 超声心动图及心肌核素:心腔扩大或室壁活动异常,以及心功能检查证实左室收缩或舒张功能减弱。

病毒性心肌炎的确诊相当困难,国际上尚无统一标准。国内学者认为,同时具有上述 1、2 任何一种异常,3 中任何两项,在排除其他原因心肌疾病后,临床上可诊断急性病毒性心肌炎。

【药物治疗】

1. 抗病毒治疗　可予抗病毒药金刚烷胺,成人 200mg,一日 1 次,或 100mg,每 12 小时 1 次。

2. 保护心肌疗法　必要时可采用极化液治疗:10% 葡萄糖液 500ml 加胰岛素 8U,15% 氯化钾 10ml 静脉滴注,7~10 天为 1 个疗程。

3. 免疫抑制剂　糖皮质激素:一般发病 10~14 天内不主张应用,但如有高热、心力衰竭、严重心律失常、心源性休克者可短期使用。地塞米松磷酸钠 10mg 静脉注射(静脉注射时应以 5% 葡萄糖注射液稀释)或静脉滴注,一日 1 次,3~7 天;或泼尼松 40~60mg,每日顿服。

4. 对症治疗

(1) 出现心力衰竭者,按常规心力衰竭治疗(见心力衰竭部分),但洋地黄用量要偏小。

(2) 根据心律失常情况选择抗心律失常药物治疗。

【注意事项】

1. 保护心肌疗法中,也可使用维生素 C 5g+5% 葡萄糖注射液 250ml,静脉滴注,一日 1 次,1~2 周。

2. 糖皮质激素也可选用氢化可的松注射液静脉滴注,一日 400~600mg,病情好转后逐渐减量。

3. 急性病毒性心肌炎患者尽早卧床休息。

4. 有严重心律失常、心力衰竭的患者,卧床休息 1 个月,半年内不参加体力活动。

5. 无心脏形态功能改变者,休息半个月,3 个月内不参加重体力活动。

6. 以下情况需转三级综合医院或专科医院处理。

(1) 重症心肌炎及心力衰竭急性加重或出现影响血流动力学的严重心律失常,在给予最初的基本治疗后症状缓解不明显;需要特殊治疗者转院。

(2) 完全性房室传导阻滞者,拟使用临时或永久体外起搏器。

(3) 需要明确心肌炎诊断(需要做心肌标志物、病毒学检查)以及心功能状态评估者可转三级综合医院或专科医院。

(4) 需要使用免疫抑制剂或激素治疗的患者,建议转诊三级综合医院或专科医院确定治疗方案。

(刘　靖　孙宁玲)

第八节 心 肌 病

一、扩张型心肌病

【概述】 扩张型心肌病（dilated cardiomyopathy，DCM）是一种异质性心肌病，以心室扩大和心肌收缩功能降低为特征，发病时除外高血压，心脏瓣膜病，先天性心脏病或缺血性心脏病等。其临床表现为：心脏逐渐扩大、心室收缩功能降低、心力衰竭、室性和室上性心律失常、传导系统异常、血栓栓塞和猝死。

【诊断要点】

1. 症状　原因不明的左心室或双心室扩大，心脏收缩功能降低；临床症状包括不同程度的心功能不全，常伴有心律失常，可有栓塞或猝死。

2. 体征　心脏扩大，第一心音减弱，心前区收缩期杂音。出现心力衰竭时可以出现呼吸困难、下肢水肿，肺部啰音等体征。

3. 辅助检查

(1) 心电图：可见窦速、各种室内传导阻滞、多种心律失常和广泛的非特异的 ST-T 改变。

(2) 胸大片：心脏扩大。

(3) 超声心动图：全心扩大，心室壁运动减弱，左室射血分数低于 45%，左室短轴缩短率 <25%，合并有右室收缩功能下降时，三尖瓣环位移距离 <1.7cm，右室面积变化分数 <35%。附壁血栓多发生在左室心尖部。

(4) 心核磁共振：可以准确检测心肌功能，而且能清晰识别心肌组织学特征。包括心脏结构及心肌纤维化瘢痕。是诊断和鉴别心肌疾病的重要检测手段，在识别心肌间质散在纤维化和心肌纤维化定量方面更有优势，对风险的评估及预后的判断具有重要价值。

(5) 心内膜心肌活检：心肌病变主要是心肌纤维化，该检查有助于心肌病的病因诊断与鉴别诊断。

【早期诊断路径】

1. 出现不明原因的心脏结构和／或功能变化，具有以下之一者：

(1) 左心室扩大但左室射血分数（LVEF）正常；左心室舒张末内径 > 年龄和体表面积预测值的 2 倍 SD+5%。

(2) LVEF 45%~50%。

(3) 心电传导异常。

2. 检测出与心肌病变有关的基因变异。

3. 血清 AHA 检测为阳性（AHA 是机体产生的针对自身心肌蛋白分子抗

体的总称)。

4. 心脏磁共振检查显示心肌纤维化。

【药物治疗】

1. 治疗原则 预防导致心力衰竭加重的诱因,如劳累、感染、心律失常、快速输液等。药物治疗主要针对心功能不全。

2. 药物选择

(1) 心力衰竭急性加重期:采用静脉强心、利尿、扩血管治疗。

1) 首选静脉袢利尿剂,呋塞米 20~40mg 静脉推注或肌内注射,疗效差者可增加剂量。

2) 扩血管药物选择硝酸甘油或硝普钠静脉滴注。硝酸甘油起始剂量每分钟 5~10μg。硝普钠:成人开始按体重每分钟 0.5μg/kg。根据治疗反应以每分钟 0.5μg/kg 递增,逐渐调整剂量。常用量为每分钟 3μg/kg;极量为每分钟 10μg/kg;总量为 3 500μg/kg。儿童用量按体重每分钟 1.4μg/kg;按效应逐渐调整用量。硝普钠(使用不应超过 72 小时)停药应逐渐减量,并加用口服血管扩张药,以避免反跳现象。

3) 强心选择去乙酰毛花苷,使用前要注意患者的心率不能过慢,有严重心动过缓病史者慎用。

成人:去乙酰毛花苷,用 5% 葡萄糖注射液 20ml 稀释后缓慢静脉注射。2 周内未用过洋地黄毒苷,或在 1 周内未用过地高辛的患者,初始剂量 0.4~0.6mg,以后每 2~4 小时可再给 0.2~0.4mg;总量一日 1~1.6mg。

儿童:去乙酰毛花苷,按下列剂量分 2~3 次、每次间隔 3~4 小时给予。早产儿和足月新生儿或肾功能减退、心肌炎患儿,肌内注射或静脉注射,一日 0.022mg/kg;2 周 ~3 岁,一日 0.025mg/kg。静脉注射获满意疗效后,可改用地高辛常用维持量。

(2) 慢性心功能不全:与慢性心力衰竭用药原则相同,选用口服药物,包括以下几种。

1) 利尿剂:慢性心力衰竭有明显液体潴留的患者,首选袢利尿剂,最常用呋塞米,呋塞米的剂量与效应呈线性关系。噻嗪类利尿剂仅适用于有轻度液体潴留、伴有高血压且肾功能正常的心力衰竭患者,氢氯噻嗪每日 25mg,症状好转可间断服用。

2) 血管紧张素转换酶抑制剂:可以改善预后,应长期服用。可以选择卡托普利初始剂量 12.5mg,一日 2~3 次;根据耐受情况逐渐增至 50mg,一日 2~3 次;近期大量服用利尿药者初始剂量 6.25mg,一日 3 次。儿童初始剂量,按体重 0.3mg/kg,一日 3 次;必要时每 8~24 小时增加 0.3mg/kg。

依那普利初始 2.5mg,一日 1 次,并密切监测反应,根据耐受情况逐渐加量至一日 5~20mg,分 1~2 次服。赖诺普利起始剂量为 2.5mg,一日 1 次,密切监测血压,调整药物应注意剂量增加的幅度不可超过 10mg,剂量增加的间隔不应短于 2 周,最大剂量不可超过 35mg,一日 1 次。

原则上使用患者血压能够耐受的最大剂量。在应用该类药物时注意血压与肾功能、血钾情况。

3)血管紧张素 AT$_1$ 受体拮抗剂(ARB):改善心室重构,减少再住院率。缬沙坦 80~160mg,一日 1 次。从小剂量开始逐步增加至常规剂量。原则上使用患者血压能够耐受的最大剂量,在应用该类药物时注意血压与肾功能、血钾情况。

4)β 受体拮抗剂:首选美托洛尔一日 12.5~200mg,分 2 次服用,同样使用患者最大耐受剂量长期服用;或比索洛尔初始剂量 1.25mg,一日 1 次,每隔 1 周逐渐加量至 5mg,然后每隔 4 周逐渐加量至 10mg 维持治疗,一日最大剂量为 10mg。

5)曾有明确心力衰竭的患者在使用 ACEI/ARB、β 受体拮抗剂的基础上加用醛固酮受体拮抗剂。可以加用螺内酯初始剂量每日 10~20mg,1 次 /d,至少观察 2 周后再加量,目标剂量 20~40mg。

(3)心律失常:平时无症状心律失常无须治疗。快速心房颤动,合并急性心力衰竭可静脉给予去乙酰毛花苷 0.2~0.4mg,无明显心力衰竭者可以口服美托洛尔或阿替洛尔 12.5~25mg;持续房性或室性心动过速、心房颤动可以静脉给予胺碘酮,首剂 150mg 加入 5% 葡萄糖溶液 250ml,在 20 分钟内滴入(滴入时间不得短于 10 分钟),然后以每分钟 1~1.5mg 维持,6 小时后减至每分钟 0.5~1mg。

【注意事项】

1. 长期使用利尿剂应每月复查电解质,防止低血钾。

2. 开始服用血管紧张素转换酶抑制剂 2 周后要复查血肌酐及血钾,如出现咳嗽的副作用可改用血管紧张素 Ⅱ 受体拮抗剂(ARB)。

3. 长期服用地高辛时,患者如出现恶心、腹泻等消化道症状要注意有无洋地黄中毒,注意查血钾。

4. 使用胺碘酮前后应当注意甲状腺功能检测以及心电图的检测。

5. 以下情况需要转三级综合医院或专科医院处理。

(1)初诊怀疑此病者需转院确诊;

(2)心力衰竭急性加重,在给予最初的基本治疗后症状缓解不明显、影响血流动力学的严重心律失常以及合并血栓栓塞者需尽快转院进一步诊治;

(3)合并慢性房颤、心肌缺血、肾功能不全者应择期转三级综合医院或专科医院确定长期治疗方案。

二、肥厚型心肌病

【概述】肥厚型心肌病(hypertrophic cardiomyopathy,HCM)是一种以心肌肥厚为特征的心肌疾病,主要表现为左心室壁增厚,通常指二维超声心动图测量的室间隔或左心室壁厚度≥15mm,或者有明确家族史者厚度≥13mm,通常不伴有左心室腔的扩大,需排除负荷增加如高血压、主动脉瓣狭窄和先天性主动脉瓣下隔膜等引起的左心室壁增厚。病因尚不清楚,有明确家族遗传性,属于常染色体显性遗传。根据左心室流出道有无梗阻分为梗阻性和非梗阻性肥厚型心肌病。大部分无症状,主要临床表现为呼吸困难和类似心绞痛发作,梗阻性者有头晕、近似晕厥,有猝死倾向。

【诊断要点】

1. 症状

(1) 有些患者可长期无症状,而有些患者首发症状就是猝死。

(2) 劳力性呼吸困难:是 HCM 患者最常见的症状,有症状患者中 90% 以上有此表现。

(3) 胸痛、运动后有头晕、晕厥、心悸及心绞痛等症状。

2. 体征 第一心音(S1)后出现明显的递增递减型杂音,在心尖和胸骨左缘之间最清晰。左心室流出道梗阻加重可使心脏杂音增强,常见于患者从蹲、坐、仰卧等姿势变换为直立姿势时,以及 Valsalva 动作、室性期前收缩后代偿性搏动的心肌收缩力增强或使用硝酸甘油后。

3. 辅助检查

(1) 心电图多表现为复极异常、明显的病理性 Q 波,尤其是下壁导联(Ⅱ、Ⅲ、aVF)和侧壁导联(Ⅰ、aVL 或 V4~V6);异常的 P 波;电轴左偏;心尖肥厚者常见 V2~V4 导联 T 波深倒置。

(2) 超声心动图:左心室心肌任何节段或多个节段室壁厚度≥15mm,结合超声或心导管检查显示左心室与流出道压力阶差,并排除引起心脏负荷增加的其他疾病,如高血压、瓣膜病等。

(3) 运动负荷检查:对静息时无左心室流出道梗阻而有症状的患者,可做运动负荷检查,以排除隐匿性梗阻。

(4) 心脏磁共振成像:多表现为肥厚心肌内局灶性或斑片状强化,以室间隔与右心室游离壁交界处局灶状强化最为典型。

(5) X 线胸片:可见左心室增大,亦可在正常范围,可见肺部瘀血,但严重肺水肿少见。

【药物治疗】

1. 治疗原则 通过降低心肌收缩力,减轻流出道狭窄,改善心脏舒张功能,减少猝死。

2. 用药方案

(1) β受体拮抗剂:起始量美托洛尔平片或阿替洛尔 12.5mg,一日 2 次,普萘洛尔 10mg,一日 3 次。比索洛尔 2.5mg,一日 1 次,应从小剂量开始逐渐增加剂量至最大耐受量(静息心率 55~60 次 /min),每日剂量个体差异极大。

(2) 钙离子拮抗剂:应选用降低心肌收缩力较强,而扩血管降压作用较弱的非二氢吡啶类钙拮抗剂,维拉帕米口服,起始量 1 次 40mg,一日 3 次,滴定至 480mg/d;或地尔硫䓬口服起始剂量,30mg,一日 3 次,逐渐加量,目标剂量需个体化。对流出道压力梯度高、严重心力衰竭或窦性心动过缓患者慎用。

(3) 胺碘酮:快速心房颤动、室性心动过速发作时可给予首剂 150mg 加入5% 葡萄糖溶液 250ml,在 20 分钟内滴入(滴入时间不得短于 10 分钟),继以每分钟 1~1.5mg 维持,疗效差者应尽快转院。预防心律失常发作可以口服,按照第 1 周 200mg,一日 3 次,第 2 周 200mg,一日 2 次,然后 200mg,一日 1 次长期维持的方案治疗。

【注意事项】

1. 钙离子拮抗剂中,也可选择口服地尔硫䓬,30mg,一日 3 次,逐渐加量。

2. 梗阻性者慎用各种使梗阻加重的药物,如利尿剂、硝酸酯类药物、增加心肌收缩力的药物(合并严重心功能不全和快速房颤者除外)。

3. 原则上 β受体拮抗剂和非二氢吡啶类钙拮抗剂不联合应用,尤其在老年人,以免过度心肌抑制及降低心率。

4. 梗阻性肥厚型心肌病是运动负荷试验的禁忌证。

5. 以下情况需转三级综合医院或专科医院处理。

(1) 症状、体征或心电图怀疑此病者应转院确诊。

(2) 有家族史,尤其是晕厥或猝死家族史者应转院进行家系调查,猝死高危者需给予胺碘酮口服或植入自动复律除颤起搏器(ICD)。

(3) 梗阻严重者需转院评价是否具有介入治疗或外科治疗的指征。

(程文丽 王 宁)

第九节 风湿性心脏病

【概述】风湿性心脏病(rheumatic heart disease,RHD)简称风心病,是风湿性炎症所致心脏瓣膜损害。风湿性瓣膜病变可单独累及一组瓣膜(如二尖瓣或主动脉瓣),也可同时累及两组或三组瓣膜(如同时累及二尖瓣及主动脉瓣),后者又称为风湿性心脏病联合瓣膜病。风湿性心脏病最常累及的瓣膜为二尖瓣及主动脉瓣。临床上常见的类型有单纯二尖瓣狭窄、二尖瓣狭窄并关闭不全、主动脉瓣狭窄并关闭不全,及二尖瓣与主动脉瓣联合瓣膜病。

【诊断要点】

1. 病史　患者有明确风湿热病史。

2. 症状　临床症状取决于瓣膜病变的部位、程度及病程。在严重病变时,单纯二尖瓣狭窄可出现呼吸困难、咯血及咳嗽;二尖瓣关闭不全可表现为乏力、呼吸困难;主动脉瓣狭窄可出现呼吸困难、心绞痛、晕厥;主动脉瓣关闭不全可表现为心悸、头晕及呼吸困难等症状。风湿性心脏病进展至晚期常导致右心衰竭。

3. 体征　风湿性心脏病最重要的体征是心脏杂音。二尖瓣狭窄时心尖部闻及舒张中晚期隆隆样杂音,二尖瓣关闭不全时心尖部闻及收缩期高调吹风样杂音,主动脉瓣狭窄时于主动脉瓣听诊区闻及较粗糙收缩期杂音并向颈部传导,较重的主动脉瓣关闭不全时于主动脉瓣第二听诊区闻及舒张期高调叹气样杂音。右心衰竭或全心衰竭时全心明显扩大、可有下肢水肿、肝大的体征。

4. 辅助检查

(1) 超声心动图是诊断风湿性心脏病最为重要的检查。

(2) X线胸片有助于了解心脏外形及大小。

(3) 严重瓣膜病全心力衰竭者可出现肝淤血而出现肝功能异常

(4) 二尖瓣严重狭窄及主动脉关闭不全者心房可出现明显扩大,易出现阵发性或持续性心房纤颤,或者出现室性心律失常,动态心电图的监测有助于了解这些心律失常。

【药物治疗】瓣膜性心脏病是瓣膜本身有器质性损害,任何药物均不能使其消除或逆转。采用手术治疗置换或修补瓣膜,可提高长期存活率,这是药物所不能替代的。药物治疗的作用主要是针对预防感染、改善心力衰竭症状及防止血栓栓塞并发症。

1. 用药原则　疾病早期控制风湿热的反复发作;伴有心力衰竭的患者通过降低心脏负荷改善心力衰竭症状;伴有房颤的患者注意防止血栓栓塞并发症。

2. 用药方案

(1) 感染性心内膜炎一旦诊断明确,静脉应用抗菌药物治疗(具体用药参见感染性心内膜炎部分)。

(2) 风湿性心脏病所致心力衰竭处理:心力衰竭基本治疗见心力衰竭部分。不同瓣膜病处理如下。

1) 二尖瓣狭窄患者出现咯血/咳粉红色泡沫痰(急性肺水肿)伴明显的干湿性啰音时,呋塞米静脉注射,起始剂量 20~40mg,2~4 小时后可重复 1

次,若患者同时合并快速房颤,需减慢心室率,可应用去乙酰毛花苷,静脉注射,首剂 0.4mg,2 小时后可酌情再给 0.2~0.4mg,或者采用静脉注射地高辛 0.25~0.5mg(成人),用 5% 葡萄糖注射液稀释后缓慢注射,以后可用 0.25mg,每隔 4~6 小时按需注射,但每日总量不超过 1mg,维持量 0.125~0.5mg,一日 1 次。对洋地黄类药物敏感,易出现洋地黄中毒的患者注意低血钾,并及时补充至正常。在不能使用洋地黄药物时,可以考虑胺碘酮:负荷量通常为 150mg,稀释于葡萄糖溶液中静脉缓慢推注,然后以 0.5~1mg/(kg·h)加入 250ml 葡萄糖溶液静脉输注(通常 0.6~0.8g/d,可增至 1.2g/d),以降低心室率,疗效差者应尽快转院。

2) 二尖瓣关闭不全晚期,心脏扩大伴心力衰竭的患者,给予地高辛,口服,0.125~0.25mg,一日 1 次。

(3) 风湿性心脏病合并慢性房颤的处理

1) 对伴有快速心室率的房颤患者,给予地高辛,口服,0.125~0.25mg,一日 1 次。对运动时心室率增快的控制,加用 β 受体拮抗剂美托洛尔更为有效,美托洛尔,口服,初始剂量 6.25mg,一日 2~3 次,根据心率调整剂量,可增加到 50mg,一日 2 次。

2) 对持续性房颤患者为了预防脑卒中发生,抗凝治疗应当作为重要的治疗方案。华法林 1~3mg/d,INR 维持 2~3。或选用新型口服抗凝药物:利伐沙班 10~20mg,一日 1 次,或达比加群酯 110~150mg,一日 2 次,肾功能不全时建议使用利伐沙班。

(4) 主动脉瓣病变伴心绞痛的处理:主动脉瓣关闭不全伴心绞痛的患者可应用硝酸酯类药物。硝酸甘油,舌下含服,0.5mg(心绞痛发作时);硝酸异山梨酯,口服,10mg,一日 3 次。主动脉瓣狭窄患者出现心绞痛时,可小心试用硝酸甘油,舌下含服,0.25~0.5mg。非严重主动脉狭窄的重度心绞痛发作可谨慎采用静脉硝酸酯类药物,单硝酸异戊酯注射液 1ml∶10mg,用 5% 葡萄糖注射液或 0.9% 氯化钠注射液稀释后静脉滴注,一般有效剂量为每小时 2~7mg,开始给药速度为 60μg/min,开始速度要慢,逐渐至一般速度为 60~120μg/min。一日 1 次,改善心绞痛症状即可停用,一般 10 天为一疗程。

3. 用药过程不良反应及其处理

(1) 单独应用排钾利尿剂可引起低钾血症、低镁血症,可将排钾利尿剂(呋塞米、氢氯噻嗪)与保钾利尿剂(螺内酯)合用,或补充钾盐来防止低血钾。

(2) 对长期应用地高辛的患者,尤其要注意避免发生低血钾,因低血钾易引起洋地黄中毒。

(3) 美托洛尔禁用于伴支气管痉挛性疾病、心动过缓(心率低于 55 次/min)、Ⅱ度及以上房室传导阻滞(除非已安装起搏器)患者。

（4）华法林使用时应监测 INR 值，当 INR 值 >3 时要防止出现出血倾向，当出现明显大出血，要停止使用华法林，并根据出血情况注射维生素 K 注射液：1ml∶10mg，每次 10mg，一日 1~2 次，24 小时总量不超过 40mg。

【注意事项】

1. 单纯二尖瓣狭窄所致急性左心衰竭，若不伴快速房颤，洋地黄类药物无效，禁用。

2. 无症状的单纯慢性二尖瓣关闭不全，左室功能正常时，如血压正常，无须应用血管扩张剂。

3. 主动脉瓣狭窄伴心力衰竭的患者，应避免应用作用于动脉的血管扩张剂及 β 受体拮抗剂（美托洛尔），以防血压过低；可小心应用洋地黄及利尿剂，但需注意不要过度利尿。

4. 轻中度主动脉瓣病变伴严重心绞痛者在使用单硝酸异戊酯注射液时要慎重，注意心绞痛症状的情况，如症状继续加重需快速停止输入，转上级医院处理。

5. 严重肝脏疾病或者肝功不良者要禁用维生素 K。

6. 以下情况需转三级综合医院或专科医院处理。

（1）风湿性心脏病瓣膜损害的根本治疗是手术治疗，下列患者可转三级综合医院或专科医院进一步确定是否需手术治疗：心功能 Ⅱ 级及以上的风湿性心脏病、中重度二尖瓣狭窄、重度二尖瓣关闭不全、有症状的主动脉瓣狭窄 / 关闭不全（症状包括呼吸困难、NYHA 心功能 Ⅱ 级及以上、心绞痛）、重度主动脉瓣狭窄 / 关闭不全。

（2）中重度、顽固性心力衰竭，需转三级综合医院或专科医院调整治疗方案。

（3）风湿性心脏病伴房颤及心力衰竭，有血栓栓塞高危因素而采用华法林抗凝治疗的患者（不能监测 INR），可定期转三级综合医院或专科医院监测有关凝血方面的化验结果（检测 INR）。

（4）药物治疗中调整药物有困难、临床症状无法改善或出现判断不清的不良反应时可转三级综合医院或专科医院。

（孙宁玲）

第十节　慢性心力衰竭

【概述】心力衰竭（heart failure）是指多种原因导致心脏结构和 / 或功能的异常改变，使心室收缩和 / 或舒张功能发生障碍，从而引起的一组复杂临床综合征。本病主要表现为呼吸困难、疲乏和液体潴留（肺淤血、体循环淤血及外周水肿)等。其常见病因为冠心病、高血压、心脏瓣膜病、心肌病、心脏毒性药物、放射性心肌损伤、免疫及炎症介导的心肌损伤等。

按照《2018 中国心力衰竭诊断和治疗指南》,根据左心室射血分数,分为射血分数降低的心力衰竭(heart failure with reduced ejection fraction,HFrEF)、射血分数保留的心力衰竭(heart failure with preserved ejection fraction,HFpEF)和射血分数中间值的心力衰竭(heart failure with mid-range ejection fraction,HFmrEF)。

【诊断要点】

1. 症状　休息或运动时呼吸困难、乏力、踝部水肿。

2. 体征　心动过速、心界扩大、第三心音、心脏杂音、肺部啰音、颈静脉充盈、外周水肿、心尖搏动侧移或弥散。

3. 辅助检查

(1) 超声心动图:心房、心室扩大,左室射血分数降低(LVEF<40%)。

(2) X 线胸片:肺淤血 / 水肿和心脏增大。

(3) B 型利钠肽(BNP)或 N 末端 B 型利钠肽原(NT-proBNP):与急性心力衰竭不同,BNP/NT-proBNP 在慢性心力衰竭中用于排除诊断的价值更高,BNP<35ng/L 或 NT-proBNP<125ng/L 心力衰竭的可能性很小。

4. 特殊检查

(1) 心脏磁共振:是测量左右心室容量、质量和射血分数的"金标准",当超声心动图未能作出诊断时,本检查是最好的替代影像检查。

(2) 核素心室造影及核素心肌灌注和 / 或代谢显影:当超声心动图未能作出诊断时,可使用核素心室造影评估左心室容量和左室射血分数。

【药物治疗】

心力衰竭的治疗目标是改善临床症状和生活质量,预防或逆转心脏重构,减少再住院率,降低死亡率。

1. 治疗原则　去除诱因,纠正病因,适当限盐限水,急性期(失代偿症状期)住院治疗,慢性期长期药物治疗。

2. 药物选择

(1) 利尿剂:有液体潴留证据的心力衰竭患者均应使用利尿剂,慢性心力衰竭有明显液体潴留的患者,首选袢利尿剂,最常用呋塞米,呋塞米的剂量与效应呈线性关系。噻嗪类利尿剂仅适用于有轻度液体潴留、伴有高血压且肾功能正常的心力衰竭患者。慢性心力衰竭的常用利尿剂及其剂量见表 5-2。

(2) 肾素 - 血管紧张素系统抑制剂

血管紧张素转换酶抑制剂(ACEI)/ 血管紧张素 AT_1 受体拮抗剂(ARB):改

表 5-2　慢性心力衰竭的常用利尿剂及其剂量

药物	起始剂量	每天最大剂量	每天常用剂量
祥利尿剂			
呋塞米	20~40mg,1 次 /d	120~160mg	20~80mg
托拉塞米[非]	10mg,1 次 /d	100mg	10~40mg
噻嗪类利尿剂			
氢氯噻嗪	12.5~25mg,1~2 次 /d	100mg	25~50mg
吲达帕胺	2.5mg,1 次 /d	5mg	2.5~5mg
保钾利尿剂			
氨苯蝶啶	25~50mg,1 次 /d	200mg	100mg[A]
			200mg[B]
螺内酯	20~40mg,1 次 /d	100mg	20mg
血管加压素 V_2 受体拮抗剂			
托伐普坦[非]	7.5~15mg,1 次 /d	30mg	15mg

注:A 表示与血管紧张素转换酶抑制剂(ACEI)或血管紧张素 Ⅱ 受体拮抗剂(ARB)合用时的剂量,B 表示不与 ACEI 或 ARB 合用时的剂量。

善心室重构,长期使用可改善血流动力学,降低心力衰竭的死亡率和因心力衰竭再住院率。对 ACEI 类药物不耐受的患者可以改用 ARB 类药物。可以选择卡托普利初始剂量 12.5mg,一日 2~3 次;根据耐受情况逐渐增至 50mg,一日 2~3 次;近期大量服用利尿药者初始剂量 6.25mg,一日 3 次。儿童初始剂量,按体重 0.3mg/kg,一日 3 次;必要时每 8~24 小时增加 0.3mg/kg。

依那普利初始 2.5mg,一日 1 次,并密切监测反应,根据耐受情况逐渐加量至一日 5~20mg,分 1~2 次服。赖诺普利起始剂量为 2.5mg,一日 1 次,密切监测血压,调整药物应注意:剂量增加的幅度不可超过 10mg,剂量增加的间隔不应短于 2 周,最大剂量不可超过 35mg,一日 1 次。缬沙坦 80~160mg,一日 1 次。

原则上使用患者血压能够耐受的最大剂量,在应用该类药物时注意血压与肾功能、血钾情况。

(3) β 受体拮抗剂:能改善症状和生活质量,降低死亡率、住院率和猝死风险。首选美托洛尔普通片一日 12.5~200mg,分两次服用,同样使用患者最大耐受剂量长期服用;或比索洛尔初始剂量 1.25mg,一日 1 次,每隔 1 周逐渐加量至 5mg,然后每隔 4 周逐渐加量至 10mg 维持治疗,一日最大剂量为 10mg。

(4) 醛固酮受体拮抗剂:研究证实在使用 ACEI/ARB、β 受体拮抗剂的基础上加用醛固酮受体拮抗剂,降低心力衰竭的全因死亡、心血管死亡、猝死和心力衰竭住院风险。螺内酯:初始剂量 10~20mg,1 次 /d,至少观察 2 周后再加量,目标剂量 20~40mg。

(5) 伊伐布雷定:通过特异性抑制心脏窦房结起搏电流,减慢心率。研究显示使心血管死亡和心力衰竭恶化住院的相对风险降低,改善心功能和生活质量。起始剂量 5mg,2 次 /d,治疗 2 周后,根据静息心率调整剂量,每次剂量增加 2.5mg,使患者的静息心率控制在 60 次 /min,最大剂量 7.5mg,2 次 /d。如果患者的静息心率持续低于 50 次 /min 或出现与心动过缓有关的症状,例如头晕、疲劳或低血压,应将剂量下调至 2.5mg(半片 5mg 片剂),一日 2 次。如果患者的心率在 50~60 次 /min,应维持 5mg,一日 2 次。治疗期间,如果患者的静息心率持续低于 50 次 /min,或者出现与心动过缓有关的症状,应将 7.5mg 或 5mg 一日 2 次的剂量下调至下一个较低的剂量。如果患者的静息心率持续高于 60 次 /min,应将 2.5mg 或 5mg 一日 2 次的剂量上调至上一个较高的剂量。如果患者的心率持续低于 50 次 /min 或者心动过缓症状持续存在,则必须停药。

肾功能不全且肌酐清除率大于 15ml/min 的患者无须调整剂量。肌酐清除率低于 15ml/min 的患者用药时需谨慎。轻度肝损害患者无须调整剂量,中度肝损害患者使用本品时需谨慎,重度肝功能不全患者禁用本品。

(6) 洋地黄类:应用利尿剂、ACEI/ARB、β 受体拮抗剂和醛固酮受体拮抗剂,仍持续有症状患者及心率增快者可以口服地高辛。

成人:地高辛,0.125~0.5mg,一日 1 次,7 日可达稳态血药浓度。若欲快速到达负荷量,可 0.25mg,每 6~8 小时 1 次,总量 0.75~1.25mg;维持量,0.125~0.5mg,一日 1 次。儿童:一日总量,早产儿,按体重 0.02~0.03mg/kg;1 个月以下新生儿按体重 0.03~0.04mg/kg;1 个月 ~2 岁,按体重 0.05~0.06mg/kg;3~5 岁,按体重 0.03~0.04mg/kg;6~10 岁,按体重 0.02~0.035mg/kg;10 岁以上,同成人用量。总量分 3 次或每 6~8 小时 1 次给予;维持剂量为总量的 1/5~1/3,分 2 次,每 12 小时 1 次或一日 1 次。

儿童酏剂:对肾功能正常的患儿按体重给出洋地黄化量的地高辛酏剂的用量,口服。饱和量总量,<2 岁,0.06~0.08mg/kg(相当于酏剂 1.2~1.6ml/kg),>2 岁,0.04~0.06mg/kg(相当于酏剂 0.8~1.2ml/kg);分 3~6 次完成饱和。以后用上述量的 1/4 为每日维持量。早产儿和新生儿宜用 1/3 或 1/2 量。如出现心律失常等中毒现象,应停药或加服氯化钾。

(程文丽　王　宁)

第十一节 心 包 炎

一、急性心包炎

【概述】急性心包炎(acute pericarditis)为心包脏层和壁层的急性炎症。以往常见的病因是风湿热、结核及细菌感染,近年来,病毒感染、肿瘤、尿毒症性及心肌梗死后心包炎明显增多。根据病理变化,急性心包炎可分为纤维蛋白性和渗出性两种。

【诊断要点】

1. 纤维蛋白性心包炎

(1) 症状:主要表现为心前区疼痛,性质为锐痛或闷痛,可随呼吸、咳嗽、吞咽、体位改变而加重。

(2) 体征

1) 心脏:心包摩擦音是典型的体征,可持续数小时或数天。当积液量增多摩擦音即消失。听到心包摩擦音即可诊断心包炎。

2) 全身:发热、多汗。肿瘤性心包炎者可无发热。

(3) 辅助检查

1) 白细胞计数(WBC)、血沉(ESR)、C 反应蛋白(CRP)可增高,结核菌素纯蛋白衍生物(PPD)皮肤试验可呈阳性。

2) 心电图:各导联(aVR 除外),可出现弓背向下型 ST 段抬高,数日后回至等电位线上,T 波平坦或倒置。

2. 渗出性心包炎

(1) 症状、体征:临床表现取决于积液对心脏的压塞程度。心包积液是一种较常见的临床表现。正常心包腔内有 15~30ml 的液体,起润滑作用。当心包腔内液体聚集 >50ml 则为心包积液,可分为小量心包积液(<100ml)、中量心包积液(100~500ml)、大量心包积液(>500ml)。

1) 症状:少量心包积液,可无任何自觉症状,大量心包积液可出现呼吸困难、咳嗽、声嘶、吞咽困难。

2) 体征:①在液体量 >200~300ml 时查体可发现心尖搏动减弱、心浊界向两侧扩大、心音低钝遥远、心率快。②液体量 >500ml 时,可出现奇脉、肝大伴压痛、腹水、肝颈静脉回流征阳性等。③快速心包积液时可引起急性心脏压塞(表现为心包填塞),临床会出现心动过速、血压下降、脉压变小、静脉压明显升高直至威胁生命。可见于胸部外伤、有创心脏操作导致的损伤、急性心肌梗死心脏破裂、主动脉瘤及主动脉夹层动脉瘤破裂。④如积液积聚较慢,可出现亚急性或慢性心脏压塞,表现为体循环淤血、颈静脉怒张、静脉压升高、奇脉等。

(2) 辅助检查

1) 感染性者可出现白细胞高、血沉快。

2) X 线胸片检查:积液量超过 300ml 时,可见心脏向两侧扩大。

3) 心电图:QRS 呈低电压,心动过速。

4) 超声心动图:其敏感性和特异性优于 X 线和心电图,诊断心包积液建议使用超声心动图。

5) 心包穿刺液的理化检查有助于病因的诊断。

【药物治疗】

1. 治疗原则　针对原发疾病的治疗;排除积液;解除心脏压塞症状;对症治疗。

2. 药物治疗

(1) 结核性心包炎:参考附录"肺结核的化学治疗"和《耐多药肺结核防治管理工作方案》摘要"。

1) 抗结核治疗:异烟肼每日 0.3g 顿服,利福平每日 0.45g,早饭前服,吡嗪酰胺一日 15~30mg/kg 顿服,三联药物应用,剂量应足够,直到体温和血沉正常、心脏无异常表现、心电图稳定,一般 2~3 个月,改为异烟肼加利福平维持,抗结核药疗程为 6~9 个月。

2) 早期应用足量激素:每日口服泼尼松 1~2mg/kg,5~7 天,逐渐减量 6~8 周停用。

(2) 化脓性心包炎所致的心包积液:心包液为脓性,心包液葡萄糖含量较低,将心包穿刺液做培养并作药物敏感试验,指导治疗。不同细菌所致化脓性心包炎抗菌药物选择参见第二章第二十三节败血症内容。

3. 对症治疗

(1) 止痛:纤维蛋白性心包炎患者疼痛明显时可以口服布洛芬,0.2~0.4g,每 4~6 小时 1 次。成人最大限量每天 2.4g。

(2) 解除心脏压塞:转三级综合医院或专科医院进行心包穿刺。

【注意事项】

1. 临床怀疑结核心包炎时,抗结核治疗中要注意监测肝功能。药物的治疗疗程要足。

2. 泼尼松应用后逐渐减量停药。

3. 以下情况需要转三级综合医院或专科医院处理。

(1) 无法明确诊断心包炎性质的患者。

(2) 采用上述药物无法改善症状者。

(3) 疑有心包压塞症状需要进行心包穿刺的患者。

（4）有结核性心包积液及肿瘤性心包积液的患者。

二、慢性缩窄性心包炎

【概述】慢性缩窄性心包炎（chronic constrictive pericarditis）是指心脏被致密厚实的纤维化或钙化心包所包围，使心室舒张期充盈受限，从而降低心脏功能。继发于急性心包炎，结核性最常见，其次为化脓性、创伤性，肿瘤也可作为病因的一种。

【诊断要点】

1. 症状　主要为呼吸困难、腹胀、乏力、头晕、食欲减退、咳嗽、体重减轻和肝区疼痛等。

2. 体征　颈静脉怒张、肝大、腹水、下肢肿、心率较快。收缩压降低，脉压小，有奇脉。

3. 辅助检查

（1）心电图可有期前收缩、房扑或房颤等。大多数患者有 QRS 低电压。

（2）静脉压显著增高，常超过 2.45kPa（250mmH$_2$O）。

【药物治疗】

1. 降低体循环静脉压，控制钠盐。

2. 酌情应用利尿剂，口服氢氯噻嗪，一日 12.5~50mg（可一日 1~2 次服用）；或口服呋塞米，一日 20~40mg（一日 1 次）。

3. 房颤时可选用口服地高辛，一日 0.125~0.25mg，控制心室率。

【注意事项】

1. 大剂量应用利尿剂时，要注意肾脏功能和电解质的监测。

2. 注意不要加重心脏负荷，静脉输液要权衡利弊，谨慎使用。

3. 一旦确定诊断，外科手术是根本的治疗措施，可转至专科医院或上级医院确定。

4. 对控制不好的症状性心力衰竭及患者需要调整药物时建议转往三级综合医院或专科医院诊治。

第十二节　心脏神经症

【概述】心脏神经症（cardiac neurosis）是以心血管临床症状为主要表现的临床综合征，可兼有神经症的其他症状。临床可表现为心悸、心前区疼痛、胸闷、气短、呼吸困难、头晕、失眠、多梦等，其中心血管系统症状可与器质性心脏病类似，但找不到客观证据。本病大多发生于青壮年，女性多于男性，更年期妇女多见。由于焦虑、紧张、情绪激动、精神创伤等因素的作用，中枢的兴奋和抑制过程发生障碍,受自主神经调节的心血管系统也随着发生紊乱,引起了一系列交感神经张力过高的症状。此外,过度劳累、体力活动过少、缺乏适当锻炼,以致稍有活动或少许劳累即不能适应,因而产生过度的心血管反应而致本病。

【诊断要点】

1. 症状　青壮年女性多见,出现心血管系统的症状多种多样,时轻时重但多不严重。病史中多有焦虑、情绪激动、精神创伤或过度劳累等诱因,可有心悸、气短或心前区不适等,有入睡困难或睡眠质量差的症状。

2. 体征　常无特殊表现。患者多呈焦虑状态或紧张表情,血压可正常或轻度升高(多在情绪波动时)。心脏听诊时可有心率增快、心音增强,可伴有心前区Ⅰ~Ⅱ级柔和的收缩期杂音,偶有期前收缩出现。

3. 辅助检查

(1) 心电图检查:心电图常表现为正常;或有窦性心动过速;部分患者出现 ST 段压低或水平性下移,T 波低平、双相或倒置,多在Ⅱ、Ⅲ、aVF 或 V4~6导联出现,并经常发生变化;普萘洛尔试验阳性即服用普萘洛尔后 ST 段和 T波恢复正常。

(2) 运动试验阴性,部分患者运动试验可为假阳性。

(3) 心脏超声检查可排除心脏、大血管和瓣膜的结构异常。

心脏神经症的诊断需在排除心脏器质性病变的基础上做出,诊断时宜慎重。应排除内分泌性疾病,如甲状腺功能亢进,还应排除器质性心脏病,如冠心病心绞痛、心肌病或病毒性心肌炎、二尖瓣脱垂综合征等。

(4) 焦虑和抑郁量化表进行评估。

【药物治疗】

1. 非药物的生活方式治疗

(1) 加强医患沟通,帮助患者认识本病特点并解除顾虑。

(2) 建议患者戒除不良生活习惯,规律活动,进行适度的体育锻炼。

(3) 消除诱因,纠正失眠;避免过度劳累和环境嘈杂不良因素的影响;避免过度紧张,不宜从事持续时间过长、注意力高度集中的工作。

2. 药物治疗

(1) 小剂量的镇静剂:严重失眠者可选用口服艾司唑仑 1mg,一日 1 次。

(2) β受体拮抗剂:β受体拮抗剂对心率较快者有效,口服普萘洛尔 10mg,一日 3~4 次,或口服美托洛尔 12.5~25mg,一日 2 次,有疗效后应维持治疗 2~3个月以上再逐渐停药。

如常规治疗效果差,可采用量表筛查的方法帮助发现患者有无抑郁焦虑等心理问题,必要时可给予抗抑郁抗焦虑治疗,较重患者应及时转诊。

【注意事项】

1. 可以使用调节自主神经的药物,口服谷维素[非]10~30mg,一日 3 次,或者多种维生素。

2. 安定类药物不建议大剂量使用。

3. 心率偏慢时,β 受体拮抗剂的剂量不能太大。

4. 需要排除心血管疾病后才能诊断心脏神经症。

5. 以下情况需要转三级综合医院或专科医院处理。

(1) 在不能确定临床心脏症状是与疾病相关还是与精神情绪相关时,需转三级综合医院或专科医院明确诊断。

(2) 有明显心血管症状又有明确更年期症状的女性建议转诊妇科调整药物治疗。

(3) 对有明显心脏症状但无法诊断,或采用多种药物治疗后患者仍口述症状不缓解时可转三级综合医院或专科医院。

(4) 有明确抑郁症状或抑郁症的患者建议转专科医院。

(刘　靖　孙宁玲)

第六章

血液系统疾病

第一节　缺铁性贫血

【概述】缺铁性贫血（iron deficiency anemia）是指体内铁缺乏导致红细胞生成障碍所致的小细胞低色素性贫血。常见的铁缺乏的原因有铁丢失过多（月经过多、胃肠道小量慢性失血、痔疮出血、慢性咯血等）、铁摄入不足（食物中铁的含量不足、偏食或吸收不良等）和铁需求量增多（如儿童、孕妇等）。

【诊断要点】

1. 临床表现

（1）贫血表现：常见头晕、头痛、乏力、易倦、活动后心悸气促、耳鸣、纳差等；皮肤、黏膜苍白。

（2）缺铁的组织表现：口角炎、舌乳头萎缩、舌炎、异食癖。严重的缺铁可有匙状指甲（反甲）、食欲减退、恶心及便秘。儿童可出现生长发育迟缓或行为异常。

2. 存在铁缺乏的常见原因。

3. 实验室检查

（1）血象和骨髓象：典型的血象为小细胞低色素性贫血（MCV<80fl、MCH<27pg、MCHC<32%）。血片中可见红细胞染色浅淡，中央淡染区扩大，大小不一；骨髓增生活跃，以红系增生为主，约占有核细胞的 30%~40%。

（2）铁代谢：血清铁降低（<50μg/dl），总铁结合力增高（360μg/dl），转铁蛋白饱和度降低（<15%），血清铁蛋白低于 12μg/L。铁染色显示骨髓铁粒幼红细胞减少、细胞外铁即骨髓小粒内可染铁减少或缺如。

4. 铁剂治疗有效。

【药物治疗】

1. 病因治疗　去除导致铁缺乏的病因。

2. 补铁治疗

（1）口服补铁：硫酸亚铁 0.3g、琥珀酸亚铁 0.1g，一日 3 次。可以同时服用维生素 C，增加铁的吸收。血红蛋白大多于 2 周后明显上升，1~2 个月后达正常水平。血红蛋白恢复正常后仍需继续铁剂治疗，待血清铁蛋白恢复到 50μg/L 再停药。如果不能耐受口服硫酸亚铁，换用其他口服制剂。

（2）肠外补铁：若口服铁剂不能耐受，或口服铁剂不能吸收，或失血速度快，需迅速补充，可改用右旋糖酐铁 20mg/kg，静脉滴注 4~6 小时，所需补充铁的毫克数根据以下公式初步估算［150– 患者 Hb（g/L）］× 体重（kg）×0.33。直到铁蛋白达 50μg/L。

【注意事项】

1. 口服铁剂宜进餐时或餐后服用，以减少药物对胃肠道的刺激。忌与茶、钙盐及镁盐同时服用。

2. 注射铁剂后可发生局部肌肉疼痛、淋巴结炎、头痛、头晕、发热、荨麻疹及关节痛等，多为轻度及暂时的。偶尔可出现过敏性休克，故给药时应备有急救设备和药品。有右旋糖酐铁过敏史者禁用。

3. 诊断困难时及时转诊三级综合医院或专科医院。

第二节　巨幼细胞贫血

【概述】 巨幼细胞贫血（megaloblastic anemia）是因叶酸和 / 或维生素 B_{12} 缺乏或药物影响所致的细胞核 DNA 合成障碍引起血细胞生成异常的贫血。由于细胞核和细胞浆的发育不平衡，红细胞、粒细胞及巨核细胞的体积增大，呈现形态与功能均不正常的巨幼改变，常导致全血细胞减少。更新较快的胃肠道上皮细胞也会发生类似改变，引发胃肠道症状。维生素 B_{12} 缺乏时也常因神经系统的细胞和髓质发生改变，出现神经系统症状。

【诊断要点】

1. 临床表现

（1）贫血表现：起病隐匿，多有明显贫血症状，如头晕、乏力、活动后心悸气促等。严重者因红细胞未发育到成熟就在骨髓内遭破坏即原位溶血，可出现轻度黄疸。

（2）消化系统症状：口腔黏膜、舌乳头萎缩，常有反复发作的舌炎、舌面光滑呈"牛肉样舌"、食欲缺乏，偶有腹胀、腹泻或便秘等。

（3）神经系统症状：维生素 B_{12} 缺乏者可出现神经系统症状，包括手足对称性麻木、感觉障碍、步态不稳、行走困难、肌张力增加、腱反射亢进，有些小儿及老年维生素 B_{12} 缺乏者及少数叶酸缺乏者可出现抑郁、嗜睡或精神错乱等精神异常。

2. 叶酸和维生素 B_{12} 缺乏的原因

(1) 叶酸缺乏,例如①摄入不足:食物中缺少新鲜蔬菜或过度烹煮,酗酒,小肠的炎症、肿瘤、手术切除等;②需要量增加:妊娠期妇女、生长发育的儿童及青少年、慢性反复溶血、肿瘤、长期血液透析等;③药物影响:如长期口服甲氨蝶呤等。

(2) 维生素 B_{12} 缺乏,例如①摄入减少:常年素食,胃酸缺乏和胃蛋白酶的分泌减少等;②吸收减少:内因子缺乏,胰腺外分泌不足,小肠内细菌和寄生虫竞争维生素 B_{12} 等。

3. 实验室检查

(1) 血象:为大细胞(MCV>100fl)正色素性贫血,中性粒细胞及血小板也常减少。血涂片中可见大卵圆形的红细胞和中性粒细胞核分叶过多。

(2) 骨髓象:增生活跃,红系明显增生,占有核细胞的 50% 左右,以中晚幼红增生为主。各系细胞均可出现巨幼变,以红系细胞最为显著。

(3) 血清叶酸和维生素 B_{12} 水平:相应降低。红细胞叶酸不受短期内叶酸摄入的影响,与血清叶酸相比,其水平降低能更准确地反映体内叶酸的缺乏。

(4) 内因子阻断抗体:50% 以上的恶性贫血患者为阳性。

4. 试验性治疗　在无条件进行叶酸和维生素 B_{12} 水平和内因子抗体检测时,根据病史、临床表现、血象和骨髓象疑似诊断的患者可给予生理剂量的叶酸(0.2mg/d)或维生素 B_{12}(1μg/d)试验性治疗 10 天。生理剂量的叶酸(或维生素 B_{12})只对相应元素缺乏的患者有效,有助于诊断与两者的鉴别。

【药物治疗】

1. 病因治疗　去除导致叶酸或维生素 B_{12} 缺乏的病因,纠正偏食及不良的烹调习惯。

2. 补充叶酸或维生素 B_{12}

(1) 叶酸缺乏:口服叶酸 5~10mg,一天 3 次。直至血红蛋白恢复正常。一般不需维持治疗。

(2) 维生素 B_{12} 缺乏:肌内注射维生素 B_{12} 100μg,一天 1 次(或 200μg,隔日 1 次),直至血红蛋白恢复正常。恶性贫血或胃全部切除者需终身采用维持治疗,100μg,一个月注射 1 次。维生素 B_{12} 缺乏伴有神经症状者时,每日用量可增加至 500μg,以后每周肌内注射 2 次,每次 50~100μg,直到血象恢复正常;维持量每月肌内注射 100μg,或根据血清维生素 B_{12} 的监测水平调整剂量和给药间隔。腺苷钴胺片口服制剂有腺苷钴胺片,成人 0.5~1.5mg,一天 3 次。甲钴胺片,0.5mg,一天 3 次;甲钴胺,0.5mg,肌内注射或静脉注射,隔天一次。恶性贫血者,口服治疗无效,需要肌内注射,终生维持,甲钴胺维持量为每 1~3 个月注射 0.5mg。

【注意事项】

1. 单纯维生素 B_{12} 缺乏者不宜单用叶酸治疗,否则会加重维生素 B_{12} 的缺乏,引发或加重神经系统症状。

2. 严重巨幼细胞贫血的患者在补充治疗中因贫血恢复时大量血钾进入新生红细胞,会突发低血钾,需适时补钾。

3. 如治疗 3~4 周后血象恢复不明显,应寻找是否同时存在缺铁、感染或其他基础疾病,予以纠正。

4. 胃肠道不能吸收叶酸者可肌内注射亚叶酸钙 25mg,每天 1 次。直至血红蛋白恢复正常。一般不需维持治疗。

5. 诊断困难时及时转诊三级综合医院或专科医院。

第三节　获得性再生障碍性贫血

【概述】 获得性再生障碍性贫血(acquired aplastic anemia,AA)是指原发性无纤维化和异常浸润的骨髓衰竭(低增生)导致的全血细胞减少。目前认为,AA 是一类 T 淋巴细胞功能亢进、骨髓细胞过度凋亡而导致的骨髓衰竭性疾病。

【诊断要点】

1. 诊断依据

(1) 全血细胞减少。

(2) 骨髓增生减低或重度减低,小粒呈空架状,非造血细胞相对增多。

(3) T 细胞功能亢进指标:如 $CD4^+/CD8^+$ 比值减低,IL-2、IFN γ、TNF 水平增高,辅助性 T 细胞 Th1/ Th2 比值增高等。

(4) 除外其他可引起血细胞减少的血液系统疾病(如骨髓增生异常综合征、阵发性睡眠性血红蛋白尿症、先天性骨髓衰竭症等)及非血液系统疾病。

2. 诊断分型

(1) 重型再生障碍性贫血(SAA):血象满足以下两项,中性粒细胞 $<0.5\times10^9/L$,PLT$<20\times10^9/L$,网织红细胞绝对数 $<20\times10^9/L$;骨髓增生减低或重度减低(骨髓细胞成分小于 25%;或 25%~50%,但其中残存造血细胞 <30%)。

(2) 超重型再生障碍性贫血(VSAA):符合 SAA 标准,但中性粒细胞 $<0.2\times10^9/L$。

(3) 非重型再生障碍性贫血(NSAA):不符合 SAA 和 VSAA 标准的 AA 患者。

【药物治疗】

1. 免疫抑制治疗

(1) 抗胸腺 / 淋巴细胞球蛋白（ATG/ALG）[非]：ATG/ALG 有马、兔、猪等不同来源，不同来源的制剂临床用量不同。法国产马 ATG 用量为 10~15mg/(kg·d)，法国产兔 ATG 为 3~5mg/(kg·d)，德国产兔 ALG 为 3~5mg/(kg·d)，国产猪 ATG 20~30mg/(kg·d)，疗程 5 天。用药前先进行过敏试验，阴性者方可应用，并同时用肾上腺皮质激素预防血清病反应。

(2) 环孢素（CsA）：与 ATG/ALG 联合应用，常规用量为口服 3~5mg/(kg·d)。主要不良反应包括消化道反应、齿龈增生、色素沉着、毛发增生、肌肉震颤、肝肾功能损害，少数出现头痛和血压变化。该药治疗疗程要长，一般需小剂量（可小至 25mg）巩固数年。

(3) 肾上腺皮质激素：以甲泼尼龙和泼尼松为主。以泼尼松为例，按照 1mg/(kg·d) 与 ATG/ALG 同步应用，疗程 15 天（前 5 天折合成静脉皮质激素），足量应用至 ATG/ALG 后第 16 天开始逐步减药，第 31 天停药。

2. 对症支持治疗

(1) 小剂量丙种球蛋白[非]：是辅助治疗 AA 合并感染常用的免疫支持治疗，一般剂量为 2.5~5.0g/d。监测患者是否出现发热、荨麻疹等过敏反应。

(2) 促造血治疗：雄激素、造血刺激因子[非]等，与 ATG/ALG 及 CsA 合用，促进造血功能恢复。

(3) 胸腺肽[非]：适用于继发于病毒性肝炎的 AA 患者（肝炎相关性 AA），可调整细胞免疫，辅助清除或抑制病毒，对于各种类型肝炎均有治疗效果，适用于 AA 免疫支持治疗。

3. 造血干细胞移植　对于年龄 <40 岁有合适供体的重型再障患者可行造血干细胞移植治疗。

【注意事项】

1. ATG/ALG 急性不良反应包括超敏反应、发热、皮疹、高血压等，用药过程中应备抢救设备及药品，严密监护患者生命体征，及时给予对症处理。用药后 1 周可出现血清病反应（发热、关节酸痛等），可调整肾上腺皮质激素用量。

2. 应用 ATG/ALG 时，应尽量为患者创造无菌环境，一旦发现感染迹象，须遵循"重锤出击、降阶梯"原则，及时给予抗生素治疗。

第四节　过敏性紫癜

【概述】过敏性紫癜（anaphylactoid purpura）为一组由不同病因引起的血管性紫癜，但病因常常难以确定。可能的病因包括细菌、病毒的感染，食物过敏，昆虫叮咬，寄生虫感染或药物过敏等。发病机制主要为免疫异常介导的小血管炎所致组织及脏器损伤。春、秋季为发病高峰期。多见于 2~10 岁的儿童，尤其以 3~7 岁者为最多见,也可累及成人。本病无明显的性别差异。

【诊断要点】通常突然起病,以对称性紫癜、关节痛、腹痛、黑便、血尿为特征,其中以紫癜最具诊断特异性。典型的紫癜呈红色或紫红色,多为高出皮肤的荨麻疹样皮疹,压之不褪色。皮疹可融合成片,重者可为出血性疱疹、皮肤溃疡或坏死。紫癜有分批出现的倾向,每批间隔数日至数周不等,多呈对称性分布,以四肢(尤其是下肢)的伸侧为多见,较少累及面部、掌心、足底。诊断标准:

1. 可有低热、咽痛等前驱症状。

2. 四肢对称性斑丘疹样紫癜,可累及躯干。

3. 可有腹痛、关节痛或尿血。

4. 血小板计数、血小板功能和凝血功能试验正常。

5. 排除其他具有弥散分布的类似紫癜的疾病。

根据病变受累范围和临床表现,可将本病分为皮肤型、腹型、关节型、肾型,若有两种或两种以上合并存在时称为混合型。

【药物治疗】

1. 去除病因　控制感染(以上呼吸道细菌感染为诱因者,可给予青霉素等抗感染治疗),避免接触可疑药物及食物等。

2. 支持及对症　急性期可平卧休息数日,通过减轻下肢静脉压力,避免下肢紫癜加重。有消化道出血者,应禁食,予静脉补液。仅大便潜血阳性者,如腹痛不重,可进流食。

3. 药物治疗

(1) 单纯皮肤或关节病变者:轻型可仅口服抗组胺药物,氯苯那敏口服,4mg,一日 3 次;或苯海拉明 25~50mg,一日 2~3 次,饭后服;或赛庚啶 2~4mg,一日 2~3 次;或异丙嗪 12.5mg,一日 4 次,饭后及睡前服用,必要时睡前可增至 25mg。

另外可以用保护血管的药物:维生素 C 0.1~0.2g,一日 2~3 次,葡萄糖酸钙静脉注射或静脉滴注,用 10% 葡萄糖注射液稀释后缓慢注射,每分钟不超过 5ml,一次 1g,需要时可重复;氨甲苯酸口服给药,0.25~0.5g,一日 2~3 次,每日总量为 2g。必要时急性期可给予糖皮质激素(每日泼尼松 0.5~1mg/kg,或氢化可的松每日 200~300mg),以缓解症状,减轻炎症渗出,糖皮质激素疗程一般不超过 30 天。多次复发的患者可试用硫唑嘌呤等免疫抑制剂。

(2) 腹痛型患者:腹痛可予解痉挛药。消化道出血可每日静脉滴注法莫替丁 20~40mg,可给予糖皮质激素(如泼尼松每日 1~2mg/kg,或氢化可的松每日 200~300mg),有效后逐渐减量,总疗程为 2~3 周。

(3) 肾脏病变者:可予免疫抑制剂,如环孢素 100mg,一日 2 次,间隔 12 小时给药。或者雷公藤多苷片 10~20mg,一日 3 次。病情控制后可减量维持或间歇疗法。1 个月为一个疗程。用药期应复查血象和观察其他副作用。糖皮质激素对肾脏损害无显著疗效,仅限用于严重肾脏病变者,可试用甲泼尼龙冲击疗法。

【注意事项】

1. 儿童出现急性腹痛应考虑到过敏性紫癜,需观察皮肤、关节等临床表现及尿液检查等。

2. 虽然目前无特效疗法,但由于无肾脏受累的患者大多预后良好。关节痛者可用非甾体抗炎药。

3. 激素对各型病变的自然病程无明显影响,也无明确预防复发和肾脏受累的作用,应避免滥用和长期使用。

4. 部分患者可反复发作。肾脏是否受损及受累的程度是决定预后的关键因素,故应随查尿液。

5. 诊断困难时及时转诊三级综合医院或专科医院。

第五节 特发性血小板减少性紫癜

【概述】特发性血小板减少性紫癜(idiopathic thrombocytopenic purpura, ITP)是常见的获得性出血性疾病,现已改名为免疫性血小板减少症(immune thrombocytopenia),临床约占出血性疾病总数的 30%,是免疫功能异常,导致血小板破坏增多和生成障碍所致。ITP 分为新发 ITP、持续性 ITP、慢性 ITP 和难治性 ITP。慢性 ITP 多见于成人,年龄多在 20~50 岁,且以女性居多,男女比约为 1:2。

【诊断要点】

1. 出血病史。以皮肤出血、口腔和鼻出血为多见,女性常以月经过多就诊。少数患者可有消化道、泌尿道等内脏出血。中枢神经系统出血罕见,但一旦发生,可危及生命。

2. 多次检查血小板计数减少(包括血涂片)。

3. 脾脏不大或轻度增大。

4. 骨髓检查巨核细胞数增多或正常,有成熟障碍,血小板减少。

5. 排除血小板减少的其他各种原因。

【药物治疗】

1. 观察 血小板计数 ≥ 30×10^9/L,无活动性出血者,可不予治疗。

2. 首选治疗 泼尼松每日 1mg/kg,有效者逐渐减量维持,总疗程 3~6 个月。给药 28 天无效者,可酌情试用脉冲式地塞米松治疗,每天 40mg×4 天,每

4周一疗程,共2~3个疗程。也可首先采用脉冲式地塞米松治疗。

3. 二线治疗　激素无效或有效后复发、需较大剂量激素方可维持血小板计数在安全范围或有激素禁忌证者,可酌情予脾切除手术,或采用其他免疫抑制剂,如使用长春新碱和环孢素的治疗;静脉输注人血丙种球蛋白[非]0.4g/(kg·d),连用5天;促血小板生长因子[非]1.5万U,每日1次,连用7~14天;艾曲波帕[非]25~75mg,每日1次,空腹服用。

4. 急症治疗　适用于:①血小板计数<20×10⁹/L,伴活动性出血;②内脏或颅内出血;③近期拟手术或分娩者。酌情静脉输注人血丙种球蛋白[非]或单采血小板输注,可辅以抗纤维蛋白溶解药物,如氨甲苯酸或氨甲环酸。有条件也可以做血浆置换。

【注意事项】

1. 肾上腺皮质激素治疗期间注意监测电解质、血糖、血压,骨质疏松、胃肠道溃疡等副作用需酌情防治。

2. 患者出现肉眼血尿时禁忌使用氨甲苯酸或氨甲环酸等抗纤溶药物。

3. 诊断困难和重症患者应及时转诊三级综合医院或专科医院。

第六节　血　友　病

【概述】血友病(hemophilia)是一种遗传性凝血活酶生成障碍引起的出血性疾病,分为血友病A和血友病B两种。前者为凝血因子Ⅷ(FⅧ)缺乏,后者为凝血因子Ⅸ(FⅨ)缺乏。

血友病的遗传方式为X染色体连锁隐性遗传,患病基因位于X染色体。男性的性染色体为XY,若X染色体携带血友病基因,不能正常合成FⅧ或FⅨ,即为血友病患者。女性的性染色体为XX,即使一条X染色体携带血友病基因,另一条X染色体仍能合成正常量50%左右的FⅧ或FⅨ,故一般无出血表现,但为血友病携带者。血友病患者和携带者通过X染色体将疾病遗传给下一代。

血友病的发病率没有种族或地区差异。在男性人群中,血友病A的发病率约为1/5 000,血友病B的发病率约为1/25 000。

【诊断要点】

1. 出血表现　患者容易发生轻微外伤后出血不止或自发性出血。最常见的出血部位是关节,其次是软组织包括肌肉、皮肤黏膜出血。严重出血包括内脏出血,如泌尿道和消化道出血。致死性出血多为中枢神经系统出血。外伤或手术后延迟性出血是本病的重要特点。

2. 出凝血功能初筛试验　血小板计数正常,凝血酶原时间(PT)、凝血酶时间(TT)和出血时间正常,纤维蛋白原定量正常。激活的部分凝血活酶时间

（APTT）延长或轻度延长,轻型患者可以正常。

3. 确诊试验　有赖于 FⅧ活性（FⅧ:C）、FIX 活性（FIX:C）以及血管性血友病因子抗原（vWF:Ag）测定。血友病 A 患者 FⅧ:C 减低或缺乏,vWF:Ag 正常,FⅧ:C/vWF:Ag 明显降低。血友病 B 患者 FIX:C 减低或缺乏。

4. 临床分型　根据凝血因子活性水平的高低,血友病分为轻型（5%< 活性 <40%）、中间型（活性 1%~5%）和重型（活性 <1%）。轻型患者一般很少出血,只有在损伤或手术后才发生,罕见自发性出血。重型患者则自幼即有出血,甚至出生时即出现脐带残端出血不止。中间型患者出血的严重程度介于轻型和重型之间。

【药物治疗】

1. 凝血因子替代治疗　补充患者缺乏的凝血因子,是目前最常用和最有效的治疗和预防出血的方法。

血友病 A 患者首选 FⅧ制剂,包括病毒灭活的人血浆源性 FⅧ浓缩剂[非]。

冻干人凝血因子Ⅷ。每千克体重输注 1UFⅧ可使体内 FⅧ:C 提高 2%,可依此和需要提升的因子水平计算每次的凝血因子输注量。FⅧ在体内的半衰期为 8~12 小时,若要使体内 FⅧ:C 保持在一定水平,可每 8~12 小时输注一次。无条件输注 FⅧ制剂者,可选用冷沉淀或新鲜冰冻血浆等。

血友病 B 患者首选 FIX 制剂。国内没有人血浆源性 FIX 制剂纯品,目前主要采用冻干人凝血酶原复合物,也可输注人基因重组 FIX 制剂[非]。每千克体重输注 1UFIX 制剂可使体内 FIX:C 提高 1%。FIX 在体内的半衰期约为 24小时,故要使体内 FIX:C 保持在一定水平,需每天输注一次。无条件输注 FIX制剂者,可选用新鲜冰冻血浆等。

2. 其他止血药物治疗

（1）1- 去氨基 -8-D- 精氨酸加压素[非]（DDAVP）:每次剂量一般为 0.3μg/kg,用 50ml 生理盐水稀释后静脉滴注,15~30 分钟以上滴完,每 12 小时 1 次,1~3天为一个疗程。该药多次使用后疗效差,如效果不佳时应及时补充 FⅧ制剂。此药主要用于轻型血友病 A。少数中间型血友病 A 可能也有效。

（2）抗纤溶药物:常用药物有氨甲环酸、氨基己酸[非]等。口腔出血可含服氨甲环酸。

（3）止痛药:关节和肌肉出血时可引起疼痛,止痛时禁用阿司匹林和非甾体抗炎药等影响血小板功能的药物,可选用对血小板功能无明显影响的药物,如对乙酰氨基酚、COX-2 抑制剂和吗啡等。

【注意事项】

1. 血友病患者无论是输注血源性凝血因子还是基因重组的凝血因子,均有可能产生抗体,即凝血因子抑制物。以血友病 A 为例,长期输注 FⅧ制剂后

15%~30% 的患者会产生抗体。抗体产生后会中和输入的凝血因子,降低止血效果。接受凝血因子输注的患者应定期检测抑制物,尤其是当输注的效果不如从前时。血友病 A 患者产生 FⅧ抑制物后可换用冻干人凝血酶原复合物治疗出血。

2. 凝血酶原复合物由于含有多种凝血因子,有诱发血栓的风险。凝血酶原复合物应避免抗纤溶药物同时使用,以免增加血栓风险。

3. 泌尿系统出血时禁忌使用氨甲环酸等抗纤溶药物。

4. DDAVP 可致水潴留等不良反应,幼儿应慎用,2 岁以下儿童禁用。

5. 诊断困难时及时转诊三级综合医院或专科医院。

第七节　淋　巴　瘤

【概述】恶性淋巴瘤(malignant lymphoma)是源自实体组织中淋巴系细胞的恶性肿瘤,淋巴结是最常见的原发部位,但其他结外组织如肝、脾、骨髓、中枢神经系统等亦可能是恶性淋巴瘤的原发场所。恶性淋巴瘤是我国常见的恶性肿瘤,发病率占恶性肿瘤的 3%~6%,它可发生于任何年龄,男多于女,按照世界卫生组织(WHO)淋巴系统肿瘤病理分类标准,目前已知淋巴瘤有近 100 种病理类型,大体可分为霍奇金淋巴瘤和非霍奇金淋巴瘤两大类。

【诊断要点】淋巴瘤的发病部位不一,最常需要鉴别的是良性疾病引起的淋巴结增生、肿大,还需要与淋巴结转移癌相鉴别。最主要的诊断依据是病理诊断,病理诊断是恶性淋巴瘤诊断的“金标准”。不管病灶的深浅、位置、大小、形状、硬度如何,必须进行病理活检才能诊断或排除淋巴瘤。

【药物治疗】

1. 霍奇金淋巴瘤的药物治疗　霍奇金淋巴瘤占淋巴瘤的 10% 左右,是一组疗效相对较好的恶性肿瘤,治疗方案相对简单经济,治疗效果较好,远期生存率也比较高。患者可以选择化疗或化、放疗联合的治疗模式,化疗方案选择 ABVD 方案为一线化疗(多柔比星 25mg/m²,静脉滴注,第 1、15 天;达卡巴嗪[非] 375mg/m²,静脉滴注,第 1、15 天;博来霉素[非]10mg/m²,静脉滴注,第 1、15 天;长春新碱 1.4mg/m²,静脉滴注,第 1、15 天),每 4 周重复疗程,共 6~8 个疗程。

预后不良患者,可予以 BEACOPP 方案治疗[环磷酰胺 650mg/m²,静脉滴注,第 1 天;博来霉素[非]10mg/m²,肌内注射,第 8 天;依托泊苷 100mg/m²,静脉滴注,第 1~3 天;多柔比星 25mg/m²,静脉滴注,第 1 天;长春新碱 1.4mg/m²(最高剂量 2mg),静脉滴注,第 8 天;丙卡巴肼[非]100mg/m²,口服,第 1~7 天;泼尼松 40mg/m²,口服,第 1~14 天],每 3 周重复疗程,共 6~8 个疗程。

CD30 单克隆抗体(brentuximab vedotin)[非]作为复发难治霍奇金淋巴瘤

也有很好的疗效,可以单用也可联合化疗,联合化疗应避免与长春新碱类药物同时使用,会增加周围神经的损害。剂量为 $1.4mg/m^2$,每三周 1 次,连续使用直至 CR。

2. 非霍奇金淋巴瘤的药物治疗　非霍奇金淋巴瘤占全部淋巴瘤的 90% 左右,分为 B 细胞型和 T 细胞型两大类,B 细胞型占 70% 左右,又进一步分为高度侵袭性、侵袭性和惰性淋巴瘤三大类,T 细胞型约占 30%,主要分为高度侵袭性和侵袭性两大类。弥漫大 B 细胞淋巴瘤是非霍奇金淋巴瘤中最常见的类型,约占 40% 以上,利妥昔单抗联合 CHOP 的化疗为其一线治疗方案,具体方案:利妥昔单抗 $375mg/m^2$,静脉滴注,第 1 天;环磷酰胺 $750mg/m^2$,静脉滴注,第 2 天;多柔比星 $50mg/m^2$,静脉滴注,第 2 天;长春新碱 $1.4mg/m^2$(最高剂量 2mg),静脉滴注,第 2 天;泼尼松 $60mg/m^2$,口服,第 2~6 天。每 3 周为一个化疗周期,共进行 6~8 个周期化疗。

T 细胞淋巴瘤是非霍奇金淋巴瘤的另一大类,包括多种类型,现有的化疗方案对这类淋巴瘤疗效都较差,化疗方案可选 CHOP 方案,其他方案如 ICE(异环磷酰胺 $1.2g/m^2$,静脉滴注,第 1~5 天;卡铂 $300mg/m^2$,静脉滴注,第 1 天;依托泊苷 $100mg/m^2$,静脉滴注,第 1~3 天)或 IMEP 方案(异环磷酰胺 $1g/m^2$,静脉滴注,第 1~5 天;甲氨蝶呤 $30mg/m^2$,肌内注射,第 3 天;依托泊苷 $100mg/m^2$,静脉滴注,第 1~3 天)亦有一定疗效。异环磷酰胺有可能导致出血性膀胱炎,应配合使用美司那[非],美司那[非]每次剂量为异环磷酰胺剂量的 20%,于 0、3、6、9 时段给予。对于伴有多个不良预后因素的患者,在获得缓解后建议继续大剂量化疗联合自体造血干细胞移植进行巩固治疗,甚至需要考虑异基因造血干细胞移植。

中枢淋巴瘤治疗以大剂量甲氨蝶呤($3.5g/m^2$)为主,可联合阿糖胞苷与利妥昔单抗。司莫司汀脂溶性强,可通过血脑屏障,口服用药,$100~200mg/m^2$,睡前与止吐药、安眠药同服。

【注意事项】

1. 出现不明原因的发热、盗汗、体重减轻及淋巴结肿大要怀疑淋巴瘤的可能,浅表淋巴结可以行切除活检,深部病灶则需要在 B 超或 CT 引导下行粗针穿刺活检,胃肠道、鼻咽部、呼吸道病灶可以行内镜检查并取组织活检,胸腔或盆、腹腔病灶可以行胸、腹腔镜检查和活检,必要时可能需要开腹、开胸探查取病理组织,从而早期诊断、早期治疗。

2. 不同类型的淋巴瘤,治疗原则、治疗方案和治疗疗程也不同,即便是同一种类型,不同分期、不同部位和预后条件、不同的年龄,治疗也不完全相同,患者的血象、肝肾功能、基础疾病等都会影响到治疗方案的选择和药物剂量的调整。

3. 无论哪种类型的淋巴瘤患者复发后,经过更改化疗方案再次治疗后,仍有大部分患者会再次复发,如果单纯依靠常规剂量的普通化疗,侵袭性淋巴瘤患者很难获得治愈的机会,建议在治疗效果比较好的情况下,要尽早考虑大剂量化疗联合自体干细胞移植,必要的时候甚至需要异基因干细胞移植,部分患者仍然有希望治愈。

4. 诊断治疗困难,转三级综合医院或专科医院治疗。

第八节　急性白血病

【概述】急性白血病(acute leukemia, AL)是一类起源于造血干/祖细胞的恶性克隆性疾病,其克隆中的白血病细胞失去进一步分化成熟的能力而停滞在细胞发育的不同阶段,在骨髓和其他造血组织中大量增生积聚并浸润多种器官和组织,同时使正常造血受抑制,临床表现为贫血、出血、感染及各器官浸润症状。AL病情进展迅速,自然病程仅有数周至数月,一般可根据白血病细胞系列归属分为急性髓系白血病(AML)和急性淋巴细胞白血病(ALL)两大类。

【诊断要点】

1. 症状和体征　①发热:发热大多数是由感染所致;②出血:早期可有皮肤黏膜出血,继而内脏出血或并发弥散性血管内凝血;③贫血:进行性加重;④白血病细胞的浸润表现:淋巴结、肝、脾肿大,胸骨压痛,亦可出现中枢神经系统浸润等其他部位浸润。

2. 血细胞计数及分类　大部分患者有贫血,多为中重度,白细胞计数可高可低,血涂片可见不同数量的白血病细胞,血小板计数大多数低于正常。

3. 骨髓形态学　AML根据骨髓形态分型的基础,分为M0、M1、M2、M3、M4、M5、M6、M7。M0~M3都以粒细胞为主,粒细胞分化程度不同,M4显示同时具有不同程度的幼稚粒细胞和单核细胞,M5为单核细胞白血病,M6为红白血病,M7为巨核细胞白血病。ALL形态学亚型分型方法根据幼稚淋巴细胞形态大小分为L1、L2、L3,因可重复性较差,且与临床预后无明显关系,现已基本放弃。

4. 免疫分型　应用单克隆抗体检测淋巴细胞表面抗原标记,一般可将急性淋巴细胞白血病分为T、B淋巴细胞两大系列。急性髓系白血病可有CD13、CD14、CD15、MPO等髓系标志中的1项或多项阳性,也可有CD34阳性,其中CD14、CD68多见于单核细胞系,M7可见血小板膜抗原如CD41、CD61阳性。

5. 细胞遗传学和分子生物学检查　大部分白血病存在某种染色体易位,产生新的融合基因,编码新的融合蛋白,利用这些标志可以诊断不同类型的白血病,了解这些特点更有利于对白血病进行准确的诊断和治疗。染色体数目异常以超二倍体为主,亚二倍体较少,常见的核型改变有 t(9;22)、t(8;21)、t(15;17)等,常见融合基因如 BCR-ABL、AML-ETO、PML-RARα 等。

【药物治疗】急性白血病的治疗主要是以化疗为主的综合疗法,分为诱导化疗阶段和巩固强化治疗、维持治疗阶段,其原则是早期诊断、早期治疗,应严格区分白血病类型,按照类型选用不同的化疗方案,药物剂量要足,早期予以连续强烈化疗,要长期治疗,交替使用多种药物,同时要早期防治中枢神经系统白血病。

1. 诱导治疗 诱导缓解治疗需联合数种化疗药物,最大程度地杀灭白血病细胞,从而尽快达到完全缓解。

ALL 的标准治疗是在长春新碱 + 泼尼松(VP 方案)的基础上,联合柔红霉素(DNR)或去甲氧柔红霉素[非](IDA)、环磷酰胺(CTX)以及门冬酰胺酶(L-ASP)提高 ALL 完全缓解的效率。

VDP 方案:长春新碱 1.4mg/m²(最大剂量 2mg),静脉滴注,每周 1 次,2~3次;柔红霉素 45~60mg/(m²·d),连续应用 3 天,或去甲氧柔红霉素[非]6~10mg/(m²·d),连续应用 2~3 天;泼尼松 40~60mg/m²,口服,第 1~28 天。

VDLP 方案在 VDP 方案的基础上于化疗第 19 天加用门冬酰胺酶 6 000IU/m²,静脉滴注,每天 1 次,连续用 6~10 天。

VDCP 方案:长春新碱 1.4mg/m²(最大剂量 2mg),静脉滴注,每周 1 次,第 1,8,15,22 天;柔红霉素 45mg/(m²·d),第 1~3 天,或去甲氧柔红霉素[非]8mg/(m²·d),第 1~3 天;环磷酰胺 750mg/m²,第 1,15 天;泼尼松 1mg/(kg·d),口服,第 1~14 天,第 15 天开始(15~28 天)可以降低 1/3 的剂量用药,第 21 天再降低 1/3 的剂量。

VDCLP 方案在 VDCP 方案的基础上于化疗第 11 天应用门冬酰胺酶 6 000IU/m²,静脉滴注,第 11,14,17,20,23,26 天。

ALL 伴 Ph 染色体阳性患者应在联合化疗开始时即加入伊马替尼(400~600mg,每日 1 次)或达沙替尼[非](100mg,每日 1 次),直至达到完全缓解。对于老年患者或存在合并症体能状况差者可以降低化疗剂量以保证酪氨酸激酶抑制剂的使用,老年患者可以仅用 VP 联合酪氨酸激酶抑制剂。由于 ALL 伴 Ph 染色体阳性患者预后不良,缓解后应进行异基因造血干细胞移植。ALL 伴 Ph-like 基因异常预后不良,应在化疗基础上加入酪氨酸激酶抑制剂或 JAK 突变抑制剂等。Ph-like 基因异常包括 ABL 激酶通路基因异常如 ABL1/2、PDGFrβ、CSF1r 等基因异常;JAK 激酶通路基因异常如 CRLF2、JAK 基因突变与重排;还有如 IKZF1 和 EBF1、PAX5 等淋系转录因子基因异常。这些基因的突变与异常表达均与 ALL 预后不良相关。ABL 抑制剂如伊马替尼、达沙替尼[非]适合于 ABL1/2、PDGFrβ、CSF1r 重排者;JAK 抑制剂卢可替尼[非]适合于

JAK-STAT 信号通路异常活化者;ALK 抑制剂克里唑替尼[非]对 ETV6-NTRK3 融合基因敏感。

AML(除 M3 类型)的标准是柔红霉素或去甲氧柔红霉素[非]+ 阿糖胞苷(DA 方案):柔红霉素 60~90mg/m²,静脉滴注,第 1~3 天,或去甲氧柔红霉素[非] 10~12mg/m²,静脉滴注,第 1~3 天;阿糖胞苷 100mg/m²,静脉滴注,第 1~7 天。高三尖杉酯碱(HHT)、阿糖胞苷、阿柔比星[非]三药联合(HAA)方案是 AML 诱导治疗的另一个选择的诱导化疗方案:HHT 2mg/m² 静脉滴注或肌内注射(肌内注射需缓慢以避免疼痛),每日 1 次,第 1~7 天;阿柔比星[非]12mg/m² 静脉滴注,每日 1 次,第 1~7 天;阿糖胞苷 100mg/m² 静脉持续 24 小时滴注或分 2 次皮下注射,第 1~7 天。老年患者(>60 岁)除标准剂量化疗外,也可选择小剂量阿糖胞苷,15mg/m²,第 1~14 天,或者选择去甲基化药物地西他滨[非]20mg/m²,第 1~7(10)天,或者阿扎胞苷[非]75mg/m²,第 1~7 天治疗。

2. 巩固强化治疗和维持治疗 为了巩固疗效、达到长期缓解或治愈的目的,必须在上述疗程后进行强化治疗和维持治疗,如 ALL 在诱导治疗完全缓解后可予 CAM 方案巩固治疗环磷酰胺 750mg/m²,静脉滴注,第 1 天;阿糖胞苷 100mg/(m²·d),静脉滴注,第 1~3 天,8~10 天;6-巯基嘌呤 60mg/(m²·d),口服,第 1~7 天。大剂量甲氨蝶呤-四氢叶酸钙[非](HDMTX-CF)疗法多用于 ALL 的髓外白血病预防,每疗程甲氨蝶呤剂量为 3~5g/m²,其中 1/6 量(<500mg)作为突击量,在 30 分钟内快速静脉滴入,余量于 24 小时内匀速滴入,开始滴注甲氨蝶呤 36 小时后开始四氢叶酸钙[非]解救,剂量为每次 15mg/m²,首剂静脉注射,以后每 6 小时口服或肌内注射,共 6~8 次。ALL 维持治疗一般主张用 6-巯嘌呤 + 甲氨蝶呤维持治疗,维持期间必须定期用原诱导缓解方案或其他方案强化,总疗程 2~3 年。AML(除外 M3 类型)根据预后分层选择不同的巩固方案,预后良好者给予 3~4 个中大剂量阿糖胞苷 2~3g/m²·q12h,第 1、3、5 天或者第 1~3 天。预后不良的建议进行异基因造血干细胞移植,不适合移植患者建议中大剂量阿糖胞苷或选用几个有效方案序贯治疗,总疗程达到 6~8 个疗程后可终止治疗。

3. 急性早幼粒细胞白血病(急性髓细胞白血病 M3)治疗 低中危诱导治疗首选维 A 酸联合砷剂方案,具体是维 A 酸(ATRA)+ 亚砷酸,维 A 酸每日 25~40mg/m²,分 2 次服用,联合亚砷酸每日 0.16mg/kg 或复方黄黛片 60mg/(kg·d),连续用药直到血液学指标恢复正常,一般治疗时间为 4~7 周。治疗前 WBC(4~10)×10⁹/L,予以羟基脲 1.0g,每日 3 次,口服,应用天数按白细胞计数而定;治疗前 WBC<4×10⁹/L,待治疗中 WBC>4×10⁹/L 时加羟基脲 1.0g,每日 3 次,口服,应用天数按白细胞计数而定;治疗中 WBC>10×10⁹/L 时,酌情加用蒽环类药物或阿糖胞苷(Ara-C)。高危患者诱导时维 A 酸(ATRA)用后 12~24

小时即应加 DNR 45mg/$(m^2 \cdot d)$ 或 IDA 8~12mg/$(m^2 \cdot d)$ 第 1~3 天,或第 1,3,5 天,亚砷酸可与维 A 酸同时用。治疗期间可应用冻干人纤维蛋白原 2~4g/d 以保证纤维蛋白水平在 1.5g/L 以上

缓解后巩固治疗,低中危患者推荐采用 ATRA 联合亚砷酸或复方黄黛片方案,高危患者采用 DA/IA 方案 3 疗程(阿糖胞苷可以不用)。维持治疗采用维 A 酸 + 砷剂:ATRA 25mg/$(m^2 \cdot d)$×14d,亚砷酸 0.16mg/$(kg \cdot d)$ 或复方黄黛片 60mg/$(kg \cdot d)$×28d,间歇 14 天;共完成 6~8 个周期,应保证融合基因转阴。

【注意事项】

1. 中枢神经系统白血病是造成白血病复发或者死亡的重要原因之一,在治疗过程中一定要重视中枢神经系统白血病的防治,预防性治疗常用三联鞘内注射法(甲氨蝶呤 10mg/m^2+ 阿糖胞苷 30mg/m^2+ 地塞米松 5mg,三种药物联合鞘内注射)。

2. 应用标准化疗方案两疗程未缓解或缓解后一年内复发或一年后复发再用原方案无效的 AL 称为难治性白血病。原因与白血病细胞耐药有关,可采用以中大剂量阿糖胞苷或甲氨蝶呤为主的化疗,阿糖胞苷主要用于 AML,甲氨蝶呤主要用于 ALL,或者应用 FLAG 方案(氟达拉滨[非],每日 30mg/m^2,静脉滴注,第 1~5 天;阿糖胞苷,1~2g/m^2,静脉滴注,于氟达拉滨用后 4 小时给予,第 1~5 天;粒细胞集落刺激因子[非],每日 5μg/kg,第 1~5 天,皮下注射),应用于难治性 AML 或 ALL。

3. 大多数成人急性白血病患者(除急性早幼粒细胞性白血病外)预后不良,有条件者应在第一次缓解期行异基因造血干细胞移植,包括预后中等与预后不良 AML,成人中、高危 ALL。标危 ALL 预期化疗效果不好亦应考虑行异基因造血干细胞移植。

4. 诊断治疗困难,转三级综合医院或专科医院治疗。

5. 以上治疗方案首选国家基本药物。

第九节 慢性粒细胞白血病

【概述】慢性粒细胞白血病(chronic myelogenous leukemia,CML),简称慢粒,是临床上一种起病及发展相对缓慢的白血病。它是起源于骨髓多能造血干细胞的恶性增殖性疾病,表现为外周血粒细胞增多,包括中性粒细胞、嗜碱细胞、嗜酸细胞;血小板正常或增多;血红蛋白正常或轻中度贫血。发病年龄分布较广,但发病率随年龄的增长有逐步上升的趋势,男性发病率高于女性。所有病例均具有 Ph 染色体[t(9;22)(q34;q11)]或 BCR/ABL 融合基因。

【诊断要点】CML 可根据典型的外周血白细胞增高及分类异常,脾脏肿

大伴有 Ph 染色体或者 BCR/ABL 融合基因诊断,诊断并不困难。CML 发展缓慢,分为三期:慢性期、加速期和急变期。其中,大约 90% 患者诊断时为慢性期。

1. 慢性期 无临床症状或有低热、乏力、多汗、体重减轻和脾大等,白细胞计数增多,主要为中性中幼粒细胞、晚幼粒细胞和杆状核粒细胞,原始细胞 <10%,嗜酸和嗜碱粒细胞增多,可有少量幼红细胞。骨髓增生活跃,以粒系为主,中晚幼粒细胞和杆状核粒细胞增多,原始细胞 <10%。嗜酸和嗜碱粒细胞增多。

2. 加速期 具有下列之一者,可考虑诊断本期:①不明原因的发热,贫血和出血加重,可伴骨骼疼痛;②脾进行性肿大;③非药物引起的血小板减少或增加;④原始细胞在外周血或骨髓中占 10%~20%;⑤嗜碱粒细胞在外周血中 >20%;⑥治疗中无法控制的进行性脾脏肿大和白细胞增加;⑦出现 Ph 以外的染色体异常。片状和簇状巨核细胞增生伴显著的网硬蛋白和胶原蛋白纤维化,该现象常伴加速期的其他特征,尚未作为独立的诊断依据。

3. 急变期 加速期的临床症状进一步恶化,如具有下列之一即可诊断本期:①原始细胞在外周血或骨髓中 >20%;②骨髓活检中大片或灶状原始细胞;③有髓外原始细胞浸润的临床表现和病理证据。

【药物治疗】

1. 慢性期 治疗的目的是更快获得完全细胞遗传学反应、主要的分子学反应以及更深层次的分子学反应,预防疾病进展、延长生存期、提高生活质量和治愈疾病。目前 NCCN、ELN 指南对新诊断的 CML 慢性期患者,推荐将伊马替尼 400mg/d,每日 1 次和二代酪氨酸激酶抑制剂并列作为一线治疗方案。白细胞高的患者,口服羟基脲 1.0g,每日 2~3 次,直到白细胞降至 (20~50)×10⁹/L 停羟基脲开始酪氨酸激酶抑制剂治疗。酪氨酸激酶抑制剂治疗第 1 个月应每周检查血常规,细胞低可加升细胞药物,血象稳定后可以每 3 个月检查一次血常规。治疗 3 个月应检查 BCR/ABL 融合基因,治疗 3 个月 BCR/ABL 融合基因 <10%、6 个月 BCR/ABL 融合基因 <1%、12 个月 BCR/ABL 融合基因 <0.1% 表明达到治疗的最佳反应。最新 NCCN 指南规定治疗 15 个月 BCR/ABL<1% 即达到最佳的治疗疗效。

2. 加速期和急变期 治疗的目的是清除白血病细胞,恢复骨髓造血功能或回到慢性期。加速期或急变期患者未使用过伊马替尼的患者可首选伊马替尼或者达沙替尼[非]等。如果在酪氨酸激酶抑制剂治疗期间出现加速,应做 ABL 基因的突变检查,根据突变情况选择合适的酪氨酸激酶抑制剂。加速期或急变期经治疗后恢复到慢性期的患者应尽可能进行异基因造血干细胞移植。

【注意事项】

1. 一些 CML 患者初诊时外周血出现大量的白细胞,引起血液循环阻力增大及血管堵塞,引起出血或高凝血症等,需要通过白细胞分离术或化疗来降低白血病细胞数量,同时需要大量补液,将细胞坏死释放出来的毒性物质排出体外。

2. 目前,伊马替尼及二代酪氨酸激酶抑制剂是慢性粒细胞白血病一线治疗药物,对于不耐受或疗效不佳的患者可互相更换药物,以达到最佳疗效为目的。疗效不佳者条件允许(具有配型较好的供者)应做异基因造血干细胞移植。

3. 诊断治疗困难者,建议转三级综合医院或专科医院治疗。

第十节　儿童白血病

【概述】白血病(leukemia)是造血系统恶性增生性疾病,是造血干细胞在分化过程中某一阶段分化阻滞并恶性增殖的疾病,儿童白血病的发病率为(3~4)/10 万人,其中急性淋巴细胞白血病(ALL)约 70%,急性髓性白血病(AML)约占 30%,儿童 ALL 已成为可以治愈的恶性肿瘤。

【诊断要点】儿童白血病的主要临床表现为反复感染、贫血、出血及白血病细胞浸润各组织、器官引起的相应症状。儿童白血病的诊断主要是根据临床表现和实验室检查,特别是根据血象和骨髓象,骨髓原始细胞大于 20% 才能确诊急性白血病,细胞形态学(morphology,M)和组织化学检查、细胞免疫表型(immunophenotyping,I)、细胞遗传学(cytogenetics,C)及分子生物学(molecular biology,M)检查即 MICM 分型,是儿童白血病的标准诊断方法。

1. 血象　典型儿童白血病血象显示贫血、血小板减少、白细胞增多、正常或减少。

2. 骨髓象　骨髓穿刺可确定诊断,原始幼稚细胞比例大于 20%。

3. MICM 分型　即骨髓细胞形态学、免疫学、细胞遗传学、分子生物学综合分型诊断方法,能更全面地反映白血病细胞的生物学特征及临床特征,从而对疾病及预后作出更准确的评估,有利于疾病的治疗。

(1) 形态学分型:FAB 分型与成人相同,儿童 ALL 也分为 L1、L2、L3 型,儿童 AML 分为 M0、M1、M2、M3、M4、M5、M6、M7 型。

(2) 免疫学分型:确定儿童 ALL 类型(T 细胞或 B 细胞)以及其分化阶段,对形态学上未分化白血病有助于鉴定细胞类型,诊断混合型或双表型白血病,对 AML 诊断的准确性可达 90% 以上。

(3) 细胞遗传学和分子遗传学分型:急性儿童白血病中 80% 有克隆的染

色体异常,其中 60% 左右为特异性染色体重排,白血病细胞的核型和融合基因或基因突变对诊断与预后极为重要。

【药物治疗】

1. 儿童 ALL 的药物治疗 儿童 ALL 根据临床表现、细胞形态特征、免疫学和细胞遗传学、分子生物学及微小残留病水平,可分为低危、标危或中危和高危三组,根据多个中心治疗的经验,经积极治疗后儿童 ALL 长期生存机会已达 80%,甚至治愈。根据不同危险程度,采用相应的强烈化疗方案,并遵循早期连续强烈化疗的原则。儿童 ALL 的化疗包括:诱导缓解治疗、巩固治疗、髓外白血病的预防、早期强化治疗、维持治疗。

儿童 ALL 的诱导治疗多采用 VDLP(D) 方案(长春新碱 $1.5mg/m^2$,静脉滴注,每周 1 次,共 4 周;柔红霉素 $20~30mg/m^2$,静脉滴注,用 2~3 天,第 1~3 天,在第 1 周和第 3 周用;门冬酰胺酶 $5\,000~10\,000IU/m^2$,肌内注射,共 8~10 次或培门冬酶 $2\,500IU/m^2$,肌内注射,每 2 周 1 次,第 1 天及第 15 天用(参照国家卫生健康委员会发布的《儿童急性淋巴细胞白血病诊疗规范(2018 版)》;泼尼松 $60mg/m^2$ 或地塞米松 $6mg/m^2$,口服,连用 4 周)。在取得完全缓解后,采用 CAT 方案进行巩固治疗(环磷酰胺 $600~1\,000mg/m^2$,静脉滴注,第 1 天;阿糖胞苷 $75~100mg/m^2$,静脉滴注,第 1~4、8~11 天;疏嘌呤 $50~75mg/m^2$,口服,第 1~21 天)。随后采用大剂量甲氨蝶呤(HD-MTX)$3~5g/m^2$+CF 解救,每 10 天一个疗程,共三个疗程,同时采用 MTX+Ara-C+Dex 三联鞘注以预防髓外白血病;随后采用 VDLP 或 VDLD 2 周行早期强化治疗;以后每隔 6 个月强化一次,期间行 MTX+6-MP 和 VP 方案交替进行维持治疗。低、中、高危组分别治疗 2 年、2.5 年和 3 年后停药观察。

2. 儿童 AML 的药物治疗 随着治疗策略和方法不断改进和创新,化疗强度的增强,小儿 AML 的治愈率也不断提高,由原来的 20% 提高到目前的 50%~70% 左右,儿童 AML 主要治疗方法还是化学治疗,分为两个阶段:诱导缓解治疗和缓解后治疗。

儿童 AML 经典的诱导方案仍然是 DA(3+7) 方案(柔红霉素 $45~60mg/m^2$,静脉滴注,第 1~3 天;阿糖胞苷 $100mg/m^2$,静脉滴注,第 1~7 天),为了进一步提高缓解率,有不少研究在 DA 方案基础上进行改良,如增加柔红霉素的剂量,用米托蒽醌[非] 或去甲氧柔红霉素[非] 代替柔红霉素。缓解后治疗一般是采用 DA(柔红霉素 + 阿糖胞苷)、EA(依托泊苷 + 阿糖胞苷)或 MA(米托蒽醌[非]+阿糖胞苷)等方案中选 1 个方案序贯化疗,或者以中大剂量阿糖胞苷 $1~3g/m^2$,静脉滴注,每日 2 次,第 1~3 天为主的强化巩固化疗方案。

【注意事项】

1. 儿童出现不明原因的发热、贫血、出血,肝、脾、淋巴结肿大,肌肉、关节痛或胸骨压痛、齿龈肿胀、皮肤紫癜等症状时要及时就诊排除儿童白血病。

2. 儿童急性早幼粒细胞白血病的临床特征、治疗和预后都与其他类型 AML 有明显的不同,维 A 酸的诱导分化治疗是一种行之有效的治疗方法,砷剂是另一成功治疗儿童 APL 的药物,静脉用的亚砷酸(三氧化二砷)和口服的四硫化四砷[非]是临床常用的两种剂型。严重出血是开始 ATRA 治疗前和 ATRA 治疗后 5 天内最常出现的危及生命的并发症。支持治疗措施包括输注新鲜冰冻血浆、纤维蛋白原和血小板。

3. 儿童高危急性淋巴细胞白血病、大部分急性髓细胞白血病(除外 M3 类型)和化疗效果不好的儿童白血病,在取得缓解后,应考虑造血干细胞移植治疗。

4. 诊断治疗困难应及时转三级综合医院或专科医院治疗。

第十一节　多发性骨髓瘤

【概述】多发性骨髓瘤(multiple myeloma,MM)是起源于骨髓浆细胞的恶性疾病,好发于老年人,是一种较常见的恶性肿瘤,是由具有合成和分泌免疫球蛋白的浆细胞发生恶变,单克隆免疫球蛋白(IgG、IgA、IgD、IgM 或 IgE)或凝溶蛋白(Bence Jones protein,游离的单克隆性 κ 或 γ 轻链)过度增多引发的疾病。多发性骨髓瘤常伴有多发性溶骨性损害、高钙血症、贫血、肾脏损害,而且对细菌性感染的易感性增高,正常免疫球蛋白的生成受抑,发病率估计为 2~3/10 万,男女比例为 1.6 : 1,大部分患者年龄 >50 岁。

【诊断要点】由于本病患者早期可无骨痛、贫血或血常规、尿常规改变,诊断主要依据以下三方面实验室检查,①骨髓:出现一定比例(>10%)的异常浆细胞(骨髓瘤细胞主要为原始浆细胞或幼稚浆细胞)或组织活检证实为骨髓瘤细胞;②血清中出现大量单克隆免疫球蛋白(单克隆免疫球蛋白可在血清蛋白电泳的 γ 区或 β 区或 $α_2$ 区出现一窄底尖峰,又称 M 蛋白)或尿单克隆免疫球蛋白轻链(即尿本周氏蛋白),血清或尿免疫固定电泳阳性;③X 线或核磁共振检查显示溶骨性病变或广泛骨质疏松。

【药物治疗】无症状[无 CRAB 表现,即无血钙增加(C)、无肾功能损害(R)、无贫血(A)、无骨骼破坏(B)],无进展依据的冒烟型 MM 无须治疗,定期随访,至病情进展或出现临床症状时,必须治疗。

1. 传统化疗方案　①VAD 方案:长春新碱每日 0.4mg,静脉滴注,第 1~4 天;多柔比星每日 $9mg/m^2$,静脉滴注,第 1~4 天;地塞米松每日 40mg,静脉滴注,第 1~4 天,9~12 天,17~20 天。每 4 周一个疗程,过去在骨髓瘤治疗中广泛应用,目前已经很少使用。②MP 方案:美法仑[非]每日 $5mg/m^2$,口服,第 1~7 天;

泼尼松每日 40mg/m^2,第 1~7 天。该方案目前也已很少使用,大多与来那度胺[非]联合用于老年多发性骨髓瘤。

2. 目前常用的一线方案　①VD 方案:蛋白酶体抑制剂硼替佐米[非],1.3mg/m^2,静脉注射或皮下注射,第 1、4、8、11 天;地塞米松 40mg,第 1、4、8、11 天,或者 20mg,第 1、2、4、5、8、9、11、12 天。②RD 方案:来那度胺[非]每日 10~25mg(根据内生肌酐清除率决定用药剂量;地塞米松 20~40mg,第 1、8、15、21 天。③VRD 方案:硼替佐米、来那度胺[非]、地塞米松三药联合。④VCD 方案:硼替佐米、环磷酰胺、地塞米松三药联合方案。⑤VTD 方案:硼替佐米[非]、沙利度胺[非]、地塞米松三药联合方案。沙利度胺[非](具有调节免疫和抗血管新生作用,用于本病治疗单药有效率为 30% 左右,剂量为每日 100~200mg。来那度胺[非]是继沙利度胺[非]后新一代调节免疫和抗血管新生作用药物。其为口服制剂,可用于 MM 的诱导、巩固及门诊维持治疗,剂量为每日 10~25mg。以上方案中三药联合方案如 VRD、VCD、VTD 疗效优于二药联合。

3. 复发难治性化疗方案　伊沙佐米[非]联合来那度胺[非]和地塞米松(伊沙佐米剂量为每周 3~4mg,即一片口服,来那度胺[非]和地塞米松同上);也可来那度胺[非]联合 MP 方案;或选择未曾用过的化疗药物。

【注意事项】

1. 关于 M 蛋白　几乎所有的诊断标准均把 M 蛋白的量作为 MM 诊断的重要指标之一,但许多医师往往忽略了正常免疫球蛋白的量,在 MM 诊断标准中,均强调了正常的免疫球蛋白的减少在 MM 诊断中的价值,如果 M 蛋白的量没有达到诊断标准,或没有检测到 M 蛋白,此时如果有正常免疫球蛋白的减少,同时骨髓浆细胞比例升高伴有形态异常,并有溶骨性损害,也应作出 MM 的诊断。另外,某些慢性疾病,如风湿性疾病、感染、肾病,以及 B 细胞恶性疾病等均可能检测到 M 蛋白,并且骨髓浆细胞比例可能升高,应该加以鉴别,特别注意的是,尽管此时出现 M 蛋白,但是正常的免疫球蛋白一般是正常的,而且这些疾病的 M 蛋白水平也不像 MM 那么高,更重要的是没有溶骨性损害,此种 M 蛋白会随着原发病治疗的好转而下降。

2. 65 岁以下患者应积极进行自体造血干细胞移植,65~75 岁应酌情处理,原则上身体条件许可可以进行自体造血干细胞移植,75 岁以上则不宜进行。自体造血干细胞移植为多发性骨髓瘤治疗的一大进步,移植后无疾病进展时间较常规化疗延长,但总生存期无差异。双次序贯自体外周血干细胞移植用于第一次移植后未获得 VGPR 以上疗效的患者。自体移植造血恢复快,已被广泛采用。异基因造血干细胞移植相关死亡率高,主要用于有合适供者的高危年轻患者。

3. 传统化疗方案治疗 MM 完全缓解率很低,新的靶向治疗药物组成的化疗方案完全缓解率为 10%~40%,新的化疗方案如下:TD(沙利度胺[非]+地塞米松);PD(硼替佐米[非]+地塞米松);PCD(硼替佐米[非]+环磷酰胺+地塞米松);PAD(硼替佐米[非]+多柔比星+地塞米松);PTD(硼替佐米[非]+沙利度胺[非]+地塞米松);RD(来那度胺[非]+地塞米松);VRD(硼替佐米[非]+来那度胺[非]+地塞米松)等。

4. 诊断治疗困难时转三级综合医院或专科医院治疗。

(金 洁)

第七章

内分泌和代谢性疾病

第一节 糖 尿 病

【概述】糖尿病（diabetes mellitus）是由遗传和环境因素共同作用导致胰岛素分泌和／或作用缺陷，引起碳水化合物、蛋白质、脂肪、水和电解质等的代谢紊乱，以高血糖为主要特点的代谢性疾病。其分型有 1 型糖尿病，2 型糖尿病，以及特殊类型糖尿病和妊娠糖尿病。急性并发症包括糖尿病酮症酸中毒、高血糖高渗状态等；慢性并发症包括大血管病变如动脉粥样硬化、冠心病、高血压、脑血管疾病、周围血管疾病等，以及微血管病变如糖尿病肾病、糖尿病视网膜病变、糖尿病神经病变等。

【诊断要点】

1. 具有多尿、多饮、多食及体重下降的"三多一少"典型症状，空腹血浆葡萄糖（血糖）≥7mmol/L，或任意时间血糖≥11.1mmol/L。

2. 无典型症状，空腹血糖≥7mmol/L 及口服 75g 无水葡萄糖耐量试验（OGTT）负荷后 2 小时血糖≥11.1mmol/L，有一项不符，需改日复查确认。

3. 妊娠期糖尿病，是妊娠前无糖尿病，妊娠期发生的糖代谢异常。其诊断标准为，孕 24~28 周行 75g 无水葡萄糖 OGTT，空腹血糖≥5.1mmol/L、负荷后 1 小时血糖≥10mmol/L、2 小时血糖≥8.5mmol/L，其中一项达到标准即可诊断。

【药物治疗】

1. 用药方案　始终执行的治疗标准是在避免低血糖的情况下尽量使血糖达标或接近正常，即空腹血糖≤6.1mmol/L，餐后血糖≤7.8mmol/L，糖化血红蛋白 <6.5%。而儿童、老年人，有频发低血糖倾向、预期寿命较短以及合并心血管疾病或严重的急、慢性疾病等患者血糖控制目标宜适当放宽，应个体化。妊娠糖尿病患者，应控制空腹血糖≤5.3mmol/L，餐后 2 小时血糖≤6.7mmol/L，夜间不低于 3.3mmol/L，HbA1c<5.5%；糖尿病妊娠患者，空腹、餐前及夜间血糖

控制在 3.3~5.6mmol/L,餐后峰值血糖 5.6~7.1mmol/L,HbA1c<6.0%。

2 型糖尿病所有治疗应基于科学的饮食、运动等生活方式,若无禁忌,首选药物二甲双胍,如果治疗不理想则应该加用其他不同作用机制类别的口服降糖药,仍不理想则加用或改用胰岛素。1 型糖尿病依赖胰岛素治疗,可同时加用口服降糖药。妊娠糖尿病或糖尿病妊娠,经合理饮食血糖不达标时,应采用胰岛素治疗,首选基因重组人胰岛素,或已获批妊娠期间可使用的胰岛素类似物。

2. 治疗药物的使用

(1) 二甲双胍:双胍类,用于 2 型糖尿病,或与胰岛素联合用于 1 型糖尿病。0.25~0.5g,一日 2~3 次,最大剂量每日 2.0g。可从小剂量开始服用,餐前、餐中、餐后服用均可,如效果不理想,加用其他口服降糖药或胰岛素。常见不良反应有腹泻、恶心、呕吐、胃胀等消化道症状及体重减轻,一般无须处理,2~4 周后可缓解,不良反应重者,可减药量,待适应后再行加量;罕见乳酸性酸中毒,此时应立即停药,按急症处理。以下情况应禁用或停用①中度(3b 级)和严重肾衰竭或肾功能不全[CrCl<45ml/min 或 eGFR<45ml/(min·1.73m^2)];②10 岁以下儿童、妊娠及哺乳妇女;③可造成组织缺氧的疾病,例如心功能衰竭(休克)、急性心肌梗死及其他严重心、肺疾病;④严重感染或外伤、外科大手术、临床有低血压和缺氧等;⑤急性或慢性代谢性酸中毒,包括有或无昏迷的糖尿病酮症酸中毒;⑥接受血管内注射碘化造影剂检查前后 48 小时应暂停用本品;⑦对本品过敏者。

(2) 格列本脲:磺酰脲类,用于 2 型糖尿病。1.25~5mg,一日 2~3 次,可从小剂量开始服用,最大剂量为每天 15mg,餐前 20 分钟服用。可单独使用或与二甲双胍等降糖药联合应用。常见不良反应为低血糖,症状较轻可以进食者,立刻进食含糖食物直至症状缓解;严重不能进食者,需送至医院静脉推注葡萄糖液;少见皮疹、严重黄疸、肝功能损害、骨髓抑制、粒细胞减少、血小板减少症等,若有发生,停用该药,对症处理。以下情况应禁用或停用①1 型糖尿病;②2 型糖尿病低血糖昏迷、酮症酸中毒、严重烧伤、感染、外伤和重大手术等应激情况;③严重的肾或肝功能不全者;④妊娠及哺乳期妇女;⑤白细胞减少者;⑥G6PD 缺乏症者;⑦对本品及其他磺酰脲类、磺胺类或赋形剂过敏者。

(3) 格列吡嗪:磺酰脲类,用于 2 型糖尿病。2.5~10mg,一日 2~3 次,可从小剂量开始服用,最大剂量为每天 30mg,餐前 20 分钟服用。可单独使用或与二甲双胍等降糖药联合应用。不良反应、禁忌及其处理参考格列本脲。

(4) 格列喹酮:磺酰脲类,用于 2 型糖尿病。15~60mg,一日 3 次,于餐前半小时服用。可从小剂量开始服用,每日最大剂量不超过 180mg。可单独使用或与二甲双胍等降糖药联合应用。不良反应、禁忌及其处理参考格列本脲。

（5）格列美脲：磺酰脲类，用于 2 型糖尿病。1~6mg，一日 1 次，固定于餐前服用，早、中、晚餐均可。起始剂量为每日 1mg，如果不能满意控制代谢状况，应根据血糖控制情况增加剂量。每隔 1~2 个星期，逐步增加剂量至每日 2mg、3mg 甚至 4mg。可单独使用或与二甲双胍等降糖药联合应用。不良反应、禁忌及其处理参考格列本脲。

（6）格列齐特：磺酰脲类，用于 2 型糖尿病。40~80mg，一日 1 次起始，以血糖调整剂量，最大日剂量不超过 320mg，分两次服用。可单独使用或与二甲双胍等降糖药联合应用。不良反应、禁忌及其处理参考格列本脲。

（7）瑞格列奈：非磺酰脲类短效促胰岛素分泌剂，用于 2 型糖尿病。从 0.5mg 起始，于餐前 15 分钟内服用，一日 2~4 次。以血糖调整剂量，最大单次剂量为 4mg，最大日剂量不超过 16mg。可单独使用或与二甲双胍等降糖药联合应用。常见不良反应为低血糖，尤其合用有药物相互作用的药物时应警惕发生（详见本节【注意事项】），症状较轻可以进食者，立刻进食含糖食物直至症状缓解；严重不能进食者，需送至医院静脉推注葡萄糖液；可有腹痛、腹泻等胃肠道不适；少见不良反应有肝功酶指标升高。以下情况应禁用或停用①1 型糖尿病；②2 型糖尿病低血糖昏迷、酮症酸中毒、严重烧伤、感染、外伤和重大手术等应激情况；③严重的肝功能异常者；④妊娠及哺乳期妇女，18 岁以下儿童；⑤对本品活性成分赋形剂过敏者。

（8）吡格列酮：噻唑烷二酮类胰岛素增敏剂，用于 2 型糖尿病。15~45mg，一日 1 次，口服。可单独使用或与二甲双胍等降糖药联合应用。常见不良反应有水肿，尤其与胰岛素合用时发生几率较高，合并有心脏疾病的患者，可能引发充血性心力衰竭，应密切监测观察，依病情轻重，采用停用，或给予髓袢利尿剂等适当措施；少见不良反应有出现肝酶升高或黄疸，极少有发生横纹肌溶解；本品一般不引起低血糖，但与其他可引起低血糖的口服降糖药或胰岛素合用时，可能会增加低血糖发生风险。以下情况应禁用或停用①1 型糖尿病；②2 型糖尿病低血糖昏迷、酮症酸中毒、严重烧伤、感染、外伤和重大手术等应激情况；③严重的肝功能异常者；④心脏疾病患者，如心肌梗死、心绞痛、心肌病和高血压性心脏病等，可能引起心力衰竭；⑤妊娠及哺乳期妇女，儿童；⑥对本品活性成分或赋形剂过敏者。

（9）利拉鲁肽：GLP-1 类似物，GLP-1 是一种内源性肠促胰岛素激素，可葡萄糖浓度依赖性地促胰岛素分泌。用于 2 型糖尿病。起始剂量为每天 0.6mg，可在任意时间皮下注射。根据血糖和患者消化道反应耐受情况，1 周后可增加剂量至 1.2mg，再 1 周后增加剂量至 1.8mg，推荐每日剂量不超过 1.8mg。轻度肾功能损害的患者不需要进行剂量调整。可单独使用或与二甲双胍等降糖药联合应用。常见不良反应有恶心、呕吐、厌食、食欲下降、腹胀、腹泻、便秘、嗳气、胃食管反流、头痛、心率增快等;较少出现低血糖;罕见出现胰腺炎。以下情况应禁用或停用①1 型糖尿病;②2 型糖尿病酮症酸中毒、严重烧伤、感染、外伤和重大手术等应激情况;③有甲状腺髓样癌(MTC)既往史或家族史患者,以及 2 型多发性内分泌肿瘤综合征(MEN2)患者;④妊娠及哺乳期妇女,儿童;⑤对本品活性成分或赋形剂过敏者。

(10) 西格列汀:二肽基肽酶 4(DPP-4)抑制剂,减少内源性 GLP-1 的灭活。用于 2 型糖尿病。推荐剂量为 100mg,每日 1 次,口服。轻度肾功能不全患者,不需调整剂量;中度肾功能不全患者,剂量调整为 50mg,每日 1 次;严重肾功能不全患者或需血液透析或腹膜透析患者,剂量调整为 25mg,每日 1 次。可单独使用或与二甲双胍等降糖药联合应用。不良反应、禁忌及其处理参考利拉鲁肽。

(11) 利格列汀:二肽基肽酶 4(DPP-4)抑制剂,减少内源性 GLP-1 的灭活。用于 2 型糖尿病。推荐剂量为 5mg,每日 1 次,口服。肝、肾功能不全患者,不需调整剂量。可单独使用或与二甲双胍等降糖药联合应用。不良反应、禁忌及其处理参考利拉鲁肽。

(12) 达格列净:钠葡萄糖协同转运蛋白 2(SGLT2)抑制剂,增加尿糖排泄。用于 2 型糖尿病。推荐起始剂量为 5mg,可增加至 10mg,每日 1 次,口服。轻度肾功能不全[eGFR≥60ml/(min·1.73m^2)]的患者无须调整剂量,eGFR 持续在 30~60ml/(min·1.73m^2),不推荐使用本品。轻度、中度或重度肝功能受损患者无须调整剂量。可单独使用或与二甲双胍等降糖药联合应用。服用本品时,应增加饮水量,不建议采用尿糖监测血糖控制情况。不良反应有低血压、酮症酸中毒、肾盂肾炎,与胰岛素或胰岛素促泌剂合用引起低血糖、生殖器真菌感染,以及罕见的急性肾损伤、尿毒症、骨折风险、膀胱癌。以下情况应禁用或停用①1 型糖尿病;②2 型糖尿病酮症酸中毒、严重烧伤、感染、外伤和重大手术等应激情况;③血容量不足患者;④eGFR 低于 30ml/(min·1.73m^2)的肾功不全患者;⑤妊娠及哺乳期妇女,儿童;⑥对本品活性成分或赋形剂过敏者。

(13) 阿卡波糖:葡萄糖苷酶抑制剂,用于 2 型糖尿病,或与胰岛素联合用于 1 型糖尿病。50~100mg,一日 1~3 次,一般推荐剂量为起始剂量一次 50mg,一日 3 次,最大剂量至一次 100mg,一日 3 次,餐前嚼服。常见不良反应为胃肠反应,如腹胀、排气增多或腹泻。单用本药不引起低血糖,但如与磺脲类或胰岛素合用,仍可发生低血糖,且如果发生急性的低血糖,不宜进食双糖或淀粉类食物,而应该直接给予葡萄糖口服或静脉注射纠正低血糖反应。以下情况应禁用或停用①18 岁以下儿童、妊娠及哺乳期妇女;②对阿卡波糖和 / 或非活性成分过敏者;③有明显消化和吸收障碍的慢性胃肠功能紊乱患者;④患有由于肠胀气而可能恶化的疾患(如 Roemheld 综合征、严重的疝气、肠梗阻和肠溃疡);⑤严重肾功能损害者(肌酐清除率 <25ml/min);⑥个别患者,尤其是在使用大剂量时会发生无症状的肝酶升高。因此,应考虑在用药的头 6~12 个月监测肝酶的变化。停药后肝酶值会恢复正常。

(14)胰岛素:1 型糖尿病患者,须终身使用胰岛素。2 型糖尿病患者采用上述药物治疗效果不理想,或出现急性、慢性并发症以及围手术期、妊娠期时须用胰岛素治疗。动物胰岛素有短效和长效制剂;重组人胰岛素注射液有短效、中效和预混 30R 制剂;长效胰岛素类似物有甘精胰岛素。不同患者对胰岛素敏感性不同,需行个体化调整。一般每千克体重每天需 0.2~0.8U。采用预混 30R 制剂,早、晚餐前 30 分钟皮下注射,起步的分配比例为 2∶1 至 1∶1,根据空腹、晚餐前血糖,并结合早、晚餐后血糖,调整其剂量。采用短效胰岛素制剂,分三次于三餐前 30 分钟皮下注射,若空腹血糖控制不理想,可于睡前加用长效胰岛素类似物,或晚上 11 点至 12 点加用低精蛋白锌胰岛素。剂量分配比例可从以下经验方案开始,早∶中 =2∶1;晚∶睡前 =2∶1;(早 + 中)∶(晚 + 睡前)=2∶1。常见不良反应为低血糖,症状较轻可以进食者,立刻进食含糖食物直至症状缓解;严重不能进食者,需送至医院静脉推注葡萄糖液;少有过敏反应,偶见过敏性休克,需对症处理,换用其他胰岛素制剂,必要时行脱敏治疗。未开瓶使用胰岛素应在 2~8℃条件下冷藏保存。已开始使用的胰岛素注射液可在室温(最高 25℃)保存最长 4~6 周,冷冻后的胰岛素不可使用。

【注意事项】

1. 二甲双胍与其他药物相互作用

(1)二甲双胍与呋塞米合用,二甲双胍的药时曲线下面积(AUC)增加,但肾清除无变化;同时呋塞米的最大血药浓度(C_{max})和 AUC 均下降,终末半衰期缩短,肾清除无改变。

(2)经肾小管排泌的阳离子药物,例如阿米洛利、地高辛、吗啡、普鲁卡因胺[非]、奎尼丁、奎宁、雷尼替丁、氨苯蝶啶、甲氧苄啶和万古霉素,理论上可能与二甲双胍竞争肾小管转运系统,发生相互作用,因此建议密切监测、调整本品和 / 或相互作用药物的剂量。

(3)二甲双胍与西咪替丁合用,二甲双胍的血浆和全血 AUC 增加,但两药单剂合用,未见二甲双胍清除半衰期改变。西咪替丁的药代动力学未见变化。

(4)如同时服用某些可引起血糖升高的药物,如噻嗪类药物或其他利尿剂、糖皮质激素、吩噻嗪、甲状腺制剂、雌激素、口服避孕药、苯妥英、烟碱酸、拟交感神经药、钙离子通道阻滞剂和异烟肼等时要密切监测血糖,而在这些药物停用后,要密切注意低血糖的发生。

(5)二甲双胍不与血浆蛋白结合,因此与蛋白高度结合的药物例如水杨酸盐、氯霉素、丙磺舒等与磺脲类药物相比不易发生相互作用,后者主要与血清蛋白结合。

（6）除氯磺丙脲，患者从其他的口服降糖药转为用本品治疗时，通常不需要转换期。服用氯磺丙脲的患者在换用本品的最初 2 周要密切注意，因为氯磺丙脲在体内有较长滞留，易导致药物作用过量，发生低血糖。

（7）二甲双胍有增加华法林的抗凝血倾向。

（8）树脂类药物与本品同服，可减少二甲双胍吸收。

2. 格列本脲、格列吡嗪、格列喹酮、格列齐特及格列美脲均为磺脲类降糖药，与其他药物相互作用如下。

（1）服用下列潜在导致血糖下降的药物之一，在某些情况下会导致低血糖的发生，例如：保泰松、阿扎丙宗、羟布宗、胰岛素和口服降糖药物、二甲双胍、水杨酸、对氨基水杨酸、类固醇及雄性激素、氯霉素、香豆素抗凝剂、芬氟拉明、氯贝丁酯、ACE 抑制剂、氟西汀、别嘌醇、抗交感神经药、环磷酰胺、异环磷酰胺、磺吡酮、长效磺胺类、四环素族、单胺氧化酶抑制剂、喹诺酮类抗生素、丙磺舒、咪康唑、己酮可可碱（胃肠外高剂量给药）、曲托喹啉、氟康唑。

（2）服用下列减弱降血糖的作用药物之一，可能会升高血糖水平，例如：雌激素和孕激素、噻嗪利尿药、促甲状腺激素、糖皮质激素、吩噻嗪及其衍生物、氯丙嗪、肾上腺素和其他拟交感神经药物、烟酸（高剂量）及其衍生物、轻泻药（长期使用时）、苯妥英、二氮嗪、高血糖素、巴比妥类、利福平、乙酰唑胺。

（3）H_2 受体拮抗剂、β 受体拮抗剂、可乐定和利血平可能会增强或减弱降血糖效果。在抗交感神经药物如 β 受体拮抗剂、可乐定、胍乙啶和利血平的作用下，低血糖的肾上腺素能反向调节征象可能会减弱甚至消失。

（4）饮酒可能增强或者减弱格列美脲的降血糖作用，但是不可预料。

（5）格列美脲可能增强或减弱香豆素衍生物的作用。

3. 瑞格列奈与其他药物相互作用　已知一些药物会影响瑞格列奈代谢。因此应考虑可能的药物间相互作用。如果确实需要合并用药，则应当进行密切的临床观察和血糖监测。

（1）下列药物可能增强和 / 或延长瑞格列奈的降血糖作用：氯吡格雷、吉非贝齐、甲氧苄啶、利福平、伊曲康唑、克拉霉素、环孢素、地拉罗司[非]、其他类型抗糖尿病药物、单胺氧化酶抑制剂（MAOI）、非选择性 β 受体拮抗剂、血管紧张素转换酶（ACE）抑制剂、水杨酸盐、非类固醇抗发炎剂、奥曲肽、酒精以及促合成代谢的激素。

（2）下列药物可能减弱瑞格列奈的降血糖作用：口服避孕药、利福平、苯巴比妥、卡马西平、噻嗪类药物、皮质激素、达那唑、甲状腺激素和拟交感神经药。

4. 吡格列酮与其他药物相互作用　吡格列酮与其他降糖药合用时注意低血糖的发生；与CYP2C8诱导剂(如利福平)或抑制剂(如吉非贝齐、氯吡格雷)合用时，注意密切监测血糖，及时调整剂量。

5. 达格列净、西格列汀、利格列汀与其他药物相互作用　与其他降糖药合用时注意低血糖的发生；与其他药物无明显的相互作用。

6. 阿卡波糖与其他药物相互作用

(1) 个别情况下，阿卡波糖可影响地高辛的生物利用度，因此需调整地高辛的剂量。

(2) 服用本品期间，避免同时服用考来酰胺、肠道吸附剂和消化酶类制剂，以免影响本品的疗效。

7. 胰岛素制剂与其他药物相互作用

(1) 可能会减少胰岛素需要量的药物：口服降糖药(OHA)、奥曲肽、单胺氧化酶抑制剂(MAOI)、非选择性β受体拮抗剂、血管紧张素转换酶抑制剂(ACEI)、水杨酸盐、酒精和合成代谢类固醇。

(2) 可能会增加胰岛素需要量的药物：口服避孕药、噻嗪化物、糖皮质激素、甲状腺激素和拟交感神经类药物、达那唑。

(3) β受体拮抗剂会掩盖低血糖的症状。

(4) 酒精会加重和延长胰岛素引起低血糖的作用。

8. 胰岛素制剂使用注意

(1) 胰岛素注射剂量不足或治疗中断，会引起高血糖和糖尿病酮症酸中毒，特别是在1型糖尿病患者中。通常在大约数小时到数天内，高血糖的首发症状逐渐发生。症状有口渴、尿频、恶心、呕吐、瞌睡、皮肤发红干燥、口干、食欲缺乏、呼吸有丙酮味。

(2) 伴随疾病，特别是感染和发热通常会增加患者对胰岛素的需要量。

(3) 肝、肾损害会减少胰岛素的需要量。

(4) 如果患者增加体力运动或通常的饮食有所改变，必须调整胰岛素剂量。

(5) 换用不同品牌和类型的胰岛素需在监控下调整剂量。

(6) 少数患者从动物胰岛素转用人胰岛素，有发生过低血糖反应的报告，应注意血糖监测，及时调整剂量。

(7) 血糖控制有显著改善的患者，应警惕低血糖的发生。

(8) 胰岛素中、长效制剂及预混制剂不能用于胰岛素泵做持续皮下胰岛素输注治疗(CSⅡ)。

(9) 胰岛素的需要量通常在妊娠的头三个月降低，在妊娠的后六个月增加。分娩后胰岛素的需要量迅速恢复至怀孕前的水平。哺乳期间可继续使用胰岛素治疗糖尿病。

第二节　甲状腺功能亢进症

【概述】甲状腺功能亢进症（hyperthyroidism）是合成和分泌甲状腺激素增加所导致的以神经、循环、消化等系统兴奋性增高和代谢亢进为主要表现的病症，简称甲亢。可有毒性弥漫性甲状腺肿（Graves 病）、毒性结节性甲状腺肿（Plummer 病）、T_3 型甲亢、T_4 型甲亢、甲状腺炎引起的甲亢（亚急性甲状腺炎、慢性淋巴细胞性甲状腺炎即桥本甲状腺炎）、碘甲亢、毒性甲状腺腺瘤、小儿甲亢、肿瘤引起的甲亢、甲状腺激素抵抗综合征及不适当 TSH 分泌综合征等类型。其中 Graves 病最为常见。

【诊断要点】有神经、循环、消化等系统兴奋性增高和代谢亢进的临床表现，血中甲状腺激素或游离甲状腺激素如 T_3、T_4、FT_3、FT_4 高于正常，而促甲状腺激素（TSH）水平低于正常，甲状腺激素受体抗体（TRAb）阳性可诊为甲亢，考虑 Graves 病可能。必要时行甲状腺摄 ^{131}I 率检查辅助诊断。

【药物治疗】对最常见的 Graves 病，无手术适应证及肝功能、血常规正常者，可用抗甲状腺药物治疗。初始剂量为甲巯咪唑每日 30mg 或丙硫氧嘧啶每日 300mg，分 2~3 次服用，据症状体征，尤其甲状腺功能化验结果，逐渐减少至维持剂量，即甲巯咪唑每日 2.5mg，或者丙硫氧嘧啶每日 25mg。建议总疗程达 1 年半到 2 年，期间有病情波动者，疗程相应延长。

不良反应：①白细胞减少和肝功能受损。应在治疗的前三个月密切观测血常规和肝功能。白细胞低于 $4×10^9/L$，药物减量，升白细胞处理，并密切观测白细胞计数；白细胞低于 $3×10^9/L$，停用抗甲状腺药物，并给予保护性隔离，升白细胞处理。肝功能受损，转氨酶升高，予保肝药治疗，停用抗甲状腺药物。②皮疹等过敏反应。抗过敏对症治疗，无效时停药。③甲状腺功能减退。减量或者停用抗甲状腺药物。

【注意事项】配合药物治疗，患者应禁食富含碘食物和含碘药物。注意休息、加强营养。心悸明显时，加用普萘洛尔 10mg，6~8 小时 1 次。其他类型甲亢，在无诊治经验时，建议转上级医院诊治。

第三节　甲状腺功能减退症

【概述】甲状腺功能减退症（hypothyroidism）是甲状腺合成和分泌甲状腺激素减少或组织利用不足导致的全身代谢减退综合征，简称甲减。其治疗主要是替代疗法，多数患者需终身替代。

【诊断要点】成人型甲状腺功能减退症：成年起病，有神经、循环、消化等系统兴奋性减退和低代谢的临床表现,血中甲状腺激素低于正常。呆小病:起病于胎儿或新生儿,除成人型表现外,尚有智力低下和特殊面容,血中甲状腺激素低于正常。

【药物治疗】甲状腺激素替代治疗,成人初始剂量为甲状腺片一日10~20mg 或左甲状腺素钠片一日 25~50μg,逐渐增加,维持量一般为甲状腺片一日 40~80mg、左甲状腺素钠片一日 75~150μg。

不良反应:①长期过量用药可引起甲状腺功能亢进,如心悸、手和眼睑震颤、多汗、体重减轻、神经兴奋性升高和失眠等。应据症状调整剂量。②老年和心脏病患者用药加量过快可诱发心绞痛和心肌梗死,病程长、病情重的甲状腺功能减退或黏液性水肿患者均应谨慎对待,初始采用小剂量,以后缓慢增加直至生理替代剂量。③伴有垂体前叶功能减退或肾上腺皮质功能不全患者应先用肾上腺皮质类固醇药物,待肾上腺皮质功能恢复正常后再用本类药物。由于甲状腺片 T_3 和 T_4 的含量和两者的比例不恒定,临床推荐优先使用左甲状腺素钠片。

【注意事项】甲状腺素与其他药物相互作用:

(1) 甲状腺素可减少胰岛素和口服降糖药的降糖效果。因此对糖尿病患者服用甲状腺素治疗,特别是在甲状腺素初始治疗阶段,需定期监测血糖,调整降糖药剂量。

(2) 与香豆素衍生物同时服用时,甲状腺素可增加其药效,这是因为甲状腺素可置换血浆蛋白结合的抗凝剂。因此如甲状腺素与抗凝剂同服时,需定期检查血凝指标,必要时调整抗凝剂用量(减量)。

(3) 因为考来烯胺能抑制机体吸收甲状腺素,所以甲状腺素与考来烯胺同服时,两种药物需分开服用,间隔 4~5 小时。

(4) 水杨酸盐、双香豆素、大剂量呋塞米(250mg)、氯贝丁酯和苯妥英钠可置换血浆蛋白上的甲状腺素。

(5) 静脉快速注射苯妥英钠可导致血浆游离的甲状腺素和三碘甲腺原氨酸水平升高,个别病例可出现心律失常。

(6) β 肾上腺素受体拮抗剂可减少外周组织 T_4 向 T_3 的转化,合用时应注意。

(7) 本类药与三环类抗抑郁药合用时,两类药的作用及毒副作用均有所增强,应注意调整剂量。

第四节 骨质疏松症

【概述】骨质疏松症(osteoporosis)是指骨量减少、骨组织细微结构破坏,致使骨的脆性增加和易于骨折的一种全身性骨骼疾病。其中绝经后骨质疏松症和老年性骨质疏松症统称为原发性骨质疏松症;而由于某些内分泌疾病、肿瘤或代谢性疾病以及糖皮质激素等药物导致的骨质疏松症统称为继发性骨质疏松症;特发性骨质疏松症原因不清,发生于青春发育前的儿童,而在青春期后可自行缓解。

【诊断要点】骨质疏松症为骨密度或骨矿含量低于正常青年人平均值的2.5SD;严重骨质疏松症为骨密度或骨矿含量低于正常青年人平均值的2.5SD,伴有一处或一处以上骨折。诊断原发性骨质疏松症时需要先排除其他各种原因所致的继发性骨质疏松症。

【药物治疗】维生素D及其代谢产物可以促进小肠钙的吸收和骨矿化。维生素D和钙剂可以有效地改善骨密度,降低骨折发生的风险。为骨质疏松症的基础用药。阿仑膦酸钠为二膦酸盐类药物,该类药可抑制破骨细胞活性,从而增加骨密度。

维生素 D_2 每日 400~800U,或阿法骨化醇每日 0.5~1μg。为了防止高血钙的发生,阿法骨化醇从每日 0.25μg 开始,服药初期必须 1~4 周测定血钙水平,剂量可按每日 0.25~0.5μg 的增量逐步增加。根据骨质疏松的程度,患者每天可补充 500~1 000mg 元素钙,例如每 1g 葡萄糖酸钙含有 89mg 元素钙。维生素 D_2 或阿法骨化醇可以增加肠道钙磷吸收,所以应监测血清中的钙磷水平,尤其是对肾功能不全的患者,在与钙剂联合治疗骨质疏松症过程中可能出现高钙血症,因此在治疗的过程中,至少每三个月进行一次血清和 24 小时尿钙水平的常规检验。如果在服用期间出现高血钙或高尿钙,应迅速停药直至血钙或尿钙水平恢复正常(大约需 1 周时间),然后可以按末次剂量减半给药。当骨形成的生化指标(如血浆中碱性磷酸酯酶水平)趋向正常时,如未及时减少维生素 D_2 或阿法骨化醇的用量,可能发生高血钙症,一旦出现高血钙症就应立即中止钙的补充。维生素 D_2 需要在肝脏和肾脏中代谢最终形成具有活性的 1,25-$(OH)_2D_3$ 发挥作用,因此严重肝肾功能不全的患者使用该药物效果有限。此外,高磷血症(伴有甲状旁腺功能减退者除外)、高镁血症,以及具有维生素D中毒症状者禁用上述两种药物。

阿仑膦酸钠推荐剂量为 70mg 每周 1 次,或 10mg 每天 1 次。本品必须在用药当天第一次进食、喝饮料或应用其他药物治疗之前的至少半小时,用一满杯白水送服,服药后至少 30 分钟内不要躺卧。本品应在补充钙剂和维生素D基础上使用。老年患者或伴有轻至中度肾功能不全患者不需调整剂量。不良反应有腹痛、消化不良、食管溃疡、吞咽困难和腹胀;少有发生肌肉骨骼疼痛、便秘、腹泻、胀气和头痛;罕见发生发热、恶心、呕吐,在拔牙和／或局部感染愈合延迟时,会发生罕见的局部下颌骨坏死。以下情况应禁用或停用:①导致食管排空延迟的食管异常,如狭窄或迟缓不能者;②不能站立或坐直至少30分钟者;③对本品任何成分过敏者;④低钙血症。

【注意事项】维生素 D_2 或阿法骨化醇与其他药物相互作用:

(1) 高血钙患者服用洋地黄制剂可能加速心律失常,所以洋地黄制剂与维生素 D_2 或阿法骨化醇同时应用时必须严密监视患者的情况;

(2) 服用巴比妥酸盐或其他酶诱导的抗惊厥药的患者,需要较大剂量的维生素 D_2 或阿法骨化醇才能产生疗效;

(3) 同时服用矿物油(长期)、考来烯胺、硫糖铝和抗酸铝制剂时,可能减少维生素 D_2 或阿法骨化醇的吸收;

(4) 含镁的抗酸制剂或轻泻剂与维生素 D_2 或阿法骨化醇同时服用可能导致高镁血症,因而对慢性肾透析患者应谨慎使用;

(5) 维生素 D_2 或阿法骨化醇与含钙制剂及噻嗪类利尿剂同时服用时,可能会增加高血钙的危险;

(6) 由于阿法骨化醇是一种强效的维生素 D 衍生物,应避免同时使用药理剂量的维生素 D 及其类似物,以免产生可能的加合作用及高血钙症。

阿仑膦酸钠酸钠与其他药物相互作用:同时服用钙剂、抗酸药物和其他口服药物可能会干扰本品吸收;非甾体抗炎药会引起胃肠道刺激,当与阿仑膦酸钠同时使用时应该谨慎;另无其他具有临床意义的药物相互作用。

第五节　骨软化症和佝偻病

【概述】骨软化症(osteomalacia)和佝偻病(rickets)是骨基质不能进行正常矿化的代谢性骨病。通常将骨骺已经闭合的成人发病者称为骨软化症,而骨骺尚未闭合的儿童发病时,骨骺软骨及骨矿化均有障碍造成干骺端增宽,影响生长,称为佝偻病。骨软化症的病因众多,如维生素 D 缺乏、肝肾功能障碍导致不能形成具有活性的 $1,25\text{-}(OH)_2D_3$、基因缺陷导致靶器官维生素 D 受体或者受体后功能异常、肾小管酸中毒、遗传或肿瘤导致的低血磷性骨软化症。

【诊断要点】骨软化症的诊断需要结合临床表现、骨骼 X 线表现、血清生化检查综合考虑。临床表现可出现骨痛、骨畸形、骨折、骨骺增大和生长缓慢;X 线表现为骨密度降低、骨小梁模糊,儿童佝偻病患者可伴有杯口样干骺端,假骨折是成人骨软化症的特征性表现;而实验室检查根据不同的病因结果各异。

【药物治疗】不同病因导致的骨软化症需要针对病因进行治疗,同时维生素 D 和钙剂能够有效地改善骨密度,缓解临床症状。

维生素 D 缺乏:维生素 D_2 一日 1 000~2 000U,可逐渐减至一日 400U。

维生素 D 依赖性佝偻病:维生素 D_2 成人一日 10 000~50 000U,小儿一日 3 000~10 000U;阿法骨化醇,首剂量成人每日 1μg,老年患者每日 0.5μg;体重 20kg 以上的儿童无肾性骨病者每日 1μg。根据血钙和磷水平患者每天可补充 1 000~2 000mg 元素钙,例如每 1g 葡萄糖酸钙含有 89mg 元素钙。根据生化指标进行剂量调整,对骨软化症患者,不能因为其血钙水平没有迅速升高而加大阿法骨化醇的用量,其他疗效指标,如血浆碱性磷酸酶水平,可作为调整剂量更有用的指标。

维生素 D_2 或阿法骨化醇和钙剂联合治疗过程中可能出现高钙血症,因此需要监测血钙,如有高钙血症发生,停用药物后可恢复。

【注意事项】 骨软化症的病因多样,应在诊断原发病的基础上进行治疗。肿瘤导致的低血磷性骨软化症,通过切除肿瘤能够有效纠正低血磷和骨软化;在补充中性磷的基础上进行维生素 D 和钙剂的治疗方能有效改善骨软化;肾小管酸中毒导致的骨软化需要有效地纠正酸中毒。

第六节　甲状旁腺功能亢进症

【概述】 甲状旁腺功能亢进症(hyperparathyroidism)简称甲旁亢,可分为原发性、继发性、三发性和假性。原发性甲状旁腺功能亢进症(primary hyperparathyroidism,,PHPT)是由于甲状旁腺组织本身的异常引起甲状旁腺素(PTH)不适当分泌,血清 PTH 水平升高,导致肾脏增加钙重吸收、尿磷排泄及 $1,25\text{-}(OH)_2D_3$ 合成,增加骨吸收。继发性甲状旁腺功能亢进症是由于低血钙刺激甲状旁腺分泌过多的 PTH 引起,可见于肾功能不全、骨软化症等。三发性甲状旁腺功能亢进症是在继发性甲状旁腺功能亢进症基础上,腺体受到持久、强烈的刺激,部分增生组织功能自主,分泌过多 PTH。假性甲状旁腺功能亢进症是由于某些器官的恶性肿瘤分泌类似甲状旁腺素的多肽物质,引起血钙水平升高。

【诊断要点】 原发性甲状旁腺功能亢进症,临床表现为淡漠、嗜睡、性格改变、智力迟钝、记忆力减退、肌张力减低、易疲劳、四肢软弱无力、食欲缺乏、恶心、呕吐、腹胀腹痛、便秘、返酸、消化性溃疡史、胰腺炎史;多饮、多尿、肾绞痛、血尿、尿路结石史;骨关节疼痛及压痛、活动受限、骨畸形、驼背、身高变矮等。检查血清钙高过正常值上限、血清磷水平低、血清碱性磷酸酶水平增高、血 PTH 水平增高、24 小时尿钙排出增加、骨转换指标增高。X 线检查骨密度减低、骨膜下吸收、骨囊性变、病理性骨折等特征。定性诊断后,可转上级医院进行定位诊断,包括颈部超声检查、放射性核素检查(^{99m}Tc-MIBI)、颈部和纵隔 CT 扫描、选择性甲状腺静脉取血测 PTH 等。明确诊断后,尚需进一步了解是否为一些遗传综合征中的甲状旁腺功能亢进症。

【药物治疗】本病血钙明显升高，并能明确定位时，应首选手术治疗。对血钙水平升高程度较轻的无症状患者或不能耐受手术的患者，在密切随访监测中，可用药物治疗。同时保持足够的水化，避免使用噻嗪类利尿剂及长期制动。

二膦酸盐如阿仑膦酸钠，为骨吸收抑制剂，能够降低骨转换，可用于该病的腰椎和髋骨骨密度增加，但对血清和尿钙水平及血 PTH 水平无明确作用。其使用方法、不良反应、禁忌及注意事项见骨质疏松症部分。

西那卡塞，为钙类似物，可作用于甲状旁腺细胞表面的钙受体，抑制 PTH 分泌，降低血 PTH 水平。本品用于治疗慢性肾病（CKD）维持性透析患者的继发性甲状旁腺功能亢进症。初始剂量为 25mg，每日 1 次。随餐服用，整片吞服。据病情需要，可逐渐加量至 100mg，每日 1 次。增量时，调整幅度为每次 25mg，调整间隔不少于 3 周。不良反应有恶心、呕吐、胃部不适、食欲缺乏、腹胀、低血钙、Q-T 间期延长等。以下情况应禁用或停用：①低钙血症患者；②癫痫发作风险或有癫痫史的患者；③肝功能异常患者；④消化道出血或有消化道溃疡史的患者；⑤妊娠及哺乳期妇女，儿童；⑥对本品成分过敏者。

【注意事项】西那卡塞使用过程中应定期测定血清钙，警惕低钙血症；本品给药初期及剂量调整阶段应密切观察患者的症状，注意不良反应的发生。本品代谢主要与 CYP3A4 酶有关，与伊曲康唑、克拉霉素、红霉素等合用时会导致血药浓度升高。继发性甲状旁腺功能亢进症的诊治，详见慢性肾病部分。

第七节 肾上腺皮质功能减退症

【概述】肾上腺皮质功能减退症（adrenocortical insufficiency）是肾上腺皮质被破坏（原发性）或垂体、下丘脑功能异常（继发性）而引发肾上腺皮质功能不足既而产生的疾病。

【诊断要点】临床表现为乏力、纳差、体重减轻、头晕及直立性低血压、低血糖、皮肤黏膜色素沉着（原发性）。血及尿皮质醇水平低于正常。

【药物治疗】本病大多需长期生理剂量替代治疗。

1. 原发性肾上腺皮质功能减退症　氢化可的松一日 20~30mg，8:00 及 16:00 分两次服用（上午 2/3，下午 1/3），量少可顿服（8:00）。

2. 继发性肾上腺皮质功能减退症　泼尼松一日 5~10mg，或地塞米松一日 0.75~1.5mg，用法同上。或氢化可的松，用法用量同上。

激素剂量过大时，可出现皮质醇增多症表现，生理剂量无此不良反应。

遇发热、感冒、外伤、手术等应激情况时，应剂量加倍。有肾上腺危象迹象时(肾上腺皮质功能减退症症状加重,并有神志障碍),考虑静脉输注氢化可的松一日 200~300mg。据病情改善情况,逐渐减量,过渡到口服替代治疗方案。需长期生理剂量替代治疗的患者,不可停用该类药物。

第八节 男性性腺功能减退症

【概述】男性性腺功能减退症(male hypogonadism)是由各种原因导致的男性睾酮或双氢睾酮缺乏、降低或受体功能障碍使其不能发挥正常的生理功能,从而导致男性性腺功能减退的疾病。该类疾病可发生在下丘脑 - 垂体 - 睾丸 - 靶器官轴的任何部分,根据缺陷产生的时间和程度表现不同,可以表现为男性性分化异常、性发育延迟、成年后的性腺功能减退导致的性功能障碍、不育等。本病常伴有由于睾酮缺乏或作用缺乏导致的骨质疏松或胰岛素抵抗等代谢异常。

【诊断要点】根据男性性腺功能减退的不同病因,临床上常分为低促性腺激素性性腺功能减退和高促性腺激素性性腺功能减退,除性腺功能减退的临床表现外,垂体 - 性腺轴激素水平的测定以及垂体等影像学检查是诊断男性性腺功能减退的重要依据。

【药物治疗】明确诊断的男性性腺功能减退症患者应积极治疗原发病因,特别是下丘脑 - 垂体 - 性腺等部位的占位或肿瘤等导致性腺功能减退的患者需积极治疗原发病。在此基础上进行相应的替代治疗,如由于下丘脑 - 垂体病变导致的低促性腺激素性性腺功能减退的患者可以试用绒促性素治疗,而对高促性腺激素性性腺功能减退的患者往往需要终身替代睾酮以改善性腺功能和相关代谢异常。

低促性腺激素性性腺功能减退的患者可以先使用绒促性素治疗,当睾丸体积增大后联合应用绝经后促性腺激素以促进精子的生成。绒促性素常用剂量 1 000~2 000U,每周肌内注射 2~3 次,剂量的个体差异较大,需根据临床情况调整。对高促性腺激素性性腺功能减退症患者常需要长期雄性激素替代,丙酸睾酮常用剂量 10~50mg,每周肌内注射 2~3 次;十一酸睾酮通常起始剂量每天 120~165mg,连续服用 2~3 周,然后服用维持剂量,每天 40~120mg。本品应在餐时吞服,每天总量分早晚两次服用。十一酸睾酮注射剂,每次 25mg,每月一次,肌内注射,可增加到每次 500mg。

大剂量丙酸睾酮和十一酸睾酮常导致严重的肝功能损害,因此治疗前以及治疗过程中需要定期监测肝功能,如有异常及时减量、停药或者联合保肝治疗。

【注意事项】男性性腺功能减退症病因多样,特别要警惕肿瘤,需要明确诊断后再开始治疗,切忌长期盲目的替代治疗。睾酮制剂可以促使儿童青少年患者骨骺加速闭合从而影响身高的增长,因此儿童青少年患者慎用睾酮制剂。前列腺癌和原发睾丸的恶性肿瘤患者慎用睾酮制剂。

第九节　高 脂 血 症

【概述】高脂血症(hyperlipidemia)泛指各种原因导致的血浆胆固醇、甘油三酯等成分异常,包括高胆固醇血症、高甘油三酯血症、混合型血脂异常以及低高密度脂蛋白胆固醇血症。糖尿病、肾病综合征、甲状腺功能减退症、系统性红斑狼疮等疾病,以及利尿剂、糖皮质激素等药物均可导致继发性高脂血症。

【诊断要点】根据《中国成人血脂异常防治指南》(2016 年修订版)的建议,中国成人血清总胆固醇(TC)≥6.2mmol/L(240mg/dl),低密度脂蛋白胆固醇(LDL-C)≥4.1mmol/L(160mg/dl),非 - 高密度脂蛋白胆固醇(No-HDL-C)≥4.9mmol/L(190mg/dl),甘油三酯(TG)≥2.3mmol/L(200mg/dl)时诊断为血脂异常(高脂血症)。

【药物治疗】他汀类药物包括辛伐他汀、阿托伐他汀和瑞舒伐他汀等,均是选择性、竞争性 HMG-CoA 还原酶抑制剂,用于高胆固醇血症的治疗。辛伐他汀 10~20mg,每晚 1 次;阿托伐他汀 10~80mg,每日 1 次;瑞舒伐他汀 5~20mg,每日 1 次。他汀类降脂药物临床应用广泛且耐受性良好。不良反应包括肝脏转氨酶(谷丙转氨酶和谷草转氨酶)的升高,因此不建议胆汁淤积症和活动性肝病患者使用他汀类药物。如果肝脏转氨酶升高在正常上限 2~3 倍之内时建议降低药物剂量并密切观察肝功能,如持续升高需停药。他汀类药物还可能诱发肌病,包括肌痛、肌炎甚至横纹肌溶解,特别是高龄患者、严重肾功能不全患者以及联合使用多种药物包括贝特类降脂药物的患者。因此使用他汀类药物治疗的患者应密切监测肌酸激酶水平,尤其是出现肌肉疼痛等症状的患者,如肌酸激酶水平持续升高应及时停药,避免严重的横纹肌溶解发生,因后者可危及生命。以下情况禁用:活动性肝脏疾病或严重肾功能不全者;对本品中任何成分过敏者;妊娠及哺乳期妇女。

非诺贝特属于贝特类降脂药,是氯贝丁酸衍生物类血脂调节药,可抑制极低密度脂蛋白和甘油三酯的生成,同时增加其分解代谢。本品主要用于内源性高甘油三酯血症及混合型高脂血症,200mg,每日 1 次,与餐同服。可能的不良反应有,极为少见的肝功能监测异常、肌痛、横纹肌溶解、胰腺炎等。以下情况禁用:对非诺贝特或非诺贝特酸过敏者;活动性肝病者;有胆囊疾病史、胆石症者;严重肾功能受损者;哺乳期妇女。

【注意事项】

1. 他汀类药物经过 CYP3A4 酶代谢,红霉素、环孢素、葡萄柚汁等抑制该酶活性的药物或食物会增加他汀类药物发生肌病等风险,联合使用时需密切监测肌酸激酶水平;利福平等其他该酶诱导剂,可降低他汀类药物的血药浓度;与非诺贝特、吉非贝齐、烟酸、秋水仙碱等联用时,有增加肌病、横纹肌溶解发生的风险。

2. 非诺贝特禁止与其他贝特类药物合用,会增加横纹肌溶解等不良反应;不建议与他汀类药物合用;与香豆素类抗凝剂合用时,会增强后者的抗凝效应。

第十节　高尿酸血症和痛风

【概述】血尿酸水平持续高于正常为高尿酸血症(hyperuricacidemia)。原因为原发性或继发性嘌呤代谢障碍导致人体内血尿酸生成增加或排出减少。当尿酸盐析出形成结晶,并在关节的软骨、滑膜、肌腱、肾脏等处沉积时即引起痛风(gout)。高尿酸血症并不一定引起痛风,血尿酸长期在体内堆积,如在酗酒、过度疲劳、走路过多引起的关节疲劳、关节受伤、寒冷、摄入大量高嘌呤食物等一些诱发因素的作用下,可出现痛风发作。

【诊断要点】如仅有血尿酸持续升高而无临床症状,可诊断为高尿酸血症。中年以上患者,特别是男性,突然出现第一跖趾、踝等单个关节剧烈红、肿、痛、热等急性关节炎的表现,结合血尿酸水平升高,秋水仙碱治疗能迅速缓解症状者,应考虑痛风。关节滑囊液检查发现尿酸盐结晶,则可确诊痛风。在明确痛风和高尿酸血症后,还应进一步确定是原发性还是继发性。

【药物治疗】应迅速终止发作,纠正高尿酸血症,使尿酸保持在正常范围,防止复发,防止尿酸结石形成及其对关节、肾功能的损害。为配合药物治疗,应防止超重、肥胖,严格戒酒,在饮食方面应限制蛋白质的摄入量,每日每千克体重 1g,若有肾功能不全,应在 0.6~0.8g;少食果糖(防止腺嘌呤核苷酸分解),碳水化合物应占总热卡的 50%~60%;避免进食高嘌呤食物(如动物内脏、脑、凤尾鱼、沙丁鱼、鱼卵、牡蛎、贝壳类等);多饮水,使每日尿量在 2 000ml 以上。

1. 秋水仙碱　用于急性期痛风性关节炎、短期预防痛风性关节炎急性发作。口服,初始剂量 1mg,之后 0.5mg,一日 3 次,最多每 4 小时 1 次,直至疼痛缓解,或出现呕吐或腹泻,24 小时内最大剂量 6mg;三日内不得重复此疗程。另一方案为 1mg,一日 3 次,1 周后剂量减半,疗程 2~3 周。常见恶心、呕吐、腹痛、腹泻等不良反应,药物过量也可以引起严重腹泻、胃肠道出血、皮疹和肝肾损害。少见周围神经炎、肌病、脱发、精子生成受抑制、休克、血尿、抽搐及意识障碍。长期应用有导致骨髓抑制的可能。若有上述情况,应及时减量或停药,并对症处理。

用药注意:①老年人、胃肠道疾病、心功能不全及肝肾功能有潜在损害者应减少剂量或慎用。②用本品治疗急性痛风,每一疗程间应停药 3 日,以免发生蓄积中毒,尽量避免静脉注射或口服长期给药,即使痛风发作期也不要静脉注射与口服并用。③痛风关节炎症状控制后,可继续减量、短程与降血尿酸联用以防痛风复发。④用药期间应定期检测血象及肝肾功能。⑤孕妇及哺乳期妇女应禁用。

急性期痛风性关节炎,疼痛症状重者,可选用①非甾体抗炎镇痛药:a. 吲哚美辛 50mg,每 6 小时 1 次,症状减轻后减为 25mg,每日 2~3 次;b. 布洛芬 0.2~0.4g,每日 2~3 次。②糖皮质激素:泼尼松 10mg,每日 3 次,症状缓解后减量。

2. 别嘌醇　本品是抑制尿酸合成的药物。用于具有痛风史的高尿酸血症、预防痛风关节炎复发。口服,初始剂量一日 100mg 顿服,之后根据血尿酸水平调整剂量,常用最大剂量为一日 300mg,分 2 次或 3 次,宜餐后服用,维持剂量通常一日 100~200mg。其主要副作用有胃肠不适、皮疹、发热、急性表皮坏死、骨髓抑制、白细胞减少、肝功能损害。不能耐受或不良反应严重者应立即停药,并行对症处理。

用药注意:①为了预防痛风性关节炎急性发作,可同时应用秋水仙碱或非甾体抗炎药,直到高尿酸血症被纠正一个月后。②确保摄入充足的水分(一日 2~3L),并维持尿液碱性或微碱性,以减少尿酸结石及肾内尿酸沉积的危险。③对肿瘤化疗相关的高尿酸血症,别嘌醇的治疗应该在肿瘤化疗前开始。④肝肾功能不全者、老年人应慎用,并减少每日用量。⑤用药前及用药期间要定期检查血中尿酸及 24 小时尿中尿酸的水平,以此作用调整药物剂量的依据。⑥用药期间应定期检查血象及肝肾功能。⑦无症状的高尿酸血症不宜用本品。

3. 苯溴马隆　本品是促尿酸排泄药物,可通过抑制肾小管对尿酸的重吸收,促进尿酸排泄。用于原发性高尿酸血症,痛风性关节炎间歇期及痛风结节肿等。50mg,每日 1 次,早餐后服用。据复查血尿酸浓度结果可调整剂量至 100mg。其不良反应主要有,胃肠不适感,如恶心、呕吐、胃内饱胀感和腹泻等,极少出现荨麻疹,细胞溶解性肝炎等。

用药注意:①不应被用于治疗急性痛风发作,因为发作期使用可能导致病情加重。只有在急性发作停止后才能启用苯溴马隆。为避免治疗初期痛风急性发作,建议在给药最初几天合用秋水仙碱或非甾体抗炎药。治疗期间需大量饮水(1.5L以上)以增加尿量,以免排泄的尿中尿酸过多导致结晶。可酌情给予碳酸氢钠或枸橼酸合剂,使尿液 pH6.5~6.8 之间。②对本品中任何成分过敏者,中至重度肾功能损害者(肾小球滤过率低于 20ml/min)及患有肾结石者,孕妇及哺乳期妇女禁用。

4. **碳酸氢钠** 用于碱化尿液,尿 pH 在 6.0 以下时应用。每日碳酸氢钠 3~6g,分 3 次口服。在肾功能不全或长期应用时可出现心律失常、肌肉痉挛、疼痛、异常疲倦虚弱、呼吸减慢、口内异味、尿频、尿急、持续性头痛、食欲减退、恶心呕吐等,可减量或停用。下列情况慎用:少尿或无尿;钠潴留并有水肿时;原发性高血压。长期或大量应用可致代谢性碱中毒,并且钠负荷过高引起水肿等,妊娠期妇女应慎用。

【注意事项】以上药物与其他药物的相互作用:

1. 秋水仙碱可导致可逆性的维生素 B_{12} 吸收不良,可使中枢神经系统抑制药增效,拟交感神经药的反应性加强。

2. 别嘌醇与噻嗪类利尿剂同用时,有发生肾功能衰竭及出现过敏的报道;与氨苄西林同用时,皮疹的发生率增多;与抗凝药如双香豆素、茚满二酮衍生物等同用时,抗凝效应加强;与硫唑嘌呤或巯嘌呤同用时,后者剂量要减少 1/4~1/3;与环磷酰胺同用时,对骨髓抑制可更明显;不宜与铁剂同服。

3. 苯溴马隆能抑制 CYP2C9 介导的华法林的代谢,导致华法林的血药浓度升高,抗凝作用增强,合用时密切监测 INR,注意出血的迹象必要时调低华法林用量。水杨酸盐和磺吡酮可减弱苯溴马隆促尿酸排泄作用。

第十一节 尿 崩 症

【概述】尿崩症(diabetes insipidus)是由于不同原因使精氨酸加压素(arginine vasopressin,AVP)[又称抗利尿激素(antidiuretic hormone,ADH)]调节机体水平衡作用发生障碍,尿液不能被浓缩,从而引起以多尿、烦渴、多饮与低比重尿和低渗尿为特征的一组综合征。本病分为中枢性尿崩症,由原发 AVP 分泌缺乏或继发于下丘脑 - 神经垂体部分的各种肿瘤性、浸润性炎症、缺血性或手术与创伤等所致;肾性尿崩症,肾小管对抗利尿激素作用不敏感。

【诊断要点】有持续多尿、烦渴、多饮临床表现,尿量一般为每天 4~10L,尿渗透压 < 血浆渗透压,一般低于 200mOsm/L,尿比重多在 1.005 以下,禁水加压试验是诊断尿崩症最实用简便的方法,并可同时测定 AVP 水平,明确尿崩症诊断(中枢性尿崩症、肾性尿崩症)后,还需进行病因学筛查的诊断,如相关垂体、鞍区和下丘脑等部位影像学检查。

【药物治疗】

1. 中枢性完全性尿崩症　需要激素替代治疗,且由于尿崩症一般为终生疾病,需要长期用药。可以服用醋酸去氨加压素片剂,一般成人和儿童一次0.05~0.1mg,一日1~3次,根据疗效调整剂量。对多数成人患者,适宜的剂量为一次0.1~0.2mg,一日2~3次。常见不良反应有水中毒、头痛、恶心、胃痛;还可见鼻充血、鼻出血、鼻炎、子宫绞痛、低血钾、过敏反应;偶见血压升高、发绀、心肌缺血、面部潮红、皮肤红斑、肿胀、烧灼感等,极少数患者可引起脑血管或冠状血管血栓形成、血小板减少等;大剂量可见疲劳、短暂的血压降低、反射性心跳加快及眩晕。

以下情况应禁用:①对本药过敏者;②ⅡB型血管性血友病患者;③习惯性或精神性烦渴症患者;④心功能不全者;⑤不稳定型心绞痛患者;⑥因其他疾病需服利尿药的患者。

以下情况应慎用:①体液和/或电解质紊乱的患者;②颅内压易升高的患者;③高血压性心血管病者;④冠状动脉疾病者;⑤孕妇、哺乳期妇女、婴儿及老年患者。用药期间需监测患者的尿量、渗透压和体重,必要时需监测血浆渗透压。

2. 肾性尿崩症　可用氢氯噻嗪,常用剂量为每日75~150mg,治疗过程中必须限制钠的摄入,该药长期使用会发生低血钾,应监测血钾,及时补充。

【注意事项】 尿崩症诊断以前,首先要除外常见的多尿原因。同时,应警惕是否存在颅内病变,垂体-下丘脑区域的MRI对诊断提供了帮助,若不能明确,仍需严密随诊观察。少数渴感缺乏或渴感减退患者,当伴有尿崩症时,往往发生严重脱水,而脱水可能引起血管性虚脱或中枢性神经系统损害,预后严重。有头颅外伤、颅脑及垂体围手术期和失去意识的患者须注射短效抗利尿剂来治疗。

醋酸去氨加压素与其他药物相互作用:①辛伐他汀、吲哚美辛可增强患者对醋酸去氨加压素的反应,但不影响本药作用持续时间。②与氢氯噻嗪、三环类抗抑郁药、氯丙嗪、氯磺丙脲、氯贝丁酯和卡马西平等合用可增加水潴留或抗利尿作用,应避免合用。必须合用时,本药的剂量要从较小剂量开始,逐渐调整至最适剂量。③格列本脲可抑制本药效应。

第十二节　生长激素缺乏症

【概述】 生长激素缺乏症(growth hormone deficiency,GHD)是由于下丘脑垂体结构损害、下丘脑垂体发育异常、下丘脑垂体激素合成或分泌遗传异常等原因,致生长激素缺乏引起的儿童身材矮小的病症。

【诊断要点】

1. 身高落后于同种族、同年龄、同性别正常健康儿童身高的第 3 百分位数［减 1.88 个标准差(−1.88s)］或减 2 个标准差(−2s)以下。

2. 年生长速率 <7cm/ 年(3 岁以下)、<5cm/ 年(3 岁～青春期前)、<6cm/ 年(青春期)。

3. 匀称性矮小、面容幼稚。

4. 智力发育正常。

5. 骨龄落后于实际年龄。

6. 两项 GH 药物激发试验 GH 峰值均 <10μg/L。

7. 血清胰岛素样生长因子 1(IGF1)水平低于正常。

8. GHD 诊断的过程中,还需评价下丘脑 - 垂体 - 其他内分泌轴功能。脑外伤和动脉瘤性蛛网膜下腔出血可导致暂时性生长激素缺乏,应 12 个月以后行生长激素分泌状态检测。对已确诊 GHD 的患儿,均需行垂体 MRI,明确是否器质性 GHD。

【药物治疗】明确诊断后,在无禁忌证的情况下,采取基因重组人生长激素(rhGH)的替代补充治疗,以期提高矮身材患儿的生长速率,最终达到成人身高。

治疗方案如下。

(1) 治疗剂量和方法:rhGH 治疗效果具有剂量依赖效应,且存在个体差异,不同疾病的起始治疗剂量亦有所不同。

rhGH 治疗应采用个体化治疗,宜从小剂量开始,最大量不宜超过 0.2U/(kg·d)。青春期 rhGH 治疗剂量高于青春期前的剂量。在治疗过程中,宜根据生长情况以及生化检测结果等适时进行剂量调整。采用每周 6~7 天给药方式,于睡前 30 分钟皮下注射。常用注射部位为大腿中部外侧面,也可选择上臂或腹壁等处。1 个月内不要在同一部位注射 2 次,两针间距 1.0cm 左右,以防短期重复注射导致皮下组织变性,影响疗效。

(2) 治疗疗程:rhGH 治疗疗程视病情需要而不同。开始治疗的年龄越小,疗效越好;身高标准差相对数(SDS)随着治疗时间的延长而不断改善,治疗时间越长,身高 SDS 的改善越显著。为改善成年身高,应至少治疗 1 年以上。为改善身高,GHD 患儿的 rhGH 疗程宜长,可持续至身高满意或骨骺融合。

(3) 治疗效果评价:rhGH 的治疗剂量、开始治疗的年龄、rhGH 的治疗疗程、治疗时身高、患者的骨龄、治疗的依从性、GH 受体及受体后转导途径的效能等均影响 rhGH 的疗效。开始治疗的年龄与疗效呈负相关;rhGH 剂量、治疗时身高、疗程、父母平均身高、骨龄、rhGH 治疗第一年的反应与疗效呈正相关。其中靶身高和第一年身高增长是影响 rhGH 疗效的最主要因素。

rhGH 短期治疗效果评价指标:以身高 SDS 的变化为最好,生长速率、生长速率 SDS 或年生长速率变化可供参考。①rhGH 治疗第一年有效反应的指标为:身高 SDS 增加 0.3~0.5 以上;生长速率较治疗前增加 >3cm/ 年;生长速率 SDS>1。②长期治疗效果评价指标:成人身高 SDS、成人身高 SDS 与 rhGH 开始治疗时身高 SDS 的差值、成人身高与预测身高的差值、成人身高与遗传靶身高的差值。

(4) 治疗过程中的剂量调整:在治疗过程中,rhGH 剂量调整的策略如下。①根据体重调节剂量;②根据治疗反应调整剂量;③根据性发育状态调整剂量;④根据血清 IGF1 水平调整剂量。IGF1 水平是评价 rhGH 安全性和依从性的主要指标。在治疗过程中应维持 IGF1 水平在正常范围内。在依从性较好的情况下,若生长情况不理想,且 IGF1 水平较低,可在批准剂量范围内增加 rhGH 剂量;在最初治疗 2 年后,若血清 IGF1 水平高于正常范围,特别是持续高于 2.5SDS,可考虑减量或停药。同时也应注意,在治疗的最初 6~12 个月,依从性好,且治疗剂量合适的情况下,若生长速率未增加,血清 IGF1 水平未增加,通常提示继续 rhGH 治疗是无效的。需进一步评价诊断是否正确,应注意排除生长激素不敏感综合征或 IGF1 缺乏或其受体缺陷等,二者对外源性生长激素治疗均无反应。

(5) 治疗监测:应用 rhGH 治疗的患儿应定期在门诊监测治疗的有效性和安全性。主要监测内容为生长发育指标、实验室检查指标、不良反应。在整个治疗过程中,除了注重监测治疗效果,还应特别强调安全性的监测。每次随访,均应注意检查是否有不良反应发生。rhGH 治疗总体不良反应的发生率低于 3%,目前报道 rhGH 治疗的相关不良反应有良性颅高压、糖代谢的影响、甲状腺功能低下、股骨头滑脱、脊柱侧弯、诱发肿瘤的可能性、色素痣、手脚变大等。注射局部红肿及皮疹并不常见,中耳炎、胰腺炎、男性乳腺发育等亦有少数报道。此外,对 GHD 患儿还应注意监测肾上腺皮质功能,器质性生长激素缺乏症患儿应注意复查垂体磁共振。

【注意事项】以下几方面在 rhGH 治疗过程中应注意。

1. 良性颅高压　良性颅高压通常发生在治疗的最初几个月。在器质性生长激素缺乏症、慢性肾功能不全患者中发生率较高。主要表现为头痛、视力变差、恶心或呕吐等。良性颅高压通常是可逆性的,停药或减少剂量后,症状会消失。症状重时可采取降颅压措施,如给予小剂量的脱水剂或利尿剂等。

2. 甲状腺功能低下　rhGH 治疗初数月内甚至治疗 1 年后,部分患儿可出现甲状腺功能低下。治疗前需全面评价甲状腺功能,排除中枢性甲状腺功能低下,甲状腺炎。若合并甲状腺功能低下,rhGH 治疗前,需调整甲状腺功能至正常,再开始 rhGH 治疗。在治疗过程中注意监测,每 3 个月复查甲状腺功能,若出现游离三碘甲状腺原氨酸(FT_3)、游离甲状腺素(FT_4)水平低于正常,考虑左旋甲状腺素治疗,并根据血清 FT_3、FT_4、促甲状腺激素水平进行剂量调整。

3. 糖代谢异常　rhGH 治疗并不增加 1 型糖尿病的患病率,但 rhGH 长期治疗可降低胰岛素敏感性,增加胰岛素抵抗。部分患者出现空腹血糖受损、糖耐量受损,但多为暂时可逆的,极少发展为糖尿病。绝大多数患儿在 rhGH 治疗中血糖维持在正常范围。遗传因素、糖尿病、高血脂等代谢性疾病家族史,是糖代谢异常的高危因素。所有患儿在 rhGH 治疗前均应筛查空腹血糖、胰岛素;对筛查异常者进行口服糖耐量试验,排除糖耐量异常和糖尿病;治疗起始阶段每 3 个月监测糖代谢指标(空腹血糖及胰岛素,必要时餐后 2 小时血糖及胰岛素、HbA1c 等)。

4. rhGH 治疗和肿瘤(新发肿瘤、肿瘤复发、继发肿瘤)　GH-IGFs 为有丝分裂促进剂,除对正常组织有增殖效应外,还参与多种肿瘤的发生、发展过程,并影响肿瘤的生物学行为。因此引起人们对 rhGH 与肿瘤相关性的担忧。首次肿瘤为白血病和中枢神经系统肿瘤者,rhGH 治疗发生继发肿瘤的风险增加。但随着随访时间的延长,因使用 rhGH 使继发肿瘤发生风险增加的程度越来越小,有必要进行继续监测。rhGH 治疗患者中,肿瘤新发、复发和继发的发生率在器质性生长激素缺乏症(OGHD)较高,其次是慢性肾功能不全。绝大多数肿瘤复发在最初 2 年内,所以不提倡颅部肿瘤在放疗后 2 年内进行 rhGH 治疗,且在给予 rhGH 治疗前以及治疗过程中应仔细监测肿瘤进展或复发迹象。为规避肿瘤的发生风险,在 rhGH 治疗前,所有患儿均应详细询问病史、规范诊治、完善各项检查。对患肿瘤并正接受治疗的患儿,禁用 rhGH 治疗。有肿瘤既往史的儿童,综合考虑肿瘤恶性程度、进展状态,慎用 rhGH 治疗。无肿瘤既往史儿童,应了解患儿是否有肿瘤家族史,尤其是有遗传倾向的肿瘤家族史如消化道肿瘤(结肠癌)。如必要可实验室检查肿瘤相关指标(如CEA、CA242、AFP、B.HCG 等)。治疗前常规检查头颅 MRI,首诊后未即刻用药的患者,或停药后再次用药的患者,如果间隔 1 年及以上,需复查头颅 MRI。在治疗过程中严密随访,每 3~6 个月复查时,应注意视野、视力的改变,颅内压升高症状等。

5. 骨骼改变　股骨头滑脱、脊柱侧弯、手脚变大等。骨骼改变是由于生长过快所致,而非 rhGH 的直接不良反应。股骨头滑脱多在生长速度过快、肥胖、性腺功能低下、甲状腺功能低下、甲状旁腺功能亢进症等患者中发生。因此,治疗前对可疑患儿应进行骨盆 X 线检查;治疗期间不鼓励患儿进行剧烈运动,并严密随访患儿有无出现跛行、髋关节或膝关节疼痛等。若程度较轻,可及时与整形外科合作。

(赵维纲)

第八章

神经系统疾病

第一节 面神经炎

【概述】面神经炎(facial neuritis)即特发性面神经麻痹或称 Bell 麻痹(Bell palsy),是因茎乳孔内面神经非特异性炎症所致的周围性面瘫。确切的病因未明,病毒感染、自主神经功能不稳等均可导致局部神经营养血管痉挛、神经缺血、水肿产生面神经麻痹而出现面肌瘫痪。

【诊断要点】

1. 急性起病,通常 3 天左右达到高峰,病前常有病毒感染的前驱症状,如受凉或上呼吸道感染。

2. 单侧周围性面瘫的表现 额纹消失、眼裂扩大、闭目露白、鼻唇沟平坦、口角下垂、面部被牵拉向健侧,口角流涎,部分患者伴有同侧或乳突区疼痛。患者不能做皱额、蹙眉、闭目、露齿、鼓气和吹哨等动作。闭目时瘫痪侧眼球转向内上方,露出角膜下的白色巩膜,称 Bell 现象。

3. 根据面神经受累部位的不同,可伴有同侧舌前 2/3 味觉消失、听觉过敏、泪液和唾液分泌障碍。如出现耳郭和外耳道感觉迟钝、外耳道和鼓膜疱疹等表现则称为 Ramsay-Hunt 综合征,常为带状疱疹病毒感染造成。

4. 与以下疾病相鉴别

(1) 吉兰 - 巴雷综合征:可出现双侧周围性面瘫,并伴有对称性下运动神经元瘫痪,脑脊液有蛋白 - 细胞分离现象。

(2) 耳源性面神经麻痹:除面瘫症状外,还伴有耳痛、流脓等原发病表现。

(3) 神经莱姆病:有蜱虫叮咬史,伴有游走性红斑或关节炎。

(4) 后颅窝肿瘤:病程长,起病较慢,并伴有其他颅神经受损。

【药物治疗】治疗原则为改善局部血液循环,减轻面神经水肿,缓解神经受压,促进神经功能恢复。

1. 糖皮质激素

（1）地塞米松：一日 10~20mg 静脉滴注，7~10 天为一个疗程。

（2）泼尼松：一日 30~60mg，口服，连用 5 天，之后于 5 天内逐步减量至停用。儿童面神经炎使用糖皮质激素治疗获益不明确。

2. B 族维生素　维生素 B_1 100mg，肌内注射，一日 1 次；维生素 B_{12} 或甲钴胺 500μg，肌内注射，一日 1 次；腺苷钴胺 0.5~1.5mg，肌内注射，一日 1 次。也可口服甲钴胺 500μg 或维生素 $B_1$10mg，一日 3 次。

3. 抗病毒　病毒感染如带状疱疹引起，可口服阿昔洛韦 0.2~0.4g，一日 3~5 次，疗程 7~10 天。不建议单用抗病毒药物治疗。

4. 一般治疗　急性期局部热敷、红外线照射、超短波透热治疗；眼睑闭合不全患者戴眼罩护眼，眼药水或眼药膏保护角膜。可以尽早开展面部肌肉康复治疗，发病 1 周后可针刺或电针治疗等。目前外科手术减压治疗的风险及获益仍不明确。

第二节　多发性神经病

【概述】多发性神经病（polyneuropathy）也称末梢神经炎、周围神经炎或多发性神经炎。多发性神经病是由各种原因所致的周围神经病，包括遗传性、感染后、变态反应性、中毒性、营养缺乏性、代谢性等原因。临床主要表现为四肢对称性或非对称性下运动神经元性瘫痪、感觉障碍和自主神经功能障碍。

【诊断要点】

1. 根据病史和发病特点

（1）结合病史：有药物中毒、营养缺乏或代谢障碍、继发于胶原血管病、感染性、遗传性等原因可提示诊断。

（2）发病特点：可以呈急性、亚急性、慢性进行性和复发性等。

2. 周围神经病的典型特点

（1）感觉障碍：受累肢体远端感觉异常如疼痛、麻木、蚁走感及烧灼感等；客观检查可发现手套 - 袜套型感觉障碍等。

（2）运动障碍：肢体远端对称性肌无力和萎缩，轻重不等。

（3）腱反射改变：肢体肌张力低下，腱反射减弱或消失，如跟腱反射降低或消失最常见。

（4）自主神经功能障碍：多汗或少汗、皮肤粗糙干燥或皮肤光亮菲薄、直立性低血压、括约肌功能障碍等。

3. 肌电图和神经传导速度测定结果　肌电图可见神经源性改变、神经传导速度减慢或波幅降低。

4. 病因诊断　对周围神经病的诊断非常重要，是治疗的重要依据。

5. 需要与以下疾病相鉴别

(1) 急性脊髓炎:肢体瘫痪表现为上运动神经元损害特点,伴有传导束性感觉障碍及括约肌功能障碍。

(2) 急性脊髓灰质炎:瘫痪为不对称节段性,多见于儿童。

(3) 周期性瘫痪:以四肢近端肌无力为主,无感觉异常,青壮年多发,常有饱食、劳累等诱因,补钾后症状缓解。

【药物治疗】

1. 病因治疗　根据不同病因采取不同治疗方法。

2. 对症治疗

(1) 疼痛:可选用非甾体类抗炎药对症止痛治疗。疼痛剧烈患者可用卡马西平口服 0.1g,一日 2~3 次;阿米替林 12.5~25mg,每晚 1 次。

(2) B 族维生素:维生素 B_1 100mg,肌内注射,一日 1 次;甲钴胺 500μg,肌内或静脉注射,一日 1 次;腺苷钴胺 0.5~1.5mg,肌内注射,一日 1 次。也可口服甲钴胺 500μg 或维生素 $B_1$10mg,一日 3 次。

3. 一般治疗　及早进行康复锻炼促进肢体功能恢复,如理疗、针灸、按摩等。

第三节　急性炎症性脱髓鞘性多发性神经根神经病

【概述】急性炎症性脱髓鞘性多发性神经根神经病(acute inflammatory demyelinating polyneuropathy,AIDP),又称吉兰 - 巴雷综合征(Guillain-Barre syndrome,GBS),是累及周围神经和神经根的自身免疫性疾病。临床特点是急性或亚急性肢体软瘫、不同程度的感觉障碍、可伴有自主神经症状和呼吸衰竭。病理特点是髓鞘脱失和小血管周围淋巴细胞、巨噬细胞浸润。病因不明,目前认为 GBS 是一种感染后免疫介导的疾病。相关的感染性病原可能包括巨细胞病毒、非洲淋巴细胞瘤病毒、肺炎支原体、乙型肝炎病毒和空肠弯曲杆菌等。各组年龄均可发病。

【诊断要点】

1. GBS 的诊断以临床诊断为主

(1) 根据病前 1~4 周内呼吸道或胃肠道感染史或疫苗接种史。

(2) 急性或亚急性起病。

(3) 两侧对称性运动和感觉性多发性周围神经病的症状:对称性肢体和延髓支配肌肉、面部肌肉无力,四肢腱反射减低或消失,严重病例可累及肋间肌和呼吸肌导致呼吸麻痹。有肢体远端感觉异常和手套 - 袜套样感觉障碍。可有脑神经损害,以双侧面神经麻痹最常见,其次为舌咽和迷走神经麻痹。

（4）脑脊液蛋白细胞分离现象：多于发病2周后出现，表现为脑脊液蛋白含量升高而白细胞数正常或稍高。部分患者脑脊液出现寡克隆区带。

（5）神经电生理异常表现：神经传导速度减慢或阻滞，通常低于正常的60%，远端潜伏期延长可达正常的3倍，F波或H反射延迟或消失等。

2. GBS需要与以下疾病相鉴别诊断

（1）急性脊髓炎：肢体瘫痪表现为上运动神经元损害特点，伴有传导束性感觉障碍及括约肌功能障碍。

（2）急性脊髓灰质炎：儿童多见，瘫痪为迟缓性，呈不对称节段性。

（3）周期性瘫痪：以四肢近端肌无力为主，无感觉异常，青壮年多发，常有饱食、劳累等诱因，补钾后症状缓解。

（4）重症肌无力：症状为波动性，晨轻暮重，疲劳试验和新斯的明试验阳性。

【药物治疗】

1. 支持和对症治疗　包括维持水、电解质与酸碱平衡；预防长时间卧床的并发症，如预防坠积性或吸入性肺炎；预防下肢深静脉血栓形成和由此引发的肺栓塞。

2. 首选静脉注射免疫球蛋白[非]疗法　推荐有条件者尽早应用，一日0.4g/kg，静脉滴注，连用3~5天。禁忌证是免疫球蛋白过敏或先天性IgA缺乏患者。

3. 激素疗法　疗效不确定。常规剂量激素并不能阻止病情发展和缩短病程。

4. 其他治疗　B族维生素治疗，包括维生素 B_1、维生素 B_{12} 或甲钴胺、维生素 B_6 等（具体用法同第二节）。

【注意事项】

1. 其他治疗方法

（1）血浆置换疗法：可以缩短疗程和减轻疾病的程度，常见副作用为血流动力学改变可能造成血压变化、心律失常，可在有条件的三级综合医院或专科医院进行。方法为每次血浆交换量为30~50ml/kg，在1~2周内进行3~5次。

（2）免疫抑制剂：GBS急性期在其他药物效果不佳或有用药禁忌的情况下或慢性GBS可用硫唑嘌呤等免疫抑制剂，应注意其相关不良反应。

2. 呼吸肌麻痹是本病最主要的危险，经鼻导管给氧及清理呼吸道后，短时间内仍无改善者，动脉氧分压低于70mmHg应行气管插管或气管切开术，及早机械通气。

3. 如果患者合并Ⅸ、Ⅹ对脑神经麻痹，应更早考虑行气管插管或气管切开术。

4. 重症患者需要转三级综合医院或专科医院治疗。

5. 重视康复治疗,早期进行肢体被动活动防止挛缩。

第四节 急性脊髓炎

【概述】急性脊髓炎(acute myelitis)是指各种感染后引起的自身免疫反应所致的急性横贯性脊髓炎性疾病,又称急性横贯性脊髓炎,临床以病变平面以下肢体瘫痪、传导束型感觉障碍和尿便障碍为特征。病因不明,多数患者在出现脊髓症状前 1~2 周有发热、上呼吸道感染、腹泻等病毒感染症状,可能与病毒感染后自身免疫反应有关。包括感染后脊髓炎和疫苗接种后脊髓炎、脱髓鞘性脊髓炎(急性多发性硬化)、坏死性脊髓炎和副肿瘤性脊髓炎等临床综合征。由于胸段脊髓(T3~5)血液供应不如其他脊髓节段丰富,最易受累。

【诊断要点】

1. 急性起病,病前 1~2 周有上呼吸道感染、消化道感染症状或预防接种史。

2. 迅速出现脊髓横贯性损害的临床表现

(1) 受累平面以下运动障碍:四肢或双下肢肢体迟缓性瘫痪、肌张力降低、腱反射改变、病理反射阳性。急性期过后受累平面以下逐渐变为痉挛性瘫痪。

(2) 病变节段以下深浅感觉减退或消失。

(3) 自主神经功能障碍:尿便障碍、出汗异常、皮肤干燥、脱屑及指甲松脆等。

3. 上升性脊髓炎 部分病例起病急骤,感觉障碍平面常于数小时内或 1~2 天内上升至高颈髓,瘫痪由下肢迅速波及上肢和呼吸肌,出现呼吸困难。

4. 脑脊液检查 脑脊液外观正常,无色透明,压力正常,压颈试验通畅,细胞数和蛋白含量正常或轻度增高,糖和氯化物正常。

5. 影像学检查 脊柱 X 线平片正常。部分病例 MRI 可显示病变部位脊髓增粗,病变节段髓内多发片状或较弥散的 T2 异常信号,强度不均匀。

6. 需要与下列疾病相鉴别

(1) 视神经脊髓炎:除脊髓损害症状外,还可出现视力下降等视神经受损表现,血及脑脊液水通道蛋白 4 抗体阳性。

(2) 脊髓血管病:突发起病,伴有剧烈背痛,痛温觉缺失而深感觉保留。

(3) 亚急性坏死性脊髓炎:病程缓慢进展,肌萎缩明显,肌张力低。脊髓血管造影可明确诊断。

(4) 急性脊髓压迫症:多见于脊柱结核或转移癌,病变椎体塌陷压迫脊髓出现横贯性脊髓损害。脊柱 CT 或 MRI 可见椎体破坏征象。

(5) 急性硬脊膜外脓肿:多伴有发热,根痛症状,脑脊液中性粒细胞和蛋白明显增高。

【药物治疗】

1. 一般治疗　加强护理,防治各种并发症。排尿障碍者应保留无菌导尿管。翻身、拍背、吸痰;保持皮肤清洁,预防压疮等。

2. 糖皮质激素　急性期可考虑使用。

(1) 可采用大剂量甲泼尼龙短程冲击疗法,500~1 000mg,静脉滴注,一日 1 次,连用 3~5 天;也可用地塞米松 10~20mg,静脉滴注,一日 1 次,疗程7~14 天。

(2) 使用上述药物后改用泼尼松口服,1mg/(kg·d)或成人一日 30~60mg,维持 4~6 周逐渐减量至停药,也可使用等效的甲泼尼龙。使用激素期间加强护胃、补钾、补钙,注意激素的副作用。

3. 免疫球蛋白[非]　每日 0.4g/kg,静脉滴注,连用 3~5 天为一个疗程。

4. B 族维生素　有助于神经功能的恢复。维生素 B_1 100mg,肌内注射,一日 1 次;甲钴胺或维生素 B_{12} 500μg,肌内注射,一日 1 次。亦可以口服上述药物的片剂治疗。

5. 抗菌药物　合并细菌感染时,根据病原学检查和药敏试验结果,及时治疗呼吸道和泌尿系统感染。

6. 其他　双下肢痉挛者可口服巴氯芬[非],5~10mg,一日 2~3 次。

【注意事项】

1. 高颈段脊髓炎有呼吸困难者应及时吸氧,保持呼吸道通畅,必要时进行气管切开、人工辅助呼吸。根据病原学检查和药敏试验结果选用有效抗生素控制感染。

2. 康复治疗　早期应将瘫痪肢体保持功能位,防止肢体、关节痉挛和关节挛缩,促进肌力恢复,进行被动、主动锻炼和局部肢体按摩。

第五节　短暂性脑缺血发作

【概述】短暂性脑缺血发作(transient ischemic attack,TIA)是指一过性脑、脊髓或视网膜局灶性缺血所致的短暂性神经功能障碍。临床症状一般持续10~20 分钟,多在 1 小时内缓解,不遗留神经功能缺损症状和体征,磁共振弥散成像(diffusion weight imaging,DWI)无急性梗死责任病灶。

【诊断要点】

1. 好发于中老年人(50~70 岁),多伴有高血压病、动脉粥样硬化、糖尿病或高脂血症等脑血管病危险因素。

2. 起病突然,迅速出现局灶性神经系统(脑、脊髓)或视网膜的功能缺损,持续数分钟至数小时,多在 1 小时内恢复。

3. 可反复发作,每次发作表现基本相似。不遗留神经功能缺损症状和体征。

4. DWI 无急性梗死的责任病灶。

【药物治疗】

1. 控制和去除危险因素

(1) 积极治疗高血压、糖尿病、高血脂等。

(2) 避免低灌注可能:补充血容量和防止低血压,见相关部分。

(3) 治疗心脏疾病如冠心病、心律失常和瓣膜病等,见相关部分。

(4) 建立健康生活习惯、合理运动、适度降低体重等。

2. 急性期药物治疗

(1) 抗血小板治疗:对非心源性 TIA 患者,建议给予口服抗血小板药物预防脑卒中及其他心血管事件的发生。

1) 阿司匹林(50~325mg/d)或氯吡格雷(75mg/d)单药治疗均可以作为首选抗血小板药物。阿司匹林抗血小板治疗的最佳剂量为 75~150mg/d。抗血小板药应在患者危险因素、费用、耐受性和其他临床特性的基础上进行个体化选择。

2) 发病在 24 小时内,具有脑卒中高复发风险(ABCD2 评分≥4 分)的急性非心源性 TIA,应尽早给予阿司匹林联合氯吡格雷治疗 21 日。此后改为单药治疗。阿司匹林或氯吡格雷均可作为长期二级预防一线用药。

3) 发病 30 日内伴有症状性颅内动脉严重狭窄(狭窄率 70%~99%)的TIA 患者,应尽早给予阿司匹林联合氯吡格雷治疗 90 日。此后改为阿司匹林或氯吡格雷单药治疗。二者均可作为长期二级预防一线用药。

4) 伴有主动脉弓动脉粥样硬化斑块证据的 TIA 患者,推荐抗血小板及他汀类药物治疗。

5) 非心源性 TIA 患者,不推荐常规长期应用阿司匹林联合氯吡格雷抗血小板治疗。

(2) 抗凝治疗

1) 对伴有心房颤动(包括阵发性)的 TIA 患者,推荐使用适当剂量的华法林口服抗凝治疗,预防再发的血栓栓塞事件。华法林口服,初始剂量 1~3mg/d,某些患者如高龄,肝功能不全,充血性心力衰竭和高出血风险者,初始剂量适当降低。根据国际标准化比值(international normalized ratio,INR)调整剂量,最初两周隔天或每天监测 INR,稳定后定期监测 INR。心房颤动和瓣膜病患者如无禁忌证和合并症者应终生口服抗凝药,但应密切监测凝血功能,治疗目标为国际标准化比值(INR)达到 2.0~3.0。或者低分子量肝素(LWM)4 000~5 000IU,皮下注射,一日 2 次,疗程 7~14 天。肝素使用后改为口服华法林治疗。使用抗凝剂应密切监测凝血功能,根据患者具体情况调整剂量,具体用法参见血液系统相关药物使用部分。

2) 或可予新型口服抗凝药物行二级预防。达比加群酯胶囊 150mg,每日 2 次,如存在高出血风险的因素[年龄≥75 岁、中度肾功能不全,如肌酐清除率(CrCl)30~50ml/min]可予以 110mg,每日 2 次,重度肾功能不全患者(CrCl<30ml/min)不推荐使用。也可使用利伐沙班 20mg,每日 1 次。对低体重和高龄(>75 岁)的患者以及肾功能不全的患者,可根据患者的情况,酌情使用 15mg,每日 1 次。肌酐清除率 <15ml/min 的患者避免使用利伐沙班。

3) 若患者不能接受口服抗凝药物,推荐应用阿司匹林单药治疗或选择阿司匹林联合氯吡格雷抗血小板治疗。

4) 抗凝时机应根据缺血的严重程度和出血转化的风险来选择。建议出现神经功能症状 14 日内给予抗凝治疗预防脑卒中复发,对出血风险高的患者,应适当延迟抗凝治疗。

5) TIA 患者,尽可能接受 24 小时的动态心电图检查。对原因不明的患者,建议延长心电监测时间,以确定有无抗凝治疗指征。

6) 伴有急性心肌梗死的 TIA 患者,影像学检查发现左室附壁血栓形成,推荐给予至少 3 个月的华法林口服抗凝治疗。如无左室附壁血栓形成,但发现前壁无运动或异常运动,也应考虑给予 3 个月的华法林口服抗凝治疗。

7) 对有风湿性二尖瓣病变但无心房颤动及其他危险因素(如颈动脉狭窄)的 TIA 患者,推荐给予华法林口服抗凝治疗。

8) 对已使用华法林抗凝治疗的风湿性二尖瓣疾病患者,发生 TIA 后,不应常规联用抗血小板治疗。但在使用足量的华法林治疗过程中仍出现缺血性脑卒中或 TIA 时,可加用阿司匹林抗血小板治疗。

9) 不伴有心房颤动的非风湿性二尖瓣病变或其他瓣膜病变(局部主动脉弓、二尖瓣环钙化、二尖瓣脱垂等)的 TIA 患者,可以考虑抗血小板聚集治疗。对植入人工心脏瓣膜的 TIA 患者,推荐给予长期华法林口服抗凝治疗。对已经植入人工心脏瓣膜的既往有 TIA 病史的患者,若出血风险低,可在华法林抗凝的基础上加用阿司匹林。

第六节　脑血栓形成

【概述】脑梗死(brain infarction)是指各种原因所致脑部血管阻塞、血液供应障碍,导致该区域脑组织缺血、缺氧性坏死,出现相应神经功能缺损。脑梗死是脑血管病的最常见类型,约占全部脑血管病的 70%。依据脑梗死的病因,通常将脑梗死分为大动脉粥样硬化性、心源性脑栓塞、小血管病变、其他原因和不明原因型。

脑梗死的治疗应根据不同的发病时间,在结合病因、发病机制、临床类型确定针对性、个体化的治疗方案。在一般内科支持治疗的基础上,可酌情选用改善脑循环、脑保护、抗脑水肿降颅压等措施。腔隙性脑梗死不宜脱水,主要是改善循环;大、中梗死,如果有脑水肿、颅高压的征象时,应积极抗脑水肿降颅压,防止脑疝形成。在 <6 小时的时间窗内有适应证者可行再灌注治疗包括静脉溶栓和血管内介入治疗。

大动脉粥样硬化性脑梗死是脑梗死最常见的病因。是在各种原因引起的血管壁病变基础上,脑动脉主干或分支动脉管腔狭窄、闭塞或血栓形成,引起脑局部血流减少或供血中断,使脑组织缺血、缺氧、坏死,出现局灶性神经系统症状和体征。

【诊断要点】

1. 中老年患者。

2. 有脑卒中的危险因素,如高血压病、糖尿病、高血脂、吸烟、动脉粥样硬化等。

3. 静息状态下或睡眠中急性起病。

4. 病前可有反复的短暂性脑缺血发作。

5. 数小时或数日内出现局灶性神经功能缺损的症状和体征,并与某一动脉供血区功能缺损相一致。

6. CT 或 MRI 检查发现梗死灶可明确诊断。

7. CT 血管成像(CTA)、磁共振血管成像(MRA)或脑血管造影(DSA)可以发现狭窄或闭塞的责任血管。

【药物治疗】

1. 一般治疗　维持生命体征和处理并发症。

2. 减轻脑水肿、降低颅高压　脑水肿高峰期为发病后 3~5 天。提示可能存在颅内压增高的以下情况时可以降颅内压治疗:意识障碍逐渐加重、血管主干闭塞造成的大面积梗死、影像学提示中线移位、脑沟饱满、脑室变形和小脑梗死等。常用甘露醇 0.25~0.5g/kg(1g 甘露醇相当于 20% 甘露醇 5ml),每 4~6 小时 1 次,每日最大剂量 2g/kg;呋塞米 10~20mg,每 2~8 小时 1 次。

3. 溶栓治疗　发病在 6 小时内,可根据适应证和禁忌证标准严格选择患者给予尿激酶静脉溶栓。使用方法:尿激酶 100 万 ~150 万 IU,溶于生理盐水 100~200ml,持续静脉滴注 30 分钟,用药期间应严密监护患者。

4. 抗凝治疗　对大多数急性缺血性脑卒中患者,不推荐无选择地早期进行抗凝治疗。

5. 抗血小板药

（1）对不符合静脉溶栓或血管内取栓适应证且无禁忌证的缺血性脑卒中患者应在发病后尽早给予口服阿司匹林 150~300mg/d 治疗。急性期后可改为预防剂量。

（2）溶栓治疗者,阿司匹林等抗血小板药物应在溶栓 24 小时后开始使用,如果患者存在其他特殊情况（如合并疾病）,在评估获益大于风险后可以考虑在阿替普酶静脉溶栓 24 小时内使用抗血小板药物。

（3）阿司匹林（50~325mg/d）或氯吡格雷（75mg/d）单药治疗均可以作为首选抗血小板药物。

（4）对阿司匹林不耐受（有胃肠反应或过敏等）及高出血风险的缺血性卒中患者,使用吲哚布芬（100mg,口服,每日 2 次）是可行的。

（5）替格瑞洛安全性与阿司匹林相似,可考虑作为有阿司匹林使用禁忌时的替代药物。

（6）对未接受静脉溶栓治疗的轻型卒中患者（NIHSS 评分≤3 分）,在发病 24 小时内应尽早启动双重抗血小板治疗（阿司匹林和氯吡格雷）并维持 21 日,有益于降低发病 90 日内的卒中复发风险,但应密切观察出血风险。

6. 扩容治疗

（1）对大多数缺血性脑卒中患者,不推荐扩容治疗。

（2）对低血压或脑血流低灌注所致的急性脑梗死如分水岭梗死可考虑扩容治疗,但应注意可能加重脑水肿、心功能衰竭等并发症,对有严重脑水肿及心功能衰竭的患者不推荐使用扩容治疗。

7. 他汀类药物　对动脉粥样硬化性脑梗死患者,应尽早启动他汀治疗。

8. 神经保护　神经保护剂的疗效与安全性尚需开展更多高质量临床试验进一步证实。

【注意事项】

1. 对发病 4.5 小时内的缺血性脑卒中患者,应按照适应证、禁忌证和相对禁忌证严格筛选患者,尽快静脉给予重组组织型纤溶酶原激活剂[非]（recombinant tissue plasminogen activator, rtPA）溶栓治疗。使用方法:rtPA 0.9mg/kg（最大剂量为 90mg）静脉滴注,其中 10% 在最初 1 分钟内静脉推注,其余持续滴注 1 小时,用药期间及用药后 24 小时内应严密监护患者。

2. 重视脑梗死的二级预防　积极处理血管病危险因素如高血压、糖尿病、高脂血症等,应用抗血小板药、降脂药、抗高血压药、降糖药等。

（1）高血压:原则是既要有效和持久地降低血压,又不影响重要器官的血流量。具体请参见高血压病一节。

（2）高血脂:他汀类降脂药不仅能有效降低 TCH 及 LDL 水平,还能稳定斑块,从而减少脑卒中的发生。具体请参见高脂血症部分。

(3) 高同型半胱氨酸血症:对近期发生缺血性脑卒中或 TIA 且血同型半胱氨酸轻度到中度增高的患者,补充叶酸(5mg,口服,一日 3 次)、维生素 B_6(10mg,口服,一日 3 次)以及维生素 B_{12}/甲钴胺(500μg,口服,一日 3 次)可降低同型半胱氨酸水平。尚无足够证据支持降低同型半胱氨酸水平能够减少脑卒中复发风险。

第七节 脑 栓 塞

【概述】脑栓塞(cerebral embolism)是指各种栓子随血流进入颅内动脉使血管管腔急性闭塞,引起相应供血区脑组织缺血坏死及功能障碍,占脑梗死的15%~20%。

【诊断要点】

1. 以青壮年多见。

2. 多在活动中急骤发病,无前驱症状。

3. 骤然起病,数秒至数分钟达到高峰,出现偏瘫、失语等局灶性神经功能缺损。

4. 既往有栓子来源的基础疾病如心脏病、动脉粥样硬化、严重的骨折或合并其他脏器栓塞等病史,基本可做出临床诊断。

5. CT 和 MRI 检查可确定脑栓塞部位、数目及是否伴发出血,有助于明确诊断。

【药物治疗】脑栓塞与脑血栓形成治疗原则基本相同,但强调不同病因采取不同治疗方法。

1. 原发病治疗 此法有利于脑栓塞病情控制和防止复发。对感染性栓塞应使用抗菌药物,超急性期禁用溶栓治疗,同时也应尽量避免使用抗凝和抗血小板聚集药物,因为更容易出现梗死灶的出血转化。机械瓣膜感染性心内膜炎患者建议暂停抗凝治疗 2 周以避免出血转化。对脂肪栓塞,可采用肝素、5% 碳酸氢钠治疗;纠正心律失常等。

2. 抗凝治疗 非感染性心源性栓塞主张抗凝治疗。房颤或有再栓塞风险的心源性疾病、动脉夹层或高度狭窄的患者可用低分子肝素、华法林预防再栓塞或栓塞继发血栓形成。治疗中要定期监测凝血功能并调整剂量。抗凝药物用法见短暂性脑缺血发作部分。

3. 抗血小板聚集 阿司匹林或氯吡格雷也可使用,用法见短暂性脑缺血发作部分。

4. 溶栓治疗 具体用法参见脑血栓形成部分。

【注意事项】

1. 症状性出血转化者,应停用抗栓治疗(溶栓、抗凝和抗血小板)。对需要抗栓治疗的患者,可于症状性出血转化病情稳定后 10 日～数周后开始抗栓治疗,并权衡利弊;对再发血栓风险相对较低或全身情况较差者,可用抗血小板药物代替抗凝药物。

2. 对已明确诊断为非瓣膜病变性房颤诱发的心源性栓塞患者进行二级预防可使用华法林抗凝治疗,剂量根据 INR(目标范围 2.0~3.0)调整,或可予新型口服抗凝药物达比加群酯、利伐沙班等,具体用法见短暂性脑缺血发作部分。

第八节 脑 出 血

【概述】 脑出血(intracerebral hemorrhage,ICH,或为 cerebral hemorrhage)是指原发性非外伤性脑实质内出血,通常按 ICH 出血的部位、稳定与否及病因等分为不同类型脑出血。

【诊断要点】

1. 中老年患者,特别是高血压患者在活动中或情绪激动时可急性起病。

2. 迅速出现头痛呕吐或意识障碍,并伴有局灶性神经功能缺损症状和体征者。

3. 头颅 CT 见出血改变。

【药物治疗】 治疗原则为安静卧床、脱水降颅压、调整血压、防治继续出血、加强护理防治并发症,以挽救生命,降低死亡率、残疾率和减少复发。

1. 一般支持治疗 保持安静,卧床休息,维持生命体征稳定和水电解质平衡,防治感染。过度烦躁者在确保呼吸道通畅前提下可适当给予止痛或镇静治疗。常用镇静药物有咪达唑仑等;镇痛药物有吗啡等。

2. 控制血压 脑出血患者血压的控制尚无统一标准,应视患者的年龄、有无高血压史、有无颅内压增高、出血原因以及发病时间等因素而定。急性期推荐静脉给予快速降压药物,可选择乌拉地尔、拉贝洛尔、依那普利及硝酸甘油等药物。具体用法参见高血压部分。

3. 控制脑水肿,降低颅内压 脑出血后脑水肿是影响脑出血死亡率及神经功能恢复的主要因素。脑出血 3~5 天,脑水肿达到高峰。积极控制脑水肿、降低颅内压是脑出血急性期治疗的重要环节。首选甘露醇,给药方式为开始以 1g/kg 的剂量单次输注,然后再以 0.25~0.5g/kg 的剂量每 4~6 小时输注 1 次,于 30~60 分钟内快速静脉滴注,时间不宜过长,常用总剂量为 1~4g/(kg·d),一般 5~7 天,注意电解质紊乱、高渗状态、肾功能降低等不良反应。根据个体情况,可同时应用呋塞米、甘油果糖和白蛋白[非]。

4. 止血药物 止血药如氨甲苯酸等治疗脑出血临床疗效不确定且可能增加血栓栓塞风险,不推荐常规使用。合并严重凝血因子缺乏或严重血小板减少患者,应适当补充的凝血因子或血小板。静脉 rtPA 溶栓相关的脑出血,出血严重时可考虑输入血小板(6~8 个单位)和包含凝血因子Ⅷ的冷沉淀物。对肝素治疗并发的脑出血可用鱼精蛋白中和,推荐剂量是 1mg/100U 肝素,根据停止静脉滴注肝素的时间进行剂量调整,如静脉滴注肝素后 30~60 分钟需 0.50~0.75mg 和 1mg,2 小时后只需要 0.25~0.375mg。华法林治疗并发的脑出血可用维生素K拮抗,时间不超过 1 周,具体药物用法参见血液系统疾病部分,也可以考虑新鲜冻干血浆和浓缩型凝血酶原复合物(PCC)。新型口服抗凝药如达比加群酯、利伐沙班的 ICH 患者,尚缺乏快速有效的拮抗药物,可考虑活化的 PCC 凝血因子Ⅷ旁路活化抑制剂和重组活化凝血因子Ⅶa 和其他 PCC。

5. 防治并发症

(1) 感染:可根据感染部位、细菌培养及药物敏感实验结果选用抗菌药物。

(2) 应激性溃疡:对重症或高龄患者应口服或静脉应用预防性抗酸药或抗溃疡病药物,如雷尼替丁 150mg,一日 2 次;法莫替丁 20mg,一日 2 次;奥美拉唑 20mg,一日 1 次。出血则应按上消化道出血的常规进行处理。参见应激性溃疡部分。

(3) 抗利尿激素分泌异常综合征:应限制水摄入量在一日 800~1 000ml,补钠一日 9~12g。低钠血症宜缓慢纠正,否则可导致脑桥中央髓鞘溶解症。

(4) 脑耗盐综合征:系因心钠素分泌过高所致的低钠血症,治疗时推荐等张盐水补充血容量为主。

(5) 癫痫发作:脑出血后有癫痫发作者应给予抗癫痫药物治疗,通常使用诸如苯妥英钠、卡马西平和苯巴比妥针剂。癫痫持续状态时首选缓慢静脉注射 10~20mg 地西泮或肌内注射 10mg 咪达唑仑;上述治疗失败后可选择丙戊酸 15~45mg/kg 静脉推注后续 1~2mg/(kg·h)静脉泵注,或苯妥英钠 15~20mg/kg 缓慢静脉注射。

(6) 中枢性高热:大多采用物理降温。

(7) 下肢深静脉血栓形成或肺栓塞:应给予肝素 100mg 加入 0.9% 生理盐水或 5% 葡萄糖 500ml,静脉滴注,速度维持在 10~20 滴/min 内,一日 1 次,疗程 7~14 天;低分子量肝素 4 000~5 000IU,皮下注射,一日 2 次,疗程 7~14 天。在肝素或低分子量肝素抗凝基础上,可根据情况继续口服华法林抗凝治疗。使用抗凝剂应密切监测凝血功能,根据患者具体情况调整剂量。

【注意事项】

1. 脑出血患者不要急于降血压,降低血压应首先以脱水降颅压治疗为主,再根据血压情况决定是否进行降血压治疗,即使降压,也需避免使用强降压药,防止血压下降过快引起脑低灌注。

(1) 当急性 ICH 患者收缩压大于 220mmHg 时,可考虑在密切监测血压的情况下采用持续静脉滴住进行强化降压治疗,参考降压目标为 160/90mmg。

(2) 对收缩压为 150~220mmHg 且无急性降压禁忌证的 ICH 患者,可以使用静脉降压药物快速降低收缩压至 140mmHg。对收缩压大于 200mmHg 或平均动脉压大于 150mmHg 的患者,应持续静脉药物输注进行积极降压治疗,并频繁监测血压。

(3) 收缩压 <180mmHg 或舒张压 <105mmHg,暂不使用降压药。

2. 血压过低者(收缩压 <90mmHg)应及时补充血容量,适当升压药治疗,以维持足够的脑灌注。

3. 如急性期血压骤降则提示病情危重,应及时给予多巴胺、间羟胺等。

4. 使用脱水药过程中注意监测肾功能和水电解质平衡。

5. 低钠血症宜缓慢纠正,否则可导致脑桥中央髓鞘溶解症。

6. 脑出血所致痫性发作一般不需长期治疗,不推荐预防性应用抗癫痫药物。

7. 血糖管理　推荐血糖值控制在 7.7~10.0mmol/L。血糖超过 10mmol/L,可给予胰岛素治疗;血糖低于 3.3mmol/L,可给予 10%~20% 葡萄糖口服或注射治疗。

8. 必要时手术治疗,以尽快清除血肿、降低颅内压、挽救生命;其次是尽可能减少血肿对周围脑组织的压迫,降低致残率。

第九节　蛛网膜下腔出血

【概述】蛛网膜下腔出血(subarachnoid hemorrhage,SAH)系颅内血管破裂,血液流入蛛网膜下腔的临床综合征,临床上主要分为外伤性和非外伤性两大类。非外伤性 SAH 又称为自发性 SAH,病因主要是动脉瘤,其他病因包括中脑周围非动脉瘤性出血、血管畸形、硬脑膜动 - 静脉瘘、凝血功能障碍、吸食可卡因和垂体卒中等。

【诊断要点】

1. 起病突然(数秒或数分钟内发生),好发年龄为 40~60 岁(平均 ≥50 岁)。

2. 多数患者发病前有明显诱因(剧烈运动、过度疲劳、用力排便、情绪激动等)。

3. 突发剧烈头痛,可伴恶心、呕吐和癫痫,严重者可伴意识障碍。

4. 脑膜刺激征阳性　颈强、克尼格氏征和布鲁辛斯基征阳性。

5. CT 证实脑池和蛛网膜下腔高密度征象或腰穿检查示压力增高和血性

脑脊液等可确诊。

6. 与以下疾病相鉴别诊断 脑出血、颅内感染、瘤卒中、颅内转移瘤或颅内静脉窦血栓等。

【药物治疗】急性期治疗目的是防治再出血,和继发性脑血管痉挛,减少并发症,寻找出血原因、治疗原发病和预防复发。

1. 一般治疗 绝对卧床休息4~6周。密切监测血压,通便、镇咳,营养支持和防止并发症等。烦躁者可给予镇静药;地西泮 5~10mg,肌内注射或静脉注射;苯巴比妥 0.1~0.2g,肌内注射。疼痛给予镇痛治疗。

2. 降低颅内压 颅内压升高者可使用 20% 甘露醇、呋塞米、甘油果糖等渗透性脱水剂治疗。

3. 预防再出血 抗纤溶药可抑制纤溶酶形成,推迟血块溶解和防止再出血。止血剂应用过程中有引起脑缺血性病变可能,动脉瘤处理需要推迟且有较高出血风险而无绝对禁忌证患者建议短期(≤72 小时)使用止血剂,可采用氨甲苯酸 0.1~0.2g 溶于 5% 葡萄糖液或生理盐水中缓慢静脉注射,一日 2~3 次。

4. 预防血管痉挛 目前常用药物为钙离子拮抗剂尼莫地平。所有患有动脉瘤性 SAH 的患者均应使用尼莫地平,口服或经鼻胃管给药,每 4 小时服用尼莫地平 60mg,最好在 SAH 后 4 天内服用,治疗持续 21 天。除非患者不能口服,否则不推荐静脉用药,因为静脉内给药未能显著改善预后,但与严重的不良事件有关,包括死亡。

5. 控制血压 目前无最佳的血压控制目标值,动脉瘤处理前可将收缩压控制在 140~160mmHg 左右,一般可选用钙离子拮抗剂、受体拮抗剂或 ACEI 类,具体参见"高血压病"部分。

【注意事项】

1. 如果平均动脉压 >120mmHg 或收缩压血压 >180mmHg,可在密切监测血压的情况下使用短效降压药,保持血压稳定在正常或起病前水平,但应避免血压突然下降而导致脑低灌注。

2. 再出血是蛛网膜下腔出血致命性的并发症,在发病 1 个月内的危险性最大,原因多为动脉瘤破裂。应尽可能转往三级综合医院或专科医院进行外科治疗。

3. 预防脑血管痉挛是蛛网膜下腔出血治疗的关键步骤之一,使用钙离子拮抗剂时注意避免低血压等副作用。

4. 注意防治急性脑积水,可用乙酰唑胺 0.25g,一日 3 次;还可选用甘露醇、呋塞米等。

5. 癫痫预防与控制:动脉瘤破裂后明确癫痫发作者,应给予抗癫痫治疗,若癫痫无复发,3~6 个月后停用。通常使用诸如左乙拉西坦[非]、卡马西平和苯巴比妥的针剂。具体用法参考癫痫部分。

6. 低钠血症:SAH 常见并发症,脑耗盐综合征和抗利尿激素分泌异常综合征均可能发生,前者相对更常见,可使用高渗高钠液体,维持正常血容量和正常血钠。抗利尿激素分泌异常综合征治疗的主要方法是限制液体入量。注意不能过快纠正低钠血症,以防脑桥中央髓鞘溶解综合征的发生。

第十节 偏 头 痛

【概述】头痛是临床常见的症状,通常指局限于头颅上半部,包括眉弓、耳轮上缘和枕外隆突连线以上部位的疼痛。偏头痛(migraine)是一种原因不清,以反复发作的单侧或双侧搏动性中重度头痛为特征的慢性神经血管性疾病,常伴有自主神经系统功能障碍如恶心、呕吐,畏光和畏声等症状,约 1/3 的偏头痛患者在发病前可以出现各种视觉、感觉、运动等神经系统先兆,发作一次持续时间 4~72 小时。根据不同临床表现可以分为多种类型:普通型、典型、基底动脉型、眼肌麻痹型、偏瘫型、偏头痛等位症等。

【诊断要点】

1. 反复发作性、单侧或双侧性、中重度、搏动样头痛,一般持续 4~72 小时,可伴有恶心、呕吐,光、声刺激或日常活动均可加重头痛,安静环境、休息可缓解头痛。部分患者发作前有视觉、感觉和运动等先兆。

2. 根据偏头痛发作类型、家族史和神经系统检查,通常可做出临床诊断。

3. 脑部 CT、CTA、MRI、MRA 等检查可以排除脑血管疾病、颅内动脉瘤和占位性病变等颅内器质性疾病。

4. 诊断可以依据国际头痛协会(2018 年)最新偏头痛诊断标准,见表 8-1。

表 8-1 偏头痛诊断标准

无先兆偏头痛诊断标准

A. 符合 B~D 标准的头痛至少发作 5 次

B. 头痛发作持续 4~72 小时(未治疗或治疗效果不佳)

C. 至少符合下列 4 项中的 2 项:

　1. 单侧

　2. 搏动性

　3. 中重度头痛

　4. 日常体力活动加重头痛或因头痛而避免日常活动(如:行走或上楼梯)

D. 发作过程中,至少符合下列 2 项中的 1 项:

　1. 恶心和 / 或呕吐

　2. 畏光和畏声

E. 不能用 ICHD-3 中的其他诊断更好地解释

有先兆偏头痛诊断标准

A. 至少有 2 次发作符合 B 和 C

B. 至少有 1 个可完全恢复的先兆症状：

1. 视觉

2. 感觉

3. 言语和 / 或语言

4. 运动

5. 脑干

6. 视网膜

C. 至少符合下列 6 项中的 3 项：

1. 至少有 1 个先兆持续超过 5 分钟

2. 2 个或更多的症状连续发生

3. 每个独立先兆症状持续 5~60 分钟

4. 至少有一个先兆是单侧的

5. 至少有一个先兆是阳性的

6. 与先兆伴发或在先兆出现 60 分钟内出现头痛

D. 不能用 ICHD-3 中的其他诊断更好地解释。

5. 鉴别诊断

(1) 紧张型头痛：头痛多位于双侧颞、额顶、枕部。为压迫、紧缩感,常伴有焦虑、失眠等精神症状,恶心呕吐少见。

(2) 丛集性头痛：多见于男性,发作频率为隔日一次至每日数次,程度剧烈,位于一侧眶部或眼球后,常伴有结膜充血,流泪流涕等。

(3) 非偏头痛性血管性头痛：如高血压患者可出现额枕部搏动性疼痛,测量动态血压可有助于诊断。巨细胞动脉炎患者颞部疼痛伴有血沉高。

【药物治疗】

1. 一般治疗　生活规律、避免诱发因素如进食富含酪胺的食物、直接晒太阳等,充分利用各种非药物干预手段,包括按摩、理疗、生物反馈治疗、认知行为治疗和针灸等。

2. 发作期治疗　应当以过去发作时对药物的治疗反应、发作的严重程度以及年龄为指导用药,以镇痛和镇静剂为主。

(1) 轻度偏头痛：药物越早使用疗效越好,至头痛完全缓解。可使用非特异性止痛药,非甾体抗炎药(NSAIDs)如阿司匹林有口服剂、肛门栓剂及注射制剂,泡腾片每片 300mg 或 500mg,特别适用于儿童、老年人及吞服药物困难的患者,长期使用警惕胃肠道反应及出血风险;对乙酰氨基酚一次 300mg,间隔 4~6 小时可重复用药 1 次,24 小时内不超过 4g;布洛芬 200~800mg,每日最大剂量 1 200mg；镇静催眠药如地西泮 2.5~5mg，一日 2~3 次。曲坦（triptan）类药物[非]，为 5- 羟色胺 1B/1D 受体激动剂，出于安全考虑，不主张在先兆期使用，舒马曲普坦[非]100mg 片剂是所有曲坦类的疗效参照标准，皮下注射舒马曲普坦[非]6mg，10 分钟起效，2 小时头痛缓解率达 80%。

（2）中重度偏头痛：可用非甾体抗炎药。麦角胺类 5-HT$_1$ 受体非选择性激动剂作为二线选择如麦角胺咖啡因[非]口服，一次 1~2 片。如无效，隔 0.5~1 小时后再服 1~2 片，一日总量不超过 6 片，1 周内不超过 10 片。

（3）伴随症状：有恶心、呕吐时需要联用镇吐药如甲氧氯普胺 10mg，肌内注射或莫沙比利等促进胃动力药物口服；或奋乃静、氯丙嗪等。有烦躁者可给予地西泮等镇静和保证睡眠，第 1 日一次 10mg，以后按需要减少到一次 5mg，一日 3~4 次。其他药物如劳拉西泮 0.5~1mg，每日 2~3 次；佐匹克隆 7.5mg，每晚 1 次，睡前服用。

3. 预防用药　中度或严重偏头痛频繁发作，尤其是每周发作 1 次以上严重影响日常生活和工作的患者，可在头痛发作先兆期或早期给予药物预防发作。可选用普萘洛尔 10~60mg，一日 2 次；氟桂利嗪 5~10mg 睡前服用；维拉帕米 40~380mg，一日 3 次；丙戊酸钠 200~400mg，一日 2~3 次；托吡酯 25~100mg，一日 2 次；阿米替林 25~75mg，一日 1 次，睡前服用；文拉法辛 75~150mg，缓释剂型一日 1 次。其他辅助用药如维生素 B$_2$ 每日 400mg、辅酶 Q10 每日 300mg 可减少偏头痛发作频率。

【注意事项】

1. 麦角胺咖啡因[非]有催产作用，妊娠期妇女禁用；老年人慎用。麦角胺咖啡因[非]为国家第二类精神药品管理的药品，务必严格遵守国家对《精神药品管理办法》的管理条例，按规定开写精神药品处方和供应、管理本类药品，防止滥用。麦角胺咖啡因[非]在偏头痛刚发作时立即服用效果好，偏头痛发作后不宜服用。应用过频，会引起药物过量使用性头痛，为避免这种情况发生，建议每周用药不超过 2~3 天。

2. 为预防药物过量性头痛，单纯 NSAIDs 制剂的使用在 1 个月内不能超过 15 天，麦角胺类、曲坦类、NSAIDs 复合制剂则不超过 10 天。

第十一节　帕金森病

【概述】帕金森病（Parkinson disease）又称震颤麻痹，是一种常见的神经系统退行性疾病，该病的主要病理改变为黑质致密部多巴胺能神经元丢失和路易小体形成，其主要生化改变为纹状体区多巴胺递质降低，临床症状包括静止性震颤、肌强直、运动迟缓和姿势平衡障碍的运动症状及嗅觉减退、快动眼期睡眠行为异常、便秘和抑郁等非运动症状。

【诊断要点】

1. 存在帕金森综合征相关症状(必备运动迟缓,至少存在静止性震颤或肌强直 2 项症状中的 1 项)。

2. 患者被明确诊断存在帕金森综合征后,可按照以下标准进行临床诊断。

(1) 临床确诊的帕金森病:①不存在绝对排除标准;②至少存在 2 项支持标准;③没有警示征象。

(2) 临床很可能的帕金森病:①不存在绝对排除标准;②如果出现警示征象,需要通过支持标准来抵消(如出现 1 项警示征象,则需要至少 1 项支持标准抵消;如出现 2 项警示征象,则需要至少 2 项支持标准抵消;如出现 2 项以上警示征象,则诊断不能成立)。

(3) 支持标准、绝对排除标准和警示征象

支持标准:①患者对多巴胺能药物的治疗明确且显著有效。②出现左旋多巴诱导的异动症。③临床观察到单个肢体的静止性震颤。④以下辅助检测阳性有助于鉴别帕金森病与非典型性帕金森综合征。存在嗅觉减退或丧失,或头颅超声显示黑质异常高回声,或心脏间碘苄胍闪烁显像法显示心脏去交感神经支配。

绝对排除标准:①存在明确的小脑性共济失调或小脑性眼动异常。②出现向下的垂直性核上性凝视麻痹,或向下的垂直性扫视选择性减慢。③发病后 5 年内,被诊断为高度怀疑的行为变异型额颞叶痴呆或原发性进行性失语。④发病 3 年后仍局限于下肢的帕金森样症状。⑤多巴胺受体拮抗剂或多巴胺耗竭剂治疗诱导的帕金森综合征。⑥尽管病情为中等严重程度,但患者对高剂量(不少于 600mg/d)左旋多巴治疗缺乏显著的治疗应答。⑦存在明确的皮质复合感觉丧失以及存在明确的肢体观念运动性失用或进行性失语。⑧分子神经影像学检查显示突触前多巴胺能系统功能正常。⑨存在明确可导致帕金森综合征或疑似与患者症状相关的其他疾病,或基于全面诊断评估,由专业医师判断其可能为其他综合征,而非帕金森病。

警示征象:①发病 5 年内出现快速进展的步态障碍。②运动症状或体征在发病后 5 年内或 5 年以上完全不进展。③发病 5 年内出现延髓麻痹症。④发病 5 年内出现吸气性呼吸功能障碍。⑤发病 5 年内出现严重的自主神经功能障碍。⑥发病 3 年内由于平衡障碍导致反复跌倒。⑦发病 10 年内出现不成比例的颈部前倾或手足挛缩。⑧发病 5 年内不出现任何一种常见的非运动症状,包括嗅觉减退、睡眠障碍、自主神经功能障碍、精神障碍。⑨出现其他原因不能解释的锥体束征。⑩表现为双侧对称性的帕金森综合征症状。

【药物治疗】 帕金森病的治疗方法和手段包括药物治疗、手术治疗、运动

疗法、心理疏导及照料护理等。药物治疗为首选,也是整个治疗过程中的主要治疗手段。治疗药物主要分以下几类。

1. 抗胆碱能药 主要适用于伴有震颤的患者,对无震颤的患者不推荐应用。国内主要应用苯海索,初始剂量 1mg,每日 1 次,以后每 3~5 日增加 2mg至疗效最佳而又不出现不良反应为止。一般有效剂量为每次 1~2mg,每日 3 次。青光眼和前列腺肥大者禁用。长期使用抗胆碱能药物可影响记忆功能,对 <60 岁的患者,要告知长期应用本类药物可能会导致认知功能下降,需定期复查认知功能,一旦发现患者的认知功能下降则应停用;对 ≥60 岁的患者最好不应用抗胆碱能药。

2. 金刚烷胺 少动、强直、震颤均有改善作用,并且对改善异动症有帮助。常规剂量为 50~100mg,2~3 次/d,末次应在下午 4 时前服用。肾功能不全、癫痫、严重胃溃疡、肝病患者慎用,哺乳期妇女禁用。

3. 复方左旋多巴 可补充黑质纹状体内多巴胺的不足,对震颤、肌强直、运动迟缓均有效,是帕金森病最重要的治疗药物。在我国临床上常用的有多巴丝肼片和卡比双多巴控释片[非]两种复方左旋多巴制剂。初始剂量62.5~125.0mg,2~3 次/d,根据病情而渐增剂量至疗效满意和不出现副作用时的适宜剂量作维持治疗,餐前 1 小时或餐后 1 个半小时服药。以往多主张尽可能推迟应用,因为早期应用可能会诱发异动症;现有证据提示早期应用小剂量(≤400mg/d)并不增加异动症的发生。副作用有恶心、呕吐、心律失常、直立性低血压、尿潴留、便秘加重、失眠、幻觉等,青光眼和精神分裂症患者应禁用。长期用药后易产生运动并发症(症状波动和异动症)。

4. 多巴胺受体(DR)激动剂 DR 激动剂有麦角类和非麦角类两种类型,目前大多推荐非麦角类 DR 激动剂,尤其适用于早发型帕金森病患者的病程初期。这类长半衰期制剂能避免对纹状体突触后膜的 DR 产生"脉冲"样刺激,从而预防或减少运动并发症的发生。国内常用 DR 激动剂有:①普拉克索,初始剂量 0.125mg,每日 3 次,以后每周增加 0.125mg,一般有效剂量 0.50~0.75mg,每日 3 次,最大不超过 4.5mg/d。②吡贝地尔[非],初始剂量 50mg,每日 1 次;第 2 周增至 50mg,每日 2 次;有效剂量 150mg/d,分 3 次口服,最大不超过 250mg/d。③溴隐亭,初始剂量 0.625mg,每日 1 次,每隔 5 天增加 0.625mg,有效剂量3.75~15.00mg/d,分 3 次口服。DR 激动剂均应从小剂量开始,渐增剂量至获得满意疗效而不出现副作用为止。副作用与复方左旋多巴相似,以恶心、呕吐最为常见。不同之处是症状波动和异动症发生率低;而直立性低血压、脚踝水肿和精神异常(幻觉、食欲亢进、性欲亢进等)的发生率较高。

【注意事项】

1. 其他临床常用的抗帕金森药物还包括以下几种。

（1）单胺氧化酶 B（MAO-B）抑制剂：可抑制神经元内多巴胺分解代谢，增加脑内多巴胺含量，与复方左旋多巴合用有协同作用，同时可能对多巴胺能神经元有保护作用。可单独使用，也可与其他药物联合应用。司来吉兰[非]的用法为 2.5~5.0mg，每日 2 次，早上、中午服用，晚上使用可引起失眠。禁与 5- 羟色胺再摄取抑制剂（SSRIs）合用。

（2）儿茶酚 - 氧位 - 甲基转移酶（COMT）抑制剂：通过抑制左旋多巴在外周代谢、维持左旋多巴血浆浓度稳定、加速通过血脑屏障以增加脑内多巴胺含量。恩托卡朋[非]用量为每次 100~200mg，服用次数与复方左旋多巴相同，若每日服用复方左旋多巴次数较多，也可少于复方左旋多巴次数，需与复方左旋多巴同服，单用无效。

2. 目前应用的帕金森病治疗手段，只能改善患者的症状，并不能阻止病情的发展和治愈疾病。治疗目标为有效改善症状、提高工作能力和生活质量。提倡早期诊断、早期治疗。应坚持"剂量滴定"以避免产生药物的急性副作用，力求实现"尽可能以小剂量达到满意临床效果"的用药原则，避免或降低运动并发症的发生。

3. 治疗应遵循循证医学的证据，也应强调个体化特点。不同患者的用药选择需要综合考虑患者的疾病特点、疾病严重程度、有无认知障碍、发病年龄、就业状况、有无共病、经济承受能力等因素，尽可能避免、推迟或减少药物的副作用和运动并发症。

4. 进行抗帕金森病药物治疗时，特别是使用左旋多巴时不能突然停药，以免发生撤药恶性综合征。

第十二节　癫　痫

【概述】癫痫（epilepsy）是多种原因导致的脑部神经元高度同步化异常放电所致的临床综合征。根据所侵犯神经元的部位和放电扩散的范围，功能失调可以表现为发作性运动，感觉、意识、精神、自主神经功能异常。临床表现具有发作性（突然发生，突然终止）、短暂性、重复性和刻板性的特点。每次或每种发作的过程称为痫性发作，一个患者可以有多样临床表现症状。反复多次发作引起的慢性神经系统疾病，则称为癫痫。在癫痫中，具有特殊原因、由特定的症状和体征组成的特定的癫痫现象称为癫痫综合征。

【诊断要点】需要遵循以下步骤。

1. 确定是否为癫痫发作。

（1）发作是否具有癫痫发作的特点：发作性运动、感觉、意识、精神、自主神经功能异常；症状的出现、演变和消失一般具有重复性、刻板性。

(2) 发作是否具有不同发作类型的特征。

(3) 进行头皮脑电图检查如出现癫痫样放电现象或影像学提示有相应的责任病灶可协助诊断;但头皮脑电图阴性或影像学阴性并不能排除癫痫发作。

(4) 除外其他非癫痫性发作性疾病,如晕厥、心律失常、短暂性脑缺血发作、低血糖、假性癫痫发作、发作性睡病、基底动脉型偏头痛等。

2. 明确癫痫发作的类型或癫痫综合征。

3. 寻找癫痫发作的病因。结合理化检查、头颅 CT 或 MRI 等影像检查。

【药物治疗】

1. 治疗目的 药物治疗应在以下 3 个目标之间寻找平衡点:最大限度减少发作频率;长期治疗无明显不良反应;使患者保持或恢复其原有的生理、心理和社会功能状态。主要依据癫痫发作和癫痫综合征的类型以及以前用药及疗效情况选择抗癫痫药物。

2. 常用药物

(1) 卡马西平:对复杂部分性和继发性强直阵挛发作有较好疗效,加重失神和肌阵挛发作。成人初始剂量 200~400mg,一日 1~2 次,一周后逐渐加量,一般治疗 3~4 周达到常规治疗剂量每日 10~20mg/kg。

(2) 丙戊酸钠:全面性发作首选,也可用于部分性发作。按体重一日 15mg/kg 或一日 600~1 200mg,分 2~3 次服。开始时按 5~10mg/kg,一周后递增,至发作控制为止。常规剂量 600~1 800mg/d。

(3) 苯妥英钠:对全面性强直阵挛发作和部分性发作有效,可加重失神和肌阵挛发作。成人一日 200~300mg,加量时要慎重。

(4) 苯巴比妥:广谱,常作为小儿癫痫药物,对全面性强直阵挛有较好疗效,也用于部分性发作。常规剂量为成人每日 60~90mg,小儿每日 2~5mg/kg。

(5) 地西泮:用于癫痫持续状态和严重复发性癫痫,开始静脉注射 10~20mg,静脉注射宜缓慢,每分钟 2~5mg,每间隔 10~15 分钟可按需增加甚至达最大限量。

(6) 奥卡西平:适应证同卡马西平。对卡马西平变态反应的患者 2/3 能耐受奥卡西平。替换药物时需要注意,300mg 奥卡西平疗效约相当于 200mg 卡马西平。

(7) 拉莫三嗪:为部分性发作及全面性强直阵挛的附加或单药治疗。成人起始剂量 25mg,经 4~8 周缓慢加量,维持 100~300mg/d。

(8) 托吡酯[非]:为难治性部分性发作及继发性强直阵挛发作的附加或单药治疗药物。成人常规剂量 75~200mg/d。

(9) 左乙拉西坦[非]:对部分性发作伴或不伴继发性强直阵挛、肌阵挛均有效。

3. 癫痫持续状态的处理 目前认为全面性强直阵挛的患者若发作持续

时间超过 5 分钟就必须紧急处理。药物选择如下。

(1) 地西泮：10~20mg 静脉注射，每分钟不超过 2mg。儿童首次剂量为 0.25~0.5mg/kg，一般不超过 10mg。

(2) 苯妥英钠：上述地西泮使用取得疗效后，再用苯妥英钠 0.3~0.6g 加入生理盐水 500ml 中静脉滴注，速度不超过 50mg/min。部分患者也可直接单用苯妥英钠，剂量和方法同上。

(3) 咪达唑仑：起效快，对血压和呼吸抑制作用较传统药物小。常用首剂静脉注射 0.15~0.2mg/kg，然后按每小时 0.06~0.6mg/kg 维持。

【注意事项】 抗癫痫药的治疗原则：

1. 用药时机　一般半年内发作两次以上者，一经诊断明确，就应用药；首次发作或半年以上发作一次者，相关检查排除危险（如肿瘤等）后，可告知抗癫痫药物可能的副作用和不治疗的可能后果的情况下，根据患者及家属的意愿，酌情选用或不用药。

2. 抗癫痫药剂量　尽可能单药治疗，一般从小剂量开始，逐渐增加，直到控制癫痫发作而又无不良反应或不良反应轻，即为最低有效剂量。有条件可以监测血药浓度以指导用药。

3. 联合治疗　在单药治疗无效时才能考虑两种或两种以上的抗癫痫药联合治疗。

4. 严密观察药物不良反应　用药前应检查肝肾功能和血尿常规，用药后每月检测血尿常规，每 3 个月查肝肾功能，至少持续半年。对较少见不良反应，如剥脱性皮炎、中毒性表皮坏死松解症等高度警惕，一旦发生，积极治疗。

5. 增减、换药与停药

(1) 增药可以适当快，但减少剂量应循序渐减，如巴比妥类，撤药可能需要几个月的时间甚至更长。

(2) 减药也应谨慎，如果一种一线药物已经到达最大可耐受剂量仍然不能控制发作，可加用另一种一线或二线药物，至发作控制或达到最大耐受剂量后（新药达稳态血浓度约为该药的 5 个半衰期时间，一般 1~2 周过渡期）才可渐减第一种药物。

(3) 服用几种抗癫痫药物时，不能同时停药，应先停一种，无不良反应时再停另一种。

(4) 抗癫痫药应长期规则用药，除非必需，应避免突然停药。

(5) 在专科医师指导下遵循缓慢和逐渐减量的原则。停药前应有缓慢减量的过程，一般不少于 1~1.5 年减量期。一般来说，全面强直 - 阵挛性发作、强制性发作、阵挛性发作完全控制 4~5 年后，失神发作停止半年后可考虑停药。避免在患者的青春期、月经期、妊娠期等停药。

第十三节　重症肌无力

【概述】重症肌无力（myasthenia gravis，MG）是一种神经肌肉接头传递功能障碍的获得性自身免疫性疾病。主要由于神经-肌肉接头突触后膜上乙酰胆碱受体受损引起。临床主要表现为部分或全身骨骼肌无力和极易疲劳，经休息和胆碱酯酶抑制剂治疗后症状减轻，活动后症状加重。

【诊断要点】

1. 临床主要表现为波动性的部分或全身骨骼肌无力易疲劳，即活动后加重，休息后症状减轻和"晨轻暮重"现象。

2. 疲劳试验（Jolly 试验）　患者持续上视眨眼时出现上睑下垂，眼裂明显变小；或两臂持续平举后出现上臂下垂，休息后恢复为阳性；起蹲 10~20 次后，则不能再继续进行。

3. 新斯的明试验阳性　成人肌内注射甲基硫酸新斯的明 1~1.5mg，20 分钟后肌无力症状明显减轻者为阳性。为防止甲基硫酸新斯的明副作用，可予肌内注射阿托品 0.5mg。

4. 重复神经电刺激　采用低频（2~5Hz）超强重复电刺激神经干，在相应肌肉记录复合肌肉动作电位。动作电位波幅递减 10%~15% 以上为阳性，高频（10Hz 以上）无递增。

5. 骨骼肌 AChR 抗体检测　50%~60% 眼肌型、85%~90% 全身型 MG 患者血清可检测到 AChR 抗体。结合波动性肌无力病史，如抗体检测结果阳性可确立 MG 诊断；如结果阴性，不能排除 MG 诊断。

6. 胸腺 CT、MRI 检查　可发现胸腺增生和肥大。

7. 根据骨骼肌受累范围及病情严重程度，临床中采用改良 Osserman 分型：Ⅰ眼肌型，ⅡA 轻度全身型，ⅡB 中度全身型，Ⅲ急性重症型，Ⅳ迟发重症型，Ⅴ肌萎缩型。

8. 鉴别诊断

（1）Lambert-Eaton 综合征：多伴发于肿瘤患者，重复神经电刺激表现为高频波幅递增。

（2）慢性炎性肌病：无晨轻暮重，除四肢肌无力症状外，还有肌肉压痛、血清肌酸激酶明显增高。

（3）肉毒杆菌中毒：有肉毒杆菌中毒流行病学史。

（4）眼肌型肌营养不良：隐匿起病，无晨轻暮重现象，病程长达数十年。

【药物治疗】

1. 胆碱酯酶抑制剂　此类药物是治疗所有类型 MG 的一线药物，用于改善临床症状,特别是新近诊断患者的初始治疗,并可作为单药长期治疗轻型 MG 患者。治疗剂量个体化,应从小剂量开始,逐步加量,以能维持基本日常生活能力为宜。临床中,溴吡斯的明是最常用的胆碱酯酶抑制剂;每次60~120mg,一日 3~4 次,可在餐前 30 分钟服用;如患者存在吞咽障碍,可以应用新斯的明注射液,每次 0.25~1mg,皮下或肌内注射,一日 1~3 次。不良反应包括恶心、腹泻、胃肠痉挛、心动过缓和口腔及呼吸道分泌物增多等。

2. 免疫抑制药物治疗

(1) 糖皮质激素:糖皮质激素具有强大的抗炎和免疫抑制作用,是治疗MG 的一线药物。

常用 MG 的糖皮质激素包括:醋酸泼尼松和甲泼尼龙(两者剂量换算:5mg 醋酸泼尼松 =4mg 甲泼尼龙)。使用方法为醋酸泼尼松 1mg/kg,每日晨顿服;或 20mg/d 晨顿服,每 3 天增加 5mg 直至足量。通常 2 周起效,6~8 周效果最为显著。如病情危重,在充分知情及机械通气准备下,有条件医院可行糖皮质激素冲击治疗,使用方法为甲泼尼龙 1 000mg/d,连用静脉滴注 3 天,随后每日减半量,即 500mg、250mg、125mg,然后改醋酸泼尼松 40~60mg/d。当患者病情稳定及好转后,维持治疗 4~6 周后逐渐减量,然后每 2~4 周减醋酸泼尼松 5~10mg,至 20mg 后每 4~8 周减 5mg,可酌情隔日服用最低有效剂量。过快减量可致病情反复、恶化。

(2) 其他免疫抑制剂:用于激素治疗不佳、不能耐受或禁用激素者。

药物包括:硫唑嘌呤,成人每日 2~3mg/d,分 2~3 次口服;吗替麦考酚酯,0.5~1.0g/ 次,每日 2 次;环孢素,每日口服 2~4mg/kg,使用过程中监测血浆环孢素药物浓度,并据此调整剂量;他克莫司[非],每日口服 3.0mg/d,监测他克莫司血药浓度并根据血药浓度调整剂量。在应用上述免疫抑制药物时,应密切监测血常规、肝肾功能等,注意其毒副作用。

3. 静脉注射免疫球蛋白[非]疗法 一日 0.4g/kg,连用 5 天。参照急性炎症性脱髓鞘性多发性神经根神经病一节中相关内容。

【注意事项】

1. 大剂量激素治疗 初期可使病情加重,甚至出现危象,导致呼吸肌麻痹,应做好气管切开、人工呼吸器的准备。小剂量递增法可避免用药初期病情加重。

2. 长期应用激素 应注意激素的不良反应,如胃溃疡出血、血糖升高、库欣综合征、股骨头坏死、骨质疏松等,应同时注意补钾及补钙等。

3. 胸腺切除 有胸腺瘤或胸腺增生者,应行胸腺切除。但部分患者仍需继续激素或其他治疗。

4. MG 慎用及禁用药物 各种氨基糖苷类抗生素、奎宁、奎尼丁、普鲁卡因[非]、普萘洛尔、氯丙嗪以及各种肌肉松弛剂等,会影响神经肌肉接头传递功能,从而加重病情,临床中注意慎用或禁用此类药物。

5. 密切关注危象的发生　一旦发生呼吸肌麻痹,应立即给予气管插管和加压人工呼吸。若呼吸短时间不能改善,应尽快行气管切开,呼吸机辅助呼吸。并在生命体征平稳条件下尽早转往三级综合医院或专科医院继续治疗。

(罗本燕)

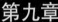

第九章

精神障碍

第一节　精神分裂症

【概述】精神分裂症（schizophrenia）是一组病因未明的重性精神障碍，具有认知、思维、情感、行为等多方面精神活动的显著异常，并导致明显的职业和社会功能损害。90% 的精神分裂症起病于 15~55 岁，发病的高峰年龄段男性为 10~25 岁，女性为 25~35 岁。患者通常意识清晰，智能完好，但在疾病过程中可出现某些认知损害。病程多迁延。

【诊断要点】目前广泛使用的《疾病和有关健康问题的国际统计分类》第 10 次修订本（ICD-10）中，精神分裂症的诊断必须满足以下 3 个标准：

1. 症状标准　具备下述（1）~（4）中的任何一组（如不甚明确常需要两个或多个症状）或（5）~（9）至少两组症状群中十分明确的症状。

（1）思维鸣响，思维插入或思维被撤走及思维广播。

（2）明确涉及躯体或四肢运动，或特殊思维、行动或感觉的被影响、被控制或被动妄想，妄想性知觉。

（3）对患者的行为进行跟踪性评论，或彼此对患者加以讨论的幻听，或来源于身体某一部分的其他类型的幻听。

（4）与文化不相称且根本不可能的其他类型的持续性妄想，如具有某种宗教或政治身份或超人的力量和能力（如能控制天气，或与另一世界的外来者进行交流）。

（5）伴有转瞬即逝或未充分形成的无明显情感内容的妄想，或伴有持久的超价观念，或连续数周或数月每日均出现的任何感官的幻觉。

（6）思潮断裂或无关的插入语，导致言语不连贯，或不中肯或语词新作。

（7）紧张性行为，如兴奋、摆姿势，或蜡样屈曲、违拗、缄默及木僵。

（8）阴性症状，如情感淡漠、言语贫乏、情感迟钝或不协调，常导致社会退缩及社会功能下降，但须澄清这些症状并非由抑郁症或神经阻滞剂治疗所致。

（9）个人行为的某些方面发生显著而持久的总体性质的改变，表现为丧失兴趣、缺乏目的、懒散、自我专注及社会退缩。

2. 排除标准

（1）存在广泛情感症状时，就不应做出精神分裂症的诊断，除非已明确分裂性症状早于情感症状出现。

（2）分裂性症状和情感性症状两者同时出现且程度均衡，应诊断分裂情感性障碍。

（3）明确脑疾病、药物中毒或药物戒断状态、癫痫或其他脑病应排除。

3. 病程标准　特征性症状在至少 1 个月以上的大部分时间内肯定存在。

【药物治疗】

1. 治疗原则

（1）一旦确定诊断为精神分裂症，应尽早开始抗精神病药物治疗。根据临床症状群的表现，可选择一种非典型药物如利培酮、奥氮平、喹硫平、齐拉西酮、阿立哌唑等；也可选择典型药物如氯丙嗪、奋乃静、氟哌啶醇、舒必利等。

（2）急性发作病例，包括复发和病情恶化的患者，根据既往用药情况继续使用原有效药物，剂量低于有效治疗剂量者，可增加至治疗剂量继续观察；如果已达治疗剂量仍无效者，酌情加量或考虑换用另一种化学结构的非典型药物或典型药物。疗效不佳者也可以考虑使用氯氮平，但应该严格定期检查血液白细胞及中性粒细胞数量。

（3）以单一用药为原则，治疗个体化，因人而异。从药物小剂量起始，逐渐加至有效剂量。药物滴定速度视药物不良反应及患者症状改善而定。维持治疗，剂量可酌情减少，足疗程治疗。急性期治疗 8~12 周，巩固期至少 6 个月，维持治疗的时间在首发患者至少需要 2 年，1 次复发的患者需要 3~5 年，多次复发的需要维持治疗 5 年以上。维持期治疗的时间需要依据个体化原则。

（4）定期评价疗效，指导治疗方案。定期评定药物不良反应，并对症处理。

（5）注重药物不良反应，因为药物不良反应既影响医生选药，也涉及患者是否停药。药物不良反应可引起或加重精神症状，影响患者的生活质量。

2. 目前常用抗精神病药物（详见表 9-1）。

表 9-1　常用抗精神病药物治疗应用

药物名称	用法与用量 [a]	适应证 [a]
盐酸氯丙嗪	400~600mg/d，口服；起始剂量:25~50mg/次，2~3 次/d；最高剂量:600mg/d	精神分裂症或躁狂症及其他精神病
奋乃静 [△]	20~60mg/d，口服；起始剂量:2~4mg/次，2~3 次/d；最高剂量:60mg/d	精神分裂症

续表

药物名称	用法与用量[a]	适应证[a]
癸氟奋乃静[△]	25~75mg,肌内注射,每 2~4 周 1 次;起始剂量:12.5~25mg/ 次,每 2~4 周 1 次;最高剂量:150mg/4 周	精神分裂症
五氟利多[△]	20~120mg,口服,1 次 / 周;起始剂量:10~20mg/ 次,1 次 / 周;最高剂量:120mg/ 周	精神分裂症
氟哌啶醇[△]	10~40mg,口服,1 次 /d;起始剂量:2~4mg/次,2~3 次 /d;最高剂量:40mg/d	精神分裂症
	1~2mg,口服,2~3 次 /d;起始剂量:2~4mg/次,2~3 次 /d;最高剂量:6mg/d	抽动秽语综合征
	5~10mg,肌内注射,2~3 次 /d;起始剂量:5mg/ 次,2~3 次 /d;最高剂量:30mg/d	急、慢性精神分裂症、躁狂症
舒必利	600~1 200mg/d,口服;起始剂量:100mg/ 次,2~3 次 /d;最高剂量:1 200mg/d	精神分裂症
氨磺必利[△]	≤400mg/d 应顿服,>400mg/d 分 2 次服用。阴性症状占优势,推荐 50~300mg/d;阳性及阴性症状混合阶段,推荐 400~800mg/d;起始剂量:200mg/ 次,1 次 /d;最高剂量:1 200mg/d	用于治疗以阳性症状(例如谵妄、幻觉、认知障碍)和 / 或阴性症状(例如反应迟缓、情感淡漠及社会能力退缩)为主的急性或慢性精神分裂症,也包括以阴性症状为特征的精神分裂症
氯氮平[△]	缓慢增加至常用治疗量 200~400mg/d,口服;起始剂量:25mg/ 次,2~3 次 /d;维持剂量:100~200mg/d;最高剂量:600mg/d	急、慢性精神分裂症。也用于治疗躁狂症或其他精神障碍的兴奋躁动和幻觉妄想
奥氮平[△]	5~20mg,口服,1 次 /d;起始剂量:10mg/ 次,1 次 /d;最高剂量:20mg/d	精神分裂症
	5~20mg,口服,1 次 /d;单独用药时起始剂量为 15mg/d,合并治疗时 10mg/d;最高剂量:20mg/d	躁狂发作
	5~20mg,口服,1 次 /d;起始剂量:10mg/ 次,1 次 /d;最高剂量:20mg/d	预防双相障碍复发
阿立哌唑[△]	10~30mg,口服,1 次 /d;起始剂量:10mg/ 次,1 次 /d;最高剂量:30mg/d	精神分裂症
喹硫平[△]	75~375mg,口服,2 次 /d;起始剂量:25mg/次,2 次 /d;最高剂量:750mg/d	精神分裂症
	200~400mg,口服,2 次 /d;起始剂量:50mg/次,2 次 /d;最高剂量:800mg/d	双相障碍的躁狂发作

药物名称	用法与用量 [a]	适应证 [a]
利培酮△	口服,每日 1~2 次,一般剂量为每日 2~6mg,起始剂量:1mg/ 次,1~2 次 /d;最高剂量:10mg/d	精神分裂症
	每日 2~6mg,口服;起始剂量:1~2mg/ 次,1次 /d;最高剂量:6mg/d	双相障碍的躁狂发作
帕利哌酮△	6mg,早上服,1 次 /d;起始剂量不需要滴定6mg/ 次,1 次 /d;最高剂量:12mg/d	各种精神分裂症急性期的治疗
棕榈酸帕利哌酮注射液△	首日注射 150mg,1 周后再次注射 100mg,前 2 剂注射部位均为三角肌。维持治疗剂量为 75mg/ 月,可在 25~150mg 内调整剂量。第 3 剂开始,注射部位可为三角肌或臀肌	精神分裂症急性期和维持期的治疗

注:△ 指药品应在具备相应处方资质的医师或在专科医师指导下使用,并加强使用监测和评价。
a:中国国家处方集 . 北京:人民军医出版社,2010.

3. 不良反应和处理

(1) 过度镇静:多见于治疗开始或增加药物剂量时,如奥氮平、喹硫平、利培酮等。处理方法为将每日剂量的大部分在睡前服用,严重者应该减量,并告诫患者勿驾车、操纵机器或从事高空作业等危险活动。

(2) 直立性低血压:多见于低效价药物、快速加量或剂量偏大时,如喹硫平出现直立性低血压很常见。处理方法为平卧或头低脚高体位、监测血压,必要时减量或换药,对症处理。

(3) 锥体外系综合征:包括急性肌张力障碍、震颤、类帕金森病、静坐不能、迟发性运动障碍等,多见于利培酮、氨磺必利、氟哌啶醇、氯氮平等用药后。处理方法为①可以合并抗胆碱能药物(如盐酸苯海索 2~4mg/d,分 2~3 次服用,最高剂量 20mg/d)或 β 受体拮抗剂;②缓慢滴定,适当降低药物剂量或者换药。

(4) 高泌乳素血症:可引起闭经、泌乳、性功能改变和骨质疏松等,多见于利培酮等。处理方法为减量或换用不引起高泌乳素血症的药物,也可以加用某些中药(如乌鸡白凤丸)治疗。

(5) 体重增加:长期使用抗精神病药物治疗可引起体重增加、高血压、高血糖、高血脂,如奥氮平等药物。处理方法为减量或换用不引起体重增加的药物,建议健康生活方式,如控制饮食、增加运动等。

(6) 心血管系统毒性:包括直立性低血压、心动过速、心动过缓和心电图改变(可逆性非特异性 ST-T 波改变,T 波平坦或倒置和 Q-T 间期延长)等,使用奋乃静、氯氮平等多见。处理方法为监测生命体征及心电图,对症处理,必要时换药。

(7) 恶性综合征:恶性综合征(neuroleptic malignant syndrome,NMS)多见于药物品种更换过快、剂量骤增骤减、合并用药、脑病患者、紧张症患者、酒精依赖症患者等。严重者死亡率较高。处理方法为立即停药,进行支持治疗与对症治疗。

(8) 血液系统改变:抗精神病药物可以诱发白细胞减少或粒细胞缺乏症,氯氮平多见。处理方法为密切监测白细胞,对症治疗或必要时换药。

【注意事项】

1. 从低剂量开始,然后逐渐加到有效推荐剂量。若治疗不足 4~6 周,除非出现明显的难以耐受的药物副作用如锥体外系副作用等,否则不应换用不同类型的抗精神病药物。

2. 目前对于首发患者,如果条件允许应尽量选用第二代抗精神病药治疗。

第二节　妄想性障碍

【概述】妄想性障碍(delusional disorder)又称为偏执性精神障碍(paranoid disorders),是指一组病因未明,以系统妄想为主要症状的精神障碍。若存在幻觉则历时短暂且不突出,病程演进缓慢,患者在不涉及妄想的情况下,具有一定的工作和社会适应能力。

其发病通常是在性格缺陷的基础上遭遇社会环境因素中的应激性事件后发展而来。患者多具有偏执性人格特征,包括固执偏见、敏感多疑、自我中心、人际关系差、易将别人的行为误解为有敌意或轻视的含义。

【诊断要点】妄想是最突出的或唯一的临床特征,妄想必须存在至少 3 个月,必须明确其为患者的个人观念,而非亚文化观念。可间断性地出现抑郁症状甚至完全的抑郁发作,但没有心境障碍时妄想仍持续存在;不应存在脑疾病的证据;没有或偶然才有听幻觉;无精神分裂症性症状(被控制妄想、思维被广播等)的病史。

【药物治疗】一般与精神分裂症的治疗相同。

【注意事项】

1. 由于这些患者意识清晰,妄想不荒谬,某些内容接近现实,患者无自知力,难以建立良好的医患关系,难以接受治疗,必要时经监护人同意可强制治疗。

2. 首选治疗是抗精神病药物治疗,目标是减轻症状,降低精神症状对心身状况和社会功能的影响。第一代和第二代抗精神病药物均可减轻妄想性障碍的症状,但多数患者的症状无法完全消失。在药物选择和初始剂量需权衡利弊,以免早期出现的不良反应造成治疗的中断。

3. 如果患者仍不能配合治疗,医生需要先就患者的整体情况与患者商讨,尝试改善伴随的焦虑抑郁情绪和躯体不适,鼓励患者寻求帮助,减少伤害性行为,有利于与患者达成初步的合作,为患者接受系统抗精神病药物治疗做准备。

4. 心理干预有助于建立良好的医患关系,提高治疗的依从性。

第三节 抑郁障碍

【概述】抑郁障碍(depressive disorder)是一种常见的心境障碍,可由各种原因引起,以显著而持久的心境低落为主要临床特征,且心境低落与其处境不相称,临床表现可以从闷闷不乐到悲痛欲绝,甚至发生木僵;部分病例有明显的焦虑和运动性激越;严重者可出现幻觉、妄想等精神病性症状。部分患者存在自伤、自杀行为,甚至因此死亡。抑郁障碍有反复发作的倾向,每次发作大多数可以缓解,部分可有残留症状或转为慢性。

抑郁障碍主要包括:抑郁症、恶劣心境、心因性抑郁症、脑或躯体疾病伴发抑郁、精神活性物质或非成瘾物质所致精神障碍伴发抑郁、精神病后抑郁等。值得注意的是,相当一部分最初诊断抑郁症的患者,在日后出现轻躁狂或躁狂发作,此时应诊断为双相障碍。

【诊断要点】抑郁障碍的诊断依据症状特征、疾病严重程度、病程特点和排除标准等方面进行分析和判断,目前临床以国际疾病和分类第 10 版(ICD-10)为诊断标准。

1. 抑郁发作 包括三种不同形式的抑郁发作(轻度、中度、重度)。各种形式的典型发作中,通常有心境低落、兴趣和愉快感丧失,导致劳累增加和活动减少的精力降低。也很常见的症状还有稍做事情即觉明显的倦怠。其他常见症状是:

(a) 集中注意和注意的能力降低。

(b) 自我评价和自信降低。

(c) 自罪观念和无价值感(即使在轻度发作中也有)。

(d) 认为前途暗淡悲观。

(e) 自伤或自杀的观念或行为。

(f) 睡眠障碍。

(g) 食欲下降。

轻度抑郁发作:心境低落、兴趣与愉快感丧失、易疲劳这几条通常视为最典型的抑郁症状。要做出确定的诊断,应至少存在心境低落、兴趣和愉快感丧失症状中的 2 条,再加上(a)~(g)中的至少 2 条上述所描述的症状。所有症状都不应达到重度。整个发作持续至少 2 周。

中度抑郁发作:应至少存在轻度抑郁发作中给出 3 条典型抑郁症状中的 2 条,再加上(a)~(g)至少 3 条(最好 4 条)其他症状。其中某几条症状较为显著;但如果存在的症状特别广泛,这一点也不是必需的。整个发作至少持续 2 周。

重度抑郁发作:不伴有精神病性症状应轻度和中度抑郁发作中提出的所有 3 条典型症状都应存在,并加上(a)~(g)至少 4 条其他症状,其中某些症状应达到严重的程度。但是,如激越和迟滞这类主要症状十分明显时,患者可能不愿或不能描述许多其他症状。在这种情况下,从总体上评定为重度发作也是适宜的。抑郁发作一般应持续两周,但在症状极为严重或起病非常急骤时,依据不足两周的病程做出这一诊断也是合理的。重度抑郁的患者,除了在极有限的范围内,几乎不可能继续进行社交、工作或家务活动。重度抑郁发作,伴精神病性症状应符合重度抑郁发作的标准,并且存在妄想、幻觉或抑郁性木僵。妄想一般涉及自罪、贫穷或灾难迫在眉睫的观念,患者自认对灾难降临负有责任。听幻觉常为诋毁或指责性的声音;嗅幻觉多为污物腐肉的气味。严重的精神运动迟滞可发展为木僵。若有必要,妄想或幻觉可进一步标明为与心境协调或与心境不协调。

2. 复发性抑郁障碍　反复出现抑郁发作中所标明的抑郁发作历史,不存在符合躁狂标准的心境高涨和活动过度的独立发作。抑郁发作的起病年龄、严重程度、持续时间、发作频率等均无固定规律。发作间期一般缓解完全。

3. 持续性心境障碍　表现为持续性并常有起伏的心境障碍,每次发作极少(即或有的话)严重到足以描述为轻躁狂,甚至不足以达到轻度抑郁。它们一次持续数年,有时甚至占据个体一生中的大部分时间,因而造成相当程度的主观痛苦和功能残缺。但在某些情况下,反复和单次发作的躁狂以及轻度或重度的抑郁障碍可叠加在持续的心境障碍之上。

(1) 环性心境障碍:心境持续性不稳定,包括众多轻度低落和轻度高涨的时间。

(2) 恶劣心境:基本特征为相当长时间存在的低落心境,无论从严重程度还是一次发作的持续时间,目前均不符合轻度或中度复发性抑郁障碍的标准,但过去(尤其是开始发病时)可以曾符合轻度抑郁发作的标准。通常始于成年早期,持续数年,有时终生。若在晚年发病,通常为一次独立抑郁发作的后果,与居丧或其他明显的应激有关。

【药物治疗】抗抑郁药发展迅速,常用品种多达 20 余种。部分抗抑郁药对强迫、惊恐和焦虑情绪有治疗效果。《国家基本药物目录》常用的抗抑郁药包括:阿米替林、多塞平、氯丙米嗪、氟西汀、帕罗西汀、艾司西酞普兰、文拉法辛和米氮平,详见表9-2。

表9-2 常用抗抑郁药用法、用量、主要不良反应及禁忌证

药物名称	用法与用量[a]	主要不良反应[b]	禁忌证[b]
SSRIs			
帕罗西汀[△]	口服:建议每日早餐时顿服。抑郁症:一日20mg,一日最大剂量50mg。强迫性神经症:初始剂量一日20mg,一日最大剂量60mg。社交恐怖症:一日20mg,一日最大剂量50mg。严重肾功能损害(肌酐清除率<30ml/min)或肝损害的患者,推荐每日剂量为20mg。老年患者每日最大剂量40mg	抗胆碱能反应,镇静作用较强。胃肠道反应,头痛,失眠,焦虑,性功能障碍	禁与MAOIs、氯米帕明、色氨酸等联用
艾司西酞普兰[△]	口服,可与食物同服。一次10mg,一日1次,最大剂量为一日20mg。老年患者:按照上述常规剂量的半量开始治疗,一日最大剂量不应超过10mg。患有Q-T间期延长或先天性Q-T综合征的患者禁止使用	胃肠道反应,头痛,失眠,焦虑,性功能障碍	同上
氟西汀[△]	用于治疗抑郁症,口服:一日20mg,最大日剂量60mg	胃肠道反应,头痛,失眠,焦虑,性功能障碍	同上
TCAs			
阿米替林	口服:成人常用量开始一次25mg,一日2~3次,然后根据病情和耐受情况逐渐增至一日150~250mg,一日3次,最大剂量为一日300mg。维持量一日50~150mg。老年人剂量为一日50mg,分次服或晚间顿服,可酌情减量	过度镇静,直立性低血压,抗胆碱能不良反应	严重心肝肾病
多塞平[△]	口服:开始一次25mg,一日2~3次,根据病情逐渐增加至一日100~250mg。最大剂量为一日300mg。老年人剂量应从小剂量开始,视病情酌减用量	过度镇静,直立性低血压,抗胆碱能不良反应	严重心肝肾病

药物名称	用法与用量 [a]	主要不良反应 [b]	禁忌证 [b]
氯米帕明△	口服:成人,一次 25mg,一日 2~3 次,然后根据需要和耐受性调整用量。一日不超过 150mg。老年人应减量使用	过度镇静,直立性低血压,抗胆碱能不良反应;抽搐	严重心肝肾病,癫痫
SNRIs			
文拉法辛△	口服:起始推荐剂量为一日 75mg,分 2~3 次服用(缓释制剂一日 1 次),必要时一日可增加至 225mg	胃肠道反应,血压轻度升高,性功能障碍,体重增加	禁与 MAOIs 联用
NaSSAs			
米氮平△	口服:可随水吞服,不要咀嚼。成人:有效剂量通常为一日 15~45mg。治疗起始剂量为 1 日一次,一次 15mg,而后逐步加大剂量以达最佳疗效,最大剂量为一日 45mg	镇静,口干,头晕,疲乏,体重增加,胆固醇升高,粒细胞减少(罕见),性功能障碍少见	禁与 MAOIs 联用,出现感冒症状应查血象

注:△指药品应在具备相应处方资质的医师或在专科医师指导下使用,并加强使用监测和评价。
a:中国国家处方集.北京:人民军医出版社,2010.
b:中国精神障碍防治指南丛书《抑郁障碍防治指南》。

　　除上述表格中的不良反应外,SSRIs 还会出现偏头痛和紧张性头痛,增加跌倒的风险,体重增加,与剂量相关的 Q-Tc 延长(如:艾司西酞普兰)。有以下疾病患者应慎用:癫痫(如癫痫控制不良,请避免使用,如有惊厥发作,停止使用)、心脏病、Q-Tc 延长、肝肾功能严重损害、糖尿病或血糖控制不佳、青光眼、躁狂病史、出血性疾病(尤其是胃肠道出血)或使用影响凝血功能的药物。驾驶车辆、高空作业、操纵机器者慎用。米氮平可能升高某些患者的血脂水平。对于患有较严重心血管疾病、闭角型青光眼、前列腺肥大、认知损害、癫痫和谵妄的患者不应使用 TCAs。

　　5-HT 综合征是严重的药物不良反应,与不规范使用 SSRIs、TCAs、MAOIs(如快速增量、联合使用等)、个体差异、共患躯体疾病(如肝肾疾患)等因素有关。多数急性起病,表现为震颤、激越、谵妄或冷淡、昏迷,伴有高热、出汗、心动过速、恶心、呕吐、腹泻等自主神经兴奋症状;可出现肌张力增高、腱反射亢进、肌阵挛、共济失调和癫痫发作。处理方法为停用 5-HT 能药物;支持和对症治疗。早期识别、处理得当,预后一般良好,死亡率 2.4%~12%。因病情需要,要在监测条件下,慎重使用5-HT能药物。

值得注意的是,抗抑郁药的撤药综合征发生率大约在20%,与使用药物时间较长、药物半衰期较短和个体差异有关,通常表现为流感样症状、精神症状及神经系统症状。

【注意事项】

1. 预防自杀是首要原则。对于有明确自杀倾向的患者,应及时转诊到有资质的三级综合医院或专科医院治疗。

2. 药物治疗遵循单一用药原则,应足量、足疗程治疗,以提高抑郁障碍的显效率和临床治愈率,最大限度减少病残率和自杀率。

3. 治疗采取剂量逐步递增的原则,尽可能采用最小有效量,使不良反应减至最少,以提高服药依从性。减药宜慢,突然停药可能出现胆碱能活动过度,引起失眠、焦虑、易激惹、胃肠道症状、抽动等撤药反应症状。

4. 抑郁症为高复发性疾病,目前倡导全程治疗。抑郁的全程治疗分为:急性治疗、巩固治疗和维持治疗三期。

5. 心理治疗对于减轻或缓解抑郁症状,改善患者对药物治疗的依从性,预防复发,恢复心理社会和职业功能,同样具有重要作用。

第四节 双 相 障 碍

【概述】 双相障碍(bipolar affective disorder,BD),又称双相情感障碍,一般是指临床上既有躁狂或轻躁狂发作,又有抑郁发作的心境障碍。双相障碍临床表现复杂,在情绪低落或高涨反复、交替、不规则呈现的同时,常见焦虑强迫和物质滥用,也可出现幻觉、妄想或紧张症状等精神病性症状。病程多形演变,发作性、循环往复性、混合迁延性、潮起潮落式的病程不一而足。间歇期或长或短,间歇期社会功能相对恢复正常,但也可有社会功能损害;多次反复发作之后会出现发作频率加快、病情越发复杂等现象。

双相障碍发病的原因尚不十分清楚。大量的研究资料提示遗传因素、神经生化因素和心理社会因素对本病的发生有明显影响。

【诊断要点】 本病的特点是反复(至少两次)出现心境和活动水平明显紊乱的发作,紊乱有时表现为心境高涨、精力和活动增加(躁狂或轻躁狂),有时表现为心境低落、精力降低和活动减少(抑郁)。发作间期通常以完全缓解为特征。与其他心境障碍相比,本病在两性的发病率更为接近。由于仅有躁狂的患者相对罕见,而且他们与至少偶有抑郁发作的患者有类似性(在家庭史、病前人格、起病年龄、长期预后等方面),故这类患者也归于双相。

躁狂发作通常起病突然,持续时间2周至4~5个月不等(中数约4个月);

抑郁持续时间趋于长一些(中数约 6 个月);但除在老年期外,很少超过 1 年。两类发作通常都继发于应激性生活事件或其他精神创伤,但应激的存在并非诊断必需。首次发病可见于从童年到老年的任何年龄。发作频率、复发与缓解的形式均有很大变异,但随着时间推移,缓解期有渐短的趋势。中年之后,抑郁变得更为常见,持续时间也更长。

1. 双相障碍,目前为轻躁狂诊断要点　确诊需要:目前发作符合轻躁狂的标准;及过去必须至少有一次其他情感发作(轻躁狂、躁狂、抑郁或混合性)。

2. 双相障碍,目前为不伴有精神病性症状的躁狂发作诊断要点　确诊需要:目前发作必须符合不伴精神病性症状的躁狂发作的标准;及过去必须至少有一次其他情感发作(轻躁狂、躁狂、抑郁或混合性)。

3. 双相障碍,目前为伴有精神病性症状的躁狂发作诊断要点　确诊需要:目前发作必须符合伴精神病性症状的躁狂发作的标准;及过去必须至少有一次其他情感发作(轻躁狂、躁狂、抑郁或混合性)。

4. 双相障碍,目前为轻度或中度抑郁诊断要点　确诊需要:目前发作必须符合轻度抑郁发作或中度抑郁发作的标准;及过去必须至少有一次轻躁狂、躁狂或混合性的情感发作。

5. 双相障碍,目前为不伴精神病性症状的重度抑郁发作诊断要点　确诊需要:目前发作必须符合不伴精神病性症状的重度抑郁发作的标准;及过去必须至少有一次躁狂、轻躁狂或混合性的情感发作。

6. 双相障碍,目前为伴精神病性症状的重度抑郁发作诊断要点　确诊需要:目前发作必须符合伴精神病性症状的重度抑郁发作的标准;及过去必须至少有一次躁狂、轻躁狂或混合性的情感发作。

7. 双相障碍,目前为混合状态诊断要点　患者过去至少有过一次躁狂、轻躁狂或混合性情感发作,目前或表现为混合性状态,或表现为躁狂、轻躁狂及抑郁症状的快速转换。

诊断要点:虽然双相障碍最典型的形式是交替出现的躁狂和抑郁发作,其间为正常心境分隔;但是,抑郁心境伴以连续数日至数周的活动过度和言语迫促,以及躁狂心境和夸大状态下伴有激越、精力和本能驱力降低,都并不罕见。抑郁症状与轻躁狂或躁狂症状也可以快速转换,每天不同,甚至因时而异。如果在目前的疾病发作中,两套症状在大部分时间里都很突出且发作持续至少两周,则应做出混合性双相障碍的诊断。

【药物治疗】

1. 治疗原则

(1) 安全原则:药物治疗必须在确保患者安全的情况下进行。双相障碍急性期患者往往具有冲动性、攻击性,对周围或自身安全构成一定威胁,暴力、自伤甚至自杀的风险较大。因而,对于这类病情严重的患者应选择住院治疗。此外,急性期患者往往抗拒住院或他人的照护,不服从治疗,存在逃离医院或家庭、脱离监护的风险,治疗时要妥善安置。缓解期患者,应注意药物不良的监测,使药物治疗安全稳妥。

(2) 联合用药原则:由于双相情感障碍病情的复杂性、临床现象的多相性、病程的长期性等原因,目前还没有一种药物可以完美地满足一个患者各个治疗阶段、各种临床相的所有治疗需求。因而,除了少数症状十分轻微的患者外,绝大多数双相情感障碍患者的药物治疗往往是联合用药治疗,涉及的药物包括心境稳定药、抗惊厥药、抗精神病药、抗抑郁药、抗焦虑药以及催眠药、甲状腺制剂等。需要指出的是,即便联合用药,药物种类也应宜少不宜多;同时,在联合使用的多种药物中,心境稳定剂应该是基础用药。即双相障碍的药物治疗,是以心境稳定药为基础的联合用药治疗。

(3) 综合治疗原则:在药物治疗的同时,应给予物理治疗、心理治疗等其他治疗手段,以便更有利于患者康复。

2. 心境稳定剂 心境稳定剂是指对躁狂或抑郁发作具有治疗和预防复发的作用,且不会引起躁狂或抑郁转相,或导致发作变频的药物。目前,比较公认的心境稳定剂包括碳酸锂及抗癫痫药如丙戊酸盐、卡马西平。已有大量临床研究证据显示,其他一些抗癫痫药,如拉莫三嗪、加巴喷丁,以及某些抗精神病药物,如氯氮平、奥氮平、利培酮、喹硫平、阿立哌唑和齐拉西酮等,可能也具有一定的心境稳定剂作用,可列为候选的心境稳定剂。常用心境稳定剂详见表9-3。

表9-3 常用心境稳定剂治疗应用

药物名称	用法与用量 [a]	适应证 [a]
碳酸锂[△]	成人用量按体重 20~25mg/kg 计算,躁狂症治疗剂量为 600~2 000mg/d,分 2~3 次服用,维持剂量 500~1 000mg/d;起始剂量:250mg/ 次,2~3 次 /d;最高剂量:2 000mg/d	主要治疗躁狂发作,对躁狂和抑郁交替发作的双相障碍有很好的治疗和预防复发作用,对反复发作的抑郁症也有预防发作作用,也用于治疗分裂情感性障碍
丙戊酸钠片[b]	一般剂量为每日 20~30mg/kg。整片吞服,或对半掰开服用。成人常规剂量为每日 20~30mg/kg,分 1~2 次服用。儿童服用本品时,常规剂量为每日 30mg/kg。该剂型适用于成人和体重超过 17kg 的儿童。本剂型不适合年龄小于 6 岁的儿童使用	癫痫

续表

药物名称	用法与用量 [a]	适应证 [a]
丙戊酸钠 缓释片 *	1. 癫痫适应证的用法同上。 2. 应该尽可能快地增加给药剂量。第 3 天达 1 000mg/d，第 1 周末达到 1 500mg/d。此后，可根据病情和血药浓度调整剂量，维持的剂量范围在 1 000~2 000mg/d 之间。起始剂量：500mg/d，2 次 /d；最高剂量：3 000mg/d，治疗血药浓度在 50~125μg/ml。对于 18 岁以下儿童和青年，用于治疗与双相障碍相关的躁狂的安全性和有效性尚未研究。老年患者酌情减量	①癫痫；②躁狂发作
丙戊酸 镁 *	起始剂量：250mg，2 次 /d，根据病情及血药浓度逐渐加量，最高剂量：1.6g/d	①癫痫；②躁狂发作，也可用于双相情感障碍相关的躁狂发作的治疗
拉莫三 嗪 [b]	单药治疗 12 岁以上患者，本药单药治疗的初始剂量是 25mg，1 次 /d，最佳疗效的维持剂量为 100~200mg/d，每日一次或分两次给药	癫痫
卡马西 平 [b]	起始剂量：0.1g/ 次，2~3 次 /d；第 2 日后每日增加 0.1g 最高剂量：1.2g/d	抗惊厥
	起始剂量：0.2~0.4g/d；以后每周逐渐增加至最高剂量：1.6g/d，一般分 3~4 次服用	躁狂发作或抗精神病

注：△指药品应在具备相应处方资质的医师或在专科医师指导下使用，并加强使用监测和评价。
* 指药物非《国家基本药物目录》内。
a：中国国家处方集 . 北京：人民军医出版社，2010.
b：非适应证用药。

3. 苯二氮䓬类药物　苯二氮䓬类药物中的劳拉西泮和氯硝西泮具有抗躁狂作用，临床上在躁狂发作治疗的早期阶段，常与心境稳定剂短暂联合使用，以控制兴奋、激惹、攻击等急性症状，在心境稳定剂的疗效产生后即可停止使用。这些药物并不属于心境稳定剂，不能预防复发，且长期使用可能出现药物依赖。

4. 第一代抗精神病药物　用于具有兴奋、激越、攻击或精神病性症状的急性躁狂或混合发作患者，及伴有精神病性症状的抑郁发作患者，也可在治疗早期阶段短期与心境稳定剂联合使用。第一代抗精神病药中的氯丙嗪和氟哌啶醇能较快地控制躁狂发作的精神运动性兴奋，且效果较好。治疗剂量应视病情严重程度及药物不良反应而定。病情严重者可肌内注射氯丙嗪，每日 100~150mg，分 1~2 次给药；或用氟哌啶醇肌内注射，每日 2~3 次，每次

5~10mg。氟哌啶醇可能增加锂盐的神经毒性作用,两药大剂量合用可引起严重的神经系统症状、高热、意识障碍和可逆性脑损害。合用时血锂浓度的安全上限为1.0mmol/L。联合第一代抗精神病药可能影响认知功能,诱发抑郁,因此不宜长期维持用药。

5. 增效剂的应用与药物的联合治疗 对于难治性双相障碍患者,特别是难治性双相快速循环发作患者,候选的心境稳定剂、钙通道拮抗剂、甲状腺素、5-HT$_{1A}$受体拮抗剂(如丁螺环酮)等,可考虑作为增效剂与心境稳定剂联用。

【注意事项】

1. 首先治疗时患者的安全必须得到保证,临床医生需要判断患者是否应住院治疗。住院的指征是:有自伤、自杀和伤人等危险;患者总体能力下降致使不能进食且回避环境;症状迅速恶化,如高度兴奋、冲动、自伤等严重损害自身和危及他人等行为;缺少或丧失家庭和社会支持系统的支持。

2. 目前国产的丙戊酸钠尚没有治疗双相障碍的适应证,应当引起注意。卡马西平由于不良反应严重,临床已较少使用。

3. 在双相障碍治疗中,应用抗抑郁药可能诱发躁狂或轻躁狂发作,或使循环频率增加,或促发快速循环发作而使治疗更加困难。

4. 双相障碍几乎终生以循环方式反复发作,其发作的频率远较抑郁障碍为高,尤以快速循环病程者为甚。因此,双相障碍常是慢性过程障碍,其治疗目标除缓解急性期症状外,还应坚持长期治疗原则以阻断反复发作。

第五节 焦虑障碍

【概述】焦虑障碍(anxiety disorder),是以焦虑综合征为主要临床表现的一组精神障碍。主要表现为精神症状和躯体症状。精神症状是指一种提心吊胆、恐惧和忧虑的内心体验伴有紧张不安;躯体症状是在精神症状基础上伴发自主神经系统功能亢进症状,如心慌、胸闷、气短、口干、出汗、肌紧张性震颤、颜面潮红或苍白等。

临床上常见的焦虑障碍主要有惊恐障碍、广泛性焦虑等。惊恐障碍是一种以反复的惊恐发作为主要原发症状的急性严重焦虑障碍。惊恐发作并不局限于任何特定的情境,具有不可预测性。广泛性焦虑障碍是指一种以缺乏明确对象和具体内容的提心吊胆及紧张不安为主的焦虑障碍,并有显著的自主神经症状、肌肉紧张及运动性不安。患者因难以忍受又无法解脱而感到痛苦。焦虑障碍发病原因和机制的研究目前主要涉及心理社会因素和生物学因素两大方面。

【诊断要点】

1. 广泛性焦虑障碍诊断要点　一次发作中,患者必须在至少6个月内的大多数时间存在焦虑的原发症状。

(1) 忧虑(担心未来,感到"紧张不安",注意力难以集中等);

(2) 运动性紧张(坐卧不宁、头痛、震颤、无法放松);

(3) 自主神经活动亢进(出汗、心悸、呼吸急促、上腹不适、头晕、口干等)。

2. 惊恐障碍诊断要点　应在大约1个月之内存在几次严重的自主性焦虑。

(1) 发作出现在没有客观危险的环境;

(2) 不局限于已知的或可预测的情境;

(3) 发作间期基本没有焦虑症状(尽管预期性焦虑常见)。

注:与ICD-10相比,ICD-11焦虑障碍的诊断要点变化不大。ICD-11规定广泛性焦虑障碍与其他焦虑及恐惧相关障碍及强迫症可以共存,但鉴于广泛性焦虑障碍与抑郁症存在广泛的症状重叠,仅当超出抑郁发作或其他明显抑郁症状、足以满足GAD诊断需求的焦虑症状出现时,才可以做出GAD的附加诊断。

ICD-11中表述为惊恐发作是患者暴露于忧惧焦点刺激时发生的反应,发生惊恐发作的疾病包括但不限于大多数的焦虑及相关障碍(如强迫症、躯体形式障碍)及某些压力相关障碍(如创伤后应激障碍)。该限定词的使用以治疗为指向,聚焦于多种疾病背景下的惊恐发作,而当惊恐发作完全可以用"惊恐障碍"的诊断解释时不使用"伴惊恐发作"的限定词。

【药物治疗】

1. 治疗原则

(1) 诊断确切:根据焦虑障碍的不同亚型和临床特点选择用药。

(2) 考虑到患者可能合并躯体疾病、药物相互作用、药物耐受性、有无并发症等情况,应因人而异施以个体化的合理用药。

(3) 对于妊娠和哺乳期间的用药治疗应特殊关注。如果妊娠或哺乳期间接受药物治疗,必须权衡胎儿和婴儿暴露于药物的潜在风险与母亲不用药的内在风险。

(4) 注意苯二氮䓬类药物依赖,如反跳性失眠症、记忆受损和停药综合征,尤其老年人服药后由于机体运动功能受损,很容易摔倒。与长半衰期药物比较,短、中半衰期药物更容易导致戒断反应、反跳和依赖。

(5) 一般不主张联用两种以上的抗焦虑药,应尽可能单一用药,用足量、足疗程治疗,可联用两种作用机制不同的抗焦虑药物。

(6) 治疗期间密切观察病情变化和不良反应。

(7) 治疗前向患者及其家属告知药物性质、作用、可能发生的不良反应及对策。

（8）非典型抗精神病药被推荐用于焦虑障碍的二线或三线治疗，最好和一线抗抑郁药联用，同时权衡糖尿病、体重增加等不良反应与在焦虑障碍早期治疗过程中的疗效，尤其氯氮平和奥氮平。

2. 常用药物

（1）常用抗焦虑药物详见表9-4、表9-5。

表9-4　苯二氮䓬类药物治疗应用

药物名称	用法与用量 [a]	适应证 [a]
阿普唑仑	起始剂量：0.4mg/次，3 次 /d；最高剂量：4mg/d	抗焦虑
	0.4~0.8mg，睡前服	镇静催眠
	0.4mg，一日 3 次，用量按需递增，最高剂量：10mg/d	抗惊恐
艾司唑仑	1~2mg，3 次 /d；最高剂量：6mg/d	镇静
	1~2mg，睡前服	催眠
	2~4mg，3 次 /d；最高剂量：12mg/d	抗癫痫、抗惊厥
地西泮	2.5~10mg，2~4 次 /d；最高剂量：40mg/d	抗焦虑
	2.5~5mg，3 次 /d；最高剂量：15mg/d	镇静
	5~10mg 睡前服	催眠
	起始剂量：10mg，3~4 次 /d。最高剂量：40mg/d；以后按需要减少到一次 5mg，一日 3~4 次	急性酒精戒断
	起始 10mg，以后按需每隔 3~4 小时加 5~10mg；24 小时总量以 40~50mg 为限	镇静、催眠或急性酒精戒断
	开始静脉注射 10mg，每隔 10~15 分钟可按需增加甚至达最大限用量	癫痫持续状态和严重频发性癫痫
	5~10mg，3 次 /d；最高剂量：30mg/d	癫痫
氯硝西泮△	0.5mg/ 次，3 次 /d；成人最高量 20mg/d；疗程应不超过 3~6 个月	各型癫痫
劳拉西泮	2~6mg/d，分次服用，每日剂量可在 1~10mg 间调整。对于焦虑症状，大部分患者初始剂量为 2~3mg/d，2~3 次 /d。由于焦虑或暂时性情景压力引起的失眠患者，每日剂量为 2~4mg 入睡前单次口服	适用于焦虑障碍的治疗或用于缓解焦虑症状以及与抑郁症状相关的焦虑的短期治疗
咪达唑仑△	起始剂量：7.5mg，1 次 /d；剂量范围 7.5~15mg；治疗期限以数天至 2 周为宜	失眠症的短期治疗

注：△表示药品应在具备相应处方资质的医师或在专科医师指导下使用，并加强使用监测和评价。

a：中国国家处方集 . 北京：人民军医出版社，2010.

表 9-5　其他抗焦虑药物治疗应用

药物名称	用法与用量 [a]	适应证 [a]
丁螺环酮	起始剂量:5mg,2~3 次 /d;第 2 周可加至 10mg,2~3 次 /d;常用治疗剂量 20~40mg/d	各种焦虑症
坦度螺酮	10mg,3 次 /d;最高剂量:60mg/d	各种神经症所致的焦虑状态,如广泛性焦虑症;原发性高血压、消化性溃疡等躯体疾病伴发的焦虑状态

注:a,中国国家处方集.北京:人民军医出版社,2010.

(2) 抗抑郁药物:目前临床使用的抗抑郁药物几乎都有抗焦虑作用,主要包括 SSRIs、SNRIs、NaSSAs 等(详见本章第三节"抑郁障碍"部分)。

(3) 其他:如 β 受体拮抗剂,普萘洛尔等药物联合抗焦虑药物或者抗抑郁药物,可对治疗焦虑起到增效作用。

【注意事项】

1. 服用苯二氮䓬类药物不宜驾驶机动车辆或操作大型机械,以免发生意外事故。

2. 苯二氮䓬类药物大多可以通过胎盘,有增加胎儿致畸的危险。

3. 老年体弱、儿童、肝病和低蛋白血症患者,对苯二氮䓬类药物的中枢性抑制较敏感。注射给药时容易引起呼吸抑制、低血压、肌无力、心动过缓等。

4. 下列情况应慎用苯二氮䓬类药物　①中枢神经系统处于抑制状态的急性酒精中毒;②昏迷或休克时注射地西泮可延长清除半衰期;③有药物滥用或成瘾史;④肝、肾功能损害;⑤伴呼吸困难的重症肌无力患者的病情可加重;⑥急性或隐性发生闭角型青光眼发作,因本类药可能有抗胆碱效应;⑦严重慢性阻塞性肺部病变,可加重通气衰竭。

5. 不宜长期大量使用苯二氮䓬类药物,避免成瘾。长期使用本药,停药前应逐渐减量,不要骤停。

第六节　强迫性障碍

【概述】强迫性障碍(obsessive compulsive disorder,OCD)是一种终身患病率较高的精神障碍,其基本特征是一种以反复持久出现的强迫思维或者强迫动作。强迫思维是以刻板形式反复进入患者头脑内的观念、表象或者冲动,它们几乎总是令人痛苦的。患者往往试图抵制,但不成功。强迫动作是反复出现的刻板行为。从根本上讲,这些行为既不能给人愉快,也无助于完成有意义的任务。在病程漫长的病例,抵制可能十分微弱。本病往往存在自主性焦虑症状;不过,不伴明显自主神经兴奋的内在紧张或心理紧张的痛苦感也很常见。强迫症状,特别是强迫思维,与抑郁有密切关系。强迫性障碍在两性发生率相同,患者的人格常带有突出强迫反应性特征。发病多在童年或成年早期;病程多变。若不存在明显的抑郁症状,转变为慢性的可能性更大。强迫性障碍的发生与生物、心理和社会因素有关。

【诊断要点】

1. 症状特点

(1) 本病必须来源于患者自己的思维或冲动;

(2) 本病必须至少有一种思维或动作仍在被患者徒劳地加以抵制,即使患者不再对其他症状加以抵制;

(3) 实施动作的想法本身是令人不愉快的(单纯为缓解紧张或焦虑不视为这种意义上的愉快);

(4) 想法、表象或冲动必须令人不快地一再出现。

2. 时间标准　必须在连续两周的大多数日子里出现。

3. 程度标准　影响社会生活。

4. 临床分型

(1) 以强迫思维或穷思竭虑为主:可表现为观念、心理表象或行为的冲动。内容可有很大变异,但几乎总是令患者痛苦。有时涉及的观念完全没有意义,这种对选择考虑的决断不能,也是许多其他强迫仪式的一个重要特点,并往往伴有对日常生活的细节无法作出必要的决定。

(2) 以强迫动作(强迫仪式)为主:大多数强迫动作涉及清洗,反复检查以防范潜在的危险情保持有序和整洁。外在行为所隐含的是害怕或害怕自己遇到危险,或害怕自己引起危险。强迫仪式动作可占去一天中的数小时,有时还伴有明显的犹豫不决和行事迟缓。

(3) 混合性强迫思维和动作:多数强迫障碍患者同时有强迫思维及强迫行为的表现,如果两组表现突出程度等同,则采用这一诊断。

注:ICD-11 中强迫障碍的诊断要点保留了 ICD-10 的主要特点,即存在强迫思维和 / 或强迫动作,并将强迫思维定义为反复的、持续的、侵入性和不必要的想法(如与污染相关)、表象(如暴力场景)或冲动 / 渴望(如想刺伤某人),通常伴有明显焦虑;将强迫动作定义为反复的行为(如清洁、检查)或精神活动(如反复默念词语),个体往往感觉强迫动作是为应对强迫思维而被迫根据严格规则执行,或需要达到"完美"的感觉。

ICD-11 不再强调诊断所需要的最短病程,而是更注重强迫症状的日常耗时性(例如,每天至少花费 1 小时),并造成了痛苦,以及个人、家庭、社会、学业、事业或其他重要领域的功能损害。

ICD-10 对强迫障碍的说明仅将其划分为 3 种类型:以强迫思维或穷思竭虑为主、以强迫动作或强迫仪式为主、混合性强迫思维和动作。但在临床上,大多数强迫障碍患者是强迫思维与强迫动作并存,且这种分类方法也无法预测临床治疗方案的有效性,因此 ICD-11 将其删除。

【药物治疗】药物治疗和心理治疗均是强迫症的有效治疗方法。病情较重,伴有躯体疾病或其他精神疾病,先前对药物治疗反应良好,不能配合心理治疗或者无法获得心理治疗,愿意采用并且可以获得药物治疗效果时,推荐适宜的治疗药物。

(1) 一线治疗药物:选择性 5- 羟色胺再摄取抑制剂 SSRIs 如舍曲林、氟西汀、氟伏沙明和帕罗西汀,是国家药品监督管理部门批准治疗强迫症的药物。长期治疗经急性期治疗有效的患者,有效率逐渐提高,显著降低强迫症患者的复发风险。

(2) 二线治疗药物:三环类药物氯米帕明、SSRIs 药物中的西酞普兰和艾司西酞普兰。

(3) 三线以及增效治疗药物:第 2 代抗精神病药是最常用且增效作用确切的药物。根据抗精神病药增效治疗依据排序,依次为利培酮(0.5~6mg/d)、阿立哌唑(5~20mg/d)、氟哌啶醇(2~10mg/d)、奥氮平(2.5~10mg/d)、喹硫平(150~450mg/d)。不推荐氯氮平增效治疗强迫症。

【注意事项】

1. 药物治疗联合心理治疗的综合治疗方法疗效优于单一的药物治疗或心理治疗,特别是病情严重、经单一方法治疗无效、共患其他精神疾病或者不愿意长期接受药物治疗的患者,综合治疗是患者的最佳选择。

2. 全病程治疗,制定急性期和长期预防复发的治疗计划。急性期治疗需要足量药物治疗 10~12 周,有效的患者维持药物治疗 1~2 年,可显著降低复发风险。尽可能单一药物治疗,经一线二线药物治疗无效的患者,可考虑增效药物。

3. 治疗采取剂量逐步递增的原则,缓慢滴定的时间,通常持续 2~4 周。

4. 强迫症药物治疗的疗效与剂量相关,往往需要较高的治疗剂量(长高于药物治疗抑郁障碍或者其他焦虑障碍所用剂量)并持续足够的时间。

5. 突然停药或减量过快,可能会发生停药反应。应采取逐渐减量的策略,每 1~2 个月减掉药物治疗剂量的 10%~25%。

6. 停药后可以换为认知行为治疗(CBT)长期治疗,继续长期治疗,可进一步降低复发风险。

第七节 分离(转换)障碍

【概述】分离(转换)障碍,原称为癔症(hysteria)或"歇斯底里"。是指一种以分离症状(部分或完全丧失对自我身份识别和对过去的记忆)和转换症状(在遭遇无法解决的问题和冲突时产生的不快心情,以转化成躯体症状的方式出现)为主的精神障碍。这些症状没有可证实的器质性基础,患者可具有癔症性人格基础,起病常受心理社会(环境)因素影响,病程多反复迁延。常见于青春期和更年期,女性较多见。

【诊断要点】确诊必须存在以下各点:

(1) 在分离(转换)障碍中分别标明的各种障碍的临床特征。

(2) 不存在可以解释症状的躯体障碍的证据。

(3) 有心理致病的证据,表现在时间上与应激性事件、问题或紊乱的关系有明确的联系(即使患者否认这一点)。

有时虽高度怀疑,却难以找到心理致病的有力证据。若存在已知的中枢或外周神经系统的障碍,作分离性障碍的诊断时应格外慎重。如果没有心理致病的证据,诊断应为暂时诊断,而且应继续从生理和心理两方面进行探究。

1. 分离性遗忘 主要特点是记忆丧失,通常为重要的近期事件,不是由器质性精神障碍所致,遗忘范围之广也不能用一般的健忘或疲劳加以解释。遗忘通常为部分性和选择性的,一般都围绕着创伤性事件。遗忘的程度和完全性每天有所不同。

(1) 对于具有创伤或应激性质的近期事件存在部分或完全遗忘(也许只有找到其他知情人时才能掌握这方面的情况)。

(2) 不存在脑器质性障碍、中毒或过度疲劳。

2. 分离性漫游 具有分离性遗忘的所有特征,同时还有离家或离开工作单位表面上有目的的游历,游历期间保留部分或全部自我照顾能力。在有些病例,可采取一种新的身份。一般只持续几天,偶尔持续更长时间,且新的身份达到令人惊异的程度。安排的旅行可能是前往已知的并有情绪意义的地方。虽然对神游期存在遗忘,但在不知情的旁观者看来,患者在这段时间里的行为可显得完全正常。

(1) 分离性遗忘的特征。

(2) 超出日常范围的有目的的旅行(必须由具备本地知识的人就漫游和旅游作出鉴别)。

(3) 保持基本的自我照顾(如进食、洗漱等),并能与陌生人进行简单的社会交往(如买票、加油、问路或点菜等)。

3. 分离性木僵 患者的行为符合木僵的标准,但检查和询问找不到躯体原因的证据。

木僵诊断的依据是自发运动以及对声、光、触等外界刺激的反应消失或极度减少,患者在长时间里几乎一动不动地坐着或躺着,完全或几乎没有言语及自发的有目的运动。虽可存在一定程度的意识紊乱,但肌张力、姿势、呼吸、有时睁眼、协调的眼部运动均表明患者既非处于熟睡之中,也不是无意识状态。

(1) 如上所述的木僵。

(2) 不存在可对木僵作出解释的躯体障碍或其他精神科障碍。

(3) 有近期发生过应激性事件或目前存在问题的证据。

4. 出神与附体障碍 本障碍表现为暂时性地同时丧失个人身份感和对周围环境的完全意识。某些病例,患者的举动就像是已被另一种人格、"精灵""神"或"力量"所代替。注意和意识仅局限于或集中在密切接触的环境的一两个侧面,常有局限且重复的一系列运动、姿势、发声。本处包含的出神状态是指不由自主、非人所愿的,以及发生于宗教或其他文化上认可的外在处境下(或这类处境的延续)的妨碍日常活动者。

5. 分离性运动和感觉障碍 在这些障碍中存在着运动丧失或运动功能受妨碍,或感觉丧失(常为皮肤感觉),但找不到可解释症状的躯体疾患。所见症状常反映出患者关于躯体障碍的概念,与生理和解剖学原理并不相符。此外,通过对患者精神状态和社会处境的评定,通常可以发现,功能丧失所致的残疾有助于患者逃避不愉快的冲突,或是间接反映出患者的依赖或怨恨。虽然他人能很清楚地看到所存在的问题和冲突,患者对此一概否认,他们把所有痛苦都归咎于症状或症状引起的残疾。

分离性运动和感觉障碍,对于神经系统疾病患者,或家庭和社会关系正常及既往适应良好的个体,作这一诊断时,应极为慎重。

确诊需要:①不存在躯体障碍的证据;②对患者的心理社会背景及人际关系应充分了解,从而有可能对障碍形成原因作出有说服力的推断。

在精神分裂症或重度抑郁等重性精神障碍中也可见孤立的分离性症状,但上述重性精神障碍通常很突出,在诊断上应优先于分离性症状。

蓄意模仿的运动和感觉丧失一般很难与分离性障碍鉴别。决断有赖于细致的观察及对患者的全面了解,包括人格、发病所在环境、康复或持续残疾各是什么后果。

(1) 分离性运动障碍:分离性运动障碍是常见的形式,表现为一个或几个肢体的全部或部分丧失运动能力。瘫痪可为部分性的,即运动减弱或运动缓慢;也可为完全性的。可有突出的各种形式和程度不等的共济失调,尤以双腿多见,引起离奇的姿势或不借扶助不能站立。也可有一个或多个肢端或全身的夸张震颤。表现为近似于以下疾病的任何形式,共济失调症、失用症、运动不能症、构音困难、异常运动、瘫痪。包含心因性失音症,心因性发声困难。

(2) 分离性抽搐:分离性抽搐(假性抽搐)在运动方面可与癫痫的抽搐十分近似,但咬舌、严重摔伤、小便失禁等表现在分离性抽搐中很罕见。不存在意识丧失,而代之以木僵或出神状态。

(3) 分离性感觉麻木和感觉丧失:皮肤麻木区域的边界表明,它更接近患者关于躯体功能的概念,而与医学知识不符。也可有不能用神经系统病灶解释的在不同感觉形式上有的丧失有的不丧失。感觉丧失可伴感觉异常的主诉。

视觉丧失在分离性障碍中很少是完全的,视觉障碍多表现为丧失视觉敏锐性、整个视野模糊,或"管状视野"。患者虽有视觉丧失的主诉,却惊人地保留着完好的整个活动能力与运动表现。

分离性耳聋和嗅觉丧失比视觉丧失少见得多,包含心因性耳聋。

(4) 混合性分离(转换)障碍。

(5) 其他分离(转换)障碍。

(6) 分离(转换)障碍,未特定。

注:1. 相对于 ICD-10,ICD-11 对本类疾病的相有较大调整

(1) 在 ICD-10 诊断系统中,分离性障碍曾被称为分离转换性障碍,ICD-11 不再纳入转换障碍。

(2) ICD-10 的分离转换性障碍范畴较局限,主要指部分或完全丧失了对过去的记忆、身份意识、即刻感觉及身体运动控制 4 个方面的正常整合。ICD-11 则扩展到包括记忆、思想、身份、情感、感觉、知觉、行为或身体控制等多个方面。

(3) 删除刚塞综合征,删除见于儿童和青少年的短暂的分离转换性障碍。

(4) ICD-10 分离转换性障碍各亚型诊断未提出功能性损害标准,ICD-11 诊断要点均强调所引起症状足够严重,严重损害个人、家庭、社会、教育、职业及其他重要领域功能。

2. ICD-11 分离性障碍的亚型诊断变化

(1) 分离性神经症状障碍:ICD-10 中分离性运动障碍、分离性抽搐、分离性感觉麻木和感觉缺失、分离性木僵属于独立诊断,而 ICD-11 中将这 4 种分离性障碍合并为分离性神经症状障碍。

(2) 分离性遗忘:ICD-11 在 ICD-10 诊断依据基础上指出,在其他分离性障碍(如分离性身份障碍)或其他精神障碍(如复杂性创伤后应激障碍)疾病中所表现出的记忆缺失不可再诊断为分离性遗忘,不再应用分离性漫游诊断,漫游以标注的形式存在于分离性遗忘诊断中,即诊断分离性遗忘,需注明是否

伴有漫游。

(3) 人格解体与现实解体障碍:ICD-10 中人格解体与现实解体障碍归类于其他神经症性障碍,而 ICD-11 将其归类为分离性障碍。

(4) 出神障碍与附体出神障碍:ICD-10 中作为一个诊断存在,叙述较为笼统,临床适用性差。ICD-11 对其临床特征分别表述,出神障碍患者通常表现出重复一系列局限运动、姿势、发声等相对简单的行为,这些行为通常自主发生,不受个体控制,也非为外界力量所控制;附体出神障碍患者则常表现为一些更为复杂的行为,这些行为由某些"神""力量""灵体"等所控制。

(5) 复杂性分离闯入障碍:ICD-11 首次将其作为独立诊断单元纳入。诊断要点为①拥有 2 种或 2 种以上整合不良的分离身份,每种分离性身份均有其特有的经历、感知、构想等;②优势身份持续而频繁地闯入其他分离性身份的某些成分,即使这些身份不能完全控制个体的意识或行为;③闯入症状多为不愉快的,此时个体可能会,也可能不会意识到闯入症状与其他分离性身份有关;④闯入症状可能与创伤经历再现有关;⑤复发性分离闯入障碍通常与严重或慢性创伤性事件有关。

(6) 分离性身份障碍:ICD-11 将其作为独立的诊断单元,诊断要点为①2 种或更多的未充分整合的分离性身份,每种身份具有其特征性的经历、感知、构想等;②至少有 2 种身份相对完善,每种身份均有一套独立的感觉、情感、思维、记忆和行为;③症状不能更好地由其他精神行为障碍所解释;④症状足够严重可严重损害个体、家庭、社会、教育、职业及其他领域功能。

【药物治疗】 主要是对症治疗。针对焦虑抑郁可给予相应的抗抑郁和抗焦虑药物治疗;对于精神病性症状或兴奋躁动的患者可给予抗精神病药物治疗。对分离性情感暴发、抽搐发作或精神病的状态,可肌内注射或静脉注射抗精神病药物、抗焦虑药物,使患者能安静入睡。醒后发作性症状常可控制,可改用小剂量口服制剂。

【注意事项】

1. 分离是对创伤的急性反应中的常见成分,分离性漫游症、失忆症及身份障碍经常有创伤性病因。

2. 对分离性障碍的主要治疗涉及不同的心理治疗,包括催眠、创伤-相关心理治疗及认知治疗。

3. 常见的需要治疗的共患精神障碍包括抑郁、物质滥用障碍以及边缘型人格障碍。

4. 服用抗精神病药物对分离症状基本无效,对于控制冲动行为,其疗效不一。使用抗精神病药物治疗前应充分评估利弊,注意抗精神病药物副作用,尤其是迟发性运动障碍。

第八节　失眠障碍

【概述】失眠障碍(insomnia disorder)是最常见的睡眠障碍,是以频繁而持续的入睡困难或睡眠维持困难,并导致睡眠满意度不足为特征的睡眠障碍。失眠障碍可孤立存在或者与精神障碍、躯体疾病或物质滥用共病,可伴随多种觉醒时功能损害。

严重的睡眠紊乱程度方可诊断失眠障碍,主要依赖于个体的主观感受,并且该程度是否足以引起临床关注因不同年龄而异。目前普遍认为,在儿童和青年成人中,睡眠潜伏期或入睡后觉醒时间大于20分钟则可被认为是临床上显著的睡眠紊乱。而在中老年人群中,该标准则为大于30分钟。一般认为比预期的起床时间早醒30分钟并引起总睡眠时间减少(与患病前的一般睡眠情况比较)则可视为早醒。

【诊断要点】为了确诊,下列临床特征是必需的:

1. 主诉或是入睡困难,或是难以维持睡眠,或是睡眠质量差。

2. 这种睡眠紊乱每周至少发生3次并持续1个月以上。

3. 日夜专注于失眠,过分担心失眠的后果。

4. 睡眠量和/或质的不满意造成了明显的苦恼或影响了社会及职业功能。

注:ICD-11中失眠障碍诊断要点与ICD-10一致。

【药物治疗】

1. 药物治疗原则

(1) 在病因治疗、认知行为治疗(CBT-I)和睡眠健康教育的基础上,酌情给予催眠药物。

(2) 用药剂量遵循个体化原则,小剂量开始给药。

(3) 给药原则:按需、间断、足量。每周服药3~5天而不是连续每晚用药。需长期药物治疗的患者宜“按需服药”,即预期入睡困难时,镇静催眠药物在上床前5~10分钟服用;上床30分钟后仍不能入睡时服用;比通常起床时间提前≥5小时醒来,且无法再次入睡时服用。

(4) 疗程:应根据患者睡眠情况来调整用药剂量和维持时间,短于4周的药物干预可选择连续治疗;超过4周的药物干预需要每个月定期评估。

2. 美国睡眠医学会(AASM)对于失眠症患者在单独或联合使用药物治疗时,推荐的一般用药顺序如下。

(1) 短、中效的苯二氮䓬受体激动剂(BzRAs)或褪黑素受体激动剂(如雷美替胺)。

（2）其他 BzRAs 或褪黑素受体激动剂。

（3）具有镇静作用的抗抑郁剂（如曲唑酮、米氮平、氟伏沙明、多塞平），尤其适用于伴有抑郁和／或焦虑症的失眠患者。

（4）抗精神病药物不作为首选药物使用，仅适用于某些特殊情况和人群。

3. 常用非苯二氮䓬类药物详见表 9-6，苯二氮䓬类药物详见表 9-4。

表 9-6　常用非苯二氮䓬类药物治疗应用

药物名称	用法与用量 [a]	适应证 [a]
唑吡坦	10mg，临睡前或上床后服用；治疗持续时间最长不超过 4 周，包括逐渐减量期，不建议长期使用；老年患者或肝功能不全患者应减为 5mg/d	限用于下列情况下严重睡眠障碍的治疗：①偶发性失眠症；②暂时性失眠症
佐匹克隆	7.5mg，临睡时口服；老年人最初临睡时服 3.75mg，必要时 7.5mg；肝功能不全者，服 3.75mg 为宜	各种失眠症
扎来普隆 *	可直接吞服，也可用少量水分散后服用；一次 5~10mg，睡前服用或入睡困难时服用	入睡困难的失眠症的短期治疗

注：* 表示药品非《国家基本药物目录》内。

a，中国国家处方集．北京：人民军医出版社，2010.

4. 心理治疗　认知行为治疗被认为是失眠障碍的一线治疗方案。

【注意事项】

1. 特殊人群　儿童、孕妇、哺乳期妇女、肝肾功能损害、重度睡眠呼吸暂停综合征、重症肌无力患者不宜服用催眠药物治疗。

2. 其他见本章第五节"焦虑障碍"的注意事项。

第九节　痴　呆

【概述】痴呆（dementia）是指由于神经退行性变、脑血管病变、感染、外伤、肿瘤、营养代谢障碍等多种原因引起的，以记忆、学习、定向、理解、判断、计算、语言、视空间功能、分析及解决问题的能力等认知功能缺损为主要临床表现，并导致患者日常生活、社会交往和工作能力明显减退的综合征。患者意识是清晰的，在 DSM-5 中痴呆被描述为"神经认知障碍"。

本综合征最常见的类型是阿尔茨海默病（Alzheimer disease，AD），占所有痴呆的 50%~70%。血管性痴呆（vascular dementia，VaD）是第二大类型，占 10%~25%。引起痴呆的疾病种类繁多，按是否为变性病分为变性病和非变性病痴呆，前者主要包括阿尔茨海默病（AD）、路易体痴呆、帕金森病痴呆和额颞叶变性等；后者包括血管性痴呆（VD）、正常压力性脑积水，还包括其他继发疾病,如感染、炎症、外伤、肿瘤、营养代谢障碍等引起的痴呆。按病变部位可分为皮质性痴呆、皮质下痴呆、皮质和皮质下混合性痴呆以及其他痴呆,皮质性痴呆以记忆障碍、失认、失用和失语等表现比较突出,皮质下痴呆以思维与运动缓慢、执行功能障碍,以及人格和情感改变比较突出。

痴呆患者经常出现幻觉、妄想、抑郁、激越、躯体和言语性攻击及睡眠障碍等症状,称之为痴呆精神行为症候群(behavioral and psychological symptoms of dementia,BPSD)。BPSD 患病率较高,超过 50%。BPSD 可出现在痴呆病程中的任何阶段,其可加重患者的社会生活功能障碍,给患者本人、家属和照料者造成较大的心理痛苦,影响生活质量,增加了医疗和照护负担,这往往也是患者接受住院治疗的主要原因,是痴呆临床治疗的重点和难点。

【诊断要点】目前临床常用诊断体系,包括美国精神病学会的《精神障碍诊断与统计手册》(第 5 版)(DSM-5)、美国国立神经病语言障碍和卒中研究所 - 老年性痴呆及相关疾病协会(NINCDS-ADRDA)、ICD-10 和 CCMD-3。本节主要介绍 ICD-10 的诊断要点。

1. 阿尔茨海默病　阿尔茨海默病是一种病因未明的原发性退行性大脑疾病,具有特征性神经病理和神经化学改变,常常潜隐起病,在几年的时间内缓慢进展,这段时间可短至 2 年或 3 年,但偶尔也可持续相当长的时间。起病可在成年中期或更早,但老年期的发病率更高。在 65~70 岁之前起病的病例往往有类似痴呆的家族史、疾病的进展较快和明显额叶或顶叶损害的特征,包括行为异常、失语和失用等。起病较晚的病例疾病进展速度相对较慢,以较广泛的高级皮质功能损害为特征。此外,唐氏综合征患者极易患阿尔茨海默病。

诊断要点:下列是确诊的基本条件。

(1) 存在如上所描述的痴呆。

(2) 潜隐起病,缓慢退化,通常难以指明起病的时间,但他人会突然察觉到症状的存在。疾病进展过程中会出现明显的高台期。

(3) 无临床依据或特殊检查的结果能够提示精神障碍是由其他可引起痴呆的全身性疾病或脑的疾病所致(例如:甲状腺功能低下、高血钙、维生素 B_{12} 缺乏、烟酸缺乏、神经梅毒、正常压力脑积水或硬膜下血肿)。

(4) 缺乏突然性、卒中样发作,在疾病早期无局灶性神经系统损害的体征,如轻瘫、感觉丧失、视野缺损及运动协调不良(但这些症状可以在疾病晚期阶段出现)。

阿尔茨海默病诊断标记物是目前研究的热点问题。皮质萎缩、淀粉样蛋白为主的老年斑和异常磷酸化 tau 蛋白聚集的神经纤维缠结,是阿尔茨海默病病理诊断的特征性标志。因此,脑正电子发射成像断层扫描(PET)上出现广泛老年斑显影和脑脊液(CSF)中淀粉样蛋白 Aβ1-42 水平降低可能有确诊价值。核磁共振扫描中海马和颞顶叶皮质萎缩,在氟脱氧葡萄糖正电子发射成像断层扫描(FDG-PET)中颞顶叶代谢降低,为神经损伤提供了证据。对于早期发生的常染色体显性遗传案例,可能涉及下列已知家族性阿尔茨海默病致病基因之一的突变,淀粉样前体蛋白(APP)、早老素1(PSEN1)或早老素2(PSEN2)。载脂蛋白E4不能作为诊断标记物,因为它只是风险因素,对于疾病的出现既不是必要条件也不是充分条件。

在部分病例中,阿尔茨海默病的特点和血管性痴呆的特点会同时出现,这些病例应作双重诊断。如果血管性痴呆发生在阿尔茨海默病之前,则根据临床表现也许无法做出阿尔茨海默病的诊断。

2. 血管性痴呆 早期可能会伴有头晕、头痛等神经系统症状,眼底可有视网膜动脉硬化的征象。精神症状表现为易疲劳、注意力不易集中、工作效率降低、情绪不稳定或情感脆弱、失眠或睡眠过多、记忆力下降。神经影像学检查有助于VD的诊断。

诊断要点:诊断的前提是存在如上所述的痴呆,认知功能的损害往往不平均,故可能有记忆丧失、智能及运动功能损害及局灶性神经系统损害的体征。自知力和判断力可保持较好。突然起病或呈阶段性退化,以及局灶性神经科体征和症状使诊断成立的可能性加大。对于某些病例只有通过实施神经病理学检查才能确诊。

有关特征:高血压、颈动脉杂音、伴短暂抑郁心境的情绪不稳、哭泣或暴发性大笑、短暂意识混浊或谵妄发作、常因进一步的脑卒中而加剧。人格相对保持完整,但部分患者可出现明显的人格改变,如淡漠、缺乏控制力或原有人格特点更突出,如自我中心、偏执态度或易激惹等。

鉴别诊断:应考虑与谵妄,其他痴呆,尤其是阿尔茨海默病,心境(情感)障碍,轻或中度精神发育迟滞,硬膜下出血、非创伤性痴呆相鉴别。血管性痴呆可与阿尔茨海默病共存(混合型)。

【药物治疗】最大程度地延缓或抑制痴呆的进程,改善患者和照料者的生活质量是抗痴呆治疗的目标。精神心理和行为症状(BPSD)往往主宰临床和病程,BPSD的许多症状虽可治疗,但治疗过程中仍有一定的难度。

1. 抗痴呆药 目前胆碱酯酶抑制剂(石杉碱甲、多奈哌齐[非]、加兰他敏[非]、利斯的明[非])和谷氨酸受体拮抗剂(盐酸美金刚)等是临床常用的抗痴呆药。此外,抗氧化剂、脑血管扩张剂、钙离子拮抗剂、脑代谢赋活药物、抗缺氧类药和银杏叶提取物等,对认知功能障碍可能也有一定的作用。

石杉碱甲对良性记忆障碍、痴呆患者和脑器质性病变引起的记忆障碍有一定的改善作用。口服吸收迅速而完全,生物利用度高,排泄缓慢。常见有口干、嗜睡、胃肠道反应、视力模糊等。有严重的心动过速、癫痫、低血压、心绞痛、哮喘、肠梗阻患者不宜使用。口服,一次 0.1~0.2mg,每天 2 次,最大剂量一日 0.45mg。

除此之外,多奈哌齐[非]适用于轻度或中度阿尔茨海默病痴呆症状。口服,开始时一日睡前服用 5mg,如需要 1 个月后可将剂量增加到最大一日 10mg。美金刚用于中到重度阿尔茨海默病。口服,起始剂量为每早 5mg,每周增加 5mg 直到达到最大剂量为一次 20mg。一日 2 次;一旦剂量超过一日 10mg,也可分 2 次服用。

2. 抗精神病药和抗抑郁药 对于精神行为症状(BPSD)严重的痴呆患者,中国《神经认知障碍精神行为症状群临床诊疗专家共识》(2017 年)和《老年期痴呆防治指南》(2005 年)推荐使用第 2 代抗精神病药(喹硫平、奥氮平和利培酮),详见表 9-7。但要警惕抗精神病药物增加老年痴呆患者死亡率和脑卒中的危险,临床医生在处方抗精神病药时需要权衡治疗获益与不良事件风险,应遵循小剂量起始,根据治疗反应以及不良反应缓慢逐渐增量的原则使用。伴发抑郁症状时,尽可能选择应用副作用较小的抗抑郁药物(详见本章第三节"抑郁障碍")。但抗抑郁药(如 SSRIs 等),对痴呆患者抑郁症状的疗效有限。西酞普兰可能有望用于痴呆激越症状的治疗,但治疗过程中需监测 Q-T 间期。

表 9-7 常用抗精神病药治疗 BPSD 的推荐剂量 [a]

药物名称	起始剂量(mg/d)	最大剂量(mg/d)	其他说明
利培酮	0.25~0.50	2	分 1~2 次给药
奥氮平	1.25~2.50	10	分 1~2 次给药
喹硫平	12.5	200	分 1~3 次给药

注:a,参考《神经认知障碍精神行为症状群临床诊疗专家共识》(2017 年)

【注意事项】要根据患者各阶段的靶症状来选择药物,注意掌握加药的方法和使用的剂量,还要考虑到治疗药物的副作用对患者可能造成的影响。如要避免抗胆碱能作用的药物影响患者的意识水平及加重认知功能障碍,要避免影响患者运动系统副作用的药物,如传统抗精神病药的锥体外系副作用。

(杨甫德 毛佩贤 李娟 陈景旭 周双桨)

第十章

风湿免疫性疾病

第一节　多发性肌炎和皮肌炎

【概述】多发性肌炎（polymyositis，PM）和皮肌炎（dermatomyositis，DM）是横纹肌非化脓性、自身免疫性炎性疾病。男女发病比例约为 1：2。多发性肌炎指无皮肤损害的肌炎，而伴皮疹的肌炎称皮肌炎。

PM/DM 的确切病因并不清楚，但遗传、免疫异常、肿瘤及多种病原体包括细菌、病毒、真菌和寄生虫等的感染可能均与本病的发生有关。

【诊断要点】多发性肌炎主要见于成人，儿童少见。常呈亚急性起病，以对称性肢体近端肌群无力为其临床特点。早期可有肌痛，肌无力，晚期出现肌萎缩。其他系统肌群受累时可出现相应症状，如吞咽困难、发声困难，甚至呼吸困难等。血清肌酶增高、抗 Jo-1 抗体阳性、肌电图异常、肌肉活检病理特征性炎性改变均是诊断本病的重要指标。皮肌炎除以上肌炎改变外，还可出现 Gottron 疹或 Gottron 征（常见于掌指关节、指间关节、肘关节、膝关节等关节伸面及肩、髋等易受摩擦的部位）、向阳性皮疹（眶周水肿伴暗紫红皮疹）。也可出现其他皮肤改变，如按光照部位分布的皮肤异色症（V 形领、披肩征等）、暴露部位弥漫性红疹、光过敏、甲周红斑、皮肤血管炎以及双手外侧掌面皮肤出现角化、皲裂、粗糙、脱屑等"技工手"样改变。

1975 年 Bohan/Peter 建议的 PM/DM 诊断标准目前在临床上应用最广泛。

临床表现：①对称性近端肌无力伴或不伴吞咽困难和呼吸肌无力；②血清肌酶升高，特别是 CK 升高；③肌电图示肌源性损害；④肌活检异常；⑤特征性的皮肤损害。

具备上述①②③④者可确诊 PM；具备上述①～④项中的 3 项为可能 PM；只具备①～④项中的 2 项为疑诊 PM。具备第⑤项再加①～④项中的 3 项可确诊为 DM；具备第⑤项再加上①～④项中的 2 项为可能 DM；具备第⑤项再加上①～④项中的 1 项为可疑 DM。

PM/DM 诊断之前需与代谢性肌病、运动神经元病、重症肌无力、进行性肌营养不良、风湿性多肌痛、脂质沉积症、感染性肌病等疾病相鉴别。

【药物治疗】

1. 糖皮质激素　糖皮质激素是本病的首选药物,通常剂量为:泼尼松,每日每千克体重 1~2mg,晨起顿服;如有发热也可分 2~3 次服用。病情稳定后(肌力明显恢复、肌酶趋于正常),开始以每 1~2 周减 10% 的速度缓慢减量,并按病情和剂量适时调慢减药速度。维持剂量:泼尼松一日 5~10mg。除少数轻症病例外,建议加用免疫抑制剂联合治疗。对病情发展迅速或有呼吸肌无力、呼吸困难、吞咽困难或进展性间质性肺炎者,可用甲泼尼龙,一日 0.5~1.0g,静脉冲击治疗,连用 3~5 天后酌情减少剂量,再根据症状及肌酶水平逐渐减量。与其他结缔组织病相比,部分 PM/DM 患者病情缓解较慢。

2. 免疫抑制剂　甲氨蝶呤,7.5~20mg,每周 1 次,服药期间应定期检查血常规和肝功能;硫唑嘌呤,50~150mg,一日 1 次,用药期间注意密切监测血常规;环孢素,常用剂量 3~5mg/(kg·d),用药期间注意检查血压、血常规和血肌酐;吗替麦考酚酯,1 000~2 000mg/d,分 2 次服,用药期间定期检查血常规、肝功能;环磷酰胺,50~100mg/d,重症者也可给予环磷酰胺 1 次 800~1 000mg 静脉冲击治疗,用药期间监测血常规、肝肾功能。

3. 羟氯喹　对 DM 的皮肤病变有效,但对肌肉病变无明显作用。200~400mg/d。应注意的是抗疟药可诱导肌病的发生,患者出现进行性肌无力,易与肌炎进展混淆。

4. 静脉注射免疫球蛋白(IVIg)[非]　对于复发性和难治性的病例,可考虑加用 IVIg。一般治疗剂量是 0.4g/(kg·d),每月用 5 天,连续用 3~6 个月以维持疗效。对于 DM 难治性的皮疹加用小剂量的 IVIg [0.1g/(kg·d),连用 5 天,共 3 个月]可取得明显效果。有免疫球蛋白缺陷的患者应禁用 IVIg。

5. 对症治疗　对肌酶异常,尤其合并肝功能异常者可加用水飞蓟素,140mg,一日 2 次;不建议使用甘草酸苷类护肝药,如甘草酸二铵。

【注意事项】约有 14% 的该疾病患者合并恶性肿瘤,应予高度关注;对经规范治疗后,疗效不佳者,应予再次肿瘤筛查。年龄小于 15 岁的 PM 患者罕见,应谨慎诊断。PM/DM 诊治应在风湿病专科医师指导下进行。由于环孢素具有不同制剂工艺的口服剂型,生物利用度的个体差异较大。为减少疗效波动和药物不良反应,建议在治疗过程中固定使用同一种商品名称的环孢素,应避免更换使用不同商品名或制剂的环孢素产品。

第二节 风 湿 热

【概述】风湿热(rheumatic fever)为与 A 组乙型溶血性链球菌感染有关的全身性、非化脓性、炎症性结缔组织病。可累及全身结缔组织,尤其关节、心脏、皮肤,偶可累及神经系统、血管、浆膜及肺、肾等内脏。本病发作呈自限性,有反复发作倾向。急性发作时通常关节炎比较明显,急性发作后常遗留轻重不等的心脏损害(约 65%),其中以心脏瓣膜病变最为明显。反复风湿热发作导致慢性风湿性心脏病或风湿性瓣膜病的发生和发展,是儿童、青少年心脏病的常见病因,也是其心源性死亡的主要原因。

【诊断要点】风湿热的特征是多脏器炎症,缺乏特异性临床表现和实验室检查,多年来一直采用 Jones 标准诊断,WHO 在 2002—2003 年修订了该标准。

1. 若有以下两项主要表现,或一项主要表现加两项次要表现,并有前驱的链球菌感染证据,可诊断为典型的急性风湿热。

主要表现:①心肌炎;②多发性关节炎;③舞蹈病;④皮下小结;⑤环形红斑。

次要表现:①发热;②关节痛;③心电图上 PR 间期延长;④急性期反应物(ESR、CRP)增高。

前驱的链球菌感染证据:即咽拭子培养或快速链球菌抗原试验阳性,或链球菌抗体效价升高。

但对以下 3 种情况,又找不到其他病因者,可不必严格遵循上述诊断标准,即:以舞蹈病为唯一临床表现者;隐匿发病或缓慢发生的心肌炎;有风湿热史或现患风湿性心脏病,当再感染 A 组链球菌时,有风湿热复发高度危险者。

2. 对于不能达到 Jones 修订标准的不典型或轻症风湿热,常需到有条件的医院进行特异性免疫指标以及彩色多普勒超声心动图、心肌核素等进一步检查来明确诊断。

3. 确诊风湿热之前需要与以下疾病相鉴别诊断 类风湿关节炎、系统性红斑狼疮、强直性脊柱炎、其他反应性关节炎、亚急性感染性心内膜炎以及病毒性心肌炎等。排除性诊断是确诊风湿热的必不可少的诊断步骤。

【药物治疗】

1. 一般治疗 注意保暖,避免潮湿和受寒。有心肌炎者应卧床休息,待体温正常、心动过速控制、心电图改善后,继续卧床休息 3~4 周后恢复活动;急性关节炎早期亦应卧床休息。

2. 抗风湿治疗 阿司匹林是抗风湿的首选药物。常用的开始剂量是:儿童 80~100mg/(kg·d),成人 3~4g/d,分 3~4 次口服。症状控制 1 周以后,剂量可以降低 50%,一般用药 6~8 周。亦可用其他非甾体类抗炎药,如吲哚美辛等。

3. 肾上腺皮质激素　仅推荐在严重心肌炎伴有充血性心力衰竭,以及对阿司匹林无反应的严重关节炎的治疗时使用。泼尼松成人一日 30~40mg,小儿一日 1~2mg/kg,分 3~4 次口服,6~8 周为一个疗程,病情控制后,可以逐渐减量。

4. 抗菌药物治疗　诊断风湿热者需要进行抗菌治疗,清除溶血性链球菌,首选苄星青霉素,体重 27kg 以下者每次 60 万单位,体重 27kg 以上者每次 120 万单位,肌内注射,每 2~4 周 1 次;也可使用氨苄西林或阿莫西林。青霉素过敏者可口服红霉素,每次 0.5g,每日 4 次,或阿奇霉素,0.25g/d,疗程为 5 天。

5. 风湿热相关皮疹多为一过性的,不需要特殊处理,瘙痒明显者可用抗组胺药控制,如氯雷他定 10mg,每日 1 次。

【注意事项】确诊后必须进行根除链球菌的治疗,并且应该注意风湿热复发的预防。风湿热患者一般需应用长效青霉素预防复发,每次 120 万单位,每月 1 次肌内注射,长期使用至少五年,一般用至 21 岁或更久;青霉素过敏者可用红霉素、阿奇霉素或磺胺药口服。

第三节　类风湿关节炎

【概述】类风湿关节炎(rheumatoid arthritis,RA)是一种以关节滑膜炎为特征的慢性自身免疫性疾病,多见于中年女性。主要表现为对称性、慢性、进行性多关节炎,随病情进展,造成关节软骨、骨和关节囊破坏,最终导致关节畸形和功能丧失。本病女性多发,男女之比为 1:2~1:3,可发生于任何年龄,发病高峰在 30~50 岁。我国 RA 患病率约为 0.28%。

RA 的病因尚不明确,一般认为遗传、内分泌以及反复感染、寒冷刺激、疲劳等因素对发病起重要作用。

【诊断要点】RA 起病多隐匿,以关节症状为主,但部分患者起病急剧。隐匿起病者,发病初期症状不典型,可表现为一个或几个关节的肿或疼痛。起病急剧者,几天或数周内出现典型的关节症状。

关节炎常表现为对称性、小关节肿痛、晨僵明显,可持续 1 小时以上。受累关节以近端指间关节,掌指关节,腕、肘、膝和足趾关节最为多见,并伴活动受限。最为常见的关节畸形是腕和肘关节强直、掌指关节的半脱位、手指尺侧偏斜和呈"天鹅颈"样及"钮孔花样"表现。

RA 作为系统性自身免疫病,其全身表现及脏器受累亦不少见。20%~30% 的患者会出现类风湿结节。约有 25% 的 RA 患者可能发生血管炎,此为病情严重的临床表现,并有相应累及器官的表现,如神经炎、眼炎、指端坏疽等。RA 亦可累及心、肺、消化系统等。

目前,RA 的诊断采用 ACR/ 欧洲抗风湿病联盟(EULAR)2010 年修订的 RA 分类标准。

适用人群为①至少有 1 个关节有明确的临床滑膜炎(肿胀)。②对该滑膜炎不能用其他疾病作更好的解释。

A. 关节受累评分

1 个大关节　0 分

2~10 个大关节　1 分

1~3 个小关节(有或无大关节受累)　2 分

4~10 个小关节(有或无大关节受累)　3 分

>10 个关节(至少有 1 个小关节受累)　5 分

B. 血清学试验(至少 1 项试验阳性才能分类为 RA)

RF 和 ACPA 均阴性　0 分

RF 低水平阳性或 ACPA 低水平阳性　2 分

RF 高水平阳性或 ACPA 高水平阳性　3 分

C. 急性期反应物(至少 1 项试验阳性才能分类为 RA)

CRP 和 ESR 结果均正常　0 分

CRP 结果升高或 ESR 结果升高　1 分

D. 症状持续时间(患者自述受累关节滑膜炎体征或症状如疼痛、肿胀、触痛持续时间)

<6 周　0 分

≥6 周　1 分

A~D 评分之和≥6 分,可将患者分类为明确的 RA。

在 RA 的诊断过程中,应注意与骨关节炎、痛风性关节炎、反应性关节炎、银屑病关节炎和其他结缔组织病所致的关节炎相鉴别。

【药物治疗】

1. 非甾体抗炎药　具有抗炎、止痛作用。使用该类药物时应注意单品种、短疗程。如:布洛芬,400~600mg,一日 3~4 次;双氯芬酸,25mg,一日 3~4 次;吲哚美辛栓,50~100mg,塞肛,每晚一次或早晚一次。该类药物常见副作用为胃肠道损伤,可酌情加用抗酸剂和 / 或黏膜保护剂,如:雷尼替丁,150mg,一日 1~2 次;奥美拉唑,20mg,一日 1~2 次;枸橼酸铋钾,0.3g,一日 2~3 次。

2. 改善病情的抗风湿药　首选甲氨蝶呤,口服、肌内注射和静脉注射均可,多口服,7.5~15mg,每周 1 次,服药期间应定期检查血常规和肝功能;柳氮磺吡啶,口服每日 0.25~0.5g 开始,之后每周增加 0.5g,直至 2.0~3.0g,维持剂量 0.5~1.0g/d,用药期间注意血常规和肝功能;来氟米特,10~20mg/d,一日 1 次,用药期间注意血常规和肝肾功能;硫唑嘌呤,50~150mg,一日 1 次,用药期间注意检查血常规;氯喹,0.25g,每日 1 次,或羟氯喹,200mg,每日 2 次。服用氯喹或羟氯喹应注意眼部损害,有心脏病史者慎用或禁用;青霉胺,250~500mg/d,一般用于病情较轻的患者,治疗期间应定期查血、尿常规和肝肾功能。环孢素多用于重症患者,常用剂量 2~3mg/(kg·d),用药期间注意检查血压、血常规和血肌酐。

3. 糖皮质激素　该类药物起效快,可迅速解除症状。应同时联用改善病情药物,如泼尼松 5~10mg,一日 1~2 次。病情改善后及时减量至停用。

4. 生物制剂[非]　临床常用抗肿瘤坏死因子(TNF-α)拮抗剂、白细胞介素 -1(IL-1)和白细胞介素 -6(IL-6)拮抗剂、抗 CD20 单抗以及 JAK 通路抑制剂等治疗 RA。该类药物的主要特点是起效快、抑制骨破坏的作用明显、患者总体耐受性好。此类药物常用于病情进展快或传统抗风湿治疗反应不佳的 RA 患者。常用的 TNF-α 拮抗剂包括:依那西普、英夫利西单抗和阿达木单抗。这类制剂可有注射部位反应或输液反应,可能有增加感染和肿瘤的风险,用药前应进行结核和乙肝筛查,除外活动性感染和肿瘤。

5. 植物药　雷公藤多苷,10~20mg,一日 2~3 次。注意生殖系统损伤、肝损伤和骨髓抑制的副作用。

【注意事项】类风湿关节炎诊治应在风湿病专科医师指导下进行,除少数轻症患者外,多采用改善病情药联合用药,如甲氨蝶呤＋氯喹、甲氨蝶呤＋柳氮磺吡啶等,用药期间应注意不良反应的叠加。硫唑嘌呤与别嘌醇及血管紧张素转换酶抑制剂合用时,应减少剂量。

第四节　强直性脊柱炎

【概述】强直性脊柱炎(ankylosing spondylitis,AS)是一种慢性进行性疾病,主要侵犯骶髂关节、脊柱骨突、脊柱旁软组织及外周关节,并可伴发关节外表现。严重者可发生脊柱畸形和关节强直。

我国患病率初步调查为 0.26%。以往认为本病患者男性多见,男女之比为 10.6：1,现报告男女患病之比为 5：1,只不过女性发病较缓慢及病情较轻。发病年龄通常在 13~31 岁,40 岁以后及 8 岁以前发病者少见。AS 的发病和HLA-B27 密切相关,并有明显家族发病倾向。环境因素和细菌感染在 AS 的发生、发展中也有着重要作用。

【诊断要点】本病发病隐袭。最常见的特征性症状为炎性下腰背僵痛,表现为背部不适、背痛伴发晨僵(发生在 40 岁以前);缓慢发病;持续 3 个月以上;活动后症状减轻或消失。早期体征为骶髂关节和椎旁肌肉压痛,逐渐出现腰椎前凸变平,脊柱各个方向活动受限。跖底筋膜炎、跟腱炎和其他部位的肌腱末端病在本病常见。1/4 的患者在病程中发生眼色素膜炎,单侧或双侧交替,一般可自行缓解,反复发作可致视力障碍。

AS 的诊断目前仍多采用 1984 年修订的纽约标准:如果患者具备以下标准中④并分别附加①~③条中的任何 1 条可确诊为 AS。①下腰背痛的病程至少持续 3 个月,疼痛随活动改善,但休息不减轻;②腰椎在前后和侧屈方向活动受限;③胸廓扩展范围小于同年龄和性别的正常值;④双侧骶髂关节炎Ⅱ~Ⅳ级,或单侧骶髂关节炎Ⅲ~Ⅳ级。

AS 诊断需与类风湿关节炎、椎间盘突出、弥漫性特发性骨肥厚、髂骨致密性骨炎以及银屑病关节炎等疾病相鉴别诊断。

【药物治疗】

1. 非甾体抗炎药　可迅速改善患者关节症状,是解除症状的首选用药,其种类繁多,对 AS 的疗效大致相当。布洛芬,400~600mg,一日 3~4 次;双氯芬酸钠,25~50mg/d,一日 2~3 次;吲哚美辛栓,50~100mg(塞肛),一日 1~2 次,如症状较轻也可只每晚用 1 次。使用该类药物时应注意单品种、有效剂量、足疗程。应酌情加用制酸剂或黏膜保护剂,如雷尼替丁,150mg,一日 1~2 次,或奥美拉唑,20mg,一日 1~2 次,和/或枸橼酸铋钾,0.3g,一日 2~3 次。

2. 柳氮磺吡啶　可改善 AS 的关节疼痛、肿胀和僵硬,并可降低血清 IgA 水平及其他实验室活动性指标,特别适用于改善 AS 患者的外周关节炎。推荐剂量 2.0~3.0g/d,分 2~3 次口服。为减少不良反应,通常从小剂量开始。一般以 0.25g,每日 3 次开始,以后每周递增 0.25~0.5g;直至 1.0g,每日 2~3 次;维持剂量 0.5~1.0g/d;也可根据病情或患者对治疗的反应调整剂量和疗程,维持 1~3 年;用药期间注意血常规和肝功能。由于柳氮磺吡啶有起效较慢(4~6 周)及抗炎作用较弱的缺点,通常选用 1 种起效快的 NSAIDs 与其并用。活动性或前述治疗无效患者可以使用甲氨蝶呤,7.5~15mg,每周 1 次,服药期间应定期检查血常规和肝功能。

3. 生物制剂[非]　临床常用抗肿瘤坏死因子(TNF-α)拮抗剂治疗 AS,总有效率达 50%~75%,尤其对已应用 NSAIDs 治疗后仍有中重度的活动性脊柱病变,已使用 NSAIDs 和 1 种其他病情控制药仍有中重度的活动性外周关节炎疗效较好。常用 TNF-α 拮抗剂包括:依那西普、英夫利西单抗和阿达木单抗。这类制剂可有注射部位反应或输液反应,可能有增加感染和肿瘤的风险,用药前应进行结核、乙肝筛查,除外活动性感染和肿瘤。用药期间要定期复查血常规、尿常规、肝功能、肾功能等。

4. 糖皮质激素　一般不主张口服或静脉全身应用皮质激素治疗。对难治性虹膜炎可能需要全身用激素或免疫抑制剂治疗。顽固性肌腱端病和持续性滑膜炎可能对局部皮质激素治疗反应好。眼前色素膜炎可以通过扩瞳和激素点眼得到较好控制。

5. 阿米替林与非甾体抗炎药联合使用,可以更好缓解症状。常用剂量为30mg,每晚1次。

6. 植物药　雷公藤多苷,10~20mg,一日2~3次;注意生殖系统、肝损伤和骨髓抑制的副作用。

【注意事项】适当参加体育活动,以保护关节的灵活性是AS治疗的基础。AS诊治应在风湿病专科医师指导下进行。

第五节　系统性红斑狼疮

【概述】系统性红斑狼疮(systemic lupus erythematosus,SLE)是一种典型的系统性自身免疫性疾病,血清中出现以抗核抗体为代表的多种自身抗体和多系统受累是本病的两个主要临床特征。本病好发于生育年龄女性,多见于15~45岁年龄段,女性与男性之比为7∶1~9∶1。我国SLE的患病率约为70/10万人,妇女中则高达113/10万人。

SLE的病因和发病机制尚未明确。目前研究认为,SLE的发病既有遗传、性激素等内在因素,也与环境、药物等因素有关。

【诊断要点】SLE临床表现复杂多样,几乎各种自身免疫性疾病的临床表现均有可能在SLE发生。多数SLE呈隐匿起病,可有发热、关节肿痛、口腔溃疡、光过敏、皮疹等症状。其中颜面部蝶形红斑是SLE特征性的改变。其他表现常与其他结缔组织病重叠。疾病早期出现多系统受累(具备上述两个以上系统的症状)是SLE的诊断要点。目前普遍采用美国风湿病学会1997年推荐的SLE分类标准诊断。符合该分类标准11项中的4项或4项以上者,在除外感染、肿瘤和其他结缔组织病后,可诊断为SLE。

1. 颊部红斑　固定红斑,扁平或高起,在两颧突出部位。

2. 盘状红斑　片状高起于皮肤的红斑,黏附有角质脱屑和毛囊栓;陈旧病变可发生萎缩性瘢痕。

3. 光过敏　对日光有明显的反应,引起皮疹,从病史中得知或医生观察到。

4. 口腔溃疡　经医生观察到的口腔或鼻咽部溃疡,一般为无痛性。

5. 关节炎　非侵蚀性关节炎,累及2个或更多的外周关节,有压痛、肿胀或积液。

6. 浆膜炎　胸膜炎或心包炎。

7. 肾脏病变　尿蛋白 >0.5g/24h 或(+++),或管型(红细胞、血红蛋白、颗粒管型或混合管型)。

8. 神经病变　癫痫发作或精神病,除外药物或已知的代谢紊乱。

9. 血液学疾病　溶血性贫血或白细胞减少,或淋巴细胞减少,或血小板减少。

10. 免疫学异常　抗 dsDNA 抗体阳性,或抗 Sm 抗体阳性,或抗磷脂抗体阳性。

11. 抗核抗体　在任何时候和未用药物诱发"药物性狼疮"的情况下,抗核抗体滴度异常。

SLE 诊断之前需要与混合性结缔组织病、类风湿关节炎、干燥综合征、自身免疫性肝病相鉴别诊断。

【药物治疗】

1. 非甾体抗炎药　用于控制关节炎、浆膜腔积液。双氯芬酸,25~50mg,一日 2~3 次。

2. 抗疟药　可控制皮疹和减轻光敏感。氯喹,0.25g,一日 1 次,或羟氯喹 0.2~0.4g/d。服用氯喹或羟氯喹应注意眼部损害,有心脏病史者慎用或禁用。

3. 糖皮质激素　是治疗 SLE 的首选药。泼尼松,一日 0.5~1mg/kg,晨起顿服,如有发热也可分 2~3 次服用。病情稳定后 2 周,开始以每 1~2 周减 10% 的速度缓慢减量,减至泼尼松一日 0.5mg/kg,减药速度按病情适当调慢;维持剂量泼尼松一日 5~10mg。在减药过程中,如果病情不稳定,可暂时维持原剂量不变或酌情增加剂量或加用免疫抑制剂联合治疗。一般情况下,除少数轻症病例外,建议加用免疫抑制剂联合治疗。狼疮危象,如狼疮脑病、急进性狼疮肾炎、严重的溶血性贫血、血小板减少性紫癜、严重狼疮性肺炎等危急情况,需要采用大剂量甲泼尼龙冲击治疗,甲泼尼龙 500~1 000mg,每天 1 次。加入 5% 葡萄糖 250ml。缓慢静脉滴注 1~2 小时,连续 3 天为 1 个疗程,疗程间隔期 5~30 天,间隔期和冲击后需给予泼尼松 0.5~1mg/(kg·d),疗程和间隔期长短视具体病情而定;同时给予针对受累脏器的对症支持治疗,以帮助患者度过危象。

4. 免疫抑制剂　环磷酰胺,口服、静脉注射均可,常用剂量为每次 100mg,口服,每周 2~3 次,或每次 400mg,静脉注射,每 1~2 周 1 次。对于狼疮肾炎和血管炎患者也可给予环磷酰胺冲击治疗:0.5~1.0g/m^2,加入生理盐水 250ml 中静脉滴注,每 3~4 周 1 次。病情缓解后,延长用药间隔至约 3 个月 1 次维持 1~2 年;甲氨蝶呤,7.5~15mg,每周 1 次;硫唑嘌呤,50~150mg,每日 1 次;吗替麦考酚酯,1~2g/d,分两次服;来氟米特,10~20mg,每日 1 次;环孢素多用于重症患者,常用剂量 3~5mg/(kg·d),分两次服,维持剂量 2~3mg/(kg·d)。免疫抑制剂用药期间应注意检查血常规、肝肾功能,环孢素使用期间还需注意血压和血钾情况。

5. 植物药　雷公藤多苷,10~20mg,一日 2~3 次。注意生殖系统损伤、肝损伤和骨髓抑制的副作用。

【注意事项】由于 SLE 好发于育龄期妇女,对有生育要求者,应注意环磷酰胺、雷公藤多苷可引起性腺抑制,导致不育。SLE 诊治应在风湿病专科医师指导下进行。

第六节 系统性硬化症

【概述】系统性硬化症(systemic sclerosis,SSc)是以小血管功能、结构异常及皮肤、内脏等组织纤维化为特征的系统性自身免疫疾病。按其受累范围,可分为局限型硬皮病及弥漫型硬皮病。本病女性多见,以 20~60 岁多见,发病率约为男性的 4~8 倍。

SSc 的确切病因目前尚不明确,一般认为可能和遗传以及环境因素相关。

【诊断要点】系统性硬化症早期多表现为雷诺现象和隐袭性肢端和面部肿胀,并有手指皮肤逐渐增厚。皮肤改变可分肿胀期、硬化期和萎缩期三个阶段。部分患者可有关节周围或肢体伸侧的软组织内钙质沉积。有 45%~90%的患者有食管受累,出现胸骨后灼热感、反酸、糜烂性食管炎、食管下段狭窄等症状;约 61% 的患者有不同程度的心脏受累,半数患者有心电图异常。肺部受累间质性肺炎常见,严重者可出现咳嗽和进行性呼吸困难。约 75% 的患者可有肾脏受累,可发生硬化性肾小球肾炎。

目前临床诊断 SSc 采用的是 2013 年 ACR 和 EULAR 分类标准包括:①1 个充分条件,即双手手指皮肤增厚并延伸至邻近的掌指关节近端。满足此充分条件即可分类为 SSc。②2 个排他性标准,即不适用于无明显手指皮肤增厚或临床表现能被 SSc 样疾病(如肾硬化性纤维化、硬斑病、嗜酸性粒细胞筋膜炎和移植物抗宿主反应等)解释的患者。对不满足上述充分条件及 2 个排他性标准的患者,通过 7 个指标(表 10-1)的总分值进行分类。但需说明的是,当 1 个指标中包含≥2 个子指标时,此指标的分值只按其中分值较高的子指标分值计。总分值最高为 19 分,≥9 分就可分类为 SSc。

表 10-1 临床诊断 SSc 的 7 个指标

指标	子指标权重	分值
双手手指皮肤增厚并延伸至邻近的掌指关节近端(充分条件)		9
手指皮肤增厚	手指肿胀	2
	指端硬化(离掌指关节较远,但离指间关节较近)	4

续表

指标	子指标权重	分值
指尖病变	指尖溃疡	2
	指尖点状瘢痕	3
毛细血管扩张		2
甲皱毛细血管异常		2
肺动脉高压和间质性肺病	肺动脉高压	2
	间质性肺病	2
雷诺现象		3
SSc 相关的自身抗体	抗着丝点抗体	3
	抗 Scl-70 抗体	3
	抗 RNA 聚合酶Ⅲ抗体	3

SSc 诊断需与混合性结缔组织病、成人硬肿病、嗜酸性筋膜炎等疾病相鉴别。

【药物治疗】

1. 血管活性剂　硝苯地平,10mg,一日 3 次;双嘧达莫[非],50mg,一日 3 次;阿司匹林,100mg,一日 1 次。合并肺动脉高压者可以使用内皮素 -1 受体拮抗剂治疗,波生坦,初始剂量 62.5mg,一日 2 次,连用 4 周,后续剂量 125mg,一日 2 次,维持治疗,用药期间注意肝功能。

2. 抗纤维化药物　秋水仙碱,0.5mg,一日 1~3 次;雷公藤多苷,10~20mg,一日 2~3 次。

3. 糖皮质激素　对早期的炎症、水肿、关节痛、肌肉病变、浆膜炎及间质性肺病的炎症期有一定疗效。泼尼松,一日 30~40mg,连用数周,渐减至一日 5~10mg 维持。用药期间注意血压和肾功能。

4. 免疫抑制剂　对皮肤、关节或肾脏病变可能有效,常与糖皮质激素合并应用,可增加疗效和减少糖皮质激素用量;多用于有重要脏器受累患者。环孢素,常用剂量 3~5mg/(kg·d),分两次服,维持剂量 2~3mg/(kg·d)。硫唑嘌呤,50~150mg,一日 1 次;环磷酰胺,50mg/d,或一次 100mg,隔日 1 次;甲氨蝶呤,7.5~15mg,每周 1 次(肺纤维化患者慎用)。免疫抑制剂用药期间应注意监测血常规、肝肾功能。

5. 抗纤维化药物　乙酰半胱氨酸,600mg,一日 2~3 次;青霉胺,从小剂量(0.125g/d) 开始;每 2~4 周增加 0.125g/d,根据病情可酌用至 0.75~1g/d。

6. 抑酸剂　对合并严重食管反流的 SSc 患者,可以加用质子泵抑制剂,如奥美拉唑,40mg,一日 1 次。

【注意事项】诊治应在风湿病专科医师指导下进行。糖皮质激素不作为常规使用,硫唑嘌呤与别嘌醇及血管紧张素转换酶抑制剂合用时,应减少剂量。对于肢端硬化影响关节功能者,可予以石蜡浴或者静脉滴注依地酸钙钠[非]治疗,临床有一定疗效。

第七节　抗磷脂综合征

【概述】抗磷脂综合征(antiphospholipid syndrome,APS)是一种非炎症性系统性自身免疫性疾病,临床上以动脉、静脉血栓形成,病态妊娠和血小板减少等症状为表现,血清中持续存在抗磷脂抗体(antiphospholipid antibody,aPL),上述症状可以单独或多个共同存在。APS可以是原发性疾病,也可发生于存在系统性红斑狼疮或另一种系统性自身免疫性疾病的情况下。多见于年轻人,男女发病比率为1:9,女性中位年龄为30岁。

原发性APS的病因目前尚不明确,可能与遗传、感染等因素有关。

【诊断要点】APS常见于育龄期女性。血栓形成是APS的重要标志,血栓形成的临床表现取决于受累血管的种类、部位和大小,可以表现为单一或多个血管累及。APS的静脉血栓形成比动脉血栓形成多见。下肢深静脉是最常发生静脉血栓形成的部位,脑血管(脑卒中和短暂性脑缺血发作)是最常发生动脉血栓形成的部位。本病也可发生浅静脉血栓形成。病态妊娠是APS的另一个标志。胎盘血管的血栓导致胎盘功能不全,可引起习惯性流产、胎儿宫内窘迫、宫内发育迟滞或妊娠10周后死胎、重度子痫前期,并可伴有溶血、肝酶升高及血小板减少,即HELLP综合征。

APS的其他较常见临床表现包括网状青斑、血小板减少或短暂性脑缺血发作。在少数患者中,APS可因小血管血栓形成而导致多器官衰竭,这种情况称为"灾难性APS(catastrophic APS,CAPS)"。

原发性APS的诊断主要依靠临床表现和实验室检查,还必须排除其他自身免疫病和感染、肿瘤等疾病引起的血栓。目前诊断APS最常用的分类标准是2006年悉尼国际APS会议修订的分类标准。该标准分为临床表现和血清学检查两类指标,诊断APS必须具备至少1项临床标准和1项实验室标准,具体如下。

1. 临床标准

(1)血管栓塞:任何器官或组织发生1次以上的动脉、静脉或小血管血栓,血栓必须被客观的影像学或组织学证实。组织学还必须证实血管壁附有血栓,但没有显著炎症反应。

(2)病态妊娠:①发生1次以上的在10周或10周以上不可解释的形态

学正常的死胎,正常形态学的依据必须被超声或被直接检查所证实;②在妊娠34周之前因严重的子病或先兆子痫或严重的胎盘功能不全所致1次以上的形态学正常的新生儿早产;③在妊娠10周以前发生3次以上的不可解释的自发性流产,必须排除母亲解剖、激素异常及双亲染色体异常。

2. 实验室标准

(1)血浆中出现狼疮抗凝物(lupus anticoagulant,LA),至少发现2次,每次间隔至少12周。

(2)用标准ELISA在血清中检测到中~高滴度的IgG/IgM类抗心磷脂抗体(anticardiolipin antibody,aCL抗体)(IgG型aCL>40GPL;IgM型aCL>40MPL;或滴度>99的百分位数);至少2次,间隔至少12周。

(3)用标准ELISA在血清中检测到IgG/IgM型抗β_2-糖蛋白1抗体(β_2-GPI抗体),至少2次。间隔至少12周(滴度>99的百分位数)。

【药物治疗】

1. 抗凝治疗　主要应用于aPL阳性伴有血栓患者,或抗体阳性又有反复流产史的孕妇,对无症状的抗体阳性患者不宜进行抗凝治疗。①肝素:建议小剂量,每日用量<15 000U,静脉或皮下注射;或低分子量肝素,2 500~3 000U/d,皮下注射。肝素治疗过程中需要进行凝血功能监测,通常用APTT,控制在正常对照的1.5~2.0倍为宜。肝素过量引起出血,可以用鱼精蛋白中和,1mg鱼精蛋白可中和100U肝素,鱼精蛋白宜缓慢滴注。②华法林:从小剂量逐渐增加,初期给2.5~5mg/d,维持量因人而异。本药有致畸作用,孕妇禁忌。华法林用PT监测,用国际标准比率(INR)评估。动脉血栓应控制INR在2.5~3.0,静脉血栓则宜在2.0~3.0。INR>3.0出血风险加大,INR>5出血风险极大。华法林过量引起的出血,可以用维生素K拮抗治疗。

2. 抗血小板药物　能抑制血小板的黏附、聚集和释放功能,防止和抑制血栓形成。①阿司匹林,50~300mg/d。②双嘧达莫[非],25~50mg,每日3次,可与阿司匹林合用。③氯吡格雷,75mg/d,每日1次。与阿司匹林、肝素、非甾体解热镇痛药和华法林等药物同时使用存在协同,需谨慎。

3. 抗疟药　可以减少aPL的生成,有抗血小板聚集作用,有研究提示此类药物可以保护患者不发生血栓。羟氯喹,0.2~0.4g/d,服用羟氯喹应注意眼部损害,有心脏病史者慎用或禁用。

4. 妊娠期治疗　APS孕妇应按以下情况处理:①既往无流产史,或妊娠前10周发生的流产,通常以小剂量阿司匹林治疗。②既往有妊娠10周后流产病史,在确认妊娠后,皮下注射肝素5 000U,每日2次,直至分娩前停用。③既往有血栓史,在妊娠前就开始用肝素或低分子量肝素抗凝治疗,在妊娠期不用华法林。④产后治疗,由于产后3个月内发生血栓的风险极大,故产后应该继续抗凝治疗 6~12 周,可在产后 2~3 周内把肝素改为华法林。

5. 血小板减少的治疗　对血小板 >50×10⁹/L 的轻度血小板减少而不合并血栓的患者,可以观察;对有血栓而血小板 <100×10⁹/L 患者要谨慎抗凝治疗;血小板 <50×10⁹/L 禁止抗凝,可以用泼尼松 1~2mg/(kg·d),大剂量静脉丙种球蛋白[非]注射,400mg/(kg·d),待血小板上升后抗凝治疗。

6. CAPS 治疗　CAPS 患者的死亡率较高,约为 30%。应早期积极治疗,通常要联合应用抗凝药、较大剂量糖皮质激素,必要时联合血浆置换、免疫吸附和静脉注射免疫球蛋白等进行积极治疗。

【注意事项】诊治应在风湿病专科医师指导下进行,对妊娠的 APS 患者应加强产前检查和胎盘功能监测,并且需要风湿病和产科专家的共同协作。

第八节　大 动 脉 炎

【概述】大动脉炎(takayasu arteritis,TA)是一种主要累及主动脉及其主要分支的慢性进行性非特异性炎性疾病。病变常见于主动脉弓及其分支,其次为降主动脉、腹主动脉和肾动脉。动脉壁炎症可累及全层,导致内膜增厚,引起管腔狭窄或闭塞,也可因炎症破坏动脉壁中层,弹力纤维及平滑肌纤维坏死,而致动脉扩张、假性动脉瘤或夹层动脉瘤。本病多发于年轻女性,男女发病比例约为 1:8~9,女性的发病高峰在 20 岁左右,30 岁以前发病约占 90%。40 岁以后较少发病,国外资料患病率为 2.6/百万人。

病因目前尚不明确,可能与感染引起的免疫损伤等因素有关。

【诊断要点】大动脉炎常见于青年女性,其临床表现多呈现为受累血管导致的相应器官缺血的症状和体征。一般分为 4 种类型:头臂动脉型(主动脉弓综合征),胸 - 腹主动脉型,广泛型和肺动脉型。仅有少数患者有明显的全身症状,如全身不适、易疲劳、发热、多汗、食欲缺乏、恶心、肌痛、关节炎和结节红斑等。40 岁以下女性,具有下列表现 1 项及以上者,应怀疑患本病。①单侧或双侧肢体出现缺血症状,表现为动脉搏动减弱或消失,血压降低或测不出;②脑动脉缺血症状,表现为单侧或双侧颈动脉搏动减弱或消失,以及颈部血管杂音;③近期出现的高血压或顽固性高血压,伴有上腹部Ⅱ级以上高调血管杂音;④不明原因低热,闻及背部脊柱两侧或胸骨旁、脐旁等部位或肾区的血管杂音,脉搏有异常改变者;⑤无脉及有眼底病变者。

目前临床主要采用 1990 年美国风湿病学会的分类标准,符合该分类标准的6项中3项或3项以上者,在除外动脉硬化、纤维肌发育不良或类似原因后,可诊断本病。

1. 发病年龄≤40岁 40岁前出现症状或体征。

2. 肢体间歇性运动障碍 活动时1个或多个肢体出现逐渐加重的乏力和肌肉不适,尤以上肢明显。

3. 肱动脉搏动减弱 一侧或双侧肱动脉搏动减弱。

4. 血压差>10mmHg 双侧上肢收缩压差>10mmHg。

5. 锁骨下动脉或主动脉杂音 一侧或双侧锁骨下动脉或腹主动脉闻及杂音。

6. 血管造影异常 主动脉一级分支或上下肢近端的大动脉狭窄或闭塞,病变常为局灶或节段性,且不是由动脉硬化、纤维肌发育不良或类似原因引起。

【药物治疗】

1. 去除诱因 有效控制发病早期上呼吸道、肺部或其他脏器的感染对防止病情的发展可能有一定意义。高度怀疑有结核菌感染者,应同时抗结核治疗。

2. 糖皮质激素 激素对本病活动仍是主要的治疗药物,及时用药可有效改善症状,缓解病情。泼尼松每日1mg/kg,维持3~4周后逐渐减量,每10~15天减总量的5%~10%,通常以ESR和CRP下降趋于正常为减量的指标,剂量减至每日5~10mg时,应长期维持一段时间。活动性重症者可试用大剂量甲泼尼龙静脉冲击治疗,甲泼尼龙500~1 000mg,加入到5%葡萄糖250ml,缓慢静脉滴注1~2小时,每天1次,连续1~3天为1个疗程。长期使用糖皮质激素要注意感染、高血压、糖尿病、库欣综合征、胃肠道出血、骨质疏松和精神症状等不良反应。

3. 免疫抑制剂 免疫抑制剂联合糖皮质激素能增强疗效。常用的免疫抑制剂为环磷酰胺、甲氨蝶呤和硫唑嘌呤等。①环磷酰胺,2mg/(kg·d),或CTX,0.4~0.8g静脉注射,每3~4周1次,病情稳定后逐渐减量。②甲氨蝶呤,5~25mg/次,每周1次,静脉注射、肌内注射或口服。③硫唑嘌呤,100mg/次,每日1次。有报道环孢素、吗替麦考酚酯、来氟米特等药物对治疗本病有效。在使用免疫抑制剂治疗过程中应注意查血、尿常规和肝、肾功能,以监测不良反应的发生。

4. 扩血管、抗凝,改善血液循环 对高血压患者应积极控制血压。使用扩血管、抗凝药物治疗,能部分改善因血管狭窄较明显所致的一些临床症状,如地巴唑[非]20mg,每日3次;阿司匹林75~100mg,每日1次;双嘧达莫[非]50mg,每日3次等。

【**注意事项**】诊治本病应在风湿病专科医师指导下进行。对于难治或反复复发的大动脉炎有报道生物制剂[非]治疗有效,如托珠单抗和抗肿瘤坏死因子(TNF-α)拮抗剂。这类制剂可能有增加感染和肿瘤的风险,用药前应进行结核、乙肝筛查,除外活动性感染和肿瘤。

(高　明　赵　岩　张学武　黄慈波　王　芳　高　红)

第十一章

急性中毒

第一节　亚硝酸盐中毒

【概述】亚硝酸盐在腌制食物和工业用盐中含量较高,亚硝酸盐可与血红蛋白结合产生高铁血红蛋白,体内高铁血红蛋白含量高于 10% 称为高铁血红蛋白血症(methemoglobinemia),会使红细胞失去携氧能力,并对周围血管有直接麻痹作用。

【诊断要点】

1. 病史　有亚硝酸盐接触史。

2. 临床表现　取决于高铁血红蛋白的含量,大于 15% 常伴有脑缺氧症状;高达 40% 可有心悸、乏力、呼吸困难、发绀;大于 60% 可出现昏迷甚至死亡。呼吸困难、发绀是其主要的特异性表现。

3. 实验室检查

(1) 亚硝酸盐定性阳性。

(2) 血高铁血红蛋白含量增高。

【药物治疗】

1. 一般治疗　口服中毒者应洗胃,清除毒物。

2. 对症支持治疗　吸氧。

3. 解毒剂的应用　1% 亚甲蓝(美蓝),1~2mg/kg,缓慢静脉注射 10~15 分钟。必要时 1 小时后重复,一般 24 小时内不超过 600mg。

4. 大剂量维生素 C,成人每次 2~4g,每日 1~2 次,或遵医嘱。

【注意事项】

1. 亚甲蓝不能皮下、肌内和鞘内注射。

2. 严格控制亚甲蓝剂量,大剂量(10mg/kg)作用相反,可导致高铁血红蛋白血症。

3. 6-磷酸葡萄糖脱氢酶缺乏者禁用。

第二节 鼠药氟乙酰胺中毒

【概述】氟乙酰胺有高毒性。急性中毒的潜伏期与吸收途径及摄入量有关,一般为10~15小时。氟乙酰胺可直接刺激中枢神经系统;氟离子也可与体内钙离子相结合,使体内血钙下降;引起心脏损伤和代谢异常。

【诊断要点】

1. 病史 有氟乙酰胺接触史。

2. 临床表现

(1) 典型的中枢神经系统反应:头痛、头晕,烦躁不安,意识障碍,抽搐是最主要的表现。

(2) 心血管系统反应:心慌、心悸、心动过速,低血压等。

(3) 代谢紊乱:低血糖、低血钙。

3. 实验室检查

(1) 胃内容物检出氟乙酰胺。

(2) 血、尿中柠檬酸和酮体增高。

【药物治疗】

1. 彻底清洗被污染的皮肤,口服中毒者应彻底洗胃,并给予生鸡蛋清或氢氧化铝保护胃黏膜。

2. 对症支持治疗 控制抽搐,防治脑水肿,保护心脏。给予大剂量葡萄糖。

3. 解毒剂的应用 乙酰胺成人1次2.5~5g,一日2~4次,肌内注射;或每日0.1~0.3g/kg,分2~4次肌内注射,一般连续注射5~7日。重症患者可给予5~10g。

【注意事项】大剂量使用乙酰胺可引起血尿,酌情减量,必要时可用糖皮质激素。

第三节 有机磷杀虫剂中毒

【概述】有机磷杀虫剂是目前世界上应用最广的杀虫剂,多数毒性强,吸收中毒途径多,可经胃肠道、呼吸道迅速吸收,经皮肤吸收较慢。大量口服者在5分钟内可出现症状,多数在12小时内发生有机磷杀虫剂中毒,有机磷主要与胆碱酯酶结合,抑制胆碱酯酶活力。

【诊断要点】

1. 病史 有机磷杀虫剂接触史,呕吐物、呼吸道分泌物及体表有特殊的蒜臭味。

2. 临床表现　典型的症状和体征包括以下内容。

(1) 毒蕈碱样作用：瞳孔缩小、大汗、流涎、胃肠道症状、支气管分泌增多、肺部啰音和呼吸困难等。

(2) 烟碱样作用：肌张力增强，肌颤和心率增快。出现烟碱样表现常提示中重度中毒。

(3) 中枢神经系统反应：头痛、头晕、乏力和意识改变。

3. 实验室检查

(1) 全血胆碱酯酶活性降低，可作为中毒分级的指标：胆碱酯酶活力51%~70%，为轻度；胆碱酯酶活力30%~50%，为中度；胆碱酯酶活力<30%，为重度。

(2) 胃内容物可检出有机磷，尿中可检出有机磷分解产物。

【药物治疗】

1. 一般治疗　可用2%碳酸氢钠（敌百虫中毒除外）、清水或肥皂水清洗被污染的皮肤、毛发；用2%碳酸氢钠冲洗被污染的眼部后，滴入1%阿托品1~2滴；经消化道中毒者可用2%碳酸氢钠或清水彻底洗胃。

2. 对症支持治疗

(1) 保持呼吸道通畅，一旦出现呼吸肌麻痹，应尽早气管插管或切开，予以呼吸支持。

(2) 维持循环稳定，补充有效循环血量，必要时可予以多巴胺维持血压。

(3) 防治脑水肿，可选用20%甘露醇适当脱水。

(4) 纠正酸碱失衡和电解质紊乱。

3. 解毒剂的使用

(1) 解毒剂的使用原则：有机磷杀虫剂中毒的特殊解毒剂是抗胆碱药和胆碱酯酶复能剂。抗胆碱药能对抗有机磷杀虫剂中毒的毒蕈碱样症状，胆碱酯酶复能剂不但能使中毒酶活性重新活化，而且能直接对抗烟碱样中毒症状，因此两者宜合并用药，而且应尽早、足量、重复用药，尽快阿托品化。

阿托品化的主要临床表现：口干、皮肤干燥、肺部啰音减少或消失、瞳孔扩大和精神神经症状改善等。

阿托品中毒的主要临床表现：体温升高、心率明显增快、烦躁，严重者可出现呼吸衰竭。

(2) 解毒剂的使用方法

1) 阿托品的用法

轻度中毒：阿托品1~2mg，皮下注射或肌内注射，必要时1~2小时后重复给药，一日3~4次。

中度中毒：阿托品2~4mg，肌内注射或静脉注射，每半小时重复1次，直到阿托品化,病情好转后酌情减量。

重度中毒:阿托品 5~10mg,严重患者每 5 分钟即可重复给药,达"阿托品化"后给予维持量。若出现阿托品中毒的表现需停药观察。

2) 氯解磷定的用法:一般中毒,肌内注射或静脉缓慢注射 0.5~1g(1~2 支),视病情需要可重复注射;严重中毒,1~1.5g(2~3 支)。以后根据临床病情和血胆碱酯酶水平,每 1.5~2 小时可重复 1~3 次。小儿常用量按体重 20mg/kg,用法参见成人。

3) 碘解磷定的用法:成人常用量。静脉注射一次 0.5~1g(1~2 支),视病情需要可重复注射。小儿,缓慢静脉注射或静脉滴注,轻度中毒时每次 15mg/kg;中度中毒时每次 15~30mg/kg;重度中毒时每次 30mg/kg。

4) 戊乙奎醚的用法:肌内注射,根据中毒程度选用首次用量。

轻度中毒 1~2mg,必要时伍用氯解磷定 500~750mg。

中度中毒 2~4mg,同时伍用氯解磷定 750~1 500mg。

重度中毒 4~6mg,同时伍用氯解磷定 1 500~2 500mg。

首次用药 45 分钟后,如仅有恶心、呕吐、出汗、流涎等毒蕈碱样症状时只应用盐酸戊乙奎醚 1~2mg;仅有肌颤、肌无力等烟碱样症状或胆碱酯酶活力低于 50% 时只应用氯解磷定 1 000mg,无氯解磷定时可用解磷定代替。如上述症状均有时重复应用盐酸戊乙奎醚和氯解磷定的首次半量 1~2 次。中毒后期或胆碱酯酶老化后可用盐酸戊乙奎醚 1~2mg 维持阿托品化,每次间隔 8~12 小时。

【注意事项】

1. 掌握早期、足量、联合和反复使用原则。

2. 注意阿托品化和中毒的临床表现。

第四节 氰化物中毒

【概述】氰化物为窒息性剧毒物质,其选择性作用于呼吸链中细胞色素氧化酶,抑制细胞呼吸;也可直接抑制患者中枢神经系统,导致呼吸中枢麻痹,心跳迅速停止而"闪电型"死亡。

【诊断要点】

1. 有氰化物中毒史。

2. 呼气有苦杏仁味;极度呼吸困难,呼吸心跳迅速停止。

3. 实验室检查 血氰化物和尿硫氰酸盐含量增高。

【药物治疗】

1. 一般治疗 清除毒物。

2. 对症支持治疗 呼吸心脏停搏立即行心肺复苏。

3. 解毒剂的应用 常用氰化物中毒解毒剂包括：①高铁血红蛋白形成剂，如亚硝酸异戊酯[非]、亚硝酸钠[非]、亚甲蓝。②供硫剂，主要是硫代硫酸钠。

（1）亚甲蓝：5~10mg/kg 或用 1% 注射液 50~100ml，加入葡萄糖液中静脉注射，总量可达 20mg/kg，应与硫代硫酸钠交替使用。

（2）硫代硫酸钠注射剂：适用于氰化物、硝普钠中毒，也用于砷、汞、铋、碘中毒。氰化物中毒时，缓慢静脉注射 12.5~25g，必要时可在 1 小时后重复半量或全量给药。口服中毒者洗胃时用 5% 溶液洗胃，并保留本品适量于胃中。小儿剂量 0.25~0.5g/kg，1 次 /d。

【注意事项】

1. 硫代硫酸钠注射剂不能与亚硝酸钠混合注射。

2. 硫代硫酸钠注射剂静脉注射过快可引起血压下降。

第五节 阿片类药物中毒

【概述】吗啡是阿片类镇痛剂的代表性药物，尚有海洛因、可待因、罂粟碱等，具有强大的中枢性镇痛、镇静作用。急性中毒口服过量者症状多在 30 分钟~1 小时出现，静脉注射后症状即刻出现，可引起昏迷、呼吸抑制。致死量为 0.2g。

【诊断要点】

1. 有过量摄入本品的病史。

2. 临床表现 轻度可有头痛、头晕、恶心呕吐，可出现幻觉；重度中毒可出现昏迷、呼吸抑制和针尖样瞳孔等特征性中毒表现，当脊髓反射增强时，常出现惊厥、牙关紧闭和角弓反张。

3. 实验室检查

（1）血气与酸碱分析：呼吸抑制者动脉血气显示低氧血症，有呼吸性或混合性酸中毒。

（2）毒物检测：血、尿定性试验呈阳性结果。吗啡的血药浓度检测治疗浓度为 0.01~0.07mg/L，中毒浓度为 0.1~1.0mg/L，致死浓度 >4.0mg/L。

【药物治疗】

1. 一般治疗 防止药物继续吸收中毒者应尽早催吐，使用 2%~4% 鞣酸溶液[非]或 1：5 000 高锰酸钾溶液[非]洗胃，注入 20% 药用炭混悬液[非] 50~100ml，再以 50% 硫酸镁 50ml 导泻。在注射局部近心端扎止血带，并冷敷。

2. 对症治疗

（1）保持呼吸道通畅，积极供氧，必要时行气管插管，人工通气。

（2）抗休克，维持水、电解质及酸碱平衡。低血压者可应用升压药物，合并心动过缓者可加用阿托品。

（3）抗惊厥可应用地西泮、苯巴比妥，出现中枢神经抑制或麻醉时禁用。

3. 解毒剂的应用　纳洛酮是阿片受体拮抗剂，能逆转阿片类药物所致昏迷、呼吸抑制、缩瞳等毒性作用。静脉注射后 1~3 分钟起效，高峰作用时间 5~10 分钟，半衰期 60~90 分钟。使用时首次剂量为 0.4~2mg，肌内注射或静脉注射，可隔 2~3 分钟重复注射给药，直至呼吸恢复或总量达 10mg。小儿静脉注射的首次剂量为 0.01mg/kg，如果此剂量没有在临床上取得满意的效果，接下去则应给予 0.1mg/kg。如果不能静脉注射，可以分次肌内注射。必要时可用灭菌注射用水将本品稀释。

【注意事项】纳洛酮作用持续时间短，应反复使用；不宜与碱性药物混用；高血压和心血管疾病患者慎用。

第六节　急性酒精中毒

【概述】酒精即乙醇，白酒中酒精的含量可达 50%~60%，而啤酒中的酒精含量仅 2%~5%。饮酒后 90% 的酒精在数小时内经胃肠吸收，症状出现的迟早与饮酒量、血中乙醇浓度呈正相关，也与个体敏感性有关。大致分为兴奋期、共济失调期和昏迷期。成人一次口服最低致死量为纯酒精 250~500ml。

【诊断要点】

1. 有过量饮酒的病史。

2. 临床出现意识障碍、共济失调和针尖样瞳孔等特征性中毒表现。

3. 血酒精检测阳性。

【药物治疗】

1. 一般治疗　防止药物继续吸收中毒者应尽早催吐，必要时予以洗胃。

2. 对症治疗

（1）保持呼吸道通畅，积极供氧，必要时行气管插管，人工通气。

（2）补液，维持水、电解质及酸碱平衡。适当补充葡萄糖，以防酒精中毒引起的低血糖。

3. 解毒剂的应用

（1）静脉注射 50% 葡萄糖 60~100ml，肌内注射 B 族维生素，以加速乙醇在体内的氧化。

（2）纳洛酮是阿片受体拮抗剂，能逆转酒精中毒所致内源性阿片样毒性作用。首次剂量为 0.8~1.2mg，静脉注射，必要时每小时重复 0.4~0.8mg，直至病情稳定。

4. 严重中毒时可血液透析。

【注意事项】 纳洛酮不宜与碱性药物混用,高血压和心血管病患者慎用;应警惕酒精中毒所致的低血糖。

第七节　瘦肉精中毒

【概述】 瘦肉精,化学名克伦特罗,它是一种 β 受体激动剂,临床上主要用于治疗支气管哮喘。近年发现在饲料中加入克伦特罗,可促进动物生长,提高畜禽瘦肉比,因此称之为瘦肉精。通过食用含瘦肉精残留的动物内脏或肉类,可导致中毒发生。

【诊断要点】

1. 有过量食用含瘦肉精残留的动物内脏或肉类的病史。

2. 临床出现 β 受体兴奋,以心血管为特征性中毒表现,可有心悸、心动过速、多汗、肌颤、肌无力;头痛、恶心、呼吸困难等;严重者可发生惊厥、高血压危象。

3. 实验室检查

(1) 低钾、低镁等电解质紊乱。

(2) 血糖和心肌酶升高。

(3) 心电图:心动过速、房颤,严重者可出现 ST-T 改变。

【药物治疗】

1. 一般治疗　防止药物继续吸收,中毒者应尽早催吐,必要时予以洗胃。

2. 对症治疗

(1) 维持水、电解质及酸碱平衡。

(2) 高血压者可应用降压药物。

(3) 轻症者可应用镇静剂减轻症状。

3. 解毒剂的应用　快速心律失常可应用 β 受体拮抗剂。

(1) 普萘洛尔:口服 10~30mg,一日 3~4 次,酌情调整。

(2) 美托洛尔:口服 25mg,一日 2~3 次,酌情加至治疗量,最大不超过一日 300mg。

(3) 阿替洛尔:口服 12.5~25mg,一日 1 次,酌情加至一日 50~100mg。

【注意事项】

1. 心功能不全者慎用 β 受体拮抗剂。

2. 支气管哮喘和慢性肺疾病者慎用 β 受体拮抗剂。

3. β 受体拮抗剂从小剂量开始,逐增逐减。

第八节 苯二氮䓬类药物中毒

【概述】苯二氮䓬类镇静药作用于大脑边缘系统和间脑的苯二氮䓬受体,增强 γ- 氨基丁酸(GABA)抑制作用。该类药物能抑制呼吸中枢及血管运动中枢,中毒严重者出现意识丧失,反射消失,呼吸抑制,血压下降等表现,导致呼吸或循环衰竭。

【诊断要点】

1. 有过量服用苯二氮䓬类药物史。

2. 临床表现

(1) 神经系统:头晕、嗜睡、意识模糊、躁动不安、共济失调,甚至不同程度的昏迷;早期肌张力高,晚期肌张力低,腱反射减弱至消失。

(2) 循环系统:心率减慢,血压下降。

(3) 呼吸系统:轻者呼吸变慢,重者呼吸浅、弱、慢且不规则,甚至发生呼吸衰竭。

3. 实验室检查 尿或胃内容物的相应药物定性试验或血药浓度的测定阳性。

【药物治疗】

1. 一般治疗 防止药物继续吸收,中毒者应尽早催吐,必要时予以洗胃。

2. 对症治疗

(1) 保持呼吸道通畅,积极供氧,必要时行气管插管,人工通气。

(2) 维持水、电解质及酸碱平衡。低血压者可应用升压药物。

(3) 昏迷、抽搐者可予脱水剂以减轻脑水肿。

3. 解毒剂的应用 氟马西尼是苯二氮䓬类镇静药物选择性受体拮抗剂,能快速逆转昏迷。静脉给药,首剂 0.3mg,如果在 60 秒内未达到所需的清醒程度,可重复使用直至患者清醒或达总量 2mg,如果再度出现昏睡,可以每小时静脉滴注 0.1~0.4mg 药物,滴注的速度应根据所要求的清醒程度进行个体调整。

【注意事项】

1. 不推荐用于长期接受苯二氮䓬类药物治疗的癫痫患者。

2. 使用本品时,应对再次镇静、呼吸抑制及其他苯二氮䓬类反应进行监控,监控的时间根据苯二氮䓬类的用量和作用时间来确定。

3. 勿在神经肌肉阻断药的作用消失之前注射本品。

4. 不推荐用于苯二氮䓬类的依赖性治疗和长期的苯二氮䓬类戒断综合征的治疗。

5. 对于一周内大剂量使用过苯二氮䓬类药物,和/或较长时间使用苯二氮䓬类药物者,应避免快速注射本品,否则将引起戒断症状,如兴奋、焦虑、情绪不稳、轻微混乱和感觉失真。

6. 使用本品最初 24 小时内,避免操作危险的机器或驾驶机动车。

第九节　重金属中毒

【概述】重金属中毒是指相对原子质量大于 65 的重金属元素或其化合物引起的中毒,如汞中毒、铅中毒等。因为重金属能够使蛋白质的结构发生不可逆的改变,从而影响组织细胞功能,进而影响人体健康,如砷、镉、铬、铜、汞、锰、镍、铅、锌等。

【诊断要点】

1. 有重金属服用或接触病史　如农药的制造及喷洒、焊接、合金制造业、宝石染色业、牙医、电池业、压力计及校正仪器、照相业、香水与化妆品业、电镀业、焊接业等。

2. 临床表现　急性期会有恶心、呕吐、腹痛、血便、休克、低血压、溶血及金属味、肝炎、黄疸、急性肾衰竭、昏迷、抽搐等表现。慢性中毒会有皮肤角质化、皮肤癌;神经中枢及周围神经病变;贫血、白血病;其他周边血管病变、四肢坏死及肝、肾功能衰竭等表现。

3. 实验室检查　血尿金属含量定量检测增高。尿中可有蛋白、红细胞、管型等。肝肾功能可有异常改变。

【药物治疗】

1. 一般治疗　防止毒物继续吸收,口服中毒者应尽早催吐,必要时予以洗胃。

2. 对症治疗

(1) 保持呼吸道通畅,积极供氧,必要时行气管插管,人工通气。

(2) 维持水、电解质及酸碱平衡。低血压者可应用升压药物。

3. 解毒剂的应用　青霉胺可用于重金属中毒的治疗,一日 1~1.5g(8~12片),分 3~4 次服用。5~7 日为 1 个疗程;停药 3 日后,可开始下一个疗程。根据体内毒物量的多少一般需 1~4 个疗程。

【注意事项】

1. 青霉素过敏患者,对本品可能有过敏反应,使用本品前应做青霉素皮肤试验。

2. 本药应在餐后 1.5 小时服用。

3. 如患者需使用铁剂,则宜在服铁剂前 2 小时服用本药,以免降低本药疗效。如停用铁剂,则应考虑到本药吸收量增加而可能产生的毒性作用,必要时应适当减少本药剂量。

4. 白细胞计数和分类、血红蛋白、血小板和尿常规等检查应在服药初 6 个月内每 2 周检查 1 次,以后每月 1 次。出现轻微蛋白尿、轻微白细胞减少或皮疹等较轻的不良反应时,常常可以采用"滴定式"方法逐步调整本药的用量,当尿蛋白排出量一日大于 1g,白细胞计数低于 3×10^9/L 或血小板计数低于 100×10^9/L 时应停药。

5. 出现味觉异常时(肝豆状变性患者除外),可用 4% 硫酸铜溶液 5~10 滴,加入果汁中口服,一日 2 次,有助于味觉恢复。

6. 肝功能检查应每 6 个月 1 次,以便早期发现中毒性肝病和胆汁潴留。

(张国强)

ER-12章视频

第十二章

皮肤科疾病

第一节　单纯疱疹

【概述】单纯疱疹(herpes simplex)是由人类单纯疱疹病毒感染所致的疾病。病毒分为Ⅰ型和Ⅱ型。本病主要通过接触传播,好发于皮肤黏膜交界处,Ⅰ型主要发生于口鼻、眼周,Ⅱ型主要发生于外阴及生殖器部位,称为生殖器疱疹(genital herpes),通过性接触传染。单纯疱疹多为反复发作,又称复发性疱疹(recurrent herpes),在机体抵抗力下降时易复发。

【诊断要点】

1. 本病好发于皮肤黏膜交界处,但可发生于任何部位。

2. 皮损表现为片状分布的簇集性水疱。

3. 自觉瘙痒或烧灼感,附近淋巴结可肿大。

4. 病程有自限性,但易复发。复发性疱疹多在1周左右消退。

【药物治疗】

1. 阿昔洛韦 200mg,口服,一日 5 次,连续 5~7 天。

2. 3% 阿昔洛韦软膏,外用,一日 4~6 次,每 2 小时 1 次。

【注意事项】

1. 需与带状疱疹相鉴别,生殖器疱疹出现溃疡时需与其他溃疡性疾病相鉴别。

2. 目前无理想的预防复发的治疗方法。

3. 避免生殖器疱疹传染。

4. 局部禁止使用激素类药物。

第二节　带状疱疹

【概述】带状疱疹(herpes zoster)是由水痘 - 带状疱疹病毒感染引起的一

种急性局部炎症性皮肤病。人是水痘 - 带状疱疹病毒的唯一宿主。儿童由于对此病毒无免疫力,感染后易发生水痘,而成人患者感染后易引发本病,也有部分患者被感染后成为带病毒者而不发生症状。由于此病毒具有亲神经性,感染后可长期潜伏于脊髓神经后根神经节的神经元内,当抵抗力低下或劳累、感染、感冒时,病毒可生长繁殖,并沿神经纤维移至皮肤,使受侵犯的神经和皮肤产生强烈的炎症。典型的皮疹特征为呈单侧性并沿神经节段分布的集簇性的疱疹,伴有疼痛,且年龄越大,神经痛越重。本病好发于成人,春秋季节多见。发病率随年龄增大而呈显著上升趋势。

【诊断要点】

1. 发疹前可有轻度乏力、低热、纳差等全身症状。

2. 好发部位依次为肋间神经、颈神经、三叉神经和腰骶神经支配区域。

3. 患处出现簇集成群的水疱,沿一侧周围神经呈带状分布。

4. 可伴有明显的神经痛。

5. 可伴局部淋巴结肿大。

【药物治疗】

1. 保持患处卫生、干燥,避免搔痒或弄破水疱;

2. 外用抗病毒药物　3%阿昔洛韦软膏,外用,一日4~6次,每2小时1次;或喷昔洛韦乳膏,外用,一日4~5次,应尽早开始治疗。

3. 口服抗病毒药物　阿昔洛韦片0.8g,口服,一日5次,连续7~10天;盐酸伐昔洛韦片1g,口服,一日3次,疗程7天。

4. 治疗周围神经病、神经痛　甲钴胺片0.5mg,口服,一日3次,可根据年龄、症状酌情增减;或腺苷钴胺片0.5~1.5mg,口服,一日3次;或腺苷钴胺注射液0.5~1.5mg,肌内注射,一日1次。

5. 治疗带状疱疹后神经痛　普瑞巴林胶囊75mg或150mg,一日2次;或者50mg或100mg,一日3次。

【注意事项】

1. 需与单纯疱疹相鉴别。

2. 保持患处干燥,避免弄破水疱,预防继发感染。

3. 局部禁止使用激素类药物。

第三节　毛　囊　炎

【概述】毛囊炎(folliculitis)为整个毛囊浅部或深部的细菌感染引发的炎症。以炎性丘疹或脓疱为主要表现。病原菌主要为金黄色葡萄球菌。不清洁、搔抓及机体抵抗力下降可为本病的诱因。

【诊断要点】

1. 初期表现为粟粒大小的红色毛囊性丘疹,顶部逐渐形成小脓疱,散在分布,可有痛感。

2. 好发于头部、面部、四肢及外阴等部位。

3. 浅部毛囊炎愈后不留下瘢痕,深部感染可形成瘢痕及造成永久性脱发。

4. 皮损多在 1 周左右消退。

【药物治疗】

1. 注意个人卫生,避免局部皮肤摩擦损伤。

2. 可外用 2% 莫匹罗星软膏、1% 红霉素软膏或 1% 磺胺嘧啶银软膏,一日 2 次。

3. 皮损泛发者可口服抗菌药物,如阿莫西林、头孢氨苄、头孢拉定等。

4. 对于疖肿明显者,可用鱼石脂外敷。

【注意事项】

1. 需与痤疮、糠秕孢子菌毛囊炎相鉴别。

2. 慢性反复病例需检查有无全身疾病,如糖尿病等。

3. 局部避免使用激素类药物。

第四节 脓 疱 疮

【概述】脓疱疮(impetigo)又称"黄水疮",是由化脓性球菌感染引起的一种常见的急性、化脓性、传染性皮肤病。病原菌主要为金黄色葡萄球菌。主要表现为丘疹、水疱或脓疱。接触性传染,可在儿童中流行。

【诊断要点】

1. 好发于儿童,夏秋季多汗、闷热的天气多见。

2. 好发于面部及暴露部位。

3. 皮损为丘疹、水疱或黄色脓疱,周有红晕,疱壁薄,易破溃,脓液干燥结痂,愈后无瘢痕,伴不同程度瘙痒,可出现较大脓疱。

4. 重症可出现邻近淋巴结肿大,可伴发热。

5. 可出现接触性传染。

【药物治疗】

1. 轻症者注意局部清洁,可外用 2% 莫匹罗星软膏或 1% 红霉素软膏,一日 2 次。

2. 皮损广泛、全身症状明显者,可口服抗菌药物,连续 1 周,如阿莫西林、头孢氨苄、头孢拉定等。

3. 避免搔抓,防止自身传染。

【注意事项】

1. 患者要适当隔离,接触衣物及时消毒。

2. 局部避免使用激素类药物。

第五节 痤 疮

【概述】痤疮(acne)是一种发生于毛囊、皮脂腺的慢性炎症性皮肤病,是由于毛囊皮脂腺导管因角质物堵塞,造成皮脂排出不畅,从而引起毛囊、皮脂腺慢性炎症。青春期后大多自然痊愈或减轻。

【诊断要点】

1. 好发于青春期,男女均可发病。

2. 皮损好发于面部、上胸背部等皮脂溢出部位,多对称分布。

3. 损害为多形性,包括白头粉刺、黑头粉刺、炎性丘疹、脓疱、结节、囊肿。数量多少不等。重症者可出现萎缩或肥厚性瘢痕。

4. 慢性病程,反复发作。青春期后大部分自然消退。

【药物治疗】

1. 注意局部清洁,少食油腻及刺激性食物。

2. 轻症者外用2% 莫匹罗星软膏或1% 红霉素软膏,一日2次;维A酸软膏外用,每晚1次,连续4~8周。注意局部刺激和避光。

3. 重症可联合口服红霉素0.5g,一日3次,连续2~4周。也可使用四环素[非]及四环素衍生物如多西环素、克林霉素。

【注意事项】

1. 需与玫瑰痤疮、颜面播散性粟粒性狼疮及药物性痤疮相鉴别。

2. 囊肿性痤疮建议转往三级综合医院或专科医院治疗。

3. 局部避免使用激素类药物。

第六节 丹 毒

【概述】丹毒(erysipelas)是由乙型溶血性链球菌感染引起的皮肤和皮下组织内的淋巴管及周围软组织的急性炎症。下肢丹毒多由足癣诱发,面部丹毒多由挖鼻等诱发。反复发作或治疗不彻底可引起慢性丹毒。

【诊断要点】

1. 皮损好发于小腿或面部,多在抵抗力降低情况下发病。

2. 皮损为略高出皮面的水肿性鲜红斑片,边缘清楚,表面光滑,严重者可出现水疱或大疱,皮温高,伴疼痛和触痛。

3. 常有畏寒、发热等全身症状,高热时体温可达 40℃。局部淋巴结肿大。

4. 外周血白细胞总数增高,以中性粒细胞为主。

5. 游走性丹毒　皮损在一处消退后,又在另一处出现,连续迁延达数周。

6. 慢性丹毒　病程慢性,反复在原发部位发作,组织可肥厚,可形成慢性淋巴水肿。

【药物治疗】

1. 首选青霉素治疗,一日 640 万 ~960 万 U,分 3 次静脉滴注,连续治疗至少 2 周,也可选用苄星青霉素。如青霉素过敏,可选用其他抗菌药物,如左氧氟沙星。

2. 卧床休息,抬高患肢。

【注意事项】

1. 本病需与类丹毒和蜂窝织炎相鉴别。

2. 应同时治疗足癣,避免挖鼻。

3. 抗菌药物应足量和足疗程。

第七节　蜂 窝 织 炎

【概述】 蜂窝织炎(cellulitis)为广泛的皮肤和皮下组织弥漫性化脓性炎症,病原菌多为溶血性链球菌,有时为金黄色葡萄球菌,也可因化学物质侵入软组织引起。大部分为原发,因皮肤创伤引起,也可因其他部位化脓性感染扩散而来。

【诊断要点】

1. 损害为局部大片状红、肿、热、痛,边界不清,严重者可出现大疱和深在性脓肿。

2. 急性期常伴高热、寒战和全身不适。

3. 常发生于四肢、面部、外阴、肛周等部位,发生于指、趾处的称为瘭疽。口底及颌下蜂窝织炎可引起呼吸困难或窒息。

4. 复发性蜂窝织炎损害反复发作,全身症状可能较轻。

【药物治疗】

1. 早期应用足量有效抗菌药物,首选青霉素,一日 640 万 ~960 万 U,分 3 次静脉滴注,连续治疗至少 10 天,也可选用苄星青霉素;其他药物,如头孢菌素类、喹诺酮类等也可选用。

2. 患肢休息,局部可热敷和物理治疗。

3. 明显脓肿时应及时切开引流。

【注意事项】

1. 本病需与丹毒和血管性水肿相鉴别。

2. 治疗应及时,抗菌药物应足量和足疗程。

3. 严重者应及时切开引流。

第八节 手足、体股癣

【概述】手足、体股癣是由皮肤癣菌感染而引起的皮肤浅部真菌病。依据发病部位不同而命名。我国足癣的发病率较高。多为接触性传染,潮湿、闷热是皮肤浅部真菌感染的主要诱因。

【诊断要点】

1. 皮损初起为丘疹或丘疱疹,逐渐向外扩大,可形成环形或多环形,边缘可隆起,可有鳞屑。界限清楚。手足可仅表现为干燥、皲裂和脱屑。

2. 可有明显瘙痒。

3. 夏季多发,潮湿、热为诱因。

4. 初起多为单侧发病,可逐渐发展为双侧。足癣多为双侧,手癣多为单侧。

5. 皮损边缘取材作真菌镜检,发现菌丝可确诊。

【药物治疗】

1. 保持局部干燥,并避免接触传染。

2. 2% 硝酸咪康唑软膏或曲安奈德益康唑乳膏外用,一日 2 次,用药范围应大于皮损边缘。体、股癣用药不少于 2 周,手、足癣不少于 4 周。

3. 顽固性手、足癣需要口服抗真菌药。

【注意事项】

1. 需与湿疹等疾病相鉴别。

2. 局部避免使用激素类药物,以免皮损扩散。

3. 家庭应注意个人、集体卫生,避免互相传染。

4. 积极治疗,避免继发细菌感染。

5. 保持局部干燥,避免湿热。

第九节 接触性皮炎

【概述】接触性皮炎(contact dermatitis)是由皮肤或黏膜接触异物后,在接触部位发生的急性炎症反应。本病以红斑或皮肤潮红为主要表现,也可出现水疱或大疱,分为原发刺激性接触性皮炎和变态反应性接触性皮炎两种。

【诊断要点】

1. 有异物接触史。

2. 原发性为接触物有较强的刺激性,接触即可发病。

3. 变态反应性为接触物无刺激性,初次接触致敏后,再次接触后发病。

4. 有潜伏期,因接触物不同,发病时间不同,数分钟到数天不等。

5. 皮损表现无特异性,常见的为红斑、丘疹,严重时可出现肿胀、水疱、大疱,甚至溃疡。但皮损界限清楚,与接触部位一致。

6. 皮损部位可有瘙痒、烧灼或疼痛。

7. 病程为自限性,去除病因后逐渐消退。

【药物治疗】

1. 寻找并去除病因。

2. 轻症无渗出者外用炉甘石洗剂、氢化可的松软膏或 0.1% 糠酸莫米松乳膏。有渗出者可先用溶液冷湿敷。

3. 重症者可口服赛庚啶、氯苯那敏、氯雷他定,必要时可口服泼尼松。

4. 避免搔抓及热刺激。

【注意事项】

1. 注意与其他皮炎相鉴别。

2. 避免接触已知的过敏原。

3. 避免接触刺激物。

第十节 过敏性皮炎

【概述】过敏性皮炎(allergic dermatitis)是因某些致敏物质通过任何途径进入人体而引起的皮肤黏膜急性炎症。有明确用药病史者可诊断为药物性皮炎。皮损因个体差异、过敏物不同而有很大的不同,主要以红斑、丘疹、皮肤潮红为主,严重者可出现糜烂或水疱、大疱。

【诊断要点】

1. 药物性皮炎应有明确的用药史。

2. 潜伏期因过敏物不同而长短不同,可在数分钟至 3 周内发病。

3. 皮损表现为多样性,可出现红斑、丘疹、水疱、大疱、糜烂等多种皮疹,但在同一患者身上,皮损表现是一致的。除固定性药疹外,皮疹分布常是全身性和对称性的。

4. 部分患者可出现严重的黏膜糜烂或全身性大疱,表皮可完全脱落。

5. 严重者可出现全身症状,如发热、关节痛等。

【药物治疗】

1. 查找可疑的过敏物质,避免继续使用和接触。

2. 多饮水,促进过敏物质代谢。

3. 轻症者口服抗过敏药,如赛庚啶、氯苯那敏、氯雷他定。

4. 病情严重者应及时足量使用糖皮质激素(如泼尼松一日 30mg),以及氢化可的松一日 200~500mg 或地塞米松一日 10~20mg,分次静脉滴注,并依据病情变化逐步调整,逐渐减量。

5. 注意支持治疗和水电解质平衡。

6. 注意局部和黏膜护理。

【注意事项】

1. 应与麻疹等病毒性疾病相鉴别。

2. 应积极治疗,避免发展为红皮病,特别严重者及时转三级综合医院或专科医院治疗。

第十一节 荨 麻 疹

【概述】荨麻疹(urticaria)是一种以风团和红斑为主的血管反应性皮肤病,多种因素诱发,如药物、食物、吸入物、感染、物理因素、昆虫叮咬等,但多数患者病因不明。超过 6 周者诊断为慢性。

【诊断要点】

1. 急性发病,典型皮损为大小不等的风团、红斑和丘疹,成批出现,无规律性。

2. 皮损反复出现,可在数分钟到数小时内自行消退,不超过 24 小时。慢性者可反复发作数年。

3. 瘙痒明显。部分患者可出现呼吸道症状,如胸闷、呼吸困难,甚至窒息。也可出现胃肠道症状,如腹痛、腹泻。

4. 皮肤划痕试验阳性。

【药物治疗】

1. 详细询问病史,查找病因。

2. 轻症者口服抗过敏药,如赛庚啶、氯苯那敏、氯雷他定。慢性者应连续服药 4 周。

3. 皮损严重者或出现呼吸道和胃肠道症状者,应及时、短程使用糖皮质激素,如氢化可的松一日 200~500mg 或地塞米松一日 10~20mg,分次静脉滴注。

4. 慢性病例也可服用中药治疗。

【注意事项】

1. 应与其他过敏性皮肤病相鉴别。

2. 避免继续使用致敏物质。

3. 严重者及时使用激素。

4. 慢性病例不宜长期服用糖皮质激素。

第十二节 湿 疹

【概述】湿疹(eczema)是由多种因素引起的一种具有明显渗出倾向的炎症性皮肤病。皮疹为多形性。急性期以红斑丘疱疹糜烂和渗出为主,慢性阶段以皮肤肥厚和苔藓样变为主。部分患者反复发作。

【诊断要点】

1. 皮疹表现为多形性,可出现红斑、丘疹、丘疱疹、水疱、糜烂、渗出、结痂等多种形态皮疹。

2. 皮损多为对称性分布。

3. 急性期皮损为泛发,可全身性分布。皮疹以红斑、丘疹、水疱、渗出为主,可出现结痂。

4. 慢性期皮损多为局限性。以肥厚性红斑和苔藓样变为主,表面可出现鳞屑及皲裂。

5. 可有剧烈瘙痒。

6. 病程慢性,可反复发作。

【药物治疗】

1. 积极查找过敏原,排除一切可疑病因。

2. 轻症者口服抗组胺药,如赛庚啶、氯苯那敏、氯雷他定。

3. 皮损广泛、渗出严重者,可短程使用糖皮质激素,病情控制后逐渐减量,避免突然停药,出现病情反复。

4. 局部应用糖皮质激素类药物,如氢化可的松软膏或 0.1% 糠酸莫米松乳膏,有渗出时可以配合湿敷。避免应用刺激性药物。

5. 慢性阶段皮损可外用 10%~20% 尿素软膏。

【注意事项】

1. 应与其他过敏性疾病相鉴别。

2. 可以冷湿敷,避免热刺激和其他刺激性治疗。

3. 应维持治疗,避免接触过敏原。

第十三节　脂溢性皮炎

【概述】脂溢性皮炎(seborrheic dermatitis)是一种发生于皮脂溢出部位的慢性炎症性皮肤病。本病主要出现于头面部和胸背部。病因不明,可能与皮脂溢出、糠秕孢子菌感染、精神因素或饮食习惯有关。

【诊断要点】

1. 多见于成年人,也可发生于新生儿,男性多见。

2. 好发于面部、胸背部等皮脂溢出部位。

3. 初发时表现为毛囊周围的丘疹,逐渐发展为红斑,上有油腻性鳞屑。

4. 慢性病程,伴不同程度瘙痒。

【药物治疗】

1. 限制油腻食物和刺激性食物。

2. 口服维生素 B_2,5~10mg,一日 3 次。

3. 间断外用氢化可的松软膏。避免长期大量反复使用,以免引起皮肤萎缩或造成激素性皮炎。可联合使用咪康唑乳膏。

4. 重症者可口服赛庚啶或氯苯那敏,必要时可口服泼尼松。

【注意事项】

1. 需与头部银屑病、湿疹、玫瑰糠疹等疾病相鉴别。

2. 避免刺激性食物和限制多脂性食物。

3. 避免出现激素性皮炎。

第十四节　银　屑　病

【概述】银屑病(psoriasis)又名"牛皮癣",是一种常见、慢性、反复发作的以红斑、鳞屑为特征的慢性炎症性皮肤病。病因不明,与遗传、感染、免疫、精神因素等多因素有关。临床分为寻常型、脓疱型、红皮病型、关节病型。

【诊断要点】

1. 慢性病程,可反复发作。

2. 寻常型皮损表现为丘疹、红斑,其上有较厚的银白色鳞屑,刮除后可出现薄膜现象及点状出血,急性期可有同形反应。

3. 寻常型银屑病多数病例冬季加重。

4. 部分患者皮损局限,可仅见于头皮或四肢部位。

5. 红皮病型表现为皮肤弥漫性潮红,大量脱屑。脓疱型为红斑上出现大量针尖大小脓疱。关节病型出现关节疼痛和肿胀,需与类风湿关节炎相鉴别。

【药物治疗】

1. 避免精神紧张。

2. 伴感染者可全身用红霉素或青霉素治疗 2 周。

3. 治疗慢性扁桃体炎及其他慢性感染。

4. 轻症者以局部治疗为主。可外用水杨酸软膏、维 A 酸软膏及氢化可的松软膏,可单独使用,也可联合使用。激素应小面积使用,避免大面积使用,皮损消退后间断使用,逐渐停用,避免突然停药,引起反跳。

5. 瘙痒明显者可口服赛庚啶或氯苯那敏。

【注意事项】

1. 发病初期需与湿疹、玫瑰糠疹、扁平苔癣等疾病相鉴别。

2. 注意避免过度治疗,急性期避免使用刺激性较强的药物。治疗过程中避免突然停药。治疗不当有时可发展为红皮病或脓疱型银屑病。

3. 谨慎使用严重抑制肝肾功能和骨髓功能的药物,谨慎系统性或长期使用激素类药物。

4. 严重、顽固病例及红皮病、脓疱型、关节病型应转三级综合医院或专科医院治疗。

第十五节 淋 病

【概述】淋病(gonorrhea)是淋球菌性尿道炎的简称,是一种由淋球菌感染泌尿生殖系统而引起的化脓性尿道炎症,不及时治疗可发生上行感染,引起前列腺炎、子宫内膜炎等,严重者可入血引发淋菌性败血症。淋病主要通过性接触传播,也有少数病例通过非性接触传播,如幼女可通过接触淋球菌污染的物品而引起急性外阴阴道炎,新生儿可通过淋病母亲的产道生产而引起淋病性结膜炎。

【诊断要点】

1. 接触史 有不洁性接触史、配偶感染史,或与淋病患者共用物品史,或新生儿的母亲有淋病史等。

2. 潜伏期 一般在感染后 3~5 天发病。

3. 临床症状 男性可表现为尿频、尿急、尿痛、尿道口红肿、烧灼感,排出黏稠的深黄色脓液,部分患者可有发热等全身症状,女性可表现为白带增多,阴道口有脓性分泌物排出,外阴瘙痒,阴道烧灼感等。

4. 体格检查 男性检查可见尿道口排出大量深黄色脓液,女性检查可见阴道口及舟状窝充血、水肿,子宫颈口充血、糜烂,以手指从阴道壁向上压迫尿道时,还可见尿道旁腺开口处有脓性分泌物外溢。

5. 病原学检查

(1) 淋球菌涂片检查:取男性尿道分泌物进行涂片观察到典型的细胞内革兰氏阴性双球菌。

(2) 细菌培养:女性患者尿道分泌物涂片镜检检出率低,应做细菌培养。然后做氧化酶试验和糖酵解试验鉴定,证实为淋球菌,可确诊淋病。

6. 淋病合并症　男性可合并淋菌性前列腺炎、淋菌性附睾炎、睾丸炎等;女性可合并淋菌性盆腔炎、淋菌性前庭大腺炎等;还有泌尿生殖器外的淋病,包括淋菌性结膜炎、淋菌性咽炎、淋菌性直肠炎等。

【药物治疗】

1. 治疗的原则为及时、足量、规则应用抗生素。

2. 无合并症淋病应用头孢曲松 250mg,肌内注射 1 次,或头孢噻肟 1g,肌内注射 1 次;大观霉素 2g(宫颈炎 4g),肌内注射 1 次;环丙沙星 500mg,1 次口服,或氧氟沙星 400mg,1 次口服。肝肾功能不良患者、孕妇及儿童禁用喹诺酮类药物。上述药物选用一种,必要时可加大剂量或延长疗程。

【注意事项】

1. 在治疗期间忌酒、辣椒、浓茶、咖啡等刺激性饮食。

2. 治疗期间严禁性交,避免劳累,保持局部清洁,性伴侣应同时接受治疗。

第十六节　尖 锐 湿 疣

【概述】尖锐湿疣(condyloma acuminatum,CA)是一种由人乳头瘤病毒(HPV)感染引起的性传播疾病,主要与 HPV6、HPV11、HPV16、HPV18 型有关。性接触为主要传播途径,少数人可通过日常生活用品如内裤、浴盆、浴巾及公共浴池等非性接触途径而感染。

【诊断要点】

1. 有不洁性接触史、配偶感染史或间接感染史。

2. 本病潜伏期长短不等,一般为 1~8 个月,平均为 3 个月。

3. 本病好发于皮肤和黏膜交界部位,如男性及女性的生殖器、会阴或肛门周围,偶见口腔、乳房等处。

4. 临床表现为多个粉红色、灰白色或灰褐色丘疹或乳头状、鸡冠状或菜花状高起的赘生物。少数呈乳头瘤样增殖的巨大型尖锐湿疣,即 Buschke-loewenstein 巨大型尖锐湿疣。

5. 自觉症状有痒感、异物感、压迫感或疼痛,常因皮损脆性增加而出血。女性可有白带增多症状。

6. 组织病理检查主要是假性上皮瘤样增生,颗粒层和棘细胞层上部有明显空泡变性(凹空细胞);有真皮水肿,毛细血管扩张,周围中等慢性炎性细胞浸润。

7. 醋酸白试验　即用 5% 醋酸溶液外搽或湿敷患处,3~5 分钟后,病灶局部变白且境界清楚者为阳性。

8. 细胞学检查　取阴道宫颈等组织涂片,做巴氏染色,可见到空泡化细胞及角化不良细胞。

【药物治疗】

1. 局部药物治疗

(1) 5% 鬼臼毒素酊外用,一日 2 次,连用 3 日,间隔 4 日,为 1 个疗程。可用 1~3 个疗程。

(2) 10%~25% 足叶草酯酊外用,每周 1 次,擦药 2~4 小时后洗去。

(3) 50% 三氯醋酸溶液外用,每日 1 次。

(4) 5- 氟尿嘧啶软膏外用,每日 1 次。

(5) 咪喹莫特乳膏,每周外用 3 次,用药 6~8 小时后清洗局部。

2. 物理治疗

(1) CO_2 激光:利用其热效应使病变组织发生凝固、碳化或气化。

(2) 液氮冷冻:应持续到全部皮损和周围 1~2mm 正常皮肤结冰球为止。

(3) 光动力治疗:外用盐酸氨基酮戊酸加半导体或氦氖激光治疗,特别适合尿道口尖锐湿疣的治疗。

3. 电凝或电灼术,利用高温直接灼烧疣体。

4. 手术治疗　适用于单发或巨大尖锐湿疣。

【注意事项】

1. 局部治疗时注意保护皮损周围正常皮肤、黏膜。

2. 治疗期间严禁性交,性伴侣应同时接受治疗。

第十七节　梅　毒

【概述】梅毒(syphilis)是一种由梅毒螺旋体(又称苍白密螺旋体)感染而引起的性传播疾病。梅毒的传染途径主要是通过直接性接触传播,其次是垂直传播(也称胎传)。极少数患者通过非性接触而间接感染。梅毒的分期:根据传染途径不同可分为后天梅毒(获得性梅毒)和胎传梅毒。根据病情的长短可分为早期梅毒和晚期梅毒。感染在两年以内的称为早期梅毒,包括一期梅毒、二期梅毒和早期潜伏梅毒。病期在两年以上者称为晚期梅毒。

【诊断要点】

1. 接触史　有不洁性接触史、配偶感染史或间接感染史。

2. 潜伏期 ①一期梅毒：一般 2~4 周；②二期梅毒：感染后在两年以内发病者，一般发生在感染后 7~10 周或硬下疳出现后的 6~8 周；③三期梅毒：病期在 2 年以上。

3. 临床表现 ①一期梅毒：硬下疳，多见于外生殖器，也可见于肛门、宫颈、口唇、舌、咽、乳房、手指等部位，为直径 1~2cm、圆形或椭圆形、边缘稍隆起、中心呈肉红色糜烂面或潜在溃疡，创面清洁，分泌物少，触诊时有软骨样硬度；②二期梅毒：梅毒疹，皮疹呈多形性，包括斑疹、斑丘疹、丘疹、鳞屑性皮疹等，常泛发对称，掌跖易见暗红色或淡褐色环状脱屑性斑疹或斑丘疹，患者基本无痛或瘙痒感觉，口腔可发生黏膜斑；③三期梅毒：常见结节性皮疹，近关节结节，皮肤、黏膜、骨骼树胶样肿及骨膜炎、骨髓炎等，可出现心血管系统梅毒和眼梅毒。

4. 患部附近淋巴结可肿大，常为数个，大小不等，无痛感。

5. 实验室检查 暗视野显微镜检查可查见梅毒螺旋体；梅毒血清学试验可阳性。

6. 组织病理检查 真皮及皮下组织有浆细胞、上皮样细胞及淋巴细胞等构成的肉芽肿性浸润，含血管较多，并常有多核巨细胞存在。

【药物治疗】

1. 早期梅毒 苄星青霉素 240 万 U，分两侧臀部肌内注射，每周 1 次，共 2~3 次；或普鲁卡因青霉素[非]80 万 U，一日 1 次，肌内注射，连续 10~15 天，总量 800 万~1 200 万 U。

青霉素过敏者使用盐酸四环素 500mg，一日 4 次，口服，连续 15 天；或多西环素 100mg，一日 2 次，口服，连续 15 天；或红霉素，用法同盐酸四环素。

2. 晚期梅毒 苄星青霉素 240 万 U，分两侧臀部肌内注射，每周 1 次，共 3~4 次；或普鲁卡因青霉素[非]80 万 U，一日 1 次，肌内注射，连续 20 天为 1 个疗程；也可根据病情，2 周后进行第 2 个疗程。

青霉素过敏者：红霉素 500mg，一日 4 次，口服，连续 30 天；或多西环素 100mg，一日 2 次，口服，连续 30 天；或盐酸四环素 500mg，一日 4 次，口服，连续 30 天；或米诺环素 100mg，一日 2 次，连服 30 天。

【注意事项】

1. 肝肾功能不全者禁用盐酸四环素。

2. 治疗期间严禁性交，性伴侣应同时接受治疗。

（李恒进 赵 华）

第十三章

泌尿系统与肾脏疾病

第一节　肾和输尿管结石

【概述】我国是泌尿系结石高发区之一,发病率为1%~5%,南方高于北方。左右侧发病率相似,双侧同时发病的约占10%。按结石发生的部位分为上尿路结石(肾结石、输尿管结石)和下尿路结石(膀胱结石和尿道结石)。结石多为草酸钙,其次为磷酸钙、尿酸及胱氨酸结石。本病好发于青壮年,男性多于女性。

泌尿系结石的治疗目的为:①清除结石,保护肾功能;②去除病因,防止结石复发。

治疗方法包括:①药物治疗。包括肾绞痛时的解痉止痛、直径小于6mm光滑结石的排石治疗和控制结石伴发的感染等。②体外冲击波碎石治疗。③手术治疗。包括输尿管镜和经皮肾镜的取石和碎石术、腹腔镜下输尿管切开取石术、经膀胱镜碎石术和开放手术。④尿酸结石和胱氨酸结石的溶石治疗。⑤针对结石的病因治疗。这里主要介绍肾和输尿管结石的药物治疗。

【诊断要点】

1. 临床表现

(1)腰部钝痛:大部分肾结石或输尿管结石引起肾积水时可有腰部钝痛表现。

(2)肾绞痛:是输尿管结石的主要表现,由结石在输尿管内移动所致,表现为腰腹部剧痛,有时向下腹部、腹股沟、阴囊或大阴唇放射,可伴有恶心和呕吐等。

(3)血尿:常伴随疼痛出现,少部分患者表现为肉眼血尿。

(4)严重时可以导致肾功能受损或衰竭。

(5)当结石不动、无梗阻及感染时,有的患者可长期无症状,体检时被超声检查发现。

2. 体征

(1)肾区可有轻度叩击痛。

（2）结石并发重度肾积水时可触及肿大的肾脏。

（3）沿输尿管走行区深在压痛,但无腹膜刺激征。

3. 辅助检查

（1）尿常规:常有红细胞,合并感染时,可有白细胞。

（2）B超:可以发现2mm以上X线阳性和阴性结石,还可以了解结石以上尿路的扩张程度。由于受到肠道的影响,超声波对输尿管中下段结石的敏感性较低。

（3）尿路X线平片:可以发现90%左右X线阳性结石。

（4）静脉尿路造影:在尿路X线平片检查的基础上确定结石的位置,发现尿路X线平片检查不能显示的X线阴性结石,鉴别平片上可疑的钙化灶,还可以了解两侧肾脏的肾盂积水程度。

【药物治疗】

1. **肾绞痛的治疗**　肾绞痛是泌尿外科的常见急症,首先需要解痉止痛治疗。

（1）解痉药常用山莨菪碱。肌内注射,成人5~10mg,一日1~2次,小儿0.1~0.2mg/kg,一日1~2次;静脉给药,成人10~40mg,小儿0.3~2mg/kg,每隔10~30分钟重复给药,也可将本品5~10mg加于5%葡萄糖注射液200ml中静脉滴注,随病情好转延长给药间隔,直至停药;硫酸阿托品每次0.3~0.5mg,肌内注射或静脉注射;其他可选择的药物有硝苯地平每次10mg口服或舌下含化,或黄体酮每次10~20mg,肌内注射。

（2）止痛药可以用非甾体抗炎药,常用吲哚美辛栓50~100mg肛门塞入;或阿片类镇痛药哌替啶50~100mg肌内注射,必要时6小时后重复注射一次。

止痛药需要配合阿托品、山莨菪碱等解痉类药物一起使用。

（3）α受体拮抗剂可以缓解输尿管平滑肌痉挛,具有缓解疼痛和排石的作用,用法:特拉唑嗪2mg口服,一日1次。

2. **排石治疗**

（1）药物排石治疗的适应证

1）结石直径小于6mm。

2）结石表面光滑。

3）结石以下尿路无梗阻。

4）结石未引起尿路完全梗阻,停留于局部少于2周。

（2）排石方法

1）每日饮水2 000~3 000ml。

2）α受体拮抗剂:特拉唑嗪2mg口服,一日1次或服用钙离子阻滞剂如硝苯地平。

3）适度做颠簸运动促使排石。

4）伴有感染时，给予有效的抗菌药物。

排石治疗期间要密切随诊，观察 6 周，如果结石未排出或病情进展，则需酌情采用其他治疗，如体外冲击波碎石、经皮肾镜、输尿管镜或开放手术等外科方法。

【注意事项】

1. 山莨菪碱、硫酸阿托品等解痉药会引起口干、面红、视力模糊、出汗少、排尿困难、眼压升高等副作用，对本药过敏、青光眼、前列腺增生伴明显排尿困难、高热、颅内压增高、出血性疾病（如脑出血急性期等）者，哺乳期妇女等禁用。

2. 消化性溃疡活动期患者或以往应用本药引起过严重消化道病变（如溃疡、出血、穿孔）者及高过敏体质者禁用非甾体类镇痛抗炎药。

3. 中毒性腹泻、急性呼吸抑制、通气不足等患者禁忌使用哌替啶。

4. CT 扫描不受结石成分、肾功能和呼吸的影响，敏感性比尿路 X 线平片及静脉尿路造影高，还可以对图像进行二维及三维重建，能够检出其他常规影像学检查中容易遗漏的小结石。有条件的单位可酌情使用。

第二节　良性前列腺增生

【概述】 良性前列腺增生（benign prostate hyperplasia，BPH）是引起中老年男性排尿障碍最常见的良性疾病。BPH 的发生须具备两个条件，即年龄的增长和有功能的睾丸。BPH 的病因还不十分清楚，目前被大家普遍接受的是双氢睾酮学说。组织学上 BPH 通常发生在 40 岁以后，表现为前列腺间质和腺体成分的增生，随着年龄的增长，临床上逐渐出现前列腺增大、膀胱刺激症状、排尿梗阻症状及相关并发症。

【诊断要点】

1. 临床表现

（1）尿频、尿急，排尿等待、费力，尿线变细、间断，尿不净，夜尿次数多。

（2）随着疾病的进展，可出现急性尿潴留、反复血尿、复发性尿路感染、结石产生以及肾功能损害等并发症。

2. 体征　直肠指诊：前列腺不同程度增大，临床上分为Ⅰ、Ⅱ、Ⅲ度，中央沟变浅或消失，质地韧，同时可以了解肛门括约肌张力情况。尿潴留时耻骨上膀胱区叩诊呈浊音并可触及胀大膀胱。

3. 辅助检查

（1）尿常规：可以确定是否有血尿、白细胞尿、蛋白尿及糖尿等。

(2) 血清前列腺特异性抗原(PSA):血清 PSA 可以作为一项危险因素预测 BPH 的临床进展,也是鉴别前列腺癌的重要指标。

(3) 超声检查:超声检查可以了解前列腺形态、大小、有无异常回声、突入膀胱的程度,以及残余尿量。经直肠超声(TRUS)还可以精确测定前列腺体积(计算公式为 0.52× 前后径 × 左右径 × 上下径)。

(4) 尿流率检查:主要参考两个指标,即最大尿流率和平均尿流率,其中最大尿流率更为重要。尿量在 150~400ml 时进行检查较为准确。

【药物治疗】适于轻度、中度及少数重度症状的 BPH 患者。

1. 特拉唑嗪　2mg,每晚 1 次,长期服用。建议开始先服用 1mg,每晚 1 次,如没有明显副作用再改为 2mg,每晚 1 次。服药后 48 小时可出现症状改善。特拉唑嗪常见副作用包括头晕、头痛、无力、困倦、直立性低血压、逆行射精等。直立性低血压更容易发生于老年及高血压患者中。

2. 坦洛新　0.2mg,每日 1 次,餐后服用。常见不良反应为恶心、食欲缺乏等,也有头晕、直立性低血压、心动过速等反应。

3. 非那雄胺　5mg,每日 1 次,早晚、饭前、饭后均可服用。不良反应包括少数患者可能出现性欲减退、射精障碍、睾丸疼痛、乳房触痛或肿胀等;另外,少数还可出现皮疹、瘙痒等过敏反应,多较轻。

【注意事项】

1. 利用国际前列腺症状评分(I-PSS)表是目前国际公认的判断 BPH 患者症状严重程度的最佳手段。轻度症状:0~7 分;中度症状:8~19 分;重度症状:20~35 分。可在诊断中酌情使用。

2. 多数轻度症状的 BPH 患者可采取观察等待,即对患者进行定期随访、教育、生活方式指导等非药物和非手术措施。重度 BPH 患者或下尿路症状已明显影响生活质量者则需选择手术治疗,尤其是药物治疗效果不佳或拒绝接受药物治疗的患者,可以考虑外科治疗。

第三节　前 列 腺 炎

【概述】前列腺炎(prostatitis)分为急性和慢性两类。急性前列腺炎是前列腺的急性感染性疾病;慢性前列腺炎可分为细菌性、非细菌性和前列腺痛,是由病原体或某些非感染因素引起的,以骨盆区域疼痛或不适、排尿异常等症状为特征的一组疾病。发病机制、病理生理学改变尚不十分清楚。发病原因可能与季节、饮食、性活动、泌尿生殖道炎症、职业以及精神心理因素等有关。前列腺炎可以影响各个年龄段的成年男性。50 岁以下的成年男性患病率较高。

【诊断要点】

1. 临床症状

(1) 急性前列腺炎:常突然发病,表现为寒战、发热、疲乏无力等全身症状,伴有会阴部和耻骨上疼痛,尿路刺激症状和排尿困难,甚至急性尿潴留。

(2) 慢性细菌性前列腺炎:可表现为慢性非细菌性前列腺炎的症状及反复发作的下尿路感染。

(3) 慢性非细菌性前列腺炎和前列腺痛:主要表现为会阴、阴茎、肛周部、尿道、耻骨部或腰骶部等部位的疼痛和尿急、尿频、尿痛、夜尿增多、排尿不畅和滴白等排尿异常症状。由于慢性疼痛久治不愈,可能伴有性功能障碍、焦虑、抑郁、失眠、记忆力下降等。

2. 体征

(1) 急性细菌性前列腺炎可有耻骨上压痛、不适感,有尿潴留者可触及耻骨上膨隆的膀胱。直肠指检可发现前列腺饱满、触痛、局部温度升高和外形不规则等,此时禁行前列腺按摩。

(2) 慢性前列腺炎可表现为前列腺体积缩小,质地韧硬。

3. 实验室检查

(1) 前列腺液常规检查:白细胞 >10 个 /HP,卵磷脂小体数量减少。

(2) 尿常规检查:是排除尿路感染、诊断前列腺炎的辅助方法。

(3) 病原体检查:急性前列腺炎应行中段尿细菌培养 + 药敏试验和血培养 + 药敏试验;慢性前列腺炎行"两杯法"或"四杯法"病原体定位试验及沙眼衣原体和支原体检测。

(4) 其他检查:精液常规可能会出现白细胞增多、精液不液化、血精和精子质量下降等改变;部分前列腺炎患者会出现血清前列腺特异性抗原(PSA)升高。

(5) B 超:可表现有前列腺回声不均,前列腺结石或钙化,前列腺周围静脉丛扩张等。

【药物治疗】

1. 急性前列腺炎

(1) 在未明确致病菌前,应首先静脉使用喹诺酮类抗菌药物:左氧氟沙星(500mg,静脉滴注,一日 1 次);环丙沙星(500mg,静脉滴注,每 12 小时 1 次)。或头孢菌素类广谱抗菌药物:头孢曲松钠(1~2g,肌内注射或静脉滴注,一日 1 次);头孢呋辛(0.75~1.5g,肌内注射或静脉滴注,每 8 小时 1 次)。如疗效不满意,再根据细菌培养结果和药敏结果及时调整药物。待发热等症状改善后,改用口服药物(如喹诺酮类抗菌药物),疗程至少 4 周,症状较轻的可2~4 周。

（2）注意全身支持治疗,卧床休息,多饮水,退热止痛等。

2. 慢性前列腺炎

（1）一般治疗:健康教育、心理和行为辅导有积极作用。患者应戒酒,忌辛辣刺激食物,避免憋尿、久坐或长时间骑车,注意保暖,加强体育锻炼,每晚温水坐浴,适当规律的性生活。

（2）药物治疗

1）抗菌药物治疗

喹诺酮类药物:环丙沙星(常用量每日1.0~1.5g,分2~3次口服);左氧氟沙星(每日500mg,1次口服);诺氟沙星(200mg口服,一日3~4次);或磺胺类(复方磺胺甲噁唑2片口服,每12小时1次)。上述两类药物对前列腺腺泡有较强的穿透力,可作为首选药物。其他如头孢菌素、红霉素等也有较好的疗效。推荐先口服氟喹诺酮等抗菌药物2~4周,临床症状确有减轻时,继续应用抗菌药物,疗效不满意者,可改用其他敏感抗菌药物,推荐的总疗程为4~6周。

部分患者可能有沙眼衣原体、溶脲脲原体或人型支原体等细胞内病原体感染,可以服用红霉素(500mg口服,每8小时1次);阿奇霉素(250~500mg口服,一日1次)。

2）α受体拮抗剂:能松弛前列腺和膀胱等部位的平滑肌而改善下尿路症状和疼痛,可用于慢性前列腺炎尤其是前列腺痛的治疗,特拉唑嗪2mg口服,一日1次。

3）其他治疗包括解痉、止痛、镇静等对症治疗。

【注意事项】

1. 喹诺酮类抗菌药物禁用于喹诺酮类药物过敏者,18岁以下患者禁用。

2. 头孢菌素类广谱抗菌药物不宜用于对头孢菌素类药过敏者、有青霉素过敏性休克或即刻反应史者。

3. 对磺胺甲噁唑、甲氧苄啶[非]任一成分过敏者及对其他磺胺类药过敏者,严重肝功能、肾功能损害患者,巨幼细胞贫血患者禁用磺胺类药物。

4. 急性前列腺炎伴有尿潴留者可采用耻骨上膀胱穿刺造瘘术,尽量避免经尿道留置导尿。并发前列腺脓肿形成者应行外科引流。

第四节 附 睾 炎

【概述】附睾炎(epididymitis)多见于青壮年。常由泌尿系感染逆行蔓延到附睾引起。淋巴和血行途径感染少见。在导尿、尿道扩张、长期留置尿管、经尿道前列腺电切术后时有发生。附睾炎可分为急性和慢性,多为单侧发病。

病原菌常为大肠埃希氏菌、变形杆菌、葡萄球菌等。

【诊断要点】

1. 急性附睾炎

(1) 临床症状：患侧阴囊突然肿大疼痛，伴有发热、寒战、全身不适。

(2) 体征：阴囊皮肤红肿，附睾肿大，触痛明显。需要与睾丸扭转及睾丸肿瘤鉴别。

2. 慢性附睾炎

(1) 临床症状：患侧阴囊坠胀，不适。

(2) 体征：附睾局部硬结，与睾丸界限清楚，有轻度压痛。需要与附睾结核等疾病鉴别。

3. 辅助检查

(1) 血常规：急性期白细胞和中性粒细胞升高。

(2) 超声检查：可以显示附睾肿大。多普勒超声有助于与睾丸扭转鉴别。

【药物治疗】

1. 急性附睾炎

(1) 注意休息，托起阴囊，早期冷敷。

(2) 选用有效抗菌药物，如氟喹诺酮类、第三代头孢菌素、广谱青霉素等有效抗菌药物（抗菌药物用法参考相关章节），疗程4周。

2. 慢性附睾炎

(1) 采用热敷、理疗。

(2) 急性发作时可使用抗菌药物。

【注意事项】

1. 急性附睾炎有脓肿形成可行切开引流。

2. 慢性附睾炎久治不愈，疼痛不能缓解者可考虑行附睾切除。

第五节 睾 丸 炎

【概述】 睾丸本身很少发生细菌感染，多数是由临近的附睾炎引起，所以又称为附睾 - 睾丸炎（epididymo-orchitis）。常见的致病菌为葡萄球菌、链球菌、大肠埃希氏菌等。病毒可以直接侵犯睾丸，以流行性腮腺炎病毒多见，故常在患流行性腮腺炎后不久发病。

【诊断要点】

1. 高热、畏寒、患侧睾丸疼痛，并有阴囊、大腿根部及腹股沟区放射痛。

2. 体征　患侧睾丸肿胀、压痛，如有脓肿则有波动感。常伴有阴囊皮肤红肿，鞘膜积液。

【药物治疗】

1. 使用有效抗菌药物,如头孢菌素类、喹诺酮类、青霉素类、氨基糖苷类等,静脉用药 5~7 天炎症有所控制后改为口服。

2. 如为病毒性睾丸炎,可予相应抗病毒治疗,抗菌药物治疗无效。

【注意事项】流行性腮腺炎合并睾丸炎者,有时可见到腮腺肿大和疼痛现象。

第六节　包皮龟头炎

【概述】包皮龟头炎(balanoposthitis)可分为感染性和非感染性。感染性包皮龟头炎较多见,常由细菌、白念珠菌、滴虫等引起。非感染性是由于包皮垢刺激、药物过敏(磺胺、四环素等)等引起。

【诊断要点】

1. 多见于青少年和儿童,常存在包皮过长、包皮垢;在未注意卫生时,可引起细菌感染。

2. 起病初仅表现为龟头和包皮内板充血、肿胀,并伴有瘙痒感,重者出现灼痛和触痛,后期可出现表浅小溃疡或糜烂,有脓性分泌物,可影响排尿和出现排尿痛。

【药物治疗】

1. 对症敷以消炎软膏(如红霉素软膏、咪康唑软膏等)。

2. 过敏性炎症需口服抗过敏药物(如氯苯那敏、赛庚啶等)及外用氢化可的松软膏。

3. 针对病原菌,酌情使用口服抗菌药物。

【注意事项】平时要常清洗包皮和龟头,保持清洁和干燥。反复出现包皮龟头炎的患者应行包皮环切术。

第七节　肾病综合征

【概述】肾病综合征(nephrotic syndrome)是多种原发性或继发性慢性肾小球疾病的临床表现,常见的原发性肾小球疾病包括肾小球微小病变、膜性肾病、IgA 肾病、局灶节段性肾小球硬化、C3 肾病等;常见的继发性肾小球疾病包括狼疮性肾炎、糖尿病肾病、系统性淀粉样变性、乙型肝炎病毒相关性肾炎等。上述肾小球疾病的诊断有赖于肾穿刺活检病理诊断。

【诊断要点】①尿蛋白 >3.5g/d;②血浆白蛋白 <30g/L;③水肿;④高脂血症。其中前两项是诊断肾病综合征必需的条件。

【**药物治疗**】肾病综合征的一般性治疗包括：低盐饮食，少食动物性油脂，多食含可溶性纤维食品等，在水肿和低蛋白血症较严重时，应注意休息。常用药物治疗如下。

1. 利尿剂 常用的利尿剂主要包括噻嗪类、袢利尿剂和保钾利尿剂等。

氢氯噻嗪：成年人剂量通常为 25mg，每日 2~3 次；螺内酯：成年人剂量通常为 20mg，每日 2~3 次；氨苯蝶啶：成年人剂量通常为 50mg，每日 2~3 次；呋塞米：成年人剂量通常为每日 20~100mg，分 1~3 次口服，或静脉注射。

2. 肾上腺糖皮质激素 主要包括泼尼松、甲泼尼龙等。

泼尼松：成年人起始剂量通常为每日 0.8~1.0mg/kg，一般为每日 40~60mg，最大每日剂量不超过 80mg，推荐早晨一次顿服，尽可能减轻泼尼松对机体内分泌节律的影响，疗程通常需要 8 周，必要时可延长至 10~12 周，但需要严密监测不良反应。上述足剂量治疗后，减量时应缓慢，一般是每 2 周减少原剂量的 10% 左右，在减少至每日 7.5~10mg 时，维持性治疗至少 3 个月以上。

甲泼尼龙：使用方法与泼尼松相同，甲泼尼龙 4mg/片约等于泼尼松 5mg/片。较之泼尼松，甲泼尼龙在体内无须经肝脏转化直接起效，与糖皮质激素受体亲和力强，免疫抑制和抗炎作用较强，水钠潴留轻。

3. 免疫抑制剂 在治疗肾病综合征时，肾上腺糖皮质激素常需要联合其他免疫抑制剂，以增强疗效和减少疾病复发，免疫抑制剂一般不单独使用。

(1) 雷公藤多苷：成年人剂量通常为 10~20mg 口服，每日 3 次，疗程多为 6 个月，治疗期间应注意观察不良反应。

(2) 环磷酰胺：成年人剂量通常为 50mg 口服，每日 1~2 次，或静脉注射，$0.75g/m^2$，每月 1 次。

环磷酰胺副作用比较大，患者一定要在医生指导下服用，副作用主要包括①骨髓抑制：表现为白细胞减少，患者在服用期间，应每周化验血常规 1~2 次，发现白细胞减少时，应及时停药，骨髓抑制一般多能恢复；②化学性膀胱炎：表现为尿频、尿急、血尿等，患者在服用时，应多饮水，增加尿量以减轻药物损伤；③对生殖系统的影响：长时间服用，男性患者可导致睾丸萎缩、精子数量减少，女性患者可导致闭经、卵巢纤维化等，对需要保持生育功能的青年患者应谨慎使用；④脱发：一般停药后可再生新发。此外，还有胃肠道症状、肝功能损伤等。

(3) 环孢素：成年人剂量通常为每日 3~5mg/kg，若出现肾功能不全，应酌情减量，维持血药浓度谷值为 100~200ng/ml，服用 3~6 个月后，根据疗效和不良反应，逐渐减量，一般服用时间超过 1 年。副作用主要包括：肾毒性、肝功能损伤、高血压、高尿酸血症、多毛、牙龈增生以及神经系统症状等。

【**注意事项**】

1. 并发症防治 急性肾损伤、感染和静脉血栓等，是肾病综合征治疗中常见的并发症。肾病综合征患者由于有效循环容量不足、过度利尿治疗等,易发生急性肾损伤;由于低蛋白血症、糖皮质激素和其他免疫抑制剂的使用等,免疫功能下降,易合并感染。肾病综合征是导致静脉血栓的主要病因之一。当血浆白蛋白≤20g/L(膜性肾病≤25g/L)时,应给予口服华法林、皮下注射肝素钠或低分子肝素等抗凝治疗,同时辅以口服吲哚布芬、双嘧达莫[非]、阿司匹林等抗血小板聚集治疗。

2. 在使用利尿剂时应注意　通常应从小剂量开始,为增强疗效常需要联合使用,注意监测患者血压、血容量、电解质和酸碱平衡改变等,尤其是在使用较大剂量或联合应用,以及在儿童和老年患者中应用时。

3. 在使用泼尼松或甲泼尼龙时应注意　①大剂量服用时,可出现严重不良反应或并发症,如感染、股骨头坏死和骨折、活动性出血、高血压、电解质紊乱等。使用的禁忌证包括:严重感染(包括细菌、病毒、真菌等感染)、内脏手术后、胃和十二指肠溃疡、急性心肌梗死、精神病等。②应嘱患者定期就诊,根据病情变化和不良反应、并发症等,及时调整剂量或停止使用。

4. 在使用雷公藤多苷时应注意　①有严重心血管疾病的老年患者、严重肝和肾功能损伤的患者应慎用。②雷公藤多苷对生殖系统有一定影响,可导致女性患者月经紊乱甚至闭经等,可影响男性患者精子的发育等。③偶有导致粒细胞减少的报道。

第八节　终末期肾病

【概述】终末期肾病(end stage renal disease,ESRD)是各种原因引起的慢性肾脏病持续进展的共同转归,以代谢产物和毒素潴留,水、电解质和酸碱平衡紊乱为主要病理生理特征。临床表现为疲乏、恶心、呕吐、纳差、皮肤瘙痒、水肿、尿量减少等,并可出现贫血、高血压、骨病、心功能不全,以及神经精神系统症状等一系列并发症。导致 ESRD 的主要病因是慢性肾小球肾炎、糖尿病和高血压等。

【诊断要点】

1. 血肌酐和尿素显著升高,并出现代谢产物、水钠潴留和电解质、酸碱平衡紊乱等表现,肾小球滤过率(GRF)低于 15ml/(min·1.73m^2)。

2. 常有慢性肾脏病史,超声检查双肾体积明显缩小、肾皮质变薄。

【药物治疗】

1. 饮食治疗　低盐、优质低蛋白饮食。饮食中蛋白质摄入量应根据患者是否已接受透析治疗而有所不同。非透析患者要严格控制饮食中蛋白质摄入量,一般为每天 0.6~0.8g/kg,如已接受充分透析,则蛋白质摄入量可达每天 1g/kg。

2. 积极控制高血压　有效控制高血压可减少心脑血管事件。血压应力求控制在 140/90mmHg 以下。对已经接受透析治疗而合并高血压的患者,可选用血管紧张素转换酶抑制剂(ACEI)或血管紧张素Ⅱ受体拮抗剂(ARB)治疗;对尚未接受透析治疗患者,不宜使用 ACEI 或 ARB。降压药使用应从小剂量开始,如使用 ACEI 或 ARB 治疗,需密切观察血钾变化。单种降压药不能控制时,常需多种降压药联合使用。

3. 纠正酸中毒和水、电解质紊乱　ESRD 患者多需口服补充碳酸氢钠,严重代谢性酸中毒,应静脉补充碳酸氢钠,迅速纠正酸中毒。伴明显水肿、高血压者,应严格限制盐的摄入,适当应用呋塞米 1 次 20~40mg,一日 2~3 次。高钾血症时须严格控制饮食中钾的摄入,并停止使用含钾药物,或导致血钾升高的药物。

4. 纠正钙磷代谢异常　ESRD 患者几乎都存在不同程度的维生素 D 缺乏,常伴有高磷血症,高磷血症可致血管和软组织钙化等,应合理补充活性维生素 D,限制饮食中磷的摄入,合理使用磷结合剂。

5. 透析治疗可选用腹膜透析或血液透析治疗　腹膜透析:①多采用连续性不卧床腹膜透析(continuous ambulatory peritoneal dialysis,CAPD)方式,一般每日交换 3~5 次,每次 2L,常用腹膜透析液葡萄糖浓度为 1.5%。②根据患者尿量及水负荷情况,可短期酌情选用 2.5% 或 4.25% 葡萄糖透析液。

【注意事项】

1. 每次灌入或放出腹膜透析液时,应严格按腹膜透析操作常规进行无菌操作。使用前腹膜透析液应加热至 37℃左右。

2. 糖尿病患者应严密观察血糖水平。

3. 严重肝功能不全患者,不宜使用含乳酸盐的腹膜透析液。

第九节　肾性贫血

【概述】贫血是慢性肾脏病(chronic kidney diseases,CKD)的常见并发症之一。CKD 患者肾功能下降时,由于肾脏分泌促红细胞生成素减少,以及血液中潴留的代谢废物、毒素干扰红细胞生成,并缩短红细胞寿命而导致的贫血称为肾性贫血。肾功能衰竭常伴铁、叶酸和维生素 B_{12} 等缺乏,也常伴消化道慢性失血,这些症状均会加重肾性贫血的发生。2001 年世界卫生组织(WHO)推荐,居住于海平面水平地区的成年人,男性血红蛋白(Hb)<130g/L,非妊娠女性 Hb <120g/L,妊娠女性 <110g/L,即可诊断为贫血。在诊断肾性贫血时,必须同时满足① Hb 已达到上述贫血诊断标准;②患有 CKD 并且已有肾功能不全;

③除外 CKD 以外因素所致的贫血。

肾性贫血治疗包括:CKD 患者贫血状态评估、铁剂治疗、重组人促红细胞生成素(rhEPO)和低氧诱导因子脯氨酰羟化酶抑制剂[非]治疗,以及输注红细胞等。

【诊断要点】

1. 临床表现

(1) 非特异症状:贫血导致全身各脏器和组织的供氧减少,容易出现疲劳、呼吸短促、失眠、头昏、头痛、乏力、记忆力减退和注意力不集中等症状。需要指出的是,这些非特异症状也可能是由于尿毒症和 / 或其他原因所致。

(2) 皮肤黏膜:苍白是严重贫血时皮肤、黏膜的主要表现。贫血时机体有效循环血量重新分配,相对次要的脏器(如皮肤、黏膜等)则会供血减少。另外,由于单位容积血液内红细胞和血红蛋白含量减少,也会引起皮肤、黏膜颜色变淡。皮肤粗糙、缺少光泽甚至形成溃疡是贫血时皮肤、黏膜的另一种表现。

(3) 呼吸循环系统:轻度贫血时,仅在活动或劳累后引起呼吸加快、加深并有心悸、心率增快的症状。贫血越重,活动量越大时,上述症状越明显。重度贫血时,即使在安静状态下也可能有心悸、气短,甚至端坐呼吸等表现。贫血导致心脏长期超负荷工作,可造成左心室肥厚、心律失常等。

(4) 消化系统:贫血导致人体器官供血减少,可使消化腺分泌减少,甚至腺体萎缩,出现消化不良、腹胀、纳差等症状,还可出现大便性状和排便规律的改变。

(5) 内分泌系统:长期贫血可减少男性睾酮的分泌,减弱男性特征,也可导致女性激素分泌失调引起月经不规律,其中闭经最为常见。长期慢性贫血还会影响机体各内分泌腺体的功能。

2. 体征

(1) 皮肤、黏膜苍白较为突出,在口唇、口腔黏膜、睑结膜、甲床等处明显。

(2) 明显贫血时可出现呼吸频度改变、心率加快。

(3) 心脏检查可出现心界扩大、心脏杂音等。

3. 辅助检查

(1) 血常规:包括 Hb 浓度、红细胞指标(红细胞计数、平均红细胞体积、平均红细胞 Hb 浓度)、白细胞计数和分类、血小板计数等。

(2) 网织红细胞计数常升高。

(3) 铁储备和铁利用指标:主要包括血清铁蛋白、转铁蛋白饱和度等。

(4) 不能明确贫血病因时,可进行维生素 B_{12}、叶酸、骨髓穿刺、大便隐血等项目的检查。

【药物治疗】

1. rhEPO 治疗　rhEPO 包括 α 和 β 两种制剂,目前两种制剂的疗效和不良反应尚未发现有明显差异。

(1) 治疗时机

1) 非透析成人 CKD 患者:当 Hb <100g/L 时,应根据 Hb 下降程度、使用 rhEPO 的风险等考虑是否使用 rhEPO 治疗。

2) 血液透析和腹膜透析患者:透析患者,尤其是血液透析患者常有少量血液的丢失,导致 Hb 下降速度比非透析患者快,为避免 Hb<90g/L,应在 Hb <100g/L 时,即开始 rhEPO 治疗。

3) Hb >100g/L 的肾性贫血患者:视情况决定,可个体化使用 rhEPO,以提高患者生活质量。

(2) 治疗靶目标:当 Hb≥110g/L,进入 rhEPO 治疗维持阶段,不推荐 Hb>130g/L,当 Hb 接近 130g/L 时即应减少 rhEPO 剂量或暂时停止使用。

(3) 初始剂量及用药调整

1) 应从小剂量开始,尤其是血压偏高、有心脑血管病史患者,rhEPO 的初始剂量建议每周 50~150IU/kg,分 2~3 次使用,或 10 000IU 每周 1 次,皮下注射或静脉给药(非透析患者一般皮下注射给药)。

2) 初始治疗 Hb 每月增加控制在 10~20g/L,避免 1 个月内 Hb 增幅超过 20g/L。

3) rhEPO 初始治疗期间,应每月至少监测 Hb 水平 1 次,维持治疗期间,Hb 水平稳定,非透析 CKD 患者每 1~3 个月至少检测 Hb 水平 1 次,透析 CKD 患者每月至少检测 Hb 水平 1 次。

4) 如 Hb 升高未达到目标值,可增加 rhEPO 剂量,每次 20IU/kg,每周 3 次,或 10 000IU,每 2 周 3 次;如 Hb 升高且接近 130g/L 时,应将剂量降低约 25%;如 Hb 持续升高,应暂停使用直到 Hb 开始下降,之后将剂量降低约 25% 后重新给药,或在考虑停止给药前,在更短的时间间隔(如每周 1 次)内再次重复检测 Hb,对 Hb 升高的水平进一步评估,尤其是网织红细胞计数及其变化趋势,如果在任意两周内 Hb 升高超过 10g/L,应将剂量降低 25%。

2. 铁剂治疗　铁是合成 Hb 的基本原料,CKD 贫血患者常存在不同程度的铁缺乏。

(1) 铁剂治疗指征

1) 对于未接受铁剂或 rhEPO 治疗的成年 CKD 贫血患者:若转铁蛋白饱和度≤20%,且铁蛋白≤500μg/L,推荐尝试使用静脉铁剂治疗。在非透析 CKD 患者中,可先尝试进行 1~3 个月的口服铁剂治疗,若无效应改为静脉铁剂治疗。

2) 对于已给予 rhEPO 治疗,但尚未给予铁剂治疗的成年 CKD 贫血患者:若需提高 Hb 水平或希望减少 rhEPO 剂量,在转铁蛋白饱和度≤20%、铁蛋白

≤500μg/L 的情况下,推荐使用静脉铁剂治疗。在非透析 CKD 患者中,可先尝试进行 1~3 个月的口服铁剂治疗,若无效改为静脉铁剂治疗。

3) 血清铁蛋白 >500μg/L 时,原则上不应用静脉补铁治疗,如排除了急性期炎症,高剂量的 rhEPO 仍不能改善贫血时,可试用静脉铁剂治疗。

(2) 铁剂的用法和剂量

1) 非透析 CKD 患者及腹膜透析患者可先试用口服途径补铁,或根据铁缺乏状态直接应用静脉铁剂治疗。

2) 血液透析患者建议优先选择静脉途径补铁。

3) 口服补铁:口服补铁药物 1~3 个月后评估铁状态,如果铁状态、Hb 水平没有达到目标值(每周 rhEPO 100~150IU/kg 治疗下),或口服铁剂不能耐受者,推荐改为静脉途径补铁治疗。

4) 静脉补铁:①血液透析患者应优先采用静脉途径补铁。常用的静脉补铁药物有蔗糖铁、右旋糖酐铁等,若患者转铁蛋白饱和度 <20% 和 / 或血清铁蛋白 <100μg/L,给予 1 个疗程剂量常为 1 000mg 治疗,1 个疗程完成后,评估不达标者可再重复治疗 1 个疗程。②静脉途径铁剂的维持治疗:当铁状态达标后,应用铁剂的剂量和间隔应根据患者对铁剂的反应、铁状态、Hb 水平、rhEPO 疗效及近期并发症等情况调整,推荐 100mg 每 1~2 周 1 次。

5) 如果患者转铁蛋白饱和度 ≥50% 和 / 或血清铁蛋白 ≥800μg/L,应停止静脉补铁 3 个月,并监测铁状态指标,以决定是否恢复静脉途径补铁治疗。当转铁蛋白饱和度和血清铁蛋白分别降至 ≤50% 和 ≤800μg/L 时,可考虑恢复静脉补铁,但每周剂量应酌情减少停药前剂量的 1/3~1/2。

3. 输血治疗

(1) 输血原则:应尽量避免输注红细胞,特别是准备肾移植的患者,以减少输血反应和病毒感染的风险。

(2) 适应证:红细胞成分输血的指征,应遵循输血法和患者的具体情况,如严重贫血需要紧急手术、合并活动性出血、贫血严重影响心脏功能等时,方给予输血治疗。

【注意事项】

1. rhEPO 使用注意事项

(1) 接受 rhEPO 治疗前,应权衡改善患者贫血相关症状与应用 rhEPO 可能带来的利与弊。

(2) 接受 rhEPO 治疗前,应处理好各种导致贫血的可逆性因素(包括铁缺乏和炎症状态等)。

(3) 对于 CKD 合并活动性恶性肿瘤患者,应用 rhEPO 治疗时应谨慎,尤其是对以治愈为目的的活动性恶性肿瘤患者,既往有卒中史的患者亦应提高警惕。

(4) 少数 CKD 贫血患者对 rhEPO 呈低反应,对初始和获得性治疗反应低下的患者,rhEPO 最大剂量不应高于初始剂量或稳定剂量(基于体重计算)的 2 倍,注意 rhEPO 抵抗。

2. 铁剂使用注意事项

(1) 初始给予静脉铁剂治疗时,输注 1 小时内应对患者进行监护,需备有复苏设备及急救药物,并有受过专业培训的医护人员对其不良反应进行评估和处置。

(2) 罹患全身活动性感染时,禁用静脉铁剂治疗。

第十节　继发性甲状旁腺功能亢进

【概述】继发性甲状旁腺功能亢进(secondary hyperparathyroidism, SHPT)是指由于慢性肾衰竭等原发疾病,致使甲状旁腺在多种因素刺激下增生肥大,持续分泌过多甲状旁腺激素导致钙、磷和骨代谢紊乱等一系列症状和体征的系统性疾病,即慢性肾脏病矿物质与骨代谢异常(chronic kidney disease-mineral bone disorder, CKD-MBD)。部分 SHPT 患者甲状旁腺增生的组织可转变为腺瘤,自主过度分泌甲状旁腺激素。SHPT 的治疗包括:维生素 D 及其受体激动剂(主要为静脉制剂)、西那卡塞,以及手术切除和超声引导下的介入治疗等。

【诊断要点】血清甲状旁腺激素升高是诊断 SHPT 的关键指标。对于慢性肾衰竭患者,当肾小球滤过率(GFR)在 30~59ml/(min·1.73m^2)时,全片段甲状旁腺激素(iPTH)水平应维持在 35~70pg/ml;当 GFR 在 15~29 ml/(min·1.73m^2)时,iPTH 水平应维持在 70~110pg/ml;当 GFR<15ml/(min·1.73m^2)时或透析患者,iPTH 水平应维持在 150~300pg/ml,或正常检测值上限的 2~9 倍。SHPT 患者常伴有高磷血症、低钙血症、维生素 D 缺乏等,诊断时应综合考虑,当患者血清 iPTH 及钙、磷水平超过目标值范围时可考虑诊断为 SHPT。

1. 临床表现　轻度 SHPT 常没有明显症状,中度和重度 SHPT 可出现骨痛、关节痛、皮肤瘙痒、骨骼畸形等,此外可伴随多种全身其他系统表现,如难以纠正的贫血、高血压、神经系统异常等。

2. 体征　皮肤灰暗,色素沉着明显,因瘙痒可见多处抓痕。骨骼可有触痛,严重者可见多部位骨骼畸形等。

3. 辅助检查

(1) 血清 iPTH 升高是诊断 SHPT 的关键指标。终末期肾病(包括透析患者)血清 iPTH 应维持正常检测值上限的 2~9 倍以内,以 150~300pg/ml 为适宜范围。

（2）高磷血症、低钙血症及维生素 D 缺乏。

（3）骨特异性碱性磷酸酶水平升高。

（4）严重患者影像学检查可见溶骨及异位钙化等表现。

【药物治疗】 CKD 3-5D 期患者，应评估血磷、血钙和 iPTH 水平，SHPT 治疗需综合考虑上述三项指标，治疗目的是使三者同时达到靶目标值范围。

1. 磷结合剂

（1）含钙磷结合剂：如果严格限制饮食摄入后，血磷水平仍高于目标值，且血钙水平在正常范围内或降低的患者，可使用含钙的磷结合剂。常用药物包括碳酸钙和醋酸钙等，一般情况下，患者每日元素钙摄入总量不超过 2 000mg。

（2）不含钙的磷结合剂：伴有高血钙的高磷血症患者，建议选择不含钙的磷结合剂。常用药物包括碳酸司维拉姆[非]和碳酸镧[非]等。

2. 活性维生素 D 及其类似物　活性维生素 D 及其类似物能有效改善 CKD 患者维生素 D 缺乏、纠正 SHPT，但同时具有升高血钙和血磷水平的作用，因此，使用时须监测血钙和血磷水平。常用活性维生素 D 及其类似物包括骨化三醇、阿法骨化醇和帕立骨化醇[非]等。

（1）小剂量治疗方案：适用于轻度 SHPT 治疗，如骨化三醇或阿法骨化醇 0.25~0.5μg 口服，每天 1 次。根据 iPTH 情况，可在初始剂量基础上增加或减少 25%~50%，经 4~8 周治疗仍不达标者，可尝试大剂量冲击疗法。

（2）大剂量冲击方案：对血液透析患者，优先选择骨化三醇或帕立骨化醇静脉注射剂治疗，对非血液透析 SHPT 患者，可尝试口服药物治疗，但须密切监测，避免发生高血钙和高血磷等不良反应。目前，大剂量口服活性维生素 D 及其类似物治疗 SHPT 已不被推荐。

3. 西那卡塞　西那卡塞是目前治疗 SHPT 的一线药物，能够提高患者 iPTH、钙、磷达标率，延缓钙化进程，减少 SHPT 的手术治疗，尤其适合伴发高钙血症、合并明显血管钙化的 SHPT 患者。初始剂量为成人 25mg 口服，每天 1 次，随餐服用或餐后立即服用。开始用药 3 个月内，应密切观察患者的症状和反应，如血清钙浓度低于 8.4mg/dl，需补充钙剂或使用维生素 D；如血清钙浓度低于 7.5mg/dl，须停止使用西那卡塞，并每周至少检测 1 次血清钙水平，直至血清钙浓度恢复正常。如患者 iPTH 水平下降不理想，可逐渐增加西那卡塞剂量，增加药物幅度为每次 25mg，增量调整间隔不少于 3 周，直至每日最大剂量为 100mg。最大剂量服用 2 个月 iPTH 仍无显著下降者，方考虑西那卡塞治疗无效。

4. 西那卡塞与维生素 D 及其类似物的联合治疗　对严重 SHPT 患者、出现低血钙 SHPT 患者,或活性维生素 D 及其类似物单独治疗效果欠佳患者,可考虑西那卡塞与维生素 D 及其类似物联合治疗。

【注意事项】

1. 口服钙剂时需注意　如补钙的目的是增加钙吸收,应在餐间服用;如目的不仅是补钙还同时降磷,则建议在餐中嚼服。

2. 当药物治疗 SHPT 效果欠佳,iPTH 持续大于 600pg/ml 或存在三发性甲状旁腺功能亢进,建议采用手术切除甲状旁腺治疗,或在超声引导下进行介入治疗。

(李文歌)

ER-14章视频

第十四章

骨 科 疾 病

第一节 肌肉扭伤

【概述】肌肉扭伤多见于肌肉骤然收缩时,少数肌纤维与肌纤维膜破裂,局部发生出血、炎性渗出、水肿等改变。

【诊断要点】好发于青壮年,有外伤史,主要症状为疼痛、活动受限,查体可以发现肌肉痉挛、局限性压痛、功能障碍。

【药物治疗】

1. 受伤后应制动、冷敷。

2. 镇痛药物 可选用双氯芬酸(25mg,一日3次)、对乙酰氨基酚(0.3~0.6g,一日3次)、布洛芬(0.2g,一日3次)口服,或吲哚美辛(50mg,一日1次)直肠给药等。应该监测上述药物导致急性肾损伤等不良反应。以下章节使用时类同。

3. 局部封闭 利多卡因或普鲁卡因[非]加泼尼松龙。

第二节 肩关节周围炎

【概述】肩关节周围炎简称肩周炎,是肩周肌肉、肌腱、滑囊和关节囊的慢性损伤性炎症。临床特点为肩关节疼痛、活动受限,多伴有关节周围肌肉萎缩。

【诊断要点】

1. 多见于40岁以上的中、老年人。

2. 起病缓慢。

3. 肩部疼痛,夜间明显,活动受限,逐渐加重。

4. 肩关节各个方向活动均受限,外展、内外旋活动受限明显。

5. 肩关节周围肌肉萎缩,压痛广泛。

6. X 线检查可发现肩关节骨质疏松,无骨质破坏。

【药物治疗】

1. 使用非甾体抗炎药对症治疗　可选用双氯芬酸(25mg,一日 3 次)、对乙酰氨基酚(0.3~0.6g,一日 3 次)、布洛芬(0.2g,一日 3 次)口服,或吲哚美辛(50mg,一日 1 次)直肠给药等。

2. 封闭治疗　局部有明显局限压痛者可以利多卡因或普鲁卡因[非]加泼尼松龙封闭治疗。

3. 功能锻炼　急性期后,逐渐开始肩关节主动活动,有利于关节功能的恢复。

4. 物理治疗　可以促进局部血液循环,减轻疼痛。

第三节　肱骨外上髁炎

【概述】肱骨外上髁炎俗称"网球肘",是由肱骨外上髁伸肌总腱的慢性损伤所引起的局部无菌性炎症。

【诊断要点】

1. 肘关节外侧疼痛,向前臂外侧远端放射。

2. 肘关节屈伸活动正常,肱骨外上髁至桡骨小头有局限压痛。

3. 伸肌腱牵拉试验(Mills)阳性。

【药物治疗】

1. 使用非甾体抗炎药对症治疗　可选用双氯芬酸(25mg,一日 3 次)、对乙酰氨基酚(0.3~0.6g,一日 3 次)、布洛芬(0.2g,一日 3 次)口服,或吲哚美辛(50mg,一日 1 次)直肠给药等。

2. 封闭治疗　利多卡因或普鲁卡因[非]加泼尼松龙痛点封闭。

3. 物理治疗。

第四节　骨　　折

【诊断要点】

1. 外伤史。

2. 疼痛、肿胀、淤血、功能障碍。

3. 专有体征　畸形、反常活动、骨摩擦音或骨摩擦感。

4. X 线检查可以帮助明确诊断。

5. 注意有无合并神经、血管损伤及其他脏器损伤。

6. 注意除外病理性骨折。

【药物治疗】

1. 治疗原则

(1) 复位:闭合复位或切开复位。

(2) 固定:可以选择石膏、夹板、牵引等外固定;部分病例需要手术内固定,包括接骨板、髓内钉、螺钉等。

(3) 功能锻炼:合理的功能锻炼有利于增加局部血液循环,促进骨折愈合,避免肌肉萎缩、关节僵硬。

2. 复位时局部麻醉用药 将注射针于骨折处皮肤浸润后,逐步刺入深处,当进入骨折血肿后,可抽出暗红色血液,然后缓慢将1%普鲁卡因[非]或0.5%利多卡因10ml注入血肿。

3. 药物治疗

(1) 对症止痛:除外骨筋膜室综合征的情况下,可以根据疼痛程度给予吗啡(5~15mg)皮下注射或口服、哌替啶(50mg)肌内注射,或对乙酰氨基酚(0.3~0.6g,一日3次)、双氯芬酸(25~50mg,一日3次)、布洛芬(0.2g,一日3次)口服,或吲哚美辛(50mg,一日1次)直肠给药等。

(2) 开放性骨折在清创的同时给予抗菌药物、破伤风抗毒素治疗。

(3) 骨盆骨折或多发骨折可以造成失血性休克,需要抗休克治疗(见"创伤性休克"部分)。

(4) 髋部骨折患者,在入院后应该预防深静脉血栓(低分子肝素注射液)。

4. 现场急救时,用清洁敷料包扎伤口后,将骨折部位临时固定,迅速转送至上级医疗机构。特别需要注意,开放骨折暴露在外时,一定不要将骨折断端送回伤口内,避免进一步污染。

第五节 创伤性关节脱位

【诊断要点】

1. 外伤史。

2. 局部疼痛、压痛及肿胀。

3. 专有体征 畸形、弹性固定、关节空虚。

4. X线片检查可帮助确诊。

5. 注意除外合并其他组织或器官的损伤。

【药物治疗】

1. 治疗原则 复位、固定、功能锻炼。

2. 复位时局部麻醉用药 将注射针于脱位处皮肤浸润后,逐步刺入深处,当进入关节血肿后,可抽出暗红色血液,然后缓慢将1%普鲁卡因[非]或

0.5% 利多卡因 10ml 注入血肿。

3. 药物治疗

(1) 对症止痛：根据疼痛程度给予吗啡(5~15mg)皮下注射或口服、哌替啶(50mg)肌内注射、双氯芬酸(25~50mg，一日 3 次)口服、布洛芬(0.2g，一日 3 次)口服，或吲哚美辛(50mg)直肠给药等。

(2) 开放损伤，在清创的同时给予抗菌药物、破伤风抗毒素治疗。

第六节　膝关节内、外侧副韧带断裂

【诊断要点】

1. 有外伤史，局部肿胀、淤血压痛。

2. 侧方应力试验阳性。

3. 应力位拍 X 线片有助于诊断。

4. 检查时应注意有无合并半月板或交叉韧带损伤。

5. MRI 检查可以帮助明确诊断。

【药物治疗】

1. 对症止痛　选用双氯芬酸(25mg，一日 3 次)、对乙酰氨基酚(0.3~0.6g，一日 3 次)、布洛芬(0.2g，一日 3 次)口服，或吲哚美辛(50mg，一日 1 次)直肠给药等。

2. 内外侧韧带部分断裂可以使用膝关节支具伸直位固定 2~3 周，然后在支具保护下练习膝关节伸屈活动。

第七节　踝关节扭伤

【诊断要点】

1. 外踝肿胀、淤血，局部压痛。

2. 内翻应力下拍踝关节正位可发现关节间隙不对称，踝关节不稳定。

【药物治疗】

1. 对症止痛　选用双氯芬酸(25mg，一日 3 次)、对乙酰氨基酚(0.3~0.6g，一日 3 次)、布洛芬(0.2g，一日 3 次)口服，或吲哚美辛(50mg，一日 1 次)直肠给药等。

2. 局部制动　使用弹力绷带、石膏或支具固定踝关节 2~3 周，有利于韧带的修复。

3. 功能锻炼。

第八节 股骨头缺血性坏死

【概述】股骨头缺血坏死是指由于各种原因导致股骨头血供破坏,造成的最终结果。常见原因包括髋部外伤、大剂量使用激素、酗酒等。

【诊断要点】

1. 髋部骨折或脱位等外伤史、酗酒、使用激素等病史。

2. 髋部疼痛、腹股沟疼痛,可向膝关节放射。

3. 髋关节活动受限。

4. 在疾病的不同阶段,X线片可发现股骨头密度不均、新月征、股骨头塌陷和变扁等。

5. CT、MRI 可以帮助诊断。

【药物治疗】

1. 去除与股骨头坏死相关的危险因素,如酗酒、使用激素等。

2. 减少患髋负重活动。

3. 对症止痛 选用双氯芬酸(25mg,一日 3 次)、对乙酰氨基酚(0.3~0.6g,一日 3 次)、布洛芬(0.2g,一日 3 次)口服,或吲哚美辛(50mg,一日 1 次)直肠给药等。

4. 手术治疗 髓芯减压后打压植骨、截骨矫形或髋关节置换术。

第九节 急性化脓性骨髓炎

【诊断要点】

1. 好发于儿童,以胫骨上段和股骨下段最多见。血源性骨髓炎常突然发病,寒战、高热,有明显的毒血症症状,重者出现昏迷和感染性休克。

2. 早期骨端有疼痛、发热及压痛,数天后骨膜下脓肿形成,肿胀及疼痛加剧。脓肿破入软组织后疼痛减轻,但局部红、肿、热、压痛都更为明显,有波动感。脓肿破溃可形成窦道。

3. 白细胞总数及中性粒细胞增高,血沉和 CRP 增快;早期血培养常为阳性。分层穿刺对早期诊断及明确病原菌有益。

4. X线检查在发病 14 天后可出现干骺端模糊、骨膜反应等;以后逐渐出现骨质破坏、死骨及新生骨。

5. CT 扫描及同位素骨扫描有助于早期诊断。

【药物治疗】早期使用有效抗菌药物是本病治疗的关键。首选对金黄色葡萄球菌有效的抗菌药物,如第一代头孢菌素(头孢唑林静脉滴注,成人每次

1~1.5g，一日 2~4 次；儿童每日 40~100mg/kg，分 2~4 次。头孢呋辛钠静脉滴注，成人每次 0.75~1.5g，一日 3~4 次；儿童每日 60~100mg/kg，分 3~4 次）；常需要联合用药，一种针对革兰氏阳性球菌，另一种则为广谱抗菌药物，如喹诺酮类抗菌药物（左氧氟沙星每次 0.5g，一日 1 次，本品儿童不宜使用）。根据实际效果或细菌培养结果及时调整。病情稳定后（一般在用药后 2 周），抗菌药物应连续使用 4~6 周。

【注意事项】由于耐药菌的日益增多，基本药物可能无法满足治疗需求，而且患者多为儿童，建议转送专科治疗，选择合适的时机进行手术。

第十节 急性化脓性关节炎

【概述】急性化脓性关节炎为关节内化脓性感染，多见于儿童，好发于髋、膝关节。

【诊断要点】

1. 一般有外伤诱发病史。

2. 发病急、寒战高热，体温可达 39℃以上。

3. 受累关节疼痛、肿胀、红、热，肌肉痉挛，甚至有脱位。

4. 白细胞总数与中性粒细胞计数增高；关节穿刺可抽出混浊关节液，细菌培养阳性。

5. X 线检查　早期周围软组织肿胀，关节间隙增宽，骨质疏松。晚期关节软骨破坏，间隙变窄，关节强直。

6. MRI 检查　明确关节周围骨髓、皮肤及软组织有无感染，并可帮助判断是否需要手术。

【药物治疗】

1. 早期足量全身使用抗菌药物，至少静脉使用 2 周，病情缓解后继续口服抗生素。其原则与急性血源性骨髓炎相同。

2. 早期可以每天做一次关节腔穿刺，如果关节液逐渐变清，局部症状和体征缓解，说明治疗有效，可以继续使用该治疗方案，直至关节积液消失，体温正常；否则说明治疗无效，应立即转送上级医疗机构，行关节灌洗或切开引流。

第十一节 骨关节炎

【概述】骨关节炎的主要病变是关节软骨的退行性变和继发性骨质增生。

【诊断要点】

1. 关节疼痛、发僵，活动后症状加重，休息后缓解；晚期可有关节活动受限、关节积液、畸形和关节内游离体。

2. X 线检查早期无明显变化。随着病变的进展,可见关节间隙变窄、软骨下骨硬化和囊性变,关节周缘呈唇样增生,有时可见关节内游离体。

【药物治疗】

1. 减轻局部负重活动。

2. 缓解疼痛　可选双氯芬酸(25mg,一日 3 次)、对乙酰氨基酚(0.3~0.6g,一日 3 次)、布洛芬(0.2g,一日 3 次)口服,或吲哚美辛(50mg,一日 1 次)直肠给药等。

3. 关节积液较多者,关节穿刺抽出积液后,可向关节内注射皮质激素,但不能作为常规方法使用。

4. 物理治疗　改善局部血液循环,缓解疼痛。

5. 保守治疗无效的关节间隙变窄者,可以选择手术治疗。

第十二节　髌骨软骨软化症

【概述】髌骨软骨软化症是髌骨软骨面因慢性损伤后,软骨肿胀、侵蚀、龟裂、破碎、脱落,最后与之相对的股骨髁软骨也发生相同病理改变,形成髌股关节的骨关节炎。

【诊断要点】

1. 早期为髌骨下疼痛,半蹲位站起和上下楼梯时症状加重。

2. 髌骨摩擦试验阳性,关节活动多不受限。

3. X 线检查早期多正常,晚期髌骨软骨下骨质致密、不光滑、囊变,进一步发展可致髌股关节间隙变窄。

4. 髌骨屈膝 30° 轴位像可明确是否存在髌股关节排列异常。

【药物治疗】

1. 对症止痛　可选双氯芬酸(25mg,一日 3 次)、对乙酰氨基酚(0.3~0.6g,一日 3 次)、布洛芬(0.2g,一日 3 次)口服,或吲哚美辛(50mg,一日 1 次)直肠给药等。

2. 一般不主张向关节腔内注射皮质激素。

3. 物理治疗。

第十三节　颈　椎　病

【概述】颈椎病是常见的中老年人慢性疾病,由颈椎间盘退行性改变继发椎间关节退行性变,导致邻近组织受累而引起的临床症状。分为神经根型、脊髓型、交感神经型、椎动脉型及混合型,以神经根型多见。

【诊断要点】神经根型颈椎病诊断要点：

1. 颈肩疼痛,上肢有放射痛,手指麻木或痛觉过敏,活动不灵。

2. 颈僵硬,活动受限,颈后压痛,患肢前臂、手指感觉障碍。神经根牵拉试验、压头试验可呈阳性。

3. X 线检查显示颈椎曲度变直,椎间隙变窄,椎体前后缘及钩椎关节骨质增生,椎间孔变窄等。

4. MRI 检查可以帮助定位,显示椎间盘病变的程度,了解是否合并椎管狭窄。

【药物治疗】

1. 对症止痛　可选择双氯芬酸(25mg,一日 3 次)、对乙酰氨基酚(0.3~0.6g,一日 3 次)、布洛芬(0.2g,一日 3 次)口服,或吲哚美辛(50mg,一日 1 次)直肠给药等。

2. 营养神经维生素 B_1(10mg,一日 3 次)、甲钴胺(0.5mg,一日 3 次)或者腺苷钴铵(0.5~1.5mg,一日 3 次)。

3. 物理治疗　除脊髓型颈椎病外,可以牵引治疗。

4. 手术治疗　保守治疗无效或脊髓型颈椎病应行手术治疗。

第十四节　腰椎间盘突出症

【概述】腰椎间盘突出症是指腰椎椎间盘的纤维环破裂、髓核突出,由此压迫、刺激坐骨神经根所引起的一系列症状和体征。

【诊断要点】

1. 多有急、慢性腰部损伤史。

2. 腰痛伴下肢放射痛、麻木;咳嗽、打喷嚏、弯腰时症状加重,卧床休息可减轻。

3. 腰部活动受限,可伴侧弯。棘突旁压痛,向下肢放射,受累神经根支配区域有感觉、肌力、腱反射改变。马尾神经受压时,出现括约肌功能障碍及鞍区痛觉减退。

4. 直腿抬高及加强试验阳性。

5. X 线检查可见腰椎侧弯,椎间隙变窄,椎体边缘骨质增生。

6. CT 及 MRI 可确诊和定位。

【药物治疗】

1. 对症止痛　可选择双氯芬酸(25mg,一日 3 次)、对乙酰氨基酚(0.3~0.6g,一日 3 次)、布洛芬(0.2g,一日 3 次)口服,或吲哚美辛(50mg,一日 1 次)直肠给药等。

2. 营养神经　维生素 B$_1$(10mg, 一日 3 次)、甲钴胺(0.5mg, 一日 3 次)或者腺苷钴铵(0.5~1.5mg, 一日 3 次)。

3. 物理治疗　可以行按摩、牵引治疗。

4. 手术治疗　保守治疗无效或合并椎管狭窄者应行手术治疗。

骨科常用药物注意事项

【**非甾体抗炎药**】非甾体抗炎药是骨科门诊最常用的药物,长期使用均有不同程度的副作用,其中以胃肠道损害最多见,其次为肝、肾损害。使用时一般应该考虑如下几点:

1. 必要时短期用药。

2. 病灶局限且表浅者使用涂擦剂。

3. 为减少胃肠道损害,考虑首选缓释剂、肠溶剂、栓剂。

4. 两种非甾体抗炎药同时使用将使副作用倍增,但不增强疗效,因此不应该将两种非甾体抗炎药联合使用。

5. 为减少对肝功能的影响,尽量避免使用吲哚美辛和阿司匹林。

【**封闭药物**】局部注射肾上腺皮质激素(泼尼松龙)有助于抑制损伤炎症、减少黏连,是临床上最常用的方法之一。注射时应该注意:

1. 慢性损伤性炎症诊断明确,必须除外细菌性炎症或肿瘤。

2. 严格无菌技术。

3. 注射部位准确无误。

4. 注射后短期内局部出现红肿、发热者,应该严密观察、给予广谱抗菌药物等处理,而且应该立即停止再次局部注射。

5. 用法及用量按规定剂量和方法使用(视部位不同,一次可用皮质激素 0.5~1ml, 加 2% 利多卡因或 1% 普鲁卡因[非] 0.5~4ml, 7~10 天 1 次, 3~4 次为 1 疗程;间隔 2~4 周后可重复 1 个疗程)。

（李　军）

第十五章

妇产科疾病与计划生育

第一节　单纯性外阴炎

【概述】引起外阴炎（vulvitis）的原因非常多，最多见为患有子宫颈炎或阴道炎时，阴道分泌物多，分泌物流至外阴，刺激而引起外阴炎；其次是糖尿病患者糖尿直接刺激，粪瘘患者粪便的刺激，尿瘘患者尿液长期浸渍等。此外，由于穿着尼龙内裤等，局部透气性差，外阴皮肤经常湿润刺激，亦易引起大肠埃希氏菌、葡萄球菌及链球菌的混合型感染而致外阴炎。

【诊断要点】

1. 急性炎症期外阴充血、肿胀、灼热感、疼痛，行动或排尿时症状加重。

2. 严重时可发生溃疡、浸软或脓疱，甚至蜂窝织炎。

3. 有时会引起腹股沟淋巴结肿大、压痛，体温可略升高，白细胞增多等。

4. 慢性炎症时，由于长期刺激，皮肤可增厚、粗糙、皲裂，有时呈苔藓化。

【药物治疗】包括病因治疗、局部治疗。

1. 病因治疗　针对病因进行治疗，如治疗糖尿病，尿瘘粪瘘修补，治疗子宫颈炎及阴道炎，改换棉质内裤等。

2. 局部治疗　红霉素软膏一日 2 次涂于患处，严重者需卧床休息，可以 1：5 000 高锰酸钾液[非]坐浴，一日 2 次；当发生腹股沟淋巴结肿大时，可酌情加用抗菌药物治疗。

【注意事项】

1. 中老年人应注意除外糖尿病伴发的外阴炎。幼儿检查肛周有无蛲虫卵，以排除蛲虫引起的外阴不适。

2. 治疗期间应避免性生活，停用引起外阴部刺激的外用药品。

3. 注意除外假丝酵母菌性阴道炎继发的外阴炎症。

第二节 细菌性阴道病

【概述】细菌性阴道病(bacterial vaginosis,BV)是以阴道乳杆菌减少或消失、相关微生物增多为特征的临床综合征。BV 与盆腔炎、不孕、不育、流产、妇科和产科手术后感染、早产、胎膜早破、新生儿感染和产褥感染等的发生有关。与 BV 发病相关的微生物包括阴道加德纳菌、普雷沃菌属、动弯杆菌、拟杆菌、消化链球菌、阴道阿托普菌和人型支原体等。

【诊断要点】

1. 症状和体征

(1) 约有 1/2 的患者无任何症状,有症状者临床主要表现为伴鱼腥臭味的白带增多。

(2) 检查外阴、阴道无明显炎症表现。

2. 辅助检查 用刮板自阴道上 1/3 采集阴道分泌物进行以下检查。

(1) pH 测定:用精密 pH 试纸(pH3.8~5.4)直接浸于刮板上阴道分泌物中半秒,30 秒后读取 pH。

(2) 氨试验:在阴道分泌物中加 2 滴 10% 的氢氧化钾,出现氨味者为氨试验阳性。

(3) 线索细胞检查:取阴道分泌物做 0.1% 亚甲蓝湿片,在 100 倍和 / 或 400 倍显微镜下检查清洁度常为 I 度、滴虫阴性及有线索细胞(即边缘不整齐的上皮细胞)。线索细胞占全部上皮细胞 20% 以上者为线索细胞阳性。

3. 临床诊断标准 下述 4 项指标中具备 3 项及以上者诊断为细菌性阴道病。

(1) 白带增多。

(2) 阴道 pH≥4.5。

(3) 氨试验阳性。

(4) 线索细胞阳性。

其中线索细胞阳性为必备。

4. 鉴别诊断 本病需与外阴阴道假丝酵母菌病、滴虫性阴道炎及子宫颈淋病奈瑟菌或沙眼衣原体感染相鉴别。

【药物治疗】

1. 对有症状的患者、妇科手术前的患者及无症状的妊娠期患者进行治疗,无须对患者的配偶进行治疗。

2. 用药方案

首选方案:甲硝唑 400mg,口服,每日 2 次,共 7 天;或甲硝唑阴道栓 / 片

200mg,每日1次,共5~7天;或2%克林霉素软膏5g,阴道上药,每晚1次,共7天。

替换方案:克林霉素300mg,口服,每日2次,共7天。

可酌情选用恢复阴道正常菌群的制剂。

3. 妊娠期和哺乳期BV的治疗

(1) 治疗方案

妊娠期①首选方案:甲硝唑400mg,口服,每日2次,共7天。②替换方案:克林霉素300mg,口服,每日2次,共7天。妊娠期应用甲硝唑需执行知情选择原则。

哺乳期:选择局部用药,尽量避免全身用药。

(2) 妊娠期BV筛查:无须常规对孕妇进行BV筛查。

【注意事项】

1. 无须常规治疗性伴侣。

2. 对妊娠合并BV需要随访治疗效果。

第三节　老年性阴道炎

【概述】老年性阴道炎(senile vaginitis)常见于绝经后的老年妇女,因卵巢功能衰退,体内雌激素水平降低,阴道壁萎缩,黏膜变薄,上皮细胞内糖原含量减少,乳酸杆菌减少,阴道内的pH上升,局部抵抗力降低,致病菌趁机入侵繁殖而引起炎症。

【诊断要点】

1. 症状和体征

(1) 外阴瘙痒或灼热感,如波及尿道口,可出现尿频、尿痛甚至尿失禁。

(2) 阴道分泌物增多,呈黄水状,严重者白带呈血性,有细菌感染时白带呈脓性。

(3) 阴道检查见阴道黏膜萎缩、菲薄、皱襞消失及散在黏膜下出血点。炎症严重时可形成表浅小溃疡,引起阴道上段粘连或闭锁。有时还可造成阴道和/或宫腔积脓。

2. 辅助检查　阴道分泌物镜检清洁度差,未见滴虫或假丝酵母菌。

3. 鉴别诊断　应排除阴道、宫颈或子宫的恶性病变,必要时作宫颈细胞学检查或分段诊刮术。

【药物治疗】老年性阴道炎的治疗原则是增加外阴、阴道局部抵抗力及抑制细菌生长。常用的治疗方法包括:

1. 阴道药物治疗　如甲硝唑栓阴道上药,一日1次,7~10天为一个疗程。

2. 炎症严重者可应用抗生素治疗,甲硝唑400mg口服,一日2次,共7天或克林霉素 300mg 口服,一日 2 次,共 5~7 天。

【注意事项】顽固病例酌情局部使用雌激素制剂或激素替代疗法(HRT),如雌三醇。

第四节 滴虫性阴道炎

【概述】滴虫性阴道炎(trichomonal vaginitis)是由阴道毛滴虫感染引起的下生殖道炎症。本病主要经性接触直接传播,也可通过公共浴池、浴盆、浴巾、游泳池、坐便器、衣物、污染的器械等间接传播。滴虫性阴道炎与沙眼衣原体感染、淋病奈瑟菌感染、盆腔炎性疾病、宫颈上皮肉瘤样病变、HIV 感染以及孕妇发生早产、胎膜早破及分娩低出生体重儿相关。

【诊断要点】滴虫性阴道炎主要表现为阴道分泌物增多、外阴瘙痒、灼热感,部分患者有尿频等症状;也有少数患者临床表现轻微,甚至没有症状。查体可见外阴阴道黏膜充血,阴道分泌物多呈泡沫状、黄绿色。下列检测方法中任意一项阳性即可确诊:

1. 悬滴法　显微镜下,在阴道分泌物中找到阴道毛滴虫。但悬滴法的敏感度仅为 60%~70%,且需要立即检查湿片以获得最准确的诊断结果。

2. 培养法　培养法是最为敏感及特异的诊断方法,其准确率达 98%。对于临床可疑而悬滴法结果阴性者,可进行滴虫培养。

【药物治疗】

1. 患者的治疗　治疗滴虫性阴道炎主要使用硝基咪唑类药物。滴虫性阴道炎经常合并其他部位的滴虫感染,故不推荐局部用药。

(1) 推荐方案:全身用药,甲硝唑 2g,单次口服;或替硝唑 2g,单次口服。

(2) 替代方案:全身用药,甲硝唑 400mg,口服,每日 2 次,共 7 天。

对于不能耐受口服药物或不适宜全身用药者,可选择阴道局部用药,但疗效低于口服用药。

2. 性伴侣的治疗　对性伴侣应进行治疗,并告知患者及性伴侣治愈前应避免无保护性交。

3. 对硝基咪唑类药物过敏或不耐受者的治疗需综合评估决策。

4. 妊娠期的治疗　尽管滴虫性阴道炎与孕妇发生早产、胎膜早破及分娩低出生体重儿存在相关性,但尚没有足够的研究结果表明对其进行治疗可降低上述并发症的发生。对孕妇滴虫性阴道炎进行治疗,可缓解阴道分泌物增多症状,防止新生儿呼吸道和生殖道感染,阻止阴道毛滴虫的进一步传播,但临床中应权衡利弊,知情选择。妊娠期滴虫性阴道炎的治疗可选择甲硝唑(须患者知情选择)400mg,口服,每日 2 次,共 7 天。

5. 哺乳期的治疗　服用甲硝唑者,服药后 12~24 小时内避免哺乳,以减少甲硝唑对婴儿的影响;服用替硝唑者,服药后 3 天内避免哺乳。

【注意事项】患者服用甲硝唑 24 小时内或在服用替硝唑 72 小时内应禁酒。

第五节　外阴阴道假丝酵母菌病

【概述】外阴阴道假丝酵母菌病(vulvovaginal candidiasis,VVC)或念珠菌病系假丝酵母菌侵犯阴道上皮细胞所致的炎症过程。85%~90% 为白色假丝酵母菌所致。本病属于常见的阴道炎类型。当阴道内糖原增多、酸度增高时,如孕妇、糖尿病患者及接受大量雌激素或糖皮质激素等治疗时,白色假丝酵母菌能迅速繁殖引起炎症,长期应用抗生素亦易使白色假丝酵母菌繁殖,25%~70% 的 VVC 与抗生素有关。VVC 与手足癣疾病无直接关系,因前者属酵母菌后者属癣菌,但存在于口腔、肠道与阴道三个部位的假丝酵母菌可以相互传染,在局部环境适合时发病。

VVC 分为单纯性 VVC 和复杂性 VVC。单纯性 VVC 是指发生于正常非孕宿主的、散发的、由白色假丝酵母菌引起的轻度 VVC。复杂性 VVC 包括:复发性 VVC(RVVC)、重度 VVC 和妊娠期 VVC、非白色假丝酵母菌所致的 VVC 或宿主为未控制的糖尿病、免疫功能低下者。重度 VVC 是指临床症状严重,外阴或阴道皮肤黏膜有破损,按 VVC 评分标准(见表 15-1),评分≥7 分者。RVVC 是指妇女患 VVC 后,经过治疗,临床症状和体征消失,真菌学检查阴性后,又出现症状,且真菌学检查阳性或 1 年内发作 4 次或以上者。

表 15-1　VVC 评分标准

症状及体征	0 分	1 分	2 分	3 分
瘙痒	无	偶有发作	症状明显	持续发作,坐立不安
疼痛	无	轻	中	重
充血、水肿	无	轻度阴道壁充血	中度阴道壁充血	重度阴道壁充血
抓痕、皲裂、糜烂	无			有
分泌物	无	较正常稍多	量多,无溢出	量多,有溢出

【诊断要点】

1. 症状和体征

(1) 阴部瘙痒,有时奇痒致坐卧不安。

(2) 白带增多,呈凝乳块或豆渣样。

(3) 检查可见小阴唇内侧及阴道黏膜附着白色膜状物,擦净后见黏膜充血、水肿,甚至糜烂。

2. 辅助检查

(1) 阴道分泌物涂片镜检见典型孢子、芽生孢子、假菌丝。

(2) 若症状典型而阴道分泌物未找到孢子及假菌丝时,可用培养法确诊。

(3) 阴道 pH 多数正常。

3. 鉴别诊断 本病需与滴虫性外阴阴道炎、老年性外阴阴道炎、下生殖道淋病奈瑟菌感染、下生殖道沙眼衣原体感染、下生殖道支原体感染、外阴皮炎及外阴白色病变相鉴别。

【药物治疗】 无症状带菌者一般不主张治疗。药物治疗可选阴道上药或口服抗真菌药,对未婚、月经期或 RVVC 者宜选口服抗真菌药治疗。

1. 单纯性 VVC 选用短疗程、低剂量治疗方案。

(1) 局部治疗

1) 咪康唑:咪康唑栓 200mg,阴道上药,每晚 1 次,共 7 次。或咪康唑栓 400mg,阴道上药,每晚 1 次,共 3 次。

2) 克霉唑:克霉唑片 500mg,阴道上药,单次剂量。

3) 制霉素[非]:10 万 U,阴道上药,每晚 1 次,共 14 天。

(2) 全身治疗:氟康唑 150mg,顿服。

2. 重度 VVC 重度 VVC 症状严重者可局部加用低浓度糖皮质激素软膏或霜剂缓解症状。短疗程治疗效果往往欠佳,需延长疗程。

3. 复发性 VVC

(1) 治疗前做真菌培养及药敏试验。

(2) 治疗原则:强化治疗和巩固治疗,在强化治疗达到真菌学治愈后,给予巩固治疗半年。

1) 强化治疗:氟康唑 150mg,口服,第 1 天、第 4 天、第 7 天;咪康唑栓 400mg,阴道上药,每晚 1 次,共 6 天,间隔 3 天重复至症状缓解、真菌学治愈;或克霉唑片 500mg,阴道上药,间隔 3 天重复至症状缓解、真菌学治愈。

2) 巩固治疗:对于每月发作时间较为固定的患者,可以在发作前期预防性使用抗真菌药物;对于无固定发作周期者,可以每周应用抗真菌药物一次。

(3) 全身使用抗真菌药期间,定期测肝功能以防肝损害。

4. 妊娠期 VVC 早孕期权衡利弊慎用药物,以阴道用药为宜,而不选用口服抗真菌药,可选择对胎儿无害的唑类药,如克霉唑、制霉素[非]、咪康唑,尽可能选用长疗程方案。

5. 宿主为未控制的糖尿病、免疫功能低下者 此类患者对常规的短疗程疗效反应不好,因此需延长疗程治疗,目前没有成熟的方案。

6. 非白色假丝酵母菌感染 首选非氟康唑类药物(如制霉素[非]),疗程需延长至 7~14 天,真菌培养和药敏试验有助于选择药物。

7. 疗效评价和治愈标准　通常在治疗完成后 1~2 周及 4~6 周(或月经后)进行疗效评价。按涂片或培养结果将疗效分为微生物学治愈或未愈。

【注意事项】

1. 外阴阴道假丝酵母菌病不是通过性交获得的,无须夫妻同时治疗。有真菌性龟头炎或阴茎包皮炎的男性性伴侣可局部应用抗真菌药物治疗。

2. 去除易感因素,如避免长期全身或局部用糖皮质激素类药物及广谱抗生素,以及积极治疗糖尿病等。

3. 局部用药时应注意放药深度。

第六节　巴氏腺脓肿

【概述】巴氏腺又称前庭大腺,位于两侧大阴唇下 1/3 深部,直径为 0.5~1.0cm,其出口管长 1.5~2.0cm,开口处位于小阴唇内侧近处女膜处。在流产、分娩等情况污染外阴部时,病原体侵入引起炎症。当急性炎症发作时,细菌先侵犯腺管,腺管口因炎症肿胀阻塞,渗出物不能排出可形成脓肿。

【诊断要点】

1. 巴氏腺炎多发生于一侧腺体,急性炎症发作时,患者诉患侧外阴部肿胀,疼痛极剧烈,甚至发生排尿痛,步行困难。

2. 检查时患侧外阴肿胀,触知该侧有肿块。

3. 如已形成脓肿,则可触知肿块有波动感,触痛明显。

4. 如未处理,脓肿继续增大,壁薄,自行破溃,脓流出,患者自觉症状消失;但由于破口较小,脓液常不能全部流出,其症状可反复发作。

5. 常伴有腹股沟淋巴结肿大。

【药物治疗】急性期须卧床休息,对有全身反应的建议酌情选择下列抗菌药物治疗。

1. 如考虑为革兰氏阳性菌感染,可采用头孢氨苄口服,500mg,一日 3 次。

2. 如考虑为淋菌感染,应按照成人无并发症淋病治疗。

3. 经验性治疗可考虑莫西沙星 400mg,一日 1 次。

【注意事项】

1. 有条件的医院可自巴氏腺开口部压挤出分泌物作病原微生物检查及抗菌药物敏感试验。

2. 如脓肿尚未形成的可局部治疗,促使炎症局限症状逐渐好转、吸收,对于已形成脓肿者可将脓肿切开引流。

3. 保持外阴部清洁卫生,可选用清热、解毒中药局部热敷或坐浴。

第七节　生殖器疱疹

【概述】生殖器疱疹（genital herpes）是由单纯疱疹病毒（HSV）感染引起的性传播疾病。根据血清学及流行病学的研究结果，单纯疱疹病毒可分为Ⅰ型和Ⅱ型两种。单纯疱疹病毒Ⅰ型主要引起口、咽、鼻、眼及皮肤感染，即单纯疱疹。单纯疱疹病毒Ⅱ型主要引起生殖器疱疹，估计约85%的原发型生殖器疱疹和98%的复发患者与单纯疱疹病毒Ⅱ型有关。

【诊断要点】

1. 症状和体征

（1）性接触史。

（2）临床表现：典型的疱疹水疱有一个红斑性基底，含有淡黄色渗液，病损常常融合而产生广泛溃疡，如波及外阴、小阴唇将出现水肿和浸软。阴道疱疹病毒感染时可出现大量白带。

2. 实验室检查

（1）单纯疱疹病毒分离。

（2）单纯疱疹病毒包涵体检测。

（3）单纯疱疹病毒抗原和抗体检测。原发型单纯疱疹 IgM 抗体在感染 1 周后始测出。

（4）基因探针分析：如聚合酶链反应（PCR）、连接酶链反应（LCR）及核酸杂交。

3. 鉴别诊断　需要与梅毒硬下疳、软下疳及其他皮肤病如接触性皮炎、脓疱病、带状疱疹及白塞病等相鉴别。

【药物治疗】抗病毒治疗。

1. 生殖器疱疹第一次发作的治疗方案　阿昔洛韦 200mg，口服，每天 5 次，连续 7~10 天或直至临床症状消退。皮肤黏膜疱疹病损可用 5% 阿昔洛韦膏治疗。

2. 复发发作期治疗　对复发性生殖器疱疹患者在出现复发病损第 1 日就开始治疗，对缩短病程和缓解病情有效，对这些患者要长期备药以便在发作后及时用药治疗。

阿昔洛韦 400mg，3 次 /d，口服，5 天；阿昔洛韦 800mg，2 次 /d，口服，5 天或阿昔洛韦 800mg，3 次 /d，口服，2 天。

3. 频繁复发患者可以选择长期的抑制治疗　阿昔洛韦 400mg，一日 2 次，口服，持续 4 个月或者更长时间。

【注意事项】

1. 生殖器疱疹的治疗包括支持治疗和抗病毒治疗。细致的局部治疗能减轻患者的痛苦及局部并发症。

2. 为了防止局部继发性细菌感染，应保持局部清洁，尽可能保持局部干燥。大腿、臀部及生殖器部位病损每天用生理盐水轻轻洗 2~3 次，特别注意勿让疱顶脱落，长时间浸泡或坐浴可引起皮肤浸渍或假丝酵母菌感染，则需要应用适当的抗生素。

3. 局部止痛可用局部表面麻醉药。

4. 生殖器疱疹患者应避免性交，避孕套不能完全防止病毒传播。目前尚无特异性疱疹疫苗。

第八节　子宫颈炎症

【概述】子宫颈炎（cervicitis）包括宫颈阴道部及宫颈管黏膜炎。临床多见的宫颈炎是宫颈管黏膜炎，尤其是黏液脓性宫颈炎。子宫颈炎的病原体包括：淋病奈瑟菌、沙眼衣原体、疱疹病毒、葡萄球菌、大肠埃希氏菌及链球菌和生殖支原体等，部分宫颈炎的病原体与引起细菌性阴道病的病原体相同，还有部分患者的病原体不清楚。子宫颈炎通常与子宫内膜炎、宫旁组织炎和急性盆腔炎并存，可有全身性炎症表现。

【诊断要点】

1. 症状和体征

（1）阴道分泌物增多，呈脓性，并有腰酸痛、小腹不适。

（2）局部检查可见宫颈充血、水肿及出血，或伴有糜烂、坏死或溃疡。

2. 辅助检查

（1）特征体征：①子宫颈管或宫颈管棉拭子上，肉眼见到脓性分泌物；②棉拭子擦颈管，易诱发出血。特征体征具备一个或两个同时具备。

（2）显微镜检查可见白细胞增多。白细胞检测包括：①宫颈管脓性分泌物，革兰氏染色，中性粒细胞 >30/HP；②阴道分泌物中性粒细胞 >10/HP。

上述检查即可做出宫颈炎的初步诊断，随后要进行病原学检查。病原体检查：包括细菌培养、淋病奈瑟菌及沙眼衣原体检测等。

3. 鉴别诊断　本病需与外阴阴道假丝酵母菌病、滴虫性阴道炎及急性盆腔炎鉴别。

【药物治疗】针对病原体进行治疗。

1. 若宫颈内膜或尿道分泌物，经革兰氏染色或培养检出淋病奈瑟菌，则应按成人无并发症淋病治疗所推荐的方法进行治疗。主张大剂量、单次给药，首选头孢曲松 250mg，单次肌内注射。

2. 若未检出淋病奈瑟菌，则应按成人无并发症沙眼衣原体感染所推荐的方法进行治疗。

（1）首选阿奇霉素 1g，单次口服或多西环素 100mg，一日 2 次，口服共 7 天。

（2）次选左氧氟沙星 500mg，一日 1 次，连服 7 日；或莫西沙星 400mg，一日 1 次，口服共 7 天或红霉素 500mg，一日 4 次，连服 7 天。

【注意事项】

1. 卧床休息，忌阴道灌洗和房事。

2. 保持外阴及阴道清洁。

3. 淋病奈瑟菌或沙眼衣原体感染所致黏液脓性宫颈炎患者的男性性伴侣，应进行 STD 的有关检查及治疗。

4. 宫颈肥大无临床症状，无须治疗；宫颈腺囊肿无特殊临床意义，可定期随访，不需治疗；宫颈息肉首选手术摘除。

第九节　盆腔炎症性疾病

【概述】女性内生殖器及其周围的结缔组织、盆腔腹膜发生的炎症，称为盆腔炎症性疾病（pelvic inflammatory diseases，PID）。盆腔炎包括子宫内膜炎、子宫肌炎、输卵管炎、输卵管卵巢炎、输卵管 - 卵巢脓肿、盆腔结缔组织炎及盆腔腹膜炎。由于盆腔内生殖器的解剖特点，发生炎症时，往往上述部位炎症同时存在或互相蔓延。性传播感染的病原体，如淋病奈瑟菌、沙眼衣原体是主要的致病原。一些需氧菌、厌氧菌、病毒和支原体等也参与 PID 的发病过程。多数引起 PID 的致病微生物是由阴道上行而来的，且炎症多为混合感染，延误对 PID 的诊断和有效治疗都可能造成上生殖道感染后遗症（输卵管因素不孕和异位妊娠等）的发生等影响。

【诊断要点】PID 的临床表现各异，因此其诊断通常依据临床症状、体征和实验室检查。性活跃期女性及性传播感染患者，如满足以下条件又无其他病因，应开始按 PID 治疗。

1. 最低诊断标准　①子宫压痛；②附件压痛；③宫颈举痛。具有三者之一就可以诊断，同时伴有下生殖道感染征象的患者，诊断 PID 的可能性明显增加。

2. 支持 PID 诊断的附加条件　①口腔温度≥38.3℃；②宫颈或阴道有脓性分泌物；③阴道分泌物显微镜检发现白细胞增多；④红细胞沉降率加快；⑤C 反应蛋白水平升高；⑥实验室检查证实有宫颈淋病奈瑟菌或沙眼衣原体感染存在。

大多数 PID 患者都可出现宫颈脓性分泌物或阴道分泌物镜检白细胞增多。如果宫颈分泌物外观正常并且阴道分泌物镜检无白细胞增多，则 PID 诊断成立的可能性不大,需要考虑其他可能引起下腹痛的病因。如有条件应积极寻找致病微生物。

3. PID 的特异性诊断标准 ①子宫内膜活检显示有子宫内膜炎的组织病理学证据;②经阴道超声或磁共振检查显示输卵管管壁增厚、管腔积液,可伴有盆腔游离液体或输卵管、卵巢包块;③腹腔镜检查结果符合 PID 表现。

【药物治疗】

1. 治疗原则 以抗感染治疗为主,必要时行手术治疗。根据经验选择广谱抗生素以覆盖可能的病原体,包括淋病奈瑟菌、沙眼衣原体、支原体、厌氧菌和需氧菌等。①所有的治疗方案都必须对淋病奈瑟菌和沙眼衣原体有效,因为子宫内膜和宫颈分泌物筛查无阳性发现并不能排除上生殖道感染;②目前推荐的治疗方案中,抗菌谱应覆盖厌氧菌;③一经诊断立即开始治疗,因为及时合理的应用抗生素与远期预后直接相关;④选择治疗方案应综合考虑有效性、费用、患者依从性和药物敏感性等因素;⑤适宜的中医、中药治疗对 PID 也可产生一定疗效。

2. 药物治疗 治疗方案中选择静脉给药和非静脉给药以及是否需要住院治疗由医生决定。

(1) 静脉药物治疗

1) 静脉给药 A 方案:①二代头孢菌素或三代头孢菌素类抗菌药物,静脉滴注,根据具体药物半衰期决定给药间隔时间,如头孢替坦[非]2g,静脉滴注,1 次 /12h;或头孢西丁[非]2g,静脉滴注,1 次 /6h;或头孢曲松 1g,静脉滴注,1 次 /24h。②联合用药,如所选药物不覆盖厌氧菌,需加用硝基咪唑类药物,如甲硝唑 0.5g,静脉滴注,1 次 /12h。为覆盖非典型病原微生物,可加用多西环素 0.1g,口服,1 次 /12h,14 天;或米诺环素 0.1g,口服,1 次 /12h,14 天;或阿奇霉素 0.5g,静脉滴注或口服,1 次 /d,1~2 天后改为口服 0.25g,1 次 /d,5~7 天。

2) 静脉给药 B 方案:①左氧氟沙星 0.5g,静脉滴注,1 次 /d;或莫西沙星 0.4g,静脉滴注,1 次 /d。②为覆盖厌氧菌感染,加用硝基咪唑类药物,如甲硝唑 0.5g,静脉滴注,1 次 /12h。

3) 静脉给药 C 方案:①阿莫西林 / 克拉维酸 1.2g,静脉滴注,1 次 /6~8h。②为覆盖厌氧菌,加用硝基咪唑类药物,如甲硝唑 0.5g,静脉滴注,1 次 /12h。③为覆盖非典型病原微生物,可加用多西环素 0.1g,口服,1 次 /12h,14 天;或米诺环素 0.1g,口服,1 次 /12h,14 天;或阿奇霉素 0.5g,静脉滴注或口服,1 次 /d,1~2 天后改为口服 0.25g,1 次 /d,5~7 天。

4) 静脉给药 D 方案:①克林霉素 0.9g,静脉滴注,1 次 /8h。②加用庆大霉素,首次负荷剂量 2mg/kg,静脉滴注或肌内注射,维持剂量 1.5mg/kg,1 次 /8h;也可采用每日 1 次给药。

（2）非静脉药物治疗

1）非静脉药物治疗 A 方案：①头孢曲松，250mg，肌内注射，单次给药。②如所选药物不覆盖厌氧菌，需加用硝基咪唑类药物，如甲硝唑 0.4g，口服，1 次 /12h。③为治疗非典型病原微生物，可加用多西环素 0.1g，口服，1 次 /12h（或米诺环素 0.1g，口服，1 次 /12h）；或阿奇霉素 0.5g，口服，1 次 /d，1~2 天后改为 0.25g，1 次 /d，5~7 天。

2）非静脉给药治疗 B 方案：①左氧氟沙星 0.5g，口服，1 次 /d。②为覆盖厌氧菌加用甲硝唑 0.4g，口服，2 次 /d，共 14 天。③可单独使用莫西沙星 0.4g，口服，1 次 /d。

（3）给药注意事项

1）静脉治疗者应在临床症状改善后继续静脉给药至少 24 小时，然后转为口服药物治疗，共持续 14 天。

2）如确诊为淋病奈瑟菌感染，首选静脉或口服 A 方案，对于选择非三代头孢菌素类药物者应加用针对淋病奈瑟菌的药物。

3）选择静脉 D 方案者应密切注意药物的耳、肾毒副作用，此外有报道克林霉素和庆大霉素联用偶出现严重神经系统不良事件。

4）药物治疗持续 72 小时无明显改善者应重新确认诊断并调整治疗方案。

3. 手术治疗

（1）手术治疗指征

1）药物治疗无效：输卵管、卵巢脓肿或盆腔脓肿经药物治疗 48~72 小时，体温持续不降，患者中毒症状加重或包块增大者，应及时手术，以免发生脓肿破裂。

2）脓肿持续存在：经药物治疗病情有好转，可继续控制炎症 2~3 周，包块仍未消失但已局限化，应手术切除，以免日后再次急性发作，或形成慢性盆腔炎。

3）脓肿破裂：突然腹痛加剧、寒战、高热、恶心、呕吐、腹胀、腹部拒按或有中毒性休克表现，应怀疑脓肿破裂。若脓肿破裂未及时诊治，死亡率高。因此，一旦怀疑脓肿破裂，需立即在抗生素治疗的同时行剖腹探查术。

（2）手术方式：可根据情况选择经腹手术或腹腔镜手术。手术范围应根据病变范围、患者年龄、一般状态等全面考虑。原则是以切除病灶为主。年轻妇女应尽量保留卵巢功能，以采用保守性手术为主；对年龄大、双侧附件受累或附件脓肿屡次发作者，应行子宫全切术及双侧附件切除术；对极度衰弱、危重患者的手术范围，需根据具体情况决定。若盆腔脓肿位置低、突向阴道后穹窿时，可经阴道切开排脓。

4. 性伴侣的治疗 对 PID 患者出现症状前 60 天内接触过的性伴侣应进

行检查和治疗。这种检查和评价是必要的,因为患者有再次感染的危险,而且其性伴侣很可能感染淋病奈瑟菌及沙眼衣原体。由淋病奈瑟菌或沙眼衣原体感染引起 PID 患者的男性性伴侣常无症状。无论 PID 患者分离的病原体如何,均应建议患者的性伴侣进行性传播感染的检测和治疗。在女性 PID 患者治疗期间,应避免无保护(使用避孕套等)的性生活。

5. 妊娠期 PID 的治疗　由于妊娠期 PID 可增加孕产妇死亡、死胎、早产的风险,因此建议可疑 PID 的妊娠期妇女住院接受静脉抗生素治疗。妊娠期和哺乳期妇女禁用盐酸四环素、多西环素、米诺环素及氟喹诺酮类药物。

【注意事项】

1. 患者应在开始治疗 3 天内出现临床情况的改善,如退热,腹部压痛或反跳痛、子宫及附件压痛、宫颈举痛减轻等。在此期间病情无好转的患者,应酌情住院治疗,进一步检查或手术治疗。对药物治疗的患者,应在 72 小时内随诊,明确有无临床症状的改善。如果未见好转则建议住院接受静脉药物治疗以及进一步检查。对于沙眼衣原体和淋病奈瑟菌感染的 PID 患者,还应在治疗结束后 4~6 周时,重新复查上述病原体。

2. 沙眼衣原体感染筛查和高危妇女的治疗能有效降低 PID 的发病率。对高危妇女的宫颈分泌物筛查可以预防大部分 PID 的发生。

第十节　不　孕　症

【概述】育龄夫妇同居 1 年以上,有正常性生活,未避孕而不能受孕的现象称不孕症(infertility)。既往从未有过妊娠者称为原发不孕症,曾有过妊娠而后不孕者称为继发不孕症。不育则指缺乏妊娠及繁殖后代的能力,包括不孕,或有过妊娠,但因流产、早产、死产、宫外孕等而未获得活婴两种情况。导致不孕的因素很多,可来自夫妇一方,也可来自夫妇双方。女方最常见的原因是排卵障碍和输卵管因素导致的不孕不育。此外,子宫先天因素或后天病变也有可能影响正常的生殖过程,如子宫畸形、损伤、炎症、肿瘤,或子宫内膜异位和子宫腺肌症等。男方可因各种先天或后天因素影响精子正常产生和输送。另外,双方也可由于体内产生抗精子抗体等免疫性因素而致不孕。

【诊断要点】

1. 男方检查和诊断

(1) 病史采集:询问是否有结核、腮腺炎等病史,了解性生活、性功能及生活习惯,有无不良嗜好,如吸烟、饮酒等情况。

(2) 体格检查:除全身体格检查外,重点应检查外生殖器,注意生殖器官发育情况,是否存在畸形或炎症等其他异常。

（3）辅助检查:精液常规等。

2. 女方检查和诊断

（1）病史采集:职业、生活习惯、不良嗜好、婚育史、同居时间和性生活情况、避孕情况、月经史、家族史以及既往有无结核、生殖器炎症及其他内分泌疾病。

（2）体格检查:注意检查生殖器和第二性征发育,注意乳房有无溢乳,身高与体重,各种异常体征,如多毛等。

（3）辅助检查

1）卵巢功能检查:基础体温测定、子宫颈黏液评分、血清内分泌激素动态监测以及超声监测卵泡发育、排卵的情况等。

2）输卵管通畅试验:常用检查方法包括子宫输卵管通液术、子宫输卵管碘液造影、腹腔镜直视下输卵管通液以及超声指引下输卵管造影等。

3）超声影像学检查:发现内生殖器官的器质性病变,监测卵泡发育、排卵、黄体形成等征象。

4）子宫内膜组织学检查。

5）性交后试验。

【药物治疗】

1. 促排卵治疗 首选氯米芬[非],适于体内有一定雌激素水平者。从月经周期第 5 天起,每日服 50mg,连续 5 天,若无卵泡生长,下一周期剂量增至每日服(100~150mg),连续 5 天,对每日服 150mg 治疗无反应者,视为氯米芬[非]抵抗,建议更换促排卵药物。一般建议氯米芬[非]用药不超过 6 个周期。

2. 诱发排卵 绒促性素 2 000~5 000U 一次肌内注射。

3. 孕激素治疗 于排卵后开始肌内注射黄体酮注射液,一日 10~20mg,连用 2 周。

【注意事项】

1. 不孕症的病因复杂多样,检查方法和手段较多,在诊治该病的过程中必须综合判断,针对病因,规范治疗。

2. 引起不孕的原因很多,除了药物治疗,首先要增强体质和增进健康,戒烟,不嗜酒,养成良好的生活习惯。掌握性知识,学会预测排卵,选择适当日期性交,性交次数亦应适度,可增加受孕机会。

3. 子宫输卵管通液时应注意通液速度和压力,如果阻力过大或患者剧烈腹痛,则应停止操作。

4. 绒促性素常于氯米芬[非]停药 7 日加用。

5. 对于多囊卵巢综合征导致的不排卵妇女,如有超重或肥胖者建议减重后或者减重同时行促排卵治疗,对于有胰岛素抵抗的妇女可建议转诊内分泌科诊断及治疗。

6. 必要时可行内镜(腹腔镜、宫腔镜及输卵管镜)检查和治疗,精子免疫学检查,及采用辅助生育技术。

第十一节　异常子宫出血

【概述】异常子宫出血(abnormal uterine bleeding,AUB)是妇科门诊常见的症状,可引起患者贫血、继发感染、不孕等,是指源自子宫腔的与正常月经的周期频率、规律性、经期长度、经期出血量中的任何 1 项或多项不符的异常出血。2011 年国际妇产科联盟(FIGO)发表了"育龄期非妊娠期妇女 AUB 病因新分类 PALM-COEIN 系统",用以指导临床的育龄期非妊娠期妇女的异常子宫出血的诊断与治疗。

1. AUB 定义　非妊娠期妇女源自子宫腔的出血,必须排除来自子宫颈、阴道、外阴、泌尿道、直肠、肛门的出血。AUB 分为急性 AUB 以及慢性 AUB。

(1) 急性 AUB:一次大量的出血,其严重性已需立即干预以防止进一步失血。

(2) 慢性 AUB:近 6 个月中至少有 3 次出血量、规律性和时间异常的源自子宫腔出血。

2. AUB 模式

(1) 周期规律性:规律或不规律。

(2) 月经周期频度

1) 频发:短于 21 天。

2) 稀发:长于 35 天但短于 6 个月。

3) 闭经:超过 6 个月。

(3) 经期

1) 延长(超过 7 天)。

2) 缩短(短于 3 天)。

(4) 经量

1) 过多(超过 80ml)。

2) 过少(少于 5ml)。

(5) 经间期出血:有清晰的规律周期、在可预计的月经之间出现的出血,包括随机的出血和每个周期固定时间出现的出血,按出血的时间可分为以下几种。

1) 卵泡期出血。

2) 围排卵期出血。

3) 黄体期出血。

(6) 不规则出血:完全无规律可循的出血。

3. FIGO 非育龄妇女 AUB 病因新分类系统(PALM-COEIN 系统),PALM 部分存在结构异常,而 COEIN 部分无结构性改变。

(1) P:子宫内膜息肉(polyp)所致的 AUB,简称 AUB-P。

(2) A:子宫腺肌病(adenomyosis)所致的 AUB,简称 AUB-A。

(3) L:子宫平滑肌瘤(leiomyoma)所致的 AUB,简称 AUB-L,包括黏膜下(SM)和其他部位(O)。

(4) M:子宫内膜恶变和不典型增生(malignancy and hyperplasia)所致的 AUB,简称 AUB-M。

(5) C:全身凝血相关疾病(coagulopathy)所致的 AUB,简称 AUB-C。

(6) O:排卵障碍(ovulatory disorders)相关的 AUB,简称 AUB-O。

(7) E:子宫内膜局部异常(endometrium)致的 AUB,简称 AUB-E。

(8) I:医源性(iatrogenic)AUB,简称 AUB-I。

(9) N:未分类(not yet classified)的 AUB,简称 AUB-N。

其中 AUB-O 以及 AUB-E 是由于中枢神经系统 - 下丘脑 - 卵巢神经内分泌轴调控异常,或子宫内膜局部调控异常导致的,既往称之为功能失调性子宫出血,可分为排卵性和无排卵性两类。其中无排卵性出血占 70%~80%,多见于青春期及绝经期妇女。排卵性出血占 20%~30%,多见于育龄妇女,常见两种类型:黄体功能不足,月经周期中有卵泡发育及排卵,但黄体期孕激素分泌不足或黄体过早衰退;子宫内膜不规则脱落,月经周期有排卵,黄体发育良好,但萎缩过程延长。

【诊断要点】 对于育龄期异常子宫出血的妇女,首先应通过详细询问病史,全面的体检以及必要的辅助检查,除外妊娠相关的出血,排除来自宫颈、阴道、外阴、泌尿道、直肠、肛门的出血。对于确认为非妊娠期妇女的源自子宫的异常出血,其病因的诊断包括以下程序。

(1) 确认出血模式:通过病史的详细询问,了解患者近 6 个月的子宫出血模式,包括出血规律 / 不规律、月经频发 / 稀发 / 闭经、经期延长 / 缩短、经量过多 / 过少,抑或经间期出血(具体的月经期别)。

(2) 应注意询问性生活情况以及避孕方式,采用短效避孕药避孕者应注意询问有无漏服史,有无使用紧急避孕药史等。

(3) 全身体检及妇科检查不可或缺,可及时发现相关体征,如性征、身高、泌乳、体质量、体毛、腹部包块等,有助于确定出血来源,排除子宫颈、阴道病变,发现子宫结构的异常。

(4) 必要的辅助检查,明确 AUB 病因。

对于 AUB-O 或 AUB-E 引起的功能失调性子宫出血,可表现为:

1. 无排卵性

(1) 月经周期紊乱,经期长短不一,出血量时多时少,病程缠绵。

(2) 出血量多或时间长,时常继发贫血,大量出血可导致休克。

(3) 出血期间若无继发感染一般无腹痛、痛经或其他不适。

(4) 可有多毛、肥胖、泌乳、不育等。

(5) 基础体温呈单项型。

(6) 有性生活史者行妊娠试验,必须是阴性。

2. 排卵性

(1) 黄体功能不足

1) 月经周期缩短。

2) 有时月经周期虽在正常范围,但卵泡期延长、黄体期缩短。

3) 患者不易受孕或易在孕早期流产。

(2) 子宫内膜不规则脱落

1) 月经周期正常。

2) 经期延长,长达 9~10 日。

3) 可伴出血量多。

【药物治疗】对于 AUB-O 或 AUB-E 引起的功能失调性子宫出血,建议以下治疗方案。

1. 一般治疗　改善全身情况,使用中西药止血剂、补血剂,必要时输血及应用抗生素预防感染。

2. 止血

(1) 无排卵者

1) 孕激素内膜脱落法:使子宫内膜全部脱落后再次生长止血,亦称药物性刮宫。肌内注射黄体酮 20mg/d,连续 3~5 天;或口服甲羟孕酮 8~10mg/d,连续 5~7 天;或地屈孕酮[非]20mg/d,连续 10~14 天。适于任何年龄出血时间长、量不多、血红蛋白 >80g/L 者。若撤退性出血量多,可辅用其他止血剂;若撤退性出血量第 6~7 天不止,酌情选用以下方案。

2) 雌激素内膜生长修复法:使子宫内膜腺体和血管增生修复而止血。肌内注射苯甲酸雌二醇 4mg,每日 2~3 次;或口服戊酸雌二醇[非]4~6mg,每日 2~3 次。血止后每 3 天减 1/3 量,减至每日 1mg 后维持 21~28 天,至贫血明显纠正后再加用孕激素(如甲羟孕酮 8~10mg/d)7~10 天撤退。本法适于青春期出血过多、血红蛋白 <80g/L、不需要或不适合刮宫者。

3）孕激素内膜萎缩法：对抗雌激素抑制子宫内膜增生。口服炔诺酮[非] 5~10mg/d，或醋酸甲地孕酮片剂[非] 8mg/d，或甲羟孕酮 10mg/d，连续 21 天；或后半周期服用 10 天。也可宫内放置左炔诺孕酮宫内缓释系统（曼月乐节育器），缓释左旋 18 甲基炔诺酮[非] 20μg/24h，抑制子宫内膜增生。本法适于孕龄期或绝经过渡期。

4）雌、孕激素联合治疗：同时给予雌孕激素以快速止血，口服短效避孕药如复方去氧孕烯[非]、炔雌醇环丙孕酮[非]等，由大剂量（3~4 片/d）开始，通常用药 3~4 天后明显减少，此后每 3 天减 1 片，减至每日 1 片时维持 20 天停药撤血。出血过多时可肌内注射丙酸睾酮 25~50mg/d，连续 3~4 天。本法适于青春期、生育期和围绝经期、出血多贫血、不适宜诊断性刮宫或撤退出血者。

5）诊断性刮宫：兼有止血和明确诊断双重作用，一定要行病理检查。本法适于对药物治疗无效或可疑器质性病变者。

（2）黄体功能不足者

1）绒促性素：于基础体温上升后，隔日肌内注射 1 000~2 000U，共 5 次，使血浆孕酮明显升高延长黄体期，常用于有生育要求的妇女。

2）黄体酮：于月经第 15 天开始，一日 10mg 肌内注射，共 10~14 日，补充黄体孕酮分泌不足；或加用醋酸甲羟孕酮 6~10mg/d，口服，连服 10 天。

（3）黄体萎缩不全者

1）醋酸甲羟孕酮：于月经第 15 天开始，每次 10mg，一日 1 次，连服 10 日。

2）复方左炔诺孕酮片[非]：于月经周期第 1 日始，一日 1 片，连服 21 日为 1 个周期。

3）绒促性素：用法同黄体功能不足者。

【注意事项】

1. 在诊断异常子宫出血前，必须排除生殖器官病变或全身性疾病所导致的生殖器官出血，如异常妊娠或妊娠并发症、生殖器官的肿瘤或感染，以及激素类药物使用不当或宫内节育器、全身性疾病如血液病等引起的异常出血。

2. 对于大量出血的患者，使用性激素治疗应在 24 小时内明显见效，如治疗后效果不明显应考虑有无器质性病变存在，需进一步检查。

3. 无排卵性青春期及生育年龄功能失调性子宫出血以止血、调整周期、促排卵为主；绝经过渡期以止血、调整周期、减少经量、防止子宫内膜病变为治疗原则。止血后应长期管理，避免复发。

4. 年龄 >35 岁、药物治疗无效、存在子宫内膜癌高危因素的异常子宫出血或急性子宫大量出血时应行诊断性刮宫，刮出物应送病理，明确诊断。

第十二节 高泌乳素血症

【概述】高泌乳素血症是指由内外环境因素引起的,以催乳素(PRL)升高(≥25ng/ml)、闭经、溢乳、无排卵和不孕为特征的综合征,为常见的下丘脑-垂体轴内分泌紊乱性疾病,分为生理性及病理性高泌乳素血症。生理性高泌乳素血症常见于妊娠期、哺乳期、产褥期以及乳头刺激等;病理性高泌乳素血症常见于下丘脑-垂体病变、原发性甲状腺功能减低、肾功能不全、肝硬化、支气管癌、乳腺手术、胸壁疾病、多囊卵巢综合征,或某些药物所致,如服用多巴胺受体拮抗剂、含雌激素的口服避孕药、某些抗高血压药、阿片制剂及 H_2 受体拮抗剂等。

【诊断要点】

1. 病史 应重点了解月经史、婚育史、闭经和溢乳出现的始因、诱因、全身疾病及有无服用可能引起高泌乳素血症的相关药物史。

2. 查体 全身查体时注意有无肢端肥大、黏液性水肿等征象,以及乳头溢出物性状和数量。

3. 辅助检查

(1) 实验室检查:血 PRL 测定。

(2) 对于可疑垂体肿瘤者,尤其是 PRL 升高≥100ng/ml 者建议进行鞍区影像学检查(MRI 或 CT)。

【药物治疗】首选多巴胺激动剂,常用药物为溴隐亭,其是一种半合成麦角碱衍生物,可抑制 PRL 合成和释放,并直接作用于垂体肿瘤和 PRL 细胞遏制肿瘤生长和阻抑 PRL、GH、TSH 和 ACTH 分泌。

治疗原则:抑制催乳素分泌、恢复正常排卵、预防流产;缩小肿瘤、改善压迫症状。对于有症状的妇女建议治疗,对于单纯 PRL 增高但无临床表现者可随诊观察;对于可疑垂体肿瘤者应及时转诊神经外科,必要时需手术治疗。

溴隐亭的治疗建议从小剂量开始渐次增加,即从每晚睡前 1.25mg 口服开始,逐渐增加至所需的治疗剂量。PRL 水平正常、月经恢复、治疗 3~6 个月后,微腺瘤患者可考虑减量;大腺瘤患者 MRI 肿瘤明显缩小后可考虑减量。减量时应分次减量至维持量,以后 2 次/年随诊,具体停药时间建议听从专业医生的建议。

【注意事项】

1. 血 PRL 检测前一天避免性生活、避免乳房刺激,抽血时间建议在 10~11 点,抽血前建议安静 1 小时。

2. 应注意鉴别由于妊娠,或应用影响 PRL 分泌及代谢的药物所致的生理性高泌乳素血症。

3. 溴隐亭的治疗所致的 PRL 水平降低或者缩小肿瘤体积均为可逆的,故需要长期服药维持疗效,停药时间需遵医嘱。

4. 对于有生育要求的妇女,溴隐亭治疗至血 PRL 水平正常、月经恢复后可转诊生殖医生助孕。

5. 对于血 PRL≥100ng/ml 者应进行鞍区影像学检查(MRI 或 CT),应转诊至神经外科医生共同协商治疗方案。必要时应转诊眼科,进行眼科检查,包括视力、视野、眼压、眼底检查,以确定有无颅内肿瘤压迫征象。

第十三节 经前期综合征

【概述】经前期综合征(premenstrual syndrome)是指妇女反复在黄体期周期性出现躯体、精神以及行为方面改变,严重者影响生活质量,月经来潮后,症状自然消失。本病的病因不明,可能由卵巢激素、中枢神经传递和自主神经系统失调综合作用引起。

【诊断要点】临床表现为周期性发生系列异常征象。这些症状常出现于月经前 1~2 周,月经来潮后迅速减轻至消失。主要症状分为 3 类:

1. 躯体症状 表现为头痛、乳房胀痛、腹胀、肢体水肿、体重增加、运动协调功能减退。

2. 精神症状 激怒、焦虑、抑郁、情绪不稳定、疲乏以及饮食、睡眠、性欲改变。

3. 行为改变 思想不集中、工作效率低、意外事故倾向,易有犯罪行为或自杀意图。

根据在经前期出现的周期性典型症状即可做出诊断。

【药物治疗】在治疗上采用心理治疗和药物治疗。

1. 镇静治疗 给予镇静剂解除忧虑,黄体后期口服艾司唑仑 1mg,一日 2 次。

2. 对症治疗

(1) 利尿剂:适用于月经前体重增加明显(>1.5kg)。月经周期后半期口服螺内酯 20~40mg,一日 2~3 次。

(2) 维生素 B_6:口服每次 30mg,一日 3 次。

3. 对于无使用避孕药禁忌证者可酌情选用短效口服避孕药。

【注意事项】

1. 诊断需与轻度精神病及心、肝、肾等疾病引起的水肿作鉴别。

2. 应首先给予心理安慰及疏导,使妇女精神松弛。

3. 维生素 B_6 一日剂量超过 500mg 可致感觉神经障碍。

第十四节 痛 经

【概述】痛经(dysmenorrhea)不是一种疾病,而是一组综合征,凡在经前、经中、经后发生腹痛及其他不适,以致影响工作和生活,需经医治者称为痛经。痛经的确切病因至今尚不明确,没有具体理论能全面解释此综合征。不同的患者病因可能多不同。目前考虑多与精神因素及体内大量前列腺素分泌有关。

痛经分为原发和继发两类,原发痛经多数为功能性原因,少数为器质性原因。而继发性痛经多数为器质性,少数为功能性原因。器质性原因多见于子宫内膜异位症、子宫腺肌症、盆腔炎、子宫肌瘤。本节仅介绍原发性痛经。

【诊断要点】

1. 病史

(1) 青少年未婚女性易发,以往经期有类似发作。

(2) 疼痛发生时间与月经的关系:原发性痛经常发生在月经初潮后不久的未婚未育的年轻女性,月经来潮前数小时即感疼痛,月经的第1~2天内加重,经量增多后症状逐渐消失。

(3) 疼痛的性质:常为下腹绞痛、下坠感并向肛门及腰骶部放射,有时合并恶心、呕吐、腹泻等消化道症状,严重者脸色发白、出冷汗、全身无力、四肢厥冷甚至虚脱。

2. 体检 妇科检查了解生殖道及宫颈通畅情况,子宫大小、形状、质地是否正常,双侧附件有无包块、有无黏连或固定、有无增厚或压痛,子宫后穹隆有无触痛结节。总之要排除各种器质性病变。

3. 辅助检查 B超及阴道分泌物检查无异常。

【药物治疗】

1. 解痉止痛药 痛经时使用。

(1) 阿托品 0.3mg 或颠茄片 10mg 于疼痛时口服,必要时 4 小时后可重复 1 次;双氯芬酸 25mg 口服,一日 3 次;阿托品 0.5mg,皮下注射。

(2) 前列腺素拮抗剂:吲哚美辛栓剂 25mg,疼痛时肛门置入。

(3) 精神过度紧张者应用镇静剂地西泮 2.5mg,一日 3 次。

2. 激素治疗 口服醋酸甲羟孕酮每日 4~8mg,从经前 12 天开始连服 10 天;或用黄体酮每日 10mg 肌内注射,一日 1 次,从经前 7 天开始连用 5 天,一般用3个周期。

3. 对于年轻有避孕需求者可选用短效避孕药,可通过抑制排卵,抑制前列腺素合成止痛。

【注意事项】

1. 本病一定要通过病史、体检以及辅助检查除外器质性病变,对已婚者宫颈管狭窄致经血流通不畅,可行宫颈扩张术。

2. 加强锻炼增强体质,正确宣教生理卫生知识以消除对月经的紧张与恐惧心理。

3. 经期不要过食生冷,注意保暖,避免过重体力劳动及剧烈运动。

第十五节　宫　缩　乏　力

【概述】宫缩乏力(uterine inertia)的原因包括产妇精神过度紧张,头盆不称、胎位异常、子宫过度膨胀或感染,失去正常收缩力。另外,内分泌失调、镇静剂使用过多或产程中热量摄入不足,均可导致宫缩乏力。

由于头盆不称或胎位异常所致的宫缩乏力采用剖宫产终止妊娠,在排除上述因素后出现的宫缩乏力常见于子宫过度膨胀、产妇精神过度紧张、内分泌失调和药物(大量镇静剂、麻醉药物的使用)影响,临床表现为活跃期停滞、第二产程延长、胎头下降延缓、胎头下降停滞和滞产。可通过加强宫缩以改善产程进展。

【诊断要点】

1. 低张型宫缩乏力

(1) 子宫收缩具有协调性。

(2) 宫缩强度弱。

(3) 持续时间短。

(4) 间隔时间长。

(5) 可分为原发宫缩乏力和继发宫缩乏力。原发宫缩乏力通常在临产时即出现,继发宫缩乏力则多发生在产程活跃期。

2. 高张型宫缩乏力

(1) 子宫收缩失去协调性。

(2) 宫缩间歇,子宫肌不能完全放松,从而影响胎盘血液循环,导致胎儿窘迫。

【药物治疗】包括协调宫缩、加强宫缩和促进宫颈扩张。

1. 缓解产妇紧张情绪,协调宫缩

(1) 盐酸哌替啶:潜伏期使用,100mg肌内注射,4小时后阴道检查,了解宫口扩张情况。使用前应行电子胎心监护,必要时提前人工破膜,了解羊水性状。

(2) 地西泮:活跃期使用,10mg 静脉缓慢注射(>5 分钟)。

2. 加强宫缩 产程中使用。

缩宫素:用氯化钠注射液稀释至 1 : 2 000(每 500ml 液中加入 2.5U),以每分钟 4 滴的速度开始静脉滴注,每 15 分钟听胎心一次,逐渐调整浓度,最大不可超过 1 : 1 000 浓度 40 滴。静脉滴注前应评估宫缩强度和频度,电子胎心监护排除胎儿窘迫。静脉滴注过程应检测子宫收缩强度以及频度,定期检测血压心率以及胎心率,观察羊水性状等。

3. 松弛宫颈平滑肌,软化宫颈和促进宫颈扩张。

地西泮:10mg 静脉缓慢注射。也可以酌情选择地西泮或阿托品局部使用。

【注意事项】

1. 仔细观察宫缩强度、持续时间。

2. 当出现产程停滞时,应除外头盆不称。

3. 产程停滞时,应仔细评估导致产程停滞的原因,如确定为子宫收缩不协调所致,可给予盐酸哌替啶 100mg 肌内注射,协调宫缩;如为子宫收缩乏力所致,未破膜者可行人工破膜,一小时后再次评价子宫收缩强度以及频度,如仍子宫收缩乏力,可使用缩宫素(用法同前,自 1 : 2 000 浓度每分钟 4 滴开始)加强宫缩,4 小时后进一步评估产程进展情况。

4. 活跃期停滞时,应仔细评估导致活跃期停滞的原因,如产妇疲劳,可给予地西泮静脉缓慢注射;如为子宫收缩乏力所致并除外头盆不称后,可使用催产素加强宫缩(用法同前),2 小时后检查产程进展情况。

5. 加强宫缩时,缩宫素浓度及滴速应逐步增加,最大浓度不超过 1 : 1 000,滴速不超过每分钟 40 滴。

6. 产程中应鼓励产妇进食,适当运动,放松心情,产程中还应鼓励产妇排尿,避免因膀胱充盈阻碍胎先露下降和导致宫缩乏力。

第十六节 产 后 出 血

【概述】产后出血(postpartum hemorrhage)是产科常见的严重并发症。常见原因有:子宫收缩乏力、产道损伤、胎盘因素和凝血功能障碍。

宫缩乏力可由全身性疾病引起,包括肝肾疾病、心脏病、呼吸系统疾病以及发热等;还可由产科因素所致,如产程延长、滞产、妊娠高血压疾病、妊娠糖尿病、前置胎盘、胎盘早剥、子宫形态发育异常、巨大儿或羊水过多所致子宫过度膨胀、宫腔感染等;另外,精神过度紧张和产妇疲劳、使用大量镇静剂、未及时排尿膀胱过度充盈,都可导致宫缩乏力。

产后出血的其他原因包括胎盘残留(胎盘粘连、胎盘植入、副胎盘可造成胎盘残留),胎盘异常,如前置胎盘等,以及产道损伤。

凝血功能障碍也会导致产后出血,例如妊娠期血小板减少、死胎或胎盘早剥所致凝血活酶释放,使纤维蛋白原过度消耗。羊水栓塞和重度子痫前期都可分别激活外源性和内源性凝血系统,导致凝血物质大量消耗。

【诊断要点】

1. 胎儿娩出后 24 小时内阴道分娩者出血量≥500ml,剖宫产分娩者出血量≥1 000ml。

2. 准确估计出血量。

3. 观察子宫收缩情况。

4. 检查软产道。

5. 检查凝血功能,包括纤维蛋白原、凝血酶原时间、部分凝血活酶时间,以及血红蛋白浓度和血小板数量。

【药物治疗】药物治疗主要针对宫缩乏力和凝血功能障碍。

1. 加强宫缩,促进子宫收缩,使胎盘剥离面血窦闭合。

(1)缩宫素:10U 肌内注射或子宫肌层或子宫颈注射,以后 10~20U 加入 500ml 晶体液中静脉滴注,24 小时内用量不宜超过 60U。

(2)卡贝缩宫素[非]:100μg 单剂静脉推注。

(3)卡前列素氨丁三醇[非]:250μg 深部肌内注射或子宫肌层注射,必要时可重复使用,总量不超过 2 000μg。哮喘、心脏病、青光眼患者禁用。

(4)米索前列醇:200~600μg 顿服或舌下给药。青光眼、哮喘或过敏体质者禁用。

(5)卡前列甲酯栓:1mg 直肠或阴道给药。青光眼、哮喘或过敏体质者禁用。

(6)麦角新碱:0.2mg 肌内注射。麦角新碱有升高血压作用,不宜用于高血压患者。

2. 止血药物,促进创面表面血栓形成,从而达到止血目的。氨甲环酸:1次 1.00g 静脉滴注或静脉注射,一天用量 0.75~2.00g。

【注意事项】

1. 当出现阴道活动性出血时,应首先检查宫缩情况。

2. 检查胎盘是否完整,是否存在胎盘小叶缺失。

3. 仔细检查软产道是否有裂伤,当使用产钳助产后,尤其应注意宫颈是否有裂伤和缺失。

4. 药物处理效果不佳时,应采取手术方法。

第十七节 早　　产

【概述】早产(premature delivery)是围产儿死亡的主要原因,文献报道约 75% 的围产儿死亡与早产有关,早产的发病率为 5%~15%。

早产的高危因素包括:孕妇年龄小于 17 岁和大于 35 岁,孕前体重低于 50kg,有烟酒嗜好或吸毒;过度劳累、精神紧张、孕期营养不良;既往有流产和早产史;单双角子宫、双子宫、子宫纵隔、宫颈锥切术后、宫颈裂伤、宫颈功能不全;合并内外科疾病;多胎妊娠;妊娠高血压疾病;生殖道或宫内感染。

预防早产的措施:避免孕期吸烟,定期进行产前检查,积极治疗内外科并发症,避免过度劳累,卧床休息,对各种原因导致的宫颈功能不全者在妊娠 12~14 周时进行宫颈环扎有效。

【诊断要点】

1. 早产定义的上限为妊娠不满 37 周分娩,下限为妊娠满 28 周或新生儿体重≥1 000g。

2. 早产最重要的是早期识别有无早产高危因素存在,早期预防。

【药物治疗】包括预防、使用宫缩抑制剂、使用硫酸镁和促胎肺成熟。

1. 预防　特殊类型的孕酮能预防早产。

(1) 17α 羟孕酮[非]:250mg 肌内注射,每周 1 次,16~20 周开始,至妊娠 36 周。

(2) 微粒化孕酮胶囊[非]:200mg/d 阴道给药,至妊娠 34~36 周。

(3) 阴道孕酮凝胶[非]:90mg/d 阴道给药,至妊娠 34~36 周。

2. 宫缩抑制剂

(1) 硝苯地平:起始剂量 20mg 口服,后每次 10~20mg,每日 3~4 次,可持续 48 小时。

(2) 吲哚美辛:起始剂量 50~100mg 经阴道或直肠给药,也可口服,后每 6 小时给 25mg,可持续 48 小时。妊娠 32 周之前使用对胎儿影响较小。血小板功能不良、胃溃疡和有对阿司匹林过敏的哮喘病史者禁用。

(3) 利托君[非]:起始剂量 50~100μg/min 静脉滴注,每 10 分钟可增加剂量 50μg/min,至宫缩停止,最大剂量不超过 350μg/min,共 48 小时。心脏病、糖尿病及甲亢患者禁用。

(4) 阿托西班[非]:起始剂量 6.75mg 静脉滴注 1 分钟,后 18mg/h,维持 3 小时,后 6mg/h 持续 45 小时。

3. 硫酸镁　32 周前早产者常规应用硫酸镁作为胎儿中枢神经系统保护剂使用。32 周前的早产临产,宫口扩张后应用,负荷剂量 4.0g 静脉滴注,30 分钟滴完,后 1g/h 维持至分娩,使用时间不超过 48 小时。使用过程中应监测呼吸、膝反射和尿量,24 小时总量不超过 30g。

4. 糖皮质激素促胎肺成熟　所有妊娠 28~34⁺⁶ 周的先兆早产应给予 1 疗程。

（1）倍他米松^[非]:12mg 肌内注射,24 小时重复 1 次,共 2 次。

（2）地塞米松:6mg 肌内注射,12 小时重复 1 次,共 4 次。

【注意事项】

1. 治疗早产应以预防为主。

2. 保胎主要目标为争取促胎肺成熟时间 48 小时,次要目标为争取宫内转运时间,将有先兆早产的孕妇转院至有抢救早产儿条件的三级综合医院或专科医院。

3. 使用硫酸镁时,应监测孕妇呼吸、膝反射和尿量,以免发生镁中毒。

4. 对于胎膜完整的早产,使用抗生素不能预防早产。除非分娩在即而下生殖道 B 族链球菌检测阳性,否则不推荐使用抗生素。

第十八节　妊娠高血压疾病

【概述】 妊娠高血压疾病为多因素发病,妊娠期间病情缓急不同,可呈进展性变化并可迅速恶化。妊娠高血压疾病的分类见表 15-2。

表 15-2　妊娠高血压疾病分类

分类	临床表现
妊娠期高血压	BP≥140/90mmHg,妊娠 20 周后首次出现,并于产后 12 周恢复正常,尿蛋白检测阴性
子痫前期	BP≥140/90mmHg,孕 20 周以后出现;尿蛋白≥300mg/24h 或尿常规检测尿蛋白阳性,或无尿蛋白,但伴有以下任何一种器官或系统受累:心、肺、肝肾等重要器官,血液、消化或神经系统,胎盘 - 胎儿受累
重度子痫前期	血压和 / 或尿蛋白水平持续升高,发生母体器官功能受损或胎盘 - 胎儿并发症是子痫前期病情向重度发展的表现。子痫前期孕妇出现以下任一表现可诊断为重度子痫前期,见表 15-3
子痫	子痫前期孕妇抽搐不能用其他原因解释
妊娠合并慢性高血压	BP≥140/90mmHg,既往存在的高血压或在妊娠 20 周前发现收缩压≥140mmHg 和 / 或舒张压≥90mmHg,妊娠期无明显加重;或妊娠 20 周后首次诊断高血压并持续到产后 12 周以后
慢性高血压合并子痫前期	慢性高血压孕妇,孕 20 周前无蛋白尿,孕 20 周后出现尿蛋白≥0.3g/24h 和 / 或随机尿常规检测尿蛋白阳性;或孕 20 周前有蛋白尿,孕 20 周后尿蛋白定量明显增加;或出现血压进一步升高等上述重度子痫前期的任何一项表现

表 15-3　重度子痫前期的临床症状和体征

临床症状	体征
血压持续升高	收缩压≥160mmHg 和 / 或舒张压≥110mmHg
持续性头痛、视觉障碍或其他中枢神经系统异常表现	
持续性上腹部疼痛及肝包膜下血肿或肝破裂表现	
肝酶异常	血谷丙转氨酶(GPT)或谷草转氨酶(GOT)水平升高
肾功能受损	尿蛋白 >2.0g/24h；少尿(24 小时尿量 <400ml、或每小时尿量 <17ml)，或血肌酐 >106 μmol/L
低蛋白血症伴腹水、胸水或心包积液	
血液系统异常	血小板计数呈持续性下降并低于 $100 \times 10^9/L$；微血管内溶血[表现有贫血、黄疸或血乳酸脱氢酶(LDH)水平升高]
心功能衰竭	
肺水肿	
胎儿生长受限或羊水过少、胎死宫内、胎盘早剥等	

【诊断要点】

1. 病史　患者是否具有高危因素或临床症状。

2. 高血压　收缩压≥140mmHg 或舒张压≥90mmHg，间隔 4 小时以上，血压升高 2 次。

3. 尿蛋白　24 小时尿蛋白定量≥300mg 或至少相隔 6 小时的 2 次随机尿液检查中尿蛋白定性为(+)。

4. 水肿　孕妇体重增加≥0.9kg/ 周或 2.7kg/ 月。

5. 辅助检查　血红蛋白浓度、血细胞比容、红细胞计数、血液黏稠度、凝血功能。

6. 肝肾功能、尿常规、尿比重、尿蛋白、心电图、眼底检查、腹部 B 超等。

【药物治疗】

1. 硫酸镁防治子痫

(1) 控制子痫抽搐：静脉用药负荷剂量为 4~6g，溶于 10% 葡萄糖溶液 20ml 静脉推注(15~20 分钟)，或 5% 葡萄糖溶液 100ml 快速静脉滴注，继而 1~2g/h 静脉滴注维持。或者夜间睡眠前停用静脉给药，改用肌内注射，用法为 25% 硫酸镁 20ml+2% 利多卡因 2ml 臀部肌内注射。24 小时硫酸镁总量 25~30g。

（2）预防子痫发作：负荷剂量 2.5~5.0g，维持剂量与控制子痫抽搐相同。用药时间长短根据病情需要调整，一般每天静脉滴注 6~12 小时，24 小时总量不超过 25g；引产和产时可以持续使用硫酸镁；产后继续使用 24~48 小时。

治疗时应注意膝腱反射、呼吸次数和尿量监测。

2. 降压　降压治疗的目的是预防心脑血管意外和胎盘早剥等严重母胎并发症。收缩压≥160mmHg 和 / 或舒张压≥110mmHg 的高血压孕妇应进行降压治疗；收缩压≥140mmHg 和 / 或舒张压≥90mmHg 的高血压患者也可应用降压药。

（1）拉贝洛尔：50~150mg 口服，3~4 次 /d。静脉注射初始剂量 20mg，10 分钟后如未有效降压则剂量加倍，最大单次剂量 80mg，直至血压被控制，每日最大总剂量 220mg。静脉滴注 50~100mg 加入 5% 葡萄糖溶液 250~500ml，根据血压调整滴速，血压稳定后改口服。

（2）硝苯地平：5~10mg 口服，3~4 次 /d，24 小时总量不超过 60mg。紧急时舌下含服 10mg，起效快，但不推荐常规使用。缓释片 20mg 口服，1~2 次 /d。

（3）尼莫地平：20~60mg 口服，2~3 次 /d。静脉滴注 20~40mg 加入 5% 葡萄糖溶液 250ml，每天总量不超过 360 mg。

（4）尼卡地平[非]：口服初始剂量 20~40mg，3 次 /d。静脉滴注每小时 1mg 为起始剂量，根据血压变化每 10 分钟调整用量。

（5）酚妥拉明：10~20mg 溶于 5% 葡萄糖溶液 100~200ml，以 10μg/min 的速度开始静脉滴注，应根据降压效果调整滴注剂量。

（6）硝酸甘油：起始剂量 5~10μg/min 静脉滴注，每 5~10 分钟增加滴速至维持剂量 20~50μg/min。

（7）硝普钠：50mg 加入 5% 葡萄糖溶液 500ml 按 0.5~0.8μg/（kg·min）缓慢静脉滴注。孕期仅适用于其他降压药物无效的高血压危象孕妇。产前应用时间不宜超过 4 小时。

3. 镇静　地西泮 2.5~5mg 口服，一日 3 次；或 10mg 肌内注射或静脉注射（>2 分钟）。

【注意事项】

1. 重视患者自觉症状。

2. 警惕隐匿性水肿的发生，即孕妇体重增加过快。

3. 监测 24 小时尿蛋白排出量和血浆蛋白浓度。

4. 严格按照每小时 1~2g 的速度静脉滴注硫酸镁，同时监测呼吸、膝腱反射、尿量，警惕镁中毒。

5. 监测心率及双肺呼吸音,控制一日静脉输液总量,避免发生肺水肿和心功能不全。

第十九节 药 物 避 孕

【口服短效避孕药】

1. 复方醋酸环丙孕酮片(每片含醋酸环丙孕酮 2mg、炔雌醇 0.035mg) 用法:口服,从月经周期第 1 日开始服药,一日 1 片,连服 21 日。停药 7 天后开始下一周期用药,其间通常发生撤退性出血。

2. 复方左炔诺孕酮片(每片含左炔诺孕酮 0.15mg、炔雌醇 0.03mg) 用法:口服,从每次月经来潮的第 1 日开始服药,一日 1 片,连服 21 日,不能间断或遗漏,停药 7 天后开始下一周期用药。

3. 复方炔诺酮片(每片含炔诺酮 0.6mg、炔雌醇 0.035mg) 用法:口服,自月经周期第 1 日开始,每晚 1 片,连服 21 日,不能间断,若漏服可于次晨补服 1 片,停药 7 天后开始下一周期用药。

4. 左炔诺孕酮炔雌醇(三相)片(黄色片:每片含左炔诺孕酮 0.05mg、炔雌醇 0.03mg;白色片:每片含左炔诺孕酮 0.075mg、炔雌醇 0.04mg;棕色片:每片含左炔诺孕酮 0.125mg、炔雌醇 0.03mg) 用法:口服,首次服药从月经的第 1 日开始,每晚 1 片,连续 21 日,先服黄色片 6 日,继服白色片 5 日,最后服棕色片 10 日。以后各服药周期均于停药第 8 日按上述顺序重复服用,不得漏服。

5. 复方醋酸甲地孕酮片(每片含醋酸甲地孕酮 1mg、炔雌醇 0.035mg) 用法:口服,于每次月经第 1 天开始,一日 1 片,连服 21 日。停药后 3~7 天内行经,停药 7 天后开始下一周期用药。

【注射用避孕药】

1. 复方甲地孕酮注射液(每毫升含醋酸甲地孕酮 25mg、雌二醇 3.5mg) 用法:第一个月于月经周期第 5 日和第 12 日各肌内注射 1ml,以后在每次月经周期第 10~12 日肌内注射 1ml。

2. 复方庚酸炔诺酮注射液(每毫升含庚酸炔诺酮 50mg、戊酸雌二醇 5mg) 用法:第一个月于月经周期第 5 日和第 12 日各肌内注射 1ml,以后在每次月经周期第 10~12 日肌内注射 1ml。

【外用避孕药】

1. 壬苯醇醚栓(含壬苯醇醚 0.1g,辅料为酒石酸氢钾 300mg、碳酸氢钠 200mg、淀粉 400mg、二氧化硅 100mg) 用法:阴道内给药,一次 1 粒,于房事前 10 分钟放入阴道深处。

2. 壬苯醇醚凝胶(含壬苯醇醚 0.2g) 每次房事前使用。取一支,拔下塑料套,将该套插入药管尾部,再将药管前端插入阴道深处,推动活塞至顶端,使药物完全进入阴道。

3. 壬苯醇醚膜　膜剂每张 50mg;用法:阴道内给药。于房事前 5 分钟,取药膜一张,对折两次或揉成松软小团,以示指(或中指)将其推入阴道深处,5 分钟后可行房事。最大用量每次不超过 2 张。

4. 注意事项　外用避孕药使用超过 30 分钟,如进行性交需再次使用。性交 6~8 小时内禁冲洗阴道。

第二十节　药 物 流 产

【概述】药物流产(drug abortion)又称药流,是口服药物终止早期妊娠的一种方法,自 20 世纪 90 年代以来广泛应用于临床。其优点是方法简便,成功率高。

【适应证】

1. 停经在 49 日以内,确定为宫内妊娠,年龄在 40 岁以下而自愿要求结束妊娠的健康妇女。

2. 没有慢性疾病或过敏性哮喘病史。

【药物治疗】目前常用的药物是米非司酮和前列腺素联合应用。米非司酮 25mg 口服,每日 2 次,连续 3 日;第三日上午米索前列醇 600μg 口服,或卡前列甲酯栓 1 枚(1mg)阴道后穹窿放置。

【注意事项】

1. 注意休息。

2. 注意局部清洁,阴道出血期间禁止盆浴。

3. 一个月内禁止性生活。

4. 观察出血情况,药流后阴道流血异常增多超过 2 周,就应及时到医院复查诊治。

5. 出现腹痛应及时就诊。

6. 注意避孕。

(毕　蕙　张　岱)

第十六章

耳鼻咽喉科疾病

第一节 咽 炎

一、急 性 咽 炎

【概述】急性咽炎（acute pharyngitis）是病毒或细菌引起咽黏膜、黏膜下组织及淋巴组织的急性炎症，多见于冬春两季。常在全身抵抗力下降，如受凉、过度劳累、体弱及烟酒过度时发病。

【诊断要点】

1. 急性起病，咽干、咽痛，吞咽时加重。

2. 全身症状轻重不一，轻者有低热、乏力；重者有高热、头痛和全身酸痛等。

3. 咽部急性充血、水肿，可有点、片状渗出物；病变可局限于口咽一部分，也可累及整个咽部，甚至累及会厌及杓会厌襞。

4. 颌下淋巴结可肿大及压痛。

5. 若为细菌感染，可有白细胞增高症状。

【药物治疗】

1. 症状显著者卧床休息，多饮水，通便，对症治疗。

2. 合并细菌感染者，可选用以下药物治疗。

（1）阿莫西林：口服，成人 0.5g，一日 3 次；重症者加至 1.0g，一日 3 次；小儿 20~40mg/kg，一日 3 次。疗程 1 周，无效者换药。

（2）头孢氨苄：口服，成人 0.25~0.5g，一日 4 次；小儿一日 25~50mg/kg，一日 4 次。

（3）头孢拉定：口服，成人 0.25~0.5g，一日 4 次，最高 4g；小儿 6.25~12.5mg/kg，一日 4 次。

（4）头孢呋辛酯：口服，成人 0.25~0.5g，一日 2 次；小儿 10~15mg/kg，一日 2 次，最高 0.5g。

(5) 红霉素:口服,成人一日 1~2g,分 3~4 次用;小儿一日 30~50mg/kg,分 3~4 次用。

(6) 阿奇霉素:口服,成人 0.5g,一日 1 次,连用 3 日;或首日 1 次 0.5g,第 2~5 日每日 1 次 0.25g;小儿一日 10mg/kg,一日 1 次,连用 3 日,一日最高 1.5g。

(7) 克拉霉素:口服,成人 0.25g,一日 2 次,严重者可增至 0.5g,一日 2 次,疗程 5~14 日;小儿 7.5mg/kg,一日 2 次。

3. 清淡饮食,淡盐水漱口,可用各种含片。

【注意事项】

1. 对青霉素过敏者禁用青霉素类药物,应用前需按规定方法做皮试。

2. 头孢菌素常见恶心、呕吐、腹泻和腹部不适等胃肠道反应,有胃肠道疾病病史患者应慎用。对青霉素过敏或过敏性体质者慎用,对头孢菌素过敏者禁用。肾功能减退者或老年患者慎用。孕期及哺乳期妇女也应慎用。

3. 大环内酯类 严重不良反应少见,一般有胃肠道反应,严重肝硬化者宜减量。阿奇霉素可使地高辛的血药浓度升高,不能与麦角类药物合用。大环内酯类药物对于孕妇及哺乳期妇女均应慎用,肝功能不全者慎用。对大环内酯类过敏者禁用。

二、慢 性 咽 炎

【概述】慢性咽炎(chronic pharyngitis)为咽部黏膜、黏膜下组织的弥散性、慢性感染,常为慢性上呼吸道炎症的一部分。多发生于成年人,病程长,症状顽固,不易治愈。

【诊断要点】

1. 咽部长期不适、有异物堵塞感、发胀、痒、痛;伴有分泌物多、咳嗽,易恶心等,在说话多、受凉、咽部受刺激后症状加重。

2. 咽黏膜呈暗红色,咽后壁淋巴滤泡增生伴有黏稠分泌物者为单纯型慢性咽炎。

3. 咽部黏膜肥厚增生,慢性充血,咽后壁淋巴滤泡增生呈片状,侧索增生,可有散在脓点者为肥厚型慢性咽炎。

4. 慢性咽炎在检查时可有咽部敏感、容易恶心。

【药物治疗】

1. 消除致病因素,增强体质。戒除烟酒,避免粉尘及有害气体的刺激、勿吃刺激性大或过咸过腻的食物等;治疗周围器官疾病,如鼻窦炎、龋齿等。

2. 清淡饮食,淡盐水漱口,可用各种含片。

3. 抗菌药物无效,不应用抗菌药物。

第二节 喉 炎

一、急性喉炎

【概述】急性喉炎（acute laryngitis）指以声门区为主的喉黏膜的急性弥漫性卡他性炎症，多发于冬春季，主要病因包括病毒及细菌感染、用声过度等。小儿急性喉炎具有其特殊性，应当引起重视。

【诊断要点】

1. 临床表现

（1）声音嘶哑：为主要症状，音调变低、变粗，甚至只能耳语或完全失声。

（2）喉痉挛：小儿急性喉炎时起病较急，表现为犬吠样咳嗽或呼吸困难，出现三凹征，面色发绀、烦躁不安，进一步发展可面色苍白、呼吸无力，甚至呼吸循环衰竭、死亡。

（3）喉分泌物增多：不易咳出，加重声嘶。

（4）全身症状：小儿较重，表现为畏寒、发热、疲倦、食欲缺乏。

2. 体征 间接喉镜或纤维喉镜下见双侧声带对称性弥漫性充血，会厌、室带及声门下腔也可表现为红肿，表面可有黏性分泌物，鼻咽部也可有急性炎症的相应表现。

【药物治疗】

1. 指导患者进行声带休息。

2. 抗菌治疗 及早使用有效、足量的抗菌药物控制感染，首选青霉素。

（1）青霉素：肌内注射，成人80万~160万U，一日3~4次，儿童一日3万~5万U/kg，分2~4次给药；静脉滴注，成人一日240万~960万U，儿童一日20万~40万U/kg，分4~6次给药，以5%~10%葡萄糖或氯化钠注射液溶解成1万U/ml后滴入。一般用5~7日，若效果欠佳，可换用其他种类抗菌药物。

（2）头孢呋辛：肌内注射或静脉滴注，成人一般剂量为750mg，一日3次，较严重的感染剂量加倍；婴儿和儿童一日30~100mg/kg，分3~4次给药，新生儿一日30~50mg/kg，分2~3次给药。口服，成人250~500mg，一日2次；儿童10~15mg/kg，一日2次，一日最高0.5g。病情稳定后可改为口服头孢呋辛酯。

（3）阿奇霉素：静脉滴注，成人0.5g，一日1次，溶于500ml 5%葡萄糖注射液内后滴入；儿童一日10mg/kg，溶于5%葡萄糖注射液，配成1ml中含0.1g的溶液，1次滴入。口服，成人0.5g，一日1次，连用3日；或首日1次0.5g，第2~5日每日1次0.25g；儿童10mg/kg，一日1次，连用3日，一日最高1.5g。

(4) 克拉霉素:口服,成人 0.25g,一日 2 次,严重患者剂量可增至 0.5g,一日 2 次,疗程 7~14 日。小儿 7.5mg/kg,一日 2 次。

3. 糖皮质激素治疗　用于症状重、声带肿胀明显的患者。用法:成人泼尼松片 20mg,晨起口服,一日 1 次,连服 3 日,3 日后改为 10mg,一日 1 次,连服 4 日;或者地塞米松肌内注射或静脉滴注,成人一日 0.2~0.4mg/kg,儿童 2 岁以下 2mg/d,2 岁以上 5mg/d。

4. 雾化吸入　可用庆大霉素 8 万 U 加 5mg 地塞米松,或布地奈德混悬液 1~2mg,一日雾化 1 次或 2 次,5 日为一疗程。

【注意事项】

1. 抗菌药物应用注意事项可参见"急性咽炎"部分。

2. 老人、儿童及青少年应用糖皮质激素需慎重。合并糖尿病、高血压、结核、胃溃疡、青光眼等一些禁用激素的基础病患者应该慎用糖皮质激素。严重肝功能不良者不宜使用,与降糖药、抗癫痫药、噻嗪类利尿药、水杨酸盐、抗凝血药等合用须考虑相互作用,应适当调整剂量。

二、急性会厌炎

【概述】急性会厌炎(acute epiglottitis)又称声门上喉炎或会厌前咽峡炎,是一种特殊的、主要累及喉部声门上区的会厌及其周围组织的急性炎症病变,是喉科的急重症之一,病情进展迅速,少数病情凶险,患者很快窒息,死亡率较高。感染是本病最主要的病因,致病菌有乙型流感嗜血杆菌、链球菌、金黄色葡萄球菌等,其他病因包括物理、化学因素损伤以及变态反应等。

【诊断要点】

1. 临床表现

(1) 咽喉疼痛:多数患者咽喉疼痛剧烈并进行性加重,伴有明显的吞咽痛。

(2) 吞咽困难:因剧烈的吞咽痛及会厌的肿胀,严重影响吞咽功能,甚至唾液也难咽下。重症者常饮水呛咳,张口流涎。轻者自觉咽部异物感。偶见张口困难。

(3) 发声含糊:因会厌肿胀,患者多有咽喉阻塞感,语声含糊不清。声带常不受累,很少有声音嘶哑。

(4) 呼吸困难:当会厌高度肿胀,声门变小,黏痰阻塞时,患者出现吸气性呼吸困难,伴有吸气性喉鸣及三凹征,面色发绀、烦躁不安;重症者呼吸困难出现早,进展迅速,数小时内可以引起窒息。

(5) 全身症状:轻症者全身症状不明显,重症者多有发热、寒战,此外还有头痛、乏力、周身不适、食欲减退等症状。小儿较重,表现为畏寒、发热、疲倦、食欲缺乏。

2. 体征　间接喉镜或纤维喉镜下见会厌肿胀增厚,呈苍白色或樱桃红色,尤以舌面为甚,严重时会厌可以肿大呈球形。后期会厌舌面可以有局限性脓肿形成,可见局部隆起,其上有黄色脓点、脓头,或溢脓小瘘。因会厌不能上举,声门和声门下区难以窥见。炎症累及会厌喉面者极少见,一旦累及则呼吸困难更为严重。

【药物治疗】

1. 糖皮质激素治疗　激素有治疗和预防会厌、杓会厌襞等水肿的作用,同时又有非特异性抗炎、抗过敏、抗休克等作用。早期与抗生素联合使用。用法同急性喉炎。

2. 抗菌治疗　同急性喉炎。

3. 雾化吸入　同急性喉炎。

【注意事项】同急性喉炎。

三、慢 性 喉 炎

【概述】慢性喉炎(chronic laryngitis)是指喉部黏膜的非特异性病菌感染所引起的慢性炎症,可分为慢性单纯性喉炎、肥厚性喉炎、萎缩性喉炎。

【诊断要点】

1. 临床表现

(1) 咽喉感觉异常:可为异物感、干燥感、烧灼感或疼痛。

(2) 发声功能改变:音调低沉粗糙,大量用声后可加重,多讲话后可出现疲倦或失声。

(3) 喉分泌物增加。

2. 体征

(1) 慢性单纯性喉炎:喉黏膜弥漫性充血、肿胀,声带呈粉红色,边缘钝,黏膜表面可见黏稠分泌物。

(2) 肥厚性喉炎:喉黏膜肥厚,以杓间区明显,声带肥厚成梭形,室带肥厚可遮盖部分声带。

(3) 萎缩性喉炎:喉黏膜干燥、变薄而发亮,杓间区、声门下可见黄绿色或黑褐色干痂。

【药物治疗】慢性喉炎治疗的关键是病因治疗。

1. 除去刺激因素,戒除烟酒。

2. 适当声带休息,减少发声。

3. 正确使用嗓音,禁止大声叫喊。

4. 积极治疗鼻、咽等邻近器官的感染,减少分泌物对喉部的刺激。

5. 控制喉咽反流等。

6. 必要时可酌情使用雾化吸入治疗(见"急性喉炎"),一日 1 次,每疗程 6 次,可作 2~3 个疗程。

第三节　鼻　炎

一、急 性 鼻 炎

【概述】急性鼻炎(acute rhinitis)是由病毒感染引起的鼻黏膜急性炎症性疾病,俗称"伤风""感冒"。四季均可发病,但冬季更常见。

【诊断要点】整个病程可分为 3 期。

1. 前驱期　数小时或 1~2 日,鼻内有干燥、灼热感,患者畏寒,全身不适。鼻黏膜充血,干燥。

2. 卡他期　2~7 日,此期出现鼻塞,逐渐加重,频频打喷嚏,流清水样涕伴嗅觉减退。同时全身症状达到高峰,如发热、倦怠、食欲减退及头痛。鼻黏膜弥漫性充血肿胀,总鼻道或鼻腔底见水样或黏液性分泌物。

3. 恢复期　清鼻涕减少,逐渐变为黏液脓性。全身症状逐渐减轻,如无并发症,7~10 日可痊愈。

【药物治疗】

1. 解热镇痛药　用于减轻全身症状,退热,缩短病程。阿司匹林,一日 0.3~0.5g。

2. 减充血剂　1% 麻黄碱滴鼻剂,每侧 2~4 滴,一日 3~4 次;羟甲唑啉滴鼻剂 / 喷雾剂,每侧 1~3 滴 / 喷,一日 2 次。减充血剂应用不超过 7 日。

3. 抗菌药物　若合并细菌感染可应用抗菌药物。

【注意事项】鼻腔减充血剂连续使用不得超过 7 日,否则可产生"反跳"现象,出现更为严重的鼻塞。

二、慢 性 鼻 炎

【概述】慢性鼻炎(chronic rhinitis)表现为鼻腔黏膜或黏膜下的炎症持续数月以上或炎症反复发作,间歇期内亦不恢复正常,且无明确的致病微生物感染。可分为慢性单纯性鼻炎、慢性肥厚性鼻炎,萎缩性鼻炎和药物性鼻炎。

【诊断要点】

1. 慢性单纯性鼻炎　间歇性、交替性鼻塞,多伴透明的黏液性鼻涕。查体可见鼻黏膜肿胀,下鼻甲肿大,鼻甲柔软,富有弹性,对血管收缩剂敏感。鼻腔内有黏稠分泌物,多聚集于鼻腔底部、下鼻道或总鼻道。

2. 慢性肥厚性鼻炎 持续性鼻塞,鼻涕难以擤出,可引起头痛、头昏、失眠及精神萎靡等。查体见鼻黏膜增生、肥厚,呈暗红色;下鼻甲黏膜肥厚,表面呈结节状或桑葚状,触之硬实感。

3. 萎缩性鼻炎 鼻腔干燥感、易出血,重者鼻腔内有臭味。检查鼻腔黏膜干燥萎缩,以下鼻甲萎缩为甚,鼻腔宽大,重者附着干痂。

4. 药物性鼻炎 由于局部或全身长期应用减充血剂引起。多为双侧鼻塞,可有黏液或黏脓性涕,可有嗅觉减退、头痛、头晕等症状。查体见鼻黏膜充血,下鼻甲增大,表面光滑,麻黄碱收缩效果欠佳。

【药物治疗】

1. 慢性单纯性鼻炎 减充血剂:1% 麻黄碱滴鼻剂,每侧 2~4 滴,一日 3~4 次;羟甲唑啉滴鼻剂 / 喷雾剂,每侧 1~3 滴 / 喷,一日 2 次;应用 3 日以内。可以应用苍耳子等中药治疗。

2. 慢性肥厚性鼻炎 以手术、微波、激光、等离子消融等方法减少肥厚下甲体积以改善鼻腔通气。

3. 萎缩性鼻炎

(1) 口服维生素 B_2,5~10mg,一日 3 次。

(2) 口服维生素 C,0.05~0.1g,一日 3 次。

(3) 鼻腔冲洗:温热生理盐水冲洗鼻腔。

4. 药物性鼻炎 停用减充血剂。

三、变应性鼻炎

【概述】变应性鼻炎(allergic rhinitis)是机体暴露于变应原后主要由 IgE 介导的鼻黏膜非感染性慢性炎性疾病。可分为常年性和季节性两种。

【诊断要点】

1. 典型症状为阵发性喷嚏、清水样涕、鼻痒和鼻塞。可伴有眼部症状,包括眼痒、流泪、眼红和灼热感等,多见于花粉过敏患者。

2. 季节性发病患者每年发病季节基本一致,且多与花粉传粉期符合。

3. 最主要的体征是双侧鼻黏膜苍白、肿胀,下鼻甲水肿,鼻腔有多量水样分泌物。

4. 变应原皮肤试验反应阳性;血清总 IgE 及特异性 IgE 抗体检测阳性。

【药物治疗】

1. 变应原回避。

2. 糖皮质激素

(1) 鼻用糖皮质激素:一线治疗药物,临床推荐使用。0.05% 丙酸氟替卡松鼻喷雾剂,每侧 1~2 喷,一日 1 次;0.05% 糠酸莫米松鼻喷雾剂,每侧 1~2 喷,一日 1 次。

（2）口服糖皮质激素：二线治疗药物，临床酌情使用。中 - 重度持续性变应性鼻炎患者如通过其他治疗方法无法控制严重鼻塞症状时，可考虑短期口服糖皮质激素，泼尼松 0.5~1mg/kg，早晨顿服，疗程 5~7 日。

3. 抗组胺药　第二代抗组胺药为一线治疗药物，临床推荐使用。

（1）氯苯那敏：口服，成人 4mg，一日 1~3 次。

（2）氯雷他定：口服，成人 10mg，一日 1 次。

4. 减充血剂　为二线治疗药物，临床酌情使用。鼻塞重者可选 1% 麻黄碱滴鼻剂，每侧 2~4 滴，一日 3~4 次；羟甲唑啉滴鼻剂 / 喷雾剂，每侧 1~3 滴 / 喷，一日 2 次；应用不超过 7 日。

【注意事项】

1. 新生儿、孕妇、哺乳期妇女、膀胱颈梗阻、幽门十二指肠梗阻、甲状腺功能亢进、高血压和前列腺肥大者慎用氯苯那敏。

2. 高空作业者、车辆驾驶人员、机械操作人员工作时间禁用氯苯那敏。

3. 必须注意全身使用糖皮质激素的不良反应，避免用于儿童、老年人以及有糖皮质激素禁忌证的患者。临床不推荐肌内注射或静脉注射糖皮质激素治疗过敏性鼻炎。

4. 鼻腔减充血剂仅鼻塞时使用，连续使用不得超过 7 日，否则可产生"反跳"现象，出现更为严重的鼻塞。

第四节　鼻　窦　炎

一、急性鼻窦炎

【概述】急性鼻窦炎（acute sinusitis）系鼻窦黏膜的急性炎症，多继发于急性鼻炎。致病菌以化脓性球菌多见。

【诊断要点】

1. 鼻塞。

2. 较多黄脓涕。

3. 头痛，并伴有面颊部、额部或头深部的疼痛。

4. 重症者可有发热、畏寒及全身不适。

5. 查体鼻黏膜充血，鼻腔较多脓性分泌物，中鼻道、嗅裂可见脓涕。

6. 面颊部、内眦或眶内上角可有压痛。

7. 必要时鼻窦 X 线片或鼻窦 CT 可作为辅助诊断手段。

【药物治疗】

1. 抗菌药物类　可选用针对球菌的药物。首选青霉素,用法及注意事项见"急性化脓性扁桃体炎"相关内容。

2. 黏液溶解促排剂　可稀化鼻腔和鼻窦分泌物并改善鼻黏膜纤毛活性,有促进黏液排出和鼻腔鼻窦生理功能恢复的作用。氨溴索,口服,成人30~60mg,一日 3~4 次;桉柠蒎,成人 0.3g,一日 3~4 次,儿童 0.12g,一日3~4 次。

3. 减充血剂　同急性鼻炎。1% 麻黄碱滴鼻剂,每侧 2~4 滴,一日 3~4 次;羟甲唑啉滴鼻剂 / 喷雾剂,每侧 1~3 滴 / 喷,一日 2 次。应用不超过 7 日。

【注意事项】

1. 局部炎症控制后可行上颌窦穿刺冲洗术。

2. 可配合物理治疗。

3. 鼻腔减充血剂连续使用不得超过 7 日,否则,可产生"反跳"现象,出现更为严重的鼻塞。

二、慢性鼻窦炎

【概述】慢性鼻窦炎(chronic sinusitis)为持续较长时间的鼻窦黏膜的慢性炎症。

【诊断要点】

1. 主要症状　鼻塞,黏性或黏脓性鼻涕。

2. 次要症状　头面部胀痛,嗅觉减退或丧失。

3. 查体见来源于中鼻道、嗅裂的黏性或黏脓性分泌物,鼻黏膜充血、水肿或有息肉。

4. 影像学检查　鼻窦 CT 扫描显示窦口鼻道复合体和 / 或鼻窦黏膜炎性病变。

【药物治疗】

1. 糖皮质激素

(1) 鼻内糖皮质激素:具有抗炎、抗水肿作用,疗程不少于 12 周。0.05%丙酸氟替卡松鼻喷雾剂,每侧 1~2 喷,一日 1 次;0.05% 糠酸莫米松鼻喷雾剂,每侧 1~2 喷,一日 1 次。

(2) 全身糖皮质激素:主要用于伴鼻息肉的鼻窦炎,尤其是严重、复发性鼻息肉患者,可以短期减量口服。需注意全身使用激素的禁忌证,密切观察用药过程中可能发生的不良反应。不伴息肉者不推荐使用。不推荐全身或鼻内注射糖皮质激素。

2. 大环内酯类药物　14 元环大环内酯类药物具有抗炎和免疫调节作用,

推荐小剂量(常规剂量的 1/2)长期口服,疗程不少于 12 周。克拉霉素,口服,成人 0.125g,一日 2 次。

3. 抗菌药物　伴急性感染时,可以根据细菌培养和药物敏感试验结果选择敏感的抗菌药物进行治疗,常规剂量,疗程不超过 2 周。

4. 黏液溶解促排剂　可稀化鼻腔和鼻窦分泌物并改善鼻黏膜纤毛活性,有促进黏液排出和鼻腔鼻窦生理功能恢复的作用,推荐使用。氨溴索,口服,成人 30~60mg,一日 2 次;桉柠蒎,成人 0.3g,一日 2 次,儿童 0.12g,一日 2 次。

5. 抗过敏药物　对伴有变应性鼻炎和 / 或哮喘的患者可应用,疗程不少于 4 周。氯苯那敏,口服,成人 4mg,一日 1~3 次;氯雷他定,口服,成人 10mg,一日 1 次。

6. 减充血剂　原则上不推荐使用。持续性严重鼻塞的患者可短期使用,疗程 7 日以内。1% 麻黄碱滴鼻剂,每侧 2~4 滴,一日 3~4 次;羟甲唑啉滴鼻剂 / 喷雾剂,每侧 1~3 滴 / 喷,一日 2 次。

7. 鼻腔冲洗　是治疗慢性鼻窦炎的有效手段,也是鼻内镜手术后常用的辅助治疗方法。

【注意事项】慢性鼻窦炎如鼻窦阻塞因素明显,则需要手术治疗并辅以围手术期鼻腔局部和全身药物治疗。

第五节　外 耳 道 炎

一、急性外耳道炎

【概述】急性外耳道炎(acute otitis externa)系微生物进入外耳道皮肤或皮下组织引起的急性感染。

【诊断要点】

1. 急性起病,可有挖耳、游泳进水等病史。

2. 耳内疼痛剧烈,坐卧不安,咀嚼或说话时加重。但早期多为耳内轻痛,逐渐加重。一般无听力下降。

3. 耳屏压痛、耳郭牵拉痛。耳道皮肤充血,肿胀,潮湿,有脓。脓液早期稀薄,晚期变稠。一般鼓膜完整。

4. 重者耳郭周围水肿,耳周淋巴结肿胀、压痛。

【药物治疗】

1. 氧氟沙星滴耳剂　成人 4~6 滴,一日 2~3 次,小儿滴数酌减。对氧氟沙星或其他喹诺酮类药物过敏者禁用。

2. 抗菌药物治疗　首选青霉素或半合成青霉素类药物。详见"急性化脓性扁桃体炎"相关内容。

【注意事项】

1. 清洁外耳道,保证局部清洁、干燥和引流通畅,保持外耳道酸性环境。

2. 改掉不良的挖耳习惯。

3. 避免在脏水中游泳。

4. 游泳、洗头、洗澡时不要让水进入外耳道内,如有水进入外耳道内,可用棉棒放在外耳道口将水吸出,或患耳向下让水流出后擦干。

【附】外耳道疖:为外耳道皮肤的毛囊感染形成的疖肿。抗菌药物应用参照急性外耳道炎的用药。疖肿表面出现脓头时,可以切开引流,排除脓液,并用无菌小棉卷或纱条轻填耳道直到愈合以防止肉芽增生堵塞耳道。

二、慢性外耳道炎

【概述】慢性外耳道炎(chronic otitis externa)系外耳道皮肤或皮下组织的慢性感染。患者或有全身慢性疾病,抵抗力差,或局部病因长期未予去除。外耳道急性炎症会迁延为慢性。

【诊断要点】

1. 耳内瘙痒不适,不时有少量分泌物流出。

2. 一般无外耳道奇痒,无大量水样分泌物,无听力下降;皮肤无丘疹或水疱。

3. 游泳、洗澡进水,或挖耳损伤外耳道可转为急性外耳道炎。

4. 外耳道皮肤增厚,痂皮附着。耳道内可有稠厚的分泌物,或外耳道潮湿,有白色豆渣样分泌物堆积在外耳道深部。

【药物治疗】

1. 清洁外耳道,保证局部清洁、干燥和引流通畅,保持外耳道酸性环境。

2. 改掉不良的挖耳习惯。

3. 避免在脏水中游泳。

4. 游泳、洗头、洗澡时不要让水进入外耳道内,如有水进入外耳道内,可用棉棒放在外耳道口将水吸出,或患耳向下让水流出后擦干。

5. 可使用抗菌药物治疗,同急性外耳道炎。

第六节　外耳道耵聍栓塞

【概述】外耳道内耵聍聚积过多,形成较硬的团块,阻塞于外耳道内,称耵聍栓塞(ceruminal impaction)。

【诊断要点】

1. 外耳道未完全闭塞者多无症状;完全堵塞者可有耳闷堵感,听力下降,搏动性耳鸣;下颌关节活动有耳痛;进水膨胀后胀痛,伴感染则疼痛剧烈。

2. 外耳道内棕黑色团块,触之质硬。听力检查为轻度传导性听力下降。

【药物治疗】耵聍取出。对于一次不易取出的耵聍,可用外耳道冲洗法,3%~5%的碳酸氢钠滴耳剂[非],每2小时滴1次,3日后用37℃温水将耵聍冲出。或用吸引法,3%~5%的碳酸氢钠滴耳剂[非],每2小时滴耳1次,3日后用吸引器吸出。如继发感染,可使用抗菌药物治疗,同急性外耳道炎。

第七节 中 耳 炎

一、急性中耳炎

【概述】急性中耳炎(acute otitis media)是中耳细菌性或病毒性的感染,通常继发于上呼吸道感染,可在任何年龄发病,但在幼儿中最为常见,尤其是3月龄至3岁者。

【诊断要点】

1. 耳痛 开始时耳痛轻,逐渐加重。多数患者鼓膜穿孔前疼痛剧烈、夜不成眠;如为波动性跳痛或刺痛,可向同侧头部、耳后或牙齿放射,婴幼儿常表现为哭闹不安、拒食,鼓膜穿孔流脓后耳痛减轻。

2. 听力减退及耳鸣。

3. 流脓 鼓膜穿孔后耳内可有液体流出,初为血水脓样,以后变为脓性分泌物。

4. 全身症状 轻重不一。可有全身发热、恶寒、乏力、纳差、畏寒倦怠等症状。小儿全身症状较重,常伴呕吐、腹泻等消化道症状。一旦鼓膜穿孔,体温即逐渐下降,全身症状明显减轻。

5. 体征 急性非化脓性中耳炎:鼓膜完整,急性充血,可伴中耳渗出;急性化脓性中耳炎:可见鼓膜穿孔并流脓。

【药物治疗】

1. 抗菌药物 急性非化脓性中耳炎诊断明确、没有并发症、随诊有保障的患者可以不用抗生素,采用观察疗法;需用抗生素者,可根据病情选用敏感抗生素;小儿以半合成青霉素类、头孢菌素类或大环内酯类抗菌药物为首选。成人以青霉素或半合成青霉素类抗菌药物为首选,也可以选用头孢菌素类、大环内酯类和喹诺酮类抗菌药物。

（1）阿莫西林：口服，成人 0.5g，每 6~8 小时 1 次，一日剂量不超过 4g。小儿一日 20~40mg/kg，每 8 小时 1 次；3 月龄以下婴儿一日 30mg/kg，每 12 小时 1 次。

（2）头孢呋辛（酯）：口服，成人 0.25~0.5g，一日 2~3 次。儿童每日 30mg/kg，分 2 次服用。静脉滴注，成人 0.75~1.5g，一日 2 次，感染较重时可 1.5g，一日 3 次。婴儿每日 30~100mg/kg，分 3~4 次给药，每日 60mg/kg 的剂量适用于大部分感染。新生儿每日 30~500mg/kg，分 2~3 次给药。对头孢菌素类抗菌药物过敏者禁用。

（3）头孢拉定：口服，成人 0.25~0.5g，一日 4 次，一日最高 4g。小儿按体重 6.25~12.5mg/kg，一日 4 次。

2. 局部治疗

（1）滴耳剂：急性非化脓性中耳炎可用抗炎止痛类药物（如苯酚滴耳剂），急性化脓性中耳炎需清洁耳道，引流脓液，应用抗生素滴耳剂（如氧氟沙星滴耳剂），禁用耳毒性药物。氧氟沙星滴耳剂，成人 6~10 滴，一日 2~3 次，小儿滴数酌减。

（2）鼻腔减充血剂：1% 麻黄碱滴鼻剂，每侧 2~4 滴，一日 3~4 次；羟甲唑啉滴鼻剂/喷雾剂，每侧 1~3 滴/喷，一日 2 次。

3. 病因治疗和对症治疗。

【注意事项】

1. 氧氟沙星滴耳液对小儿滴数酌减，孕妇不宜应用，一般不用于婴幼儿及对本品过敏的患者。使用本品时若药温过低，可能会引起眩晕，因此，使用温度应接近体温。出现过敏症状时应立即停药。使用本品的疗程以 4 周为限。哺乳期妇女使用时应停止授乳。

2. 鼻腔减充血剂　连续使用不得超过 3 日。小儿、孕妇慎用。连续长时间使用，可产生"反跳"现象，出现更为严重的鼻塞。冠心病、高血压、甲状腺功能亢进、糖尿病、闭角型青光眼患者慎用。不能与单胺氧化酶抑制剂、三环类抗抑郁剂同用。

二、分泌性中耳炎

【概述】分泌性中耳炎（secretory otitis media）是以中耳积液及听力下降为特征的中耳非化脓性炎性疾病。

【诊断要点】

1. 听力下降，可随体位变化而变化。婴幼儿则表现为对周围声音反应差，抓耳，睡眠易醒，易激惹。

2. 轻微的耳痛、耳鸣、耳闷胀和闭塞感，摇头可听见水声。

3. 体征　鼓膜内陷,呈琥珀色或色泽发暗,亦可见气液平面或气泡,鼓膜活动度降低。

【药物治疗】

1. 保守治疗　儿童分泌性中耳炎发病 3 个月内的需要密切观察。建议 2~4 周随诊 1 次,酌情对症处理。

(1) 鼻腔减充血剂:1% 麻黄碱滴鼻剂,每侧 2~4 滴,一日 3~4 次;羟甲唑啉滴鼻剂 / 喷雾剂,每侧 1~3 滴 / 喷,一日 2 次。

(2) 糖皮质激素:多采用鼻用制剂。0.05% 丙酸氟替卡松鼻喷雾剂,每侧 1~2 喷,一日 1 次;0.05% 糠酸莫米松鼻喷雾剂,每侧 1~2 喷,一日 1 次。

(3) 抗菌药物:在急性期内,可以根据细菌培养和药物敏感试验结果短期内选择敏感的抗菌药物进行治疗。

(4) 黏液溶解促排剂:氨溴索,口服,成人 30~60mg,一日 2 次;桉柠蒎,成人 0.3g,一日 2 次,儿童 0.12g,一日 2 次。

2. 手术治疗　如药物治疗无效,可采用手术治疗。

【注意事项】鼻腔减充血剂连续使用不得超过 7 日,否则可产生"反跳"现象,出现更为严重的鼻塞。

三、慢性化脓性中耳炎及中耳胆脂瘤

【概述】慢性化脓性中耳炎(chronic suppurative otitis media)是中耳黏膜、骨膜或深达骨质的慢性化脓性炎症,常与慢性乳突炎合并存在。本病为常见病。临床上以耳内反复流脓、鼓膜穿孔及听力减退为特点。危险型中耳炎可引起严重的颅内、外并发症而危及生命。

【诊断要点】新的分型中将慢性化脓性中耳炎定义为以往分型的单纯型和骨疡型。将过去的胆脂瘤型单独列为中耳胆脂瘤。

1. 单纯型　流脓多为间歇性,分泌物无臭味,轻度听力下降,鼓膜紧张部中央型穿孔,颞骨 CT 正常。

2. 骨疡型　流脓多为持续性,分泌物多为黏脓性伴有血丝,有臭味,听力损失较重,可为传导性或混合性,紧张部大穿孔,鼓室内有肉芽,颞骨 CT 检查提示鼓室或鼓窦有软组织密度影,可伴有骨质破坏。

3. 中耳胆脂瘤　是指中耳内有鳞状上皮堆积成团块,破坏周围组织,可引起颅内外并发症。分为后天原发性胆脂瘤和后天继发性胆脂瘤。不伴感染者不流脓,伴感染者持续流脓,分泌物多为豆渣样物,奇臭,听力损失可轻可重,松弛部穿孔或紧张部后上边缘性穿孔,鼓室内可见灰白色鳞片状物质,颞骨 CT 多有骨质破坏,边缘整齐。

【药物治疗】

1. 抗菌药物　急性发作期同急性化脓性中耳炎治疗。

2. 积极治疗慢性鼻 - 鼻窦炎、慢性扁桃体炎等上呼吸道病灶性疾病。

3. 如药物治疗无效，可采用手术治疗。

第八节　突发性聋

【概述】突发性聋(sudden deafness)指 72 小时内突然发生的、原因不明的感音神经性听力损失，也称急性特发性感音神经性听力损失，或特发性突聋。

【诊断要点】

1. 突然发生的听力下降　在 72 小时内突然发生，至少在相邻的两个频率听力下降≥20 dBHL 的感音神经性听力损失，多为单侧，少数可双侧同时或先后发生。根据听力损失累及的频率和程度，可分为：高频下降型、低频下降型、平坦下降型和全聋型(含极重度聋)。

2. 其他表现　耳鸣(约 90%)，耳闷胀感(约 50%)，眩晕或头晕(约 30%)，听觉过敏或重听，耳周感觉异常(全聋患者常见)。部分患者会出现精神心理症状，如焦虑、睡眠障碍等，影响生活质量。

【药物治疗】

1. 糖皮质激素

(1) 全身用药：口服，泼尼松 1mg/kg(最大剂量建议为 60mg)，晨起顿服，一日 1 次；连用 3 日，如有效，可再用 2 日后停药，不必逐渐减量，如无效可以直接停药。也可静脉注射给药，甲泼尼龙 40mg 或地塞米松 10mg，疗程同口服激素。

(2) 局部用药：可作为补救性治疗，包括鼓室内注射或耳后注射。鼓室内注射可用地塞米松 5mg 或甲泼尼龙 20mg，隔日 1 次，连用 4~5 次。耳后注射可以使用甲泼尼龙 20~40mg，或者地塞米松 5~10mg，隔日 1 次，连用 4~5 次。

2. 血液流变学治疗　包括血液稀释、改善血液流动度以及降低黏稠度 / 纤维蛋白原。

3. 神经营养药物　突发性聋可能会出现听神经继发性损伤，急性期及急性期后可给予营养神经药物和抗氧化剂。甲钴胺 0.5mg，口服，一日 3 次。

4. 高压氧　疗效国内外尚有争议，不建议作为首选治疗方案。如果常规治疗效果不佳，可考虑作为补救性措施。

【注意事项】对于有高血压、糖尿病等病史的患者，在征得其同意，密切监控血压、血糖变化的情况下，可以考虑全身酌情使用糖皮质激素或者局部给药。老人、儿童及青少年应用糖皮质激素时应该慎重。合并糖尿病、高血压、结核、胃溃疡、青光眼等一些禁用激素的基础病患者应该慎用糖皮质激素。严重肝功能不良者不宜使用,与降糖药、抗癫痫药、噻嗪类利尿药、水杨酸盐、抗凝血药等合用须考虑相互作用,应适当调整剂量。

第九节　良性阵发性位置性眩晕

【概述】良性阵发性位置性眩晕(benign paroxysmal positional vertigo, BPPV),俗称"耳石症",是一种相对于重力方向的头位变化所诱发的,以反复发作的短暂性眩晕和特征性眼球震颤为表现的外周性前庭疾病,常具有自限性,易复发,是最常见的外周性前庭疾病。

【诊断要点】

1. 眩晕　典型的 BPPV 发作是由患者相对于重力方向改变头位(如起床、躺下、床上翻身、低头或抬头)所诱发的、突然出现的短暂性眩晕(通常持续不超过 1 分钟)。其他症状可包括恶心、呕吐等自主神经症状,头晕、头重脚轻、漂浮感、平衡不稳感以及振动幻视等。

2. 位置试验中出现眩晕及特征性位置性眼震。

3. 排除其他疾病,如前庭性偏头痛、前庭阵发症、中枢性位置性眩晕、梅尼埃病、前庭神经炎、迷路炎、上半规管裂综合征、后循环缺血、直立性低血压、心理精神源性眩晕等。

【药物治疗】

1. 耳石复位　耳石复位是目前治疗 BPPV 的主要方法,操作简便,可徒手或借助仪器完成,效果良好。

2. 对症治疗　原则上药物并不能使耳石复位,但鉴于 BPPV 可能和内耳退行性病变有关或合并其他眩晕疾病,下列情况可以考虑药物辅助治疗。

(1) 当合并其他疾病时,应同时治疗该类疾病。

(2) 复位后有头晕、平衡障碍等症状时,可给予改善内耳微循环的药物。

(3) 前庭抑制剂:因前庭抑制剂可抑制或减缓前庭代偿,故不推荐常规使用。

1) 异丙嗪:口服 25mg,必要时一日 2 次;肌内注射 25~50mg。

2) 苯海拉明:口服 25mg,一日 2~3 次;肌内注射 20mg,一日 1~2 次,极量为 0.1g,一日 0.3g。

3) 地芬尼多:口服 25~30mg,一日 3 次。

4) 地西泮:口服 2.5~5mg,一日 3 次。

5) 山莨菪碱:口服或肌内注射 5~10mg。

3. 手术治疗　对于诊断清楚,经过 1 年以上规范的耳石复位等综合治疗仍然无效且活动严重受限的难治性患者,可考虑行手术治疗。

4. 前庭康复　前庭康复训练是一种物理训练方法,通过中枢适应和代偿机制提高患者前庭功能,减轻前庭损伤导致的后遗症。前庭康复训练可作为BPPV 患者耳石复位的辅助治疗,用于复位无效以及复位后仍有头晕或平衡障碍的病例,或在复位治疗前使用以增加患者对复位的耐受性。

【注意事项】

1. 孕妇、妊娠期妇女禁用地西泮。

2. 苯海拉明可引起头晕、头痛、嗜睡等不良反应,驾驶员及从事精细工作等人员慎用。

第十节　梅尼埃病

【概述】梅尼埃病(Ménière's disease)是一种原因不明的,以膜迷路积水为主要病理特征的内耳病,临床表现为发作性眩晕、波动性听力下降、耳鸣和/或耳闷胀感。

【诊断要点】

1. 眩晕　2 次或 2 次以上眩晕发作,每次持续 20 分钟至 12 小时,常伴有恶心、呕吐等自主神经功能紊乱和走路不稳等平衡功能障碍,无意识丧失;间歇期无眩晕发作,但可伴有平衡功能障碍。

2. 听力下降　一般为波动性感音神经性听力下降,早期多以低中频为主,间歇期听力可恢复正常。随着病情进展,听力损失逐渐加重,间歇期听力无法恢复至正常或发病前水平。至少有一次听力学检查证实患耳有低到中频的感音神经性听力下降。

3. 耳鸣及耳闷胀感　发作期常伴有耳鸣和/或耳闷胀感。疾病早期间歇期可无耳鸣和/或耳闷胀感,随着病情发展,耳鸣和/或耳闷胀感可持续存在。

4. 排除其他疾病引起的眩晕,如前庭性偏头痛、突发性聋、良性阵发性位置性眩晕、迷路炎、前庭神经炎、前庭阵发症、药物中毒性眩晕、后循环缺血、颅内占位性病变等,此外还需要排除继发性膜迷路积水。

【药物治疗】

1. 发作期的治疗　治疗原则为控制眩晕、对症治疗。

(1)前庭抑制剂:包括抗组胺类、苯二氮䓬类、抗胆碱能类以及抗多巴胺类药物,可有效控制眩晕急性发作,原则上使用不超过 72 小时。临床常用药物包括异丙嗪、苯海拉明、地西泮、美克洛嗪、氟哌利多等。

1)异丙嗪:口服 25mg,必要时一日 2 次;肌内注射 25~50mg。

2）苯海拉明：口服 25mg，一日 2~3 次；肌内注射 20mg，一日 1~2 次，极量为 0.1g，一日 0.3g。

3）地芬尼多：口服 25~30mg，一日 3 次。

4）地西泮：口服 2.5~5mg，一日 3 次。

5）山莨菪碱：口服或肌内注射 5~10mg。

（2）糖皮质激素：如果急性期眩晕症状严重或听力下降明显，可酌情口服或静脉给予糖皮质激素。

（3）支持治疗：如恶心、呕吐症状严重，可加用补液支持治疗。

（4）脱水剂：对诊断明确的患者，按上述方案治疗的同时可加用甘露醇、碳酸氢钠等脱水剂。

2. 间歇期的治疗　治疗原则为减少、控制或预防眩晕发作，同时最大限度地保护患者现存的内耳功能。

（1）患者教育：向患者解释梅尼埃病相关知识，使其了解疾病的自然病程规律、可能的诱发因素、治疗方法及预后。做好心理咨询和辅导工作，消除患者恐惧心理。

（2）调整生活方式：规律作息，避免不良情绪、压力等诱发因素。建议患者减少盐分摄入，避免咖啡因制品、烟草和酒精类制品的摄入。

（3）倍他司汀[非]：可以改善内耳血供、平衡双侧前庭神经核放电率以及通过与中枢组胺受体的结合，达到控制眩晕发作的目的。口服 6~12mg，一日 3 次。

（4）利尿剂：有减轻内淋巴积水的作用，可以控制眩晕的发作。氢氯噻嗪，口服 25~50mg，一日 1~2 次；氨苯蝶啶，口服，一日 25~100mg，分 2 次服用。用药期间需定期监测血钾浓度。

（5）鼓室注射糖皮质激素：可控制患者眩晕发作，治疗机制可能与其改善内淋巴积水状态、调节免疫功能等有关。该方法对患者耳蜗及前庭功能无损伤，初始注射效果不佳者可重复鼓室给药，以提高眩晕控制率。

（6）鼓室低压脉冲治疗：可减少眩晕发作频率，对听力无明显影响。

（7）鼓室注射庆大霉素：可有效控制大部分患者的眩晕症状（80%~90%），注射耳听力损失的发生率约为 10%~30%，其机制与单侧化学迷路切除有关。对于单侧发病、年龄小于 65 岁、眩晕发作频繁且剧烈，保守治疗无效的三期及以上梅尼埃病患者，可考虑鼓室注射庆大霉素（建议采用低浓度、长间隔的方式），治疗前应充分告知患者发生听力损失的风险。

【注意事项】

1. 孕妇、妊娠期妇女禁用地西泮。

2. 苯海拉明可引起头晕、头痛、嗜睡等不良反应，驾驶员及从事精细工作等人员慎用。

3. 山莨菪碱有口干、嗜睡、视力模糊等副作用,青光眼及前列腺肥大患者禁用。

第十一节 晕 动 病

【概述】晕动病(motion sickness)是晕车、晕船、晕机等病症的总称。它是指乘坐交通工具时由摇摆、颠簸、旋转、加速运动等各种因素所致人体内耳前庭平衡感受器受到过度运动刺激,而出现的出冷汗、恶心、呕吐、头晕等症状群。

【诊断要点】主要临床表现可分为三型,是典型的由轻到重、循序发作的。

1. 轻型 咽部不适、疲乏、恶心、头痛、头晕、面色苍白等。

2. 中型 恶心、呕吐、头痛、头晕、头痛加重、面色苍白、出冷汗等。

3. 重型 呕吐不止、心悸、气促、四肢冰凉、衰竭乏力、昏沉嗜睡。严重者可脱水。

发病前可有叹息、打哈欠等前驱症状。症状一般在休息和睡眠后消失。

【药物治疗】

1. 一般治疗 闭目仰卧,坐位时头部支靠在固定靠背或物体上,环境要安静和通风良好。

2. 对症治疗

(1) 山莨菪碱:口服或肌内注射 5~10mg。

(2) 地芬尼多:口服 25~30mg,一日 3 次。

(3) 地西泮:口服 2.5~5mg,一日 3 次。

(4) 苯海拉明:口服 25mg,一日 2~3 次。

(5) 异丙嗪:口服 25mg,必要时一日 2 次;肌内注射 25~50mg。

【注意事项】

1. 山莨菪碱有口干、嗜睡、视力模糊等副作用,青光眼及前列腺肥大患者禁用。

2. 孕妇、妊娠期妇女禁用地西泮。

3. 苯海拉明可引起头晕、头痛、嗜睡等不良反应,驾驶员及从事精细工作等人员慎用。

(马芙蓉　鲁兆毅)

第十七章

眼 科 疾 病

第一节 睑 腺 炎

【概述】睑腺炎（hordeolum）又称麦粒肿，是一种眼睑腺体的急性炎症病变。睑板腺受累称为内睑腺炎；眼睑皮脂腺或汗腺感染称为外睑腺炎。

【诊断要点】眼睑皮肤局限性红、肿、热、痛；触之有硬结；睫毛根部、近睑缘皮肤或睑结膜面可出现脓点。

【药物治疗】抗菌药物滴眼液滴眼，结膜囊内涂抗菌药物眼膏有助于控制感染。症状较重或发展为眼睑蜂窝织炎的可口服或肌内注射抗菌药物。

1. 选用一种抗菌药物滴眼液（如氯霉素、左氧氟沙星、利福平等），一日 3~5 次，一次 1~2 滴，酌情增减，用药一周。各类抗菌药物滴眼液均不宜长期使用。

2. 红霉素眼膏，涂于结膜囊内，一日 2~4 次，一次长度 1~2mm，用药一周。对于已经出现脓头的脓肿可以切开引流。

3. 如症状较重或发展为眼睑蜂窝织炎者，可口服青霉素类（如阿莫西林等）或头孢菌素类（如头孢拉定等）抗生素，疗程 7~10 日。如对青霉素类药物过敏，也可口服大环内酯类药物，如红霉素 250mg，一日 4 次，疗程 7~10 日。

【注意事项】

1. 氯霉素滴眼液虽属于局部用药，但由于氯霉素具有严重的骨髓抑制作用，新生儿和早产儿禁用，孕妇及哺乳期妇女慎用。

2. 左氧氟沙星属于喹诺酮类药物，故对喹诺酮类药物过敏者禁用。哺乳期妇女、1 岁以下婴儿慎用。左氧氟沙星滴眼液的不良反应为眼部轻微的针刺样刺激症状，长期使用可致耐药菌或真菌感染，故应避免长期应用。

3. 利福平滴眼液可使泪液呈橘红色或红棕色。对本药过敏者禁用，严重肝功能不全患者禁用，胆道阻塞患者禁用，孕妇禁用，老年人、儿童慎用。

4. 使用青霉素类药物前应仔细询问过敏史，确定选用后必须做皮肤过敏试验，反应阳性者禁用。

5. 口服大剂量红霉素时可出现恶心、呕吐、腹痛或腹泻等胃肠道反应。

第二节 眶蜂窝织炎

【概述】眶蜂窝织炎(orbital cellulitis)是眶内软组织的急性炎症,发病急剧,严重者波及海绵窦而威胁生命,多见于眶周围结构感染灶的眶内蔓延以及面部感染。本病分为眶隔前蜂窝织炎和眶隔后蜂窝织炎。

【诊断要点】

1. 眶隔前蜂窝织炎主要表现为眼睑水肿,疼痛感不强烈,瞳孔及视力正常,眼球运动正常。

2. 眶隔后蜂窝织炎临床症状严重,患者疼痛明显。眶内组织高度水肿,眼球突出、眼球运动障碍、眼睑红肿、球结膜充血并高度水肿。严重者眼睑闭合不全、视力下降、眼底视网膜静脉扩张、视网膜水肿、渗出。可同时出现发热、恶心、头痛、淋巴结肿大等全身中毒症状。

3. 如感染经眼上静脉蔓延至海绵窦而引起海绵窦血栓,可出现谵妄、昏迷、烦躁不安、惊厥、脉搏减弱危及生命。

4. 双眼眶 X 线检查可以发现眼眶密度增高。细菌性感染者外周血白细胞数增高,以中性粒细胞为主。

【药物治疗】一经诊断即应全身足量抗菌药物治疗。

1. 对于病变局限于眶隔前部的轻症患者,给予口服青霉素类或头孢菌素类或大环内酯类等抗生素,疗程 7~10 日。

2. 对于病变累及眶隔后的严重病例,应首选广谱抗菌药物控制感染。无青霉素过敏者,可选用青霉素类或头孢菌素类抗生素,如阿莫西林口服,成人 0.5g,每 6~8 小时 1 次;或静脉滴注,成人 0.5~1g,每 6~8 小时 1 次,用药两周。对于青霉素过敏者,可选用左氧氟沙星 0.5g,一日 1 次,口服或静脉滴注。

【注意事项】铝、镁、钙等制酸剂及铁、锌剂与喹诺酮类在胃肠道发生螯合,形成难溶物质,影响药物吸收,应避免合用。非甾体抗炎镇痛药与喹诺酮类联合应用,会加剧中枢神经系统毒性反应,可诱发惊厥,18 岁以下患者慎用。

第三节 结 膜 炎

【概述】结膜炎(conjunctivitis)是指当外界环境及微生物与结膜接触,而眼表特异性和非特异性防护机制减弱时,引起结膜组织发生的炎症,常表现为结膜血管扩张,渗出,细胞浸润等。按照致病原因可将结膜炎分为微生物性和非微生物性,其中最常见的结膜炎是微生物感染,常见致病微生物包括细菌、病毒或衣原体等;非微生物性因素包括物理性刺激(如风沙、烟尘、紫外线等)和化学性损伤(如医用药品、酸碱或有毒气体)等。

【诊断要点】 根据患者主诉及症状与裂隙灯显微镜或手电筒检查所见可以确定诊断。

1. 结膜炎常见症状有异物感、烧灼感、痒、畏光、流泪等。

2. 结膜炎常见体征包括结膜充血、水肿、渗出物、乳头滤泡增生、假膜和真膜形成及耳前淋巴结肿大等。

3. 如需确定致病的病因,可进行实验室细胞学检查、病原体培养及免疫学和血清学检查。

4. 病程少于三周者为急性结膜炎,病程超过三周者为慢性结膜炎。

【药物治疗】 治疗为针对病因的治疗,以局部用药为主。对于感染性结膜炎必要时可根据病原体培养结果选择有效的药物。

1. 左氧氟沙星滴眼液　急性期每 1~2 小时 1 次,病情好转后减少滴眼次数。

2. 0.5%氯霉素药水　急性期每 1~2 小时 1 次,病情好转后减少滴眼次数。

3. 红霉素眼膏　睡前应用。

【注意事项】 各种抗菌药物滴眼液的使用注意事项见睑腺炎。

第四节　角　膜　炎

【概述】 角膜炎(keratitis)是外源性或内源性致病因素在角膜防御能力减弱时引起的角膜组织炎症反应,其中最常见的是感染性角膜炎。感染性角膜炎按照病因可以分为病毒性、细菌性、真菌性、棘阿米巴性、衣原体性等。

【诊断要点】 根据患者症状和角膜裂隙灯检查所见确定角膜炎的诊断,对于病因的确定需要进一步进行实验室检查。急性期角膜炎的病变主要表现为浸润与角膜溃疡的形成。

1. 患眼明显刺激症状,畏光、流泪、眼睑痉挛。

2. 角膜缘睫状充血,角膜局限性灰白色混浊灶。如果炎症未得到有效的控制,致病微生物侵袭力较强,坏死的角膜上皮细胞和基质脱落形成角膜溃疡。

3. 角膜炎的诊断强调早期病因诊断。首先要确定是否为感染性的角膜炎,应仔细询问患者是否存在角膜擦伤、接触镜佩戴、眼部接触病原体污染的药物或水源等既往角膜病史,也应详细询问患者是否曾使用糖皮质激素以及是否存在自身免疫性疾病、糖尿病、营养不良等全身病史。

4. 角膜炎的诊断依靠裂隙灯显微镜检查角膜病变的形态,必要时可进行2%荧光素钠染色检查。革兰氏阳性菌感染多表现为病变局限的角膜脓肿性病灶;革兰氏阴性菌感染通常表现为进展迅速的广泛角膜基质溶解坏死;真菌性角膜炎通常是羽毛状角膜浸润伴有卫星病灶;病毒性角膜炎中上皮型角膜炎多有典型的树枝样上皮溃疡,而基质型和内皮型患者多因角膜炎反复发作同时存在角膜深浅不等的斑翳,合并角膜感觉减退;棘阿米巴角膜炎多表现为角膜中央的环形浸润伴有剧烈眼痛。

5. 对于感染性角膜炎,最终诊断需要根据溃疡组织刮片检查,同时进行细菌、真菌、棘阿米巴培养,以确定病因,针对病因采取有效治疗。若病变发展到角膜深基质层或经药物治疗后,可影响刮片镜检的阳性率。

【药物治疗】角膜炎治疗的原则是积极控制感染,减轻炎症反应,促进溃疡愈合,减少瘢痕形成。

1. 细菌性角膜炎　宜选用敏感的抗菌药物进行治疗,可选用左氧氟沙星滴眼液,每1~2小时滴眼1次。若条件允许,应在用药前及时进行角膜刮片实验室检查,以防止用药后影响其阳性率;若条件不允许,应及时转送三级综合医院或专科医院进行实验室检查,根据实验室检查结果证实病原菌后调整治疗方案。

2. 单纯疱疹病毒性上皮型角膜炎　可以选择阿昔洛韦滴眼液滴眼,每日4~6次,因阿昔洛韦滴眼液对角膜穿透能力差,对基质型和内皮型角膜炎治疗效果欠佳。因此单纯疱疹病毒性角膜炎患者如出现角膜水肿,应转送三级综合医院或专科医院进一步治疗。

3. 对于植物划伤、污染水源接触史的患者,应考虑真菌及棘阿米巴感染可能,在使用左氧氟沙星滴眼液滴眼的同时,应及时转送三级综合医院或专科医院进一步治疗。

4. 糖皮质激素的应用要严格掌握适应证,如使用不当可以引起病情恶化、角膜溶解穿孔。细菌性角膜炎急性期不宜使用糖皮质激素滴眼,真菌性角膜炎禁用糖皮质激素滴眼,单纯疱疹病毒性角膜炎中原则上只能将糖皮质激素用于非溃疡型角膜基质炎。

5. 如怀疑以下特殊类型角膜炎如神经麻痹性角膜炎、暴露性角膜炎、蚕食性角膜炎、丝状角膜炎等,应及时转送三级综合医院或专科医院进行治疗。

6. 角膜炎的治疗应密切注意角膜病灶的变化,提示角膜炎治疗有效的指标包括:角膜上皮缺损修复、浸润和炎症密度减轻、溃疡病灶减小、疼痛缓解等。

7. 对于角膜炎角膜基质变薄接近穿孔的患者,应避免按压眼球,直接转送三级综合医院或专科医院。

【注意事项】

1. 阿昔洛韦滴眼液可引起轻度疼痛和烧灼感,但易被患者耐受。

2. 可的松滴眼液、可的松眼膏长期频繁用药可引起青光眼、白内障等并发症,必要时需进行眼压监测。

第五节　青　光　眼

青光眼(glaucoma)是一组威胁和损害视神经视觉功能,主要与病理性眼压升高有关的眼病。即当眼压超过了眼球内组织尤其是视网膜视神经所能承受的限度,将给眼球内各组织尤其是视神经视功能带来损害,最典型、最突出的表现是视神经乳头的凹陷性萎缩和视野的特征性缺损缩小,如不及时采取有效的治疗,视野可以全部丧失,终至失明。青光眼可以分为原发性青光眼、继发性青光眼和发育性青光眼,其中最常见的是原发性青光眼。

一、原发性青光眼

原发性青光眼(primary glaucoma)是主要的青光眼类型。一般双眼发病,但双眼的发病可有先后,严重程度也有差异。根据前房角解剖结构的差异和发病机制的不同,分为原发性闭角型青光眼和原发性开角型青光眼。原发性闭角型青光眼是在原先就存在的异常虹膜构型的基础上发生的前房角被周边虹膜组织机械性阻塞,导致房水流出受阻造成眼压升高的一类青光眼。原发性开角型青光眼是小梁网途径的房水外流排除系统病变和／或房水外流阻力增加所致眼压升高的一类青光眼。

(一)急性闭角型青光眼

【概述】临床上多见于虹膜膨隆型的明显窄房角眼,相对性瞳孔阻滞较重,房角呈"全"或"无"关闭,眼压升高明显。分为临床前期、发作期、间歇缓解期、慢性进展期。

【诊断要点】主要根据病史、手电或裂隙灯检查、眼压测量进行诊断。

1. 临床前期　①浅前房、窄房角;②具有明确的另一眼急性闭角型青光眼发作史或明确的急性闭角型青光眼家族史;③尚未发生青光眼。

2. 发作期

(1) 典型大发作:①眼痛、头痛、视力下降;②眼压急剧升高,眼球坚硬如石;③结膜混合充血,角膜雾状水肿,瞳孔扩大,对光反应消失;④前房浅。晶体前囊下可见灰白色斑点,虹膜脱色素或呈节段性萎缩。

(2) 不典型发作:①患者仅有轻度的眼部酸胀、头痛,雾视虹视发作;②虹膜膨隆,前房较浅;③眼压升高;④发作时间短暂,经休息后自行缓解。

3. 间歇缓解期　①有明确的小发作病史;②房角开放或大部分开放;③不用药或单用一种降眼压滴眼液,眼压能稳定在正常水平。

4. 慢性进展期　①房角大部分或全部粘连;②眼压持续升高;③出现视乳头逐渐凹陷萎缩,视野受损缩小,最后失明。

【药物治疗】

1. 临床前期　治疗目的为预防发作。周边虹膜切除术或激光周边虹膜切开术是首选的解除瞳孔阻滞的治疗方案。对于患者暂时不愿手术者或无条件进行手术的地区,可选用 1% 毛果芸香碱滴眼液,一日 2~3 次滴眼,并定期随访。

2. 急性发作期　治疗目的为挽救视功能和保护房角功能,应作急诊全力抢救,以期在最短的时间内控制高眼压。需要促进房水引流、减少房水生成和高渗脱水药物联合应用。

(1) 乙酰唑胺 125~250mg,一日 2~4 次口服,一日总剂量不超过 1g。

(2) 0.5% 噻吗洛尔滴眼液,一日 2 次滴眼,每次 1 滴。

(3) 1% 毛果芸香碱滴眼液,每 15 分钟 1 次滴眼,至眼压下降后或瞳孔恢复正常大小后逐渐减少用药次数,保持在一日 4 次。

(4) 20% 甘露醇溶液,一日 1.0~1.5g/kg,分 2~3 次,快速静脉滴注。

如果采用上述治疗措施治疗 2 小时后眼压仍持续在 50~60mmHg 以上,应立即考虑转送三级综合医院或专科医院进一步治疗。对于不典型发作,在发作期可以选用以上 1~3 种治疗,眼压下降后可逐步减少至停用 1~2 种药物。如眼压得到控制,可转三级综合医院或专科医院进行周边虹膜切除术或激光周边虹膜切开术治疗。

3. 间歇缓解期　暂不愿进行手术者,选用 1% 毛果芸香碱滴眼液一日 2~3 次滴眼,加强随访;有条件者可转送三级综合医院或专科医院进行周边虹膜切除术或激光周边虹膜切开治疗。

4. 慢性进展期　治疗的主要目的是控制眼压,应在使用急性发作期(2)~(4)药物治疗的同时转送三级综合医院或专科医院进行眼外滤过性引流手术。

【注意事项】

1. 噻吗洛尔使用注意事项

(1) 噻吗洛尔是非选择性的 β 受体拮抗剂,对于正常眼压眼和高眼压眼均具有降低眼压的作用,对调节视力和瞳孔大小无明显影响,用药开始后 30~60 分钟眼压开始下降,最大作用多出现在用药后 2 小时左右,作用持续 24~48 小时,与碳酸酐酶抑制剂具有协同抑制房水生成的作用。噻吗洛尔对于睡眠期间的生理性房水分泌减少无作用。如无特殊禁忌,噻吗洛尔是治疗开角型青光眼的首选药物。

（2）噻吗洛尔应用禁忌证：包括急性心力衰竭、心动过缓、Ⅱ度或以上房室传导阻滞、哮喘发作。有哮喘病史和严重干眼症患者慎用。

（3）噻吗洛尔的副作用：眼部副作用包括眼眶痛、干眼，角膜上皮损害少见。全身副作用包括①轻度低血压和脉搏减慢；②支气管哮喘、痉挛；③高密度脂蛋白、胆固醇降低，甘油三酯升高。

2. 乙酰唑胺使用注意事项

（1）乙酰唑胺通过减少房水生成而控制眼压。服药后 1~2 小时开始出现降眼压作用，持续 4~12 小时。血浆半衰期为 4 小时。可与毛果芸香碱和噻吗洛尔联合治疗青光眼。

（2）全身副作用：包括胃肠道反应、味觉改变、食欲减退、恶心、腹泻、手足口周感觉异常。部分患者出现代谢性酸中毒、肾结石，可给予碳酸氢钠纠正酸中毒。个别病例服药后产生再生障碍性贫血。

（3）乙酰唑胺禁忌证：包括肾上腺功能不全、肾结石、严重肝肾功能损害、糖尿病酮症，磺胺药物过敏患者。应避免与阿司匹林并用。

3. 毛果芸香碱使用注意事项

（1）毛果芸香碱滴眼 1 小时后开始发挥降眼压作用，持续 4~8 小时，具有与其他类型抗青光眼药物 β 受体拮抗剂、碳酸酐酶抑制剂等协同控制眼压的作用。毛果芸香碱在急性闭角型青光眼发作期短期使用可以收缩瞳孔括约肌、拉紧虹膜、减少周边虹膜组织在房角的堆积，有助于开放房角。当眼压超过 50mmHg 时，瞳孔括约肌缺血，对毛果芸香碱反应不明显，可选用噻吗洛尔滴眼和碳酸酐酶抑制剂口服以及甘露醇静脉滴注使眼压下降至瞳孔括约肌对毛果芸香碱有反应后再应用毛果芸香碱缩瞳。在开角型青光眼治疗中，毛果芸香碱可以促进睫状肌收缩，牵拉巩膜突，改善小梁网结构，促进房水外流从而降低眼压。

（2）毛果芸香碱常见的眼局部副作用

1）泪溢、结膜充血、结膜和睑缘刺激症状。

2）眼睑痉挛。

3）治疗初因虹膜括约肌和睫状肌过度收缩可引起眼痛。

4）因调节痉挛引起的视力下降，青年人明显。

5）致白内障作用。

6）因晶体厚度增加或睫状体水肿，以及晶体或虹膜隔向前移位、悬韧带松弛，缩瞳后可增加虹膜与晶体接触，加重瞳孔阻滞，引起房角关闭。特别是在高眼压眼，当睫状肌持续收缩时，虹膜括约肌对缩瞳药无反应，容易引起晶体虹膜隔前移，加重房角关闭，引起眼压进一步升高。

7）血管扩张，血 - 房水屏障通透性增加。

8) 虹膜后粘连。

9) 虹膜括约肌强直收缩,多见于长期使用缩瞳药后。

10) 偶见致视网膜脱离。

(3) 毛果芸香碱的全身副作用:包括引起疲劳和不适,引起胃肠、呼吸道黏膜分泌增加,心动过缓等。

(4) 毛果芸香碱禁用于活动期葡萄膜炎患者。对于慢性阻塞性肺病、消化道溃疡、心动过缓、周边视网膜格子样变性、高度近视、视网膜脱离史明确的患者慎用。

4. 甘露醇使用注意事项

(1) 甘露醇通过增加血液渗透压,减少玻璃体容积,促进眼压下降。静脉滴注后 30~45 分钟降眼压作用最大,降眼压作用持续 4~6 小时。

(2) 甘露醇的副作用主要包括:尿潴留、头痛、胸背痛、恶心、呕吐、精神错乱、低血钾、低血钠。肾衰竭患者、充血性心力衰竭患者慎用本品。老年患者,伴有高血压、肾功能不全以及电解质紊乱的患者应严密监护血压、电解质情况。

(二) 慢性闭角型青光眼

【概述】慢性闭角型青光眼的房角粘连是逐步发展的,眼压水平随着房角粘连范围缓慢扩展而逐步上升,一般不会急性发作。

【诊断要点】

1. 具有浅前房、房角较窄的解剖特点。

2. 发作程度较急性闭角型青光眼轻,瞳孔阻滞不明显。

3. 中晚期出现青光眼视野损害。

4. 眼压升高。

5. 眼底有典型的青光眼性视乳头凹陷萎缩。

【药物治疗】早期患者治疗原则同急性闭角型青光眼的间歇缓解期和临床前期,应将患者转送三级综合医院或专科医院进行周边虹膜切除术治疗。对于中晚期病例,给予噻吗洛尔和碳酸酐酶抑制剂治疗的同时转送三级综合医院或专科医院进行眼部滤过性引流手术。

(三) 原发性开角型青光眼

【概述】这类青光眼病程进展较为缓慢,而且多无明显症状,早期不易被发现。

【诊断要点】

1. 两眼中至少一只眼的眼压持续升高。

2. 房角开放,具有正常外观,没有与眼压升高相关的病因性眼部或全身其他异常。

3. 存在典型的青光眼性视神经乳头和视野损害。

4. 辅助检查 视野检查,典型的青光眼视野损害如下。

(1) 中心视野损害:早期改变最常见的是旁中心暗点,在注视点周围 10°范围内。早期改变还包括鼻侧阶梯,是指鼻侧视野水平分界线附近等视线的上下错位或压陷。随病情进展可出现典型的弓形暗点,弓形暗点可延伸至鼻侧的中央水平分界线。上下方两个弓形暗点相接形成环形暗点。

(2) 周边视野损害:多于中心视野出现暗点损害的同时或稍后发生,通常为鼻侧周边视野缩小,随后出现周边部颞侧楔形或扇形缺损,最终表现为向心性缩小,可仅剩中央 5°~10° 的视野或颞侧残留小片岛状视野。

(3) 直接眼底镜检查:主要是视神经乳头的形态学改变,表现为视杯扩大,盘沿变窄或缺损。正常眼底杯 / 盘比大多不超过 0.6,双眼差距不超过 0.2。正常盘沿形态宽度遵循"下方最宽,上方、鼻侧次之,颞侧最窄"的原则。如发现上述改变或视盘表面或其周围小的线状、片状出血,建议转送三级综合医院或专科医院进一步检查。

【药物治疗】治疗的目的是使眼压控制在目标眼压水平,尽可能阻止青光眼病程进展,减少视神经节细胞的丧失,以保持视觉功能的生理需要。若能利用 1~2 种药物使眼压稳定于安全水平,视野和眼底改变不再进展,患者可以耐受定期复查,则可长期选用药物治疗。如联合 1~2 药物不能控制眼压或阻止视野损失进展,则应转送三级综合医院或专科医院调整药物或手术治疗。

1. 0.5% 噻吗洛尔滴眼液,一日 2 次滴眼,每次 1 滴。

2. 1% 毛果芸香碱滴眼液,一日 3 次滴眼,每次 1 滴,多作为噻吗洛尔不能较好控制眼压时的联合用药。

3. 乙酰唑胺 125~250mg,一日 2~4 次口服,日总剂量不超过 1g。多作为局部用药不能良好控制眼压的短期用药补充,或手术前用药,剂量和时间均不宜过大过长,以免引起全身更多不良反应。

二、继发性青光眼

继发性青光眼(secondary glaucoma)是继发于全身或眼部病变的一类青光眼,其病理生理是某些眼部或全身疾病或某些药物的不合理应用,干扰了正常的房水循环,或阻碍了房水外流,或增加了房水生成。其常见的病因包括炎症、外伤、出血、血管疾病、相关综合征、相关药物、眼部手术以及眼部占位性病变。其病情复杂、严重,预后较差,诊断和治疗需要同时考虑原发病变与眼压,建议转送三级综合医院或专科医院治疗。

三、发育性青光眼

发育性青光眼（developmental glaucoma）是胚胎期和发育期内眼球房角组织发育异常所引起的青光眼，多在出生时已经存在异常，但可以在儿童期甚至青年期才出现症状、体征。该病分为原发性婴幼儿型青光眼、青少年型青光眼和伴有其他眼部或全身异常的青光眼。此类青光眼由于发育的遏制，阻止了虹膜睫状体后移，房角形态和功能异常并存。降眼压药物在儿童均没有明确的临床有效性和安全性研究。一旦发现儿童眼压升高或伴有其他眼部异常或青少年近视度数进展过快应尽早转送三级综合医院或专科医院确诊，确诊后应手术治疗。药物仅适用于不能手术的患儿以及术后眼压控制不理想的患者的补充治疗。

第六节　屈　光　不　正

【概述】屈光不正（ametropia）包括近视、远视、散光、老视、屈光参差，是指当眼调节静止时，外界平行光线经眼的屈光系统后不能在视网膜黄斑中心凹聚焦，从而不能产生清晰的像。

【诊断要点】
1. 患者可能出现视远模糊或视近模糊，或视物疲劳、复视等症状。
2. 通过验光配镜，视力可提高，屈光状态可得以矫正。

【药物治疗】配镜是目前矫正屈光不正最常用的方式。在适配过程中最重要的步骤是通过准确的验光来确定度数。由于人眼的调节状况直接影响验光结果，为了在人眼调节静止状态下获得准确的屈光不正度数，有时需要作睫状体麻痹验光（又称散瞳验光）。目前临床上常选用阿托品或复方托吡卡胺散瞳。阿托品的睫状肌麻痹作用最强，但起效慢、恢复时间长；复方托吡卡胺的睫状肌麻痹作用较弱，但起效快、恢复时间短。除此之外，对于需要使用麻痹作用较强且恢复时间短的散瞳药物的患者，也可选用盐酸环喷托酯滴眼液散瞳。具体药物用法如下：

1. 1%阿托品眼膏涂眼，验光前3天早晚各1次，每次1滴，一共6次，第四天早上无须用药直接至医院验光。
2. 复方托吡卡胺滴眼液，5分钟1次，每次1滴，共4次，末次滴眼30分钟后检查。
3. 盐酸环喷托酯滴眼液[非]，5分钟1次，每次1滴，共4次，末次滴眼45分钟后检查。

【注意事项】

1. 目前认为需要睫状肌麻痹验光的情况包括：12 岁以下的儿童、矫正视力差或视力不稳定者、合并明显斜视者、高度远视或高度散光者。

2. 由于儿童眼睛调节能力强，故 8 岁以下儿童应选用强睫状肌麻痹剂(阿托品)。

3. 阿托品的全身不良反应主要包括灼热感、面部潮红、口干、头晕、恶心、皮疹、心悸等，复方托吡卡胺的全身不良反应相对较少、症状较轻微，两者眼部不良反应主要表现为因瞳孔散大而出现的视物模糊及畏光。

4. 上述睫状肌麻醉药物滴眼后均应嘱患者或患儿家长压迫泪囊以减少全身吸收。

第七节　年龄相关性黄斑变性

【概述】 年龄相关性黄斑变性(age related macular degeneration，ARMD)又称为老年性黄斑变性，可分为①渗出型老年性黄斑变性或湿性型老年性黄斑变性；②非渗出型老年性黄斑变性或萎缩型老年性黄斑变性或干性型老年性黄斑变性。

【诊断要点】

1. 渗出型老年性黄斑变性临床多表现为突发单眼视力下降、视物变形，眼底后极部视网膜下可见出血、渗出、不同层次的新生血管以及晚期黄斑区病变机化形成的盘状瘢痕。

2. 非渗出型老年性黄斑变性多见于 45 岁以上患者，可出现双眼视力逐渐下降，眼底散在玻璃膜疣，后极部视网膜脉络膜可见萎缩病灶。

【药物治疗】 目前，抗 VEGF 药物是治疗渗出型老年性黄斑变性的主要手段。

推荐给药方案如下：康柏西普，0.5mg(0.05ml)，每月 1 次，玻璃体腔内给药，连续给药 3 个月，之后按需给药。本方案患者需每月随访，根据患者视力及眼科影像学检查结果，评估是否存在活动性病变，从而决定是否需要再次给药治疗。

【注意事项】

1. 眼表或眼周感染者禁用。活动性眼内炎症患者禁用。

2. 对康柏西普或药品成分中任一种辅料过敏者禁用。过敏反应可致严重眼内炎症反应。

3. 妊娠期妇女、哺乳期妇女及儿童慎用。

4. 康柏西普玻璃体腔内注射后 60 分钟内可观察到眼压升高。因此须同时对眼压及视神经乳头血流灌注情况进行监测和适当治疗。

5. 若出现治疗后视力持续显著下降、眼压持续≥30mmHg、视网膜色素上皮撕裂、涉及黄斑中心凹中央的视网膜下出血，或出血面积占病灶面积≥50%等情况时，应暂停给药，且不得在下次计划给药时间之前恢复给药。

（彭晓燕）

第十八章

口 腔 疾 病

第一节 口腔单纯疱疹

【概述】口腔单纯疱疹(herpes simplex)是由单纯疱疹病毒(herpes simplex virus,HSV)所致的皮肤黏膜病。临床上以在口腔黏膜和口周皮肤出现成簇聚集小水疱为特征,有自限性,易复发。临床上分为原发性和继发性两种,原发性单纯疱疹病毒感染愈合以后,有 30%~50% 的病例可能复发,一般复发感染的部位在口唇或接近口唇处,又称为唇疱疹。

【诊断要点】

1. 原发性疱疹性龈口炎

(1) 多见于幼儿及儿童,亦可见于成年人。

(2) 发病前有接触单纯疱疹患者的历史,潜伏期为 4~7 日,出现发热、头痛、疲乏不适等急性症状,颌下和颈上淋巴结肿大,触痛。患儿流涎、拒食、烦躁不安。

(3) 口腔黏膜的任何部位,包括角化良好的部位可出现成簇小水疱,易破溃形成大小不等的不规则形糜烂面。如舌背、牙龈、硬腭黏膜等,在舌背病变周围常有较厚的白色舌苔。

(4) 牙龈表现为急性炎症,龈缘和附着龈充血水肿,触之易出血。

(5) 疱疹可发生于口周皮肤、鼻翼等处,破溃后形成黄褐色结痂。

2. 复发性疱疹性龈口炎(唇疱疹)

(1) 临床常见,患者多为成人。发热性疾病、感冒、日晒、疲劳、精神紧张等均可诱发疱疹复发。

(2) 全身症状无或较轻,倦怠不适感或低热。

(3) 病损常出现在固定位置,发生在唇红缘、口周皮肤等部位,也可见于颜面部。开始患部有烧灼痒感,随即出现红斑和成簇聚集小水疱,疱液澄清,水疱破溃后形成糜烂面,表面有结痂。全病程 1~2 周,愈合后可遗留暂时色素沉着,局部淋巴结可稍肿大。

【药物治疗】

1. 全身抗病毒治疗

(1) 阿昔洛韦:用于治疗原发性疱疹性龈口炎。成人用量及用法,口服 0.2g/ 次,一日 5 次;5~7 日为一个疗程。不良反应有一时性血清肌酐升高,皮疹,荨麻疹,头痛,呕吐,血尿,低血压,红细胞、白细胞、血小板减少等,肝功能异常、黄疸、肝炎等。过敏者禁用。

(2) 利巴韦林:成人用量及用法,口服 0.8~1g/d,分 3~4 次服用,7 日为一个疗程。6 岁以上儿童一日 10mg/kg,分 4 次服用,7 日为一个疗程。6 岁以下儿童口服剂量不确定。本药最主要毒性是溶血性贫血,大剂量应用可导致心脏损害,不良反应有疲倦、头痛、虚弱、乏力、胸痛、发热、眩晕等;消化道症状有食欲减退、恶心、呕吐、轻度腹泻等;精神系统症状有失眠、易激惹、抑郁、注意力障碍等;呼吸系统症状有呼吸困难、鼻炎等;皮肤症状有皮疹、瘙痒等。过敏者以及妊娠期妇女、自身免疫性肝炎患者禁用。

(3) 更昔洛韦:静脉滴注 5mg/kg,一日 1 次;口服 1g/ 次,一日 3 次。不良反应有白细胞下降、粒细胞减少、血小板减少,用药期间要检测血象,每周 1 次。其他不良反应有发热、腹痛、腹泻、恶心、呕吐、畏食及视觉变化等。对本品和阿昔洛韦过敏者禁用,严重中性粒细胞减少或血小板减少者禁用。不可肌内注射,不能快速给药或静脉推注。儿童、妊娠期妇女及哺乳期妇女用药要权衡利弊。肾功能不全者用药需根据肌酐清除率选择。

2. 局部治疗

(1) 3% 阿昔洛韦软膏局部涂布,最好在唇部及口周皮肤疱疹初起时应用。

(2) 口腔黏膜病损:局部对症治疗,消炎止痛、促进愈合。

(3) 应用 0.1% 依沙吖啶溶液湿敷唇部以及口周皮肤病损,特别是有结痂时。

3. 全身支持疗法

(1) 注意休息,保证饮水量,维持体液平衡。

(2) 进食困难者可适当补充维生素或营养液。

【注意事项】

1. 应用阿昔洛韦治疗应注意补充水分,避免药物沉积于肾小管内。

2. 阿昔洛韦可引起急性肾衰竭,肾功能不全者治疗时应酌情减量,慎用。

3. 肝肾功能不全、脱水、精神异常者慎用阿昔洛韦。

4. 阿昔洛韦多次应用后可能引起单纯疱疹病毒的耐药。

5. 活动性结核患者不宜应用利巴韦林,严重贫血、肝肾功能异常者慎用利巴韦林。

6. 哺乳期妇女应用利巴韦林时应暂停哺乳。

第二节 口腔念珠菌病

口腔念珠菌病(oral candidiasis)是念珠菌属感染所引起的急性、亚急性或慢性口腔黏膜疾病。念珠菌性口炎是最常见的口腔真菌感染,白念珠菌是最主要的病原菌。口腔念珠菌病分型尚不统一,可按病损特征及病变部位等分型。目前普遍采用 Lehner(1966 年)提出的分型标准,即将口腔念珠菌病分为假膜型、萎缩型、增殖型念珠菌病及和念珠菌感染有关的疾病如正中菱形舌炎、念珠菌唇炎等。

一、急性假膜型念珠菌性口炎

【概述】急性假膜型念珠菌性口炎又称鹅口疮或雪口病。可发生于任何年龄,多见于婴幼儿、长期应用免疫抑制剂和激素治疗患者、HIV 感染者、免疫缺陷者。病程为急性或亚急性,病损可发生于口腔黏膜的任何部位。新生儿鹅口疮多在出生后 2~8 日内发生,好发部位为颊、舌、软腭及唇。

【诊断要点】

1. 本病好发于新生儿、小婴儿,长期应用激素、抗生素免疫抑制剂和抗菌药的患者以及 HIV 感染者。

2. 患者有口干、烧灼感及轻微疼痛。病变可向口腔后部蔓延至咽、气管、食管,引起食管念珠菌病和肺部念珠菌感染。

3. 口腔黏膜充血,表面可见白色乳凝状或淡黄色的假膜,用力可将假膜擦去,下方为充血的基底。好发于唇、舌、颊、腭黏膜处。

4. 白念珠菌病的实验室诊断最简单的方法是标本直接镜检。通常取病损的假膜、脱落上皮、痂壳等标本,置于载玻片上,滴加 10% 氢氧化钾溶液数滴,覆以盖玻片,用微火加热以溶解角质,立即进行镜检,如发现假菌丝或孢子,可认为是真菌感染,但必须通过真菌培养,才能确诊。

【药物治疗】

1. 较轻的患儿可用 2%~4% 碳酸氢钠溶液擦洗口腔。较重的患儿可用 10 万 U 制霉菌素甘油液[非]涂搽,5 岁以下儿童不推荐使用。

2. 成人患者可全身和局部应用抗真菌治疗 ①氟康唑:口服,首次 200mg,以后 100mg,一日 1 次,连服 14 日。恶心、头痛、皮疹、腹痛、腹泻及味觉异常等不良反应较常见,其他有头晕、中性粒细胞减少、血小板减少和粒细胞缺乏症、肝毒性、过敏反应等。对本药和其他吡咯类药过敏者禁用。妊娠期、哺乳期妇女慎用。②伊曲康唑:口服,一日 100~200mg,顿服,连服 7~14 日。不良反应为消化道症状,即恶心、呕吐等,注意肝毒性以及心脏毒性。对本药过敏、室性心功能不全者禁用。③卡泊芬净:首日 70mg,以后每日 50mg,静脉缓慢滴注给药,约 1 小时。疗程取决于疾病的严重程度,不良反应有皮疹、面部肿胀、瘙痒、支气管痉挛等。对本药过敏者禁用,肝功能不全者、骨髓移植者、肾功能不全者、妊娠期妇女、哺乳期妇女慎用。不推荐 18 岁以下患者使用。④局部应用药物有局部口含化制霉素[非],50 万 U,一日 3 次;不良反应有恶心、呕吐。将碳酸氢钠配制成 2%~4% 溶液局部含漱,一日 3 次。

3. 唇部及口角部位的病损还可局部涂布 2% 咪康唑乳膏或曲安奈德益康唑乳膏,一日 3 次。

【注意事项】

1. 小儿喂养用具要清洁与消毒。注意防止因喂养而引起的交叉感染。

2. 成人患者要尽量去除病因。

3. 口服抗真菌药后,连续 3 次真菌检查为阴性方可认为治愈。

4. 长期应用氟康唑治疗期间应注意监测肝肾功能,肝功能不全者应用时应注意观察肝功能的变化。

5. 应用氟康唑和伊曲康唑均可影响华法林的正常代谢,同时服用时应减量。

6. 氟康唑和伊曲康唑可以升高环孢素血药浓度,同时服用时应注意减量。

二、急性红斑型念珠菌性口炎

【概述】急性红斑型念珠菌性口炎可以单独发病,也可和假膜型念珠菌病同时发生。

【诊断要点】

1. 患者多有服用大量抗菌药物和激素史。

2. 口腔黏膜充血,形成广泛的红色斑片。舌背黏膜多见,舌乳头萎缩呈鲜红色,病损周围舌苔增厚,丝状乳头增生。

3. 疼痛并有明显的烧灼感,味觉下降。

4. 实验室涂片检查及真菌培养证实念珠菌感染。

【药物治疗】

1. 全身抗真菌治疗 用药要连续两周,但应连续 3 次真菌检查阴性方可认为治愈。可以口服氟康唑,首次 200mg,以后 100mg,一日 1 次,连服 14 日。

伊曲康唑,口服,一日 100~200mg,顿服。不良反应为消化道症状,即恶心、呕吐等,注意肝毒性以及心脏毒性。

2. 局部应用药物 局部口含化制霉素[非]50 万 U,一日 3 次;将碳酸氢钠配制成 2%~4% 溶液局部含漱,一日 3 次。

【注意事项】尽量停止使用诱发本病的药物。药物不良反应参见急性假膜型念珠菌性口炎。

三、慢性红斑型念珠菌病

【概述】慢性红斑型念珠菌病又称义齿性口炎,常发生于戴义齿的患者,女性多见。

【诊断要点】

1. 慢性病程,持续数月至数年。

2. 可有轻度口干和烧灼感。

3. 损害部位常在上颌义齿腭侧面接触的上腭、牙龈黏膜,与义齿基托相对应。

4. 病损部位黏膜充血水肿明显,可有黄白色点状或斑片状假膜。

5. 义齿组织面涂片检查可见念珠菌菌丝或培养法证实念珠菌感染。

【药物治疗】

1. 以局部抗真菌治疗为主　局部口含化制霉素[非],50万U,一日3次;将碳酸氢钠配制成2%~4%溶液局部含漱,一日3次。

2. 睡觉前将义齿取下,浸泡在2%~4%碳酸氢钠溶液中。

【注意事项】

1. 长期佩戴义齿的患者应注意义齿的清洁,养成睡觉前将义齿摘下、进食后将义齿清洁干净的良好习惯。

2. 去除局部创伤因素,义齿固位不好引起创伤应重衬或重新修复。

四、慢性增殖型念珠菌病

【概述】慢性增殖型念珠菌病又称慢性肥厚型念珠菌性口炎,常发生于吸烟或口腔卫生差的患者,有些患者发病与全身疾病有关,如血清铁低下、内分泌失调等。

【诊断要点】

1. 本病多见于口角内侧黏膜、舌背及上腭等部位。

2. 口角内侧三角区病损常对称发生,呈红白相间颗粒状增生或白色斑块。

3. 腭部损害可由义齿性口炎发展而来,呈乳头状增生,黏膜充血。

4. 病损区涂片检查可见菌丝孢子。

5. 病损区组织病理检查,表现为上皮不全角化,可见白念珠菌菌丝侵入。

【药物治疗】

1. 局部抗真菌治疗为主　局部口含化制霉素[非],50万U,一日3次;将碳酸氢钠配制成 2%~4% 溶液局部含漱,一日 3 次。

2. 一般病损在抗真菌治疗后,充血及溃疡可消失,黏膜恢复正常或留下白色斑块。

【注意事项】

1. 吸烟的患者应戒烟。

2. 调整全身情况,如缺铁者应补充铁。内科配合治疗全身疾病,增强免疫功能。

3. 慢性增殖型念珠菌病需要组织病理学检查进一步确诊,如果没有条件进行病理学检查应及时转诊。

4. 表面出现颗粒增生的病损及组织学检查有上皮异常增生的病损,抗真菌治疗后考虑是否手术切除。

第三节 药物变态反应性口炎

【概述】药物变态反应性口炎(allergic medicamentosus stomatitis)是药物通过口服、注射、局部应用等途径进入人体后引起的超敏反应。常见的药物主要有抗生素类药物、磺胺类药物、解热镇痛药、安眠镇静药等。

【诊断要点】

1. 发病前有用药史,发病与用药有明显的因果关系。

2. 发病急,药物引起变态反应有一定的潜伏期,由初次 24~48 小时发作,反复发作缩短至数小时或数分钟。

3. 口腔黏膜突发急性炎症,出现红肿、大疱,破溃后形成大面积糜烂面,黏膜充血水肿,表面有假膜形成。停用可疑药物后病损可愈合。

【药物治疗】

1. 全身抗组胺药 可选择以下药物治疗。

(1) 氯苯那敏:成人 4mg/ 次,口服,一日 3 次。应用氯苯那敏时应注意其不良反应以及禁忌证,不良反应主要有头晕、嗜睡、疲劳、乏力,用药期间不得驾驶车辆或操作危险的机器。膀胱颈部梗阻、幽门十二指肠梗阻、消化性溃疡所致的幽门狭窄、心血管疾病、青光眼、高血压、高血压危象、甲状腺功能亢进症、前列腺肥大的患者体征明显时慎用。下呼吸道感染以及哮喘患者禁用。

(2) 赛庚啶:成人 2~4mg,口服,一日 3 次。儿童,2~6 岁 2mg,口服,一日 2~3 次;7~14 岁 4mg,口服,一日 2~3 次,极量为 0.2mg/kg。不良反应有嗜睡、口干、乏力、头昏、食欲增强等,高空作业者、驾驶员不宜使用。2 岁以下儿童及虚弱的老人不推荐使用。

(3) 苯海拉明:成人 25~50mg,口服,一日 2~3 次,饭后服。儿童,口服,体重超过 9.1kg，12.5~25mg/ 次，一日 3~4 次或一日 5mg/kg，分次给药。不良反应有嗜睡、头晕、恶心等。过敏体质或对乙醇胺类药物过敏者，重症肌无力、闭角型青光眼、前列腺肥大患者禁用。

(4) 异丙嗪：成人 6.25~12.5mg，口服，一日 3 次，饭后及睡前服用。儿童，口服，按体重计算，每次 0.125mg/kg，每 4~6 小时 1 次；按年龄计算，2~5 岁每日 5~15mg，6 岁及以上每日 10~15mg，1 次或 2 次给予。不良反应为嗜睡、口干，因此高空作业者、驾驶员、运动员禁用。不应与哌替啶、阿托品合用。2 岁以下儿童不推荐使用。

(5) 氯雷他定：成人及 12 岁以上儿童 10mg，口服，一日 1 次，空腹服用。儿童 2~12 岁，体重>30kg 者，10mg/ 次，口服，一日 1 次；体重≤30kg 者，5mg/ 次，口服，一日 1 次。不良反应较少，偶有口干、头痛等，偶见肝功能异常、黄疸，肝功能受损者应减量。本品过敏者禁用，2 岁以下儿童不推荐使用。孕期、哺乳期妇女慎用。

2. 局部用药　对症治疗，消炎止痛，促进愈合。如金霉素[非]软膏、红霉素软膏、利多卡因溶液、氯己定[非]溶液等局部应用。

【注意事项】

1. 尽量找出可疑的致敏药物，同时立即停用。与致敏药物结构相似的药物也禁止应用。

2. 应当严格掌握用药的适应证，用药前要询问患者的药物过敏史，避免出现过敏反应。

3. 应用抗组胺药物时应注意中枢抑制作用，表现为镇静、嗜睡、疲倦、乏力、眩晕等，因此驾驶员、机械操作者应禁用；患闭角型青光眼、尿潴留、前列腺增生、幽门十二指肠梗阻、癫痫患者慎用；孕妇、哺乳期妇女慎用。老年人对抗组胺药较敏感，易出现低血压、精神错乱、痴呆、头晕等不良反应，应注意。

第四节　接触性口炎

【概述】接触性口炎（allergic contacted stomatitis）是超敏体质者的口腔局部与药物、修复材料等接触后，发生变态反应而引发的一种口腔黏膜炎症性疾病。

【诊断要点】

1. 接触变应原后，经 2~3 日出现口腔局部黏膜充血水肿或形成红斑，重者发生水疱、糜烂或溃疡，甚至组织坏死，表面渗出形成假膜覆盖。病变除在接触部位外，也可向邻近部位扩展。

2. 常见为修复材料引起的接触性口炎，与义齿基托相接触部位的黏膜充血、肿胀。患者有灼热刺痛感。

3. 另一种较常见情况为银汞合金或金属冠引发的变态反应。有银汞充填或金属冠的牙齿在相应部位的黏膜和牙龈发红,或有白色条纹状病变,患者有不适烧灼感或刺痛感,称为苔藓样反应。

4. 口腔黏膜局部用抗菌药物软膏、止痛剂、含漱剂或化妆唇膏等也可发生变态反应。在药物接触部位有瘙痒不适或烧灼痛,亦可出现肿胀发红,甚至糜烂、出血,与药物性口炎的临床表现相似。

【药物治疗】

1. 口腔黏膜病损　以局部治疗为主,对症治疗,消炎止痛,促进愈合。如金霉素[非]软膏、红霉素软膏、利多卡因溶液、氯己定[非]溶液等局部应用。

2. 唇部以及口周皮肤病损有结痂时,应先用0.1%依沙吖啶溶液湿敷,去除痂皮后,再应用局部药物进行治疗。

3. 症状较重者可采用全身药物治疗,具体药物参见药物变态反应性口炎。

【注意事项】

1. 采用药物治疗前,应首先去除引起变态反应的因素,如更换义齿修复材料或牙体充填材料,停用可疑药物或化妆品等。

2. 避免再次使用可能引起变态反应的药物、修复材料、化妆品等。

第五节　口腔扁平苔藓

【概述】　口腔扁平苔藓(oral lichen planus,OLP)是一种常见的口腔黏膜慢性炎症性疾病,病因不明,可能与免疫、精神、内分泌、感染等因素有关。中年女性好发,皮肤和黏膜可单独或同时发病,多数患者可有粗糙不适、刺激痛等症状。长期糜烂的口腔扁平苔藓有恶变的倾向,WHO将其列入潜在恶性病患(potentially malignant disorders,PMD)。

【诊断要点】

1. 患者女性多于男性,尤其是中年女性。

2. 患者的主要症状为粗糙感、有刺激痛,尤其进食刺激性食物时明显,出现糜烂时疼痛加重。

3. 病损可单发于黏膜,也可与皮肤同时并发。口腔黏膜的任何部位均可发病,多见于颊黏膜及前庭沟,病损具有对称性。多见的损害为白色条纹组成网状、树枝状、环状等多种形状,也可表现为斑块状。

4. 根据病损基部黏膜情况分为以下两种。

(1) 糜烂型:除白色病损以外,在病损区或周围黏膜出现充血糜烂、溃疡。

(2) 非糜烂型:病损区黏膜正常,不出现充血糜烂。白色病损的表现可以有多种多样表现,可分为丘疹型、网状型、斑块型、萎缩型、疱型。

5. 典型皮损为紫红色、多角形扁平小丘疹。损害表面有网状细白条纹,即 Wickham 纹。皮损以四肢屈侧前臂和腕部多见,对称发生。

6. 必要时需组织病理检查确诊。

【药物治疗】

1. 局部治疗

(1) 消除局部刺激因素。

(2) 抗炎治疗:糜烂型口腔扁平苔藓局部可以应用一些促进糜烂愈合的药物。

(3) 免疫治疗:局部使用糖皮质激素或其他免疫制剂。

(4) 去除角化病损的治疗:对于角化程度较高的病损可以应用维生素 A 软膏。

2. 全身治疗 严重糜烂型 OLP 可应用小剂量、短疗程泼尼松或甲泼尼龙治疗,泼尼松剂量 20~30mg/d;注意应用糖皮质激素治疗的不良反应。

雷公藤多苷:一日剂量 0.3~0.5mg/kg,分 3~4 次服用。不良反应有消化系统反应、肝肾损害、白细胞、血小板下降、男性精子数目下降、女性闭经等。

羟氯喹:100~200mg/ 次,口服,2 次 /d。不良反应有头晕、耳鸣、神经性耳聋、头痛;恶心、呕吐、腹泻;视网膜病变、视力下降;白细胞减少、血小板减少;脱发、瘙痒、皮疹等。孕妇、肝病患者、肾功能不全者禁用。

免疫调节剂:胸腺肽[非]、转移因子[非]、白芍总苷[非]等。

【注意事项】

1. 消除局部刺激因素,如烟、酒、辛辣食物、牙结石、尖锐牙体、龋洞、不良修复体及银汞合金充填材料等。

2. 损害局限且无症状者,可不用药,仅观察随访;损害局限但有症状者,以局部用药为主;损害较严重者采用局部和全身联合用药,全身用药以免疫调节治疗为主。

3. 注意控制继发感染,特别是真菌感染。

4. 加强心理疏导,缓解精神压力,必要时可建议患者进行心理咨询及治疗。

5. 定期随访观察。病情缓解后,一般每 3~6 个月复查一次;如果持续稳定,一年复查一次;如果病情复发加重,应及时复诊。

第六节 急性坏死性溃疡性龈炎

【概述】急性坏死性溃疡性龈炎(acute necrotizing ulcerative gingivitis)是局限于牙龈的坏死性炎症。牙龈急性坏死是本病的特点。

【诊断要点】

1. 牙龈疼痛明显,自发性出血,腐败性口臭,坏死表现为龈乳头顶端中央坏死,龈缘虫蚀状坏死,上覆灰白色污秽的坏死物,易于擦去,擦去后可暴露下方鲜红触痛的溃疡面,在坏死区和病变相对未累及的牙龈区常有一窄的红边为界。

2. 重度患者可有颌下淋巴结肿大和触痛,唾液增多,低热等症状。

3. 坏死区涂片瑞氏染色可见大量的梭形杆菌和螺旋体。

【药物治疗】

1. 局部用药为主 用 3% 过氧化氢溶液[非] 擦洗病损部位。

2. 重症者可口服硝基咪唑类药物

(1) 甲硝唑:200~400mg,口服,一日 3 次,连续服用 3 日。不良反应有恶心、呕吐、食欲缺乏等消化道症状,也可有头痛、眩晕等。孕妇、哺乳期妇女、有活动性神经系统疾病者、血液病者禁用。

(2) 替硝唑:首日 2g 顿服,以后 0.5g/d,一日 2 次;连续服用 3 日。不良反应较甲硝唑少见,主要是恶心、呕吐、腹痛、食欲下降等症状,也可有头痛、眩晕等。对替硝唑或吡咯类药物过敏者、有活动性中枢神经系统疾病者、血液病者禁用。12 岁以下患者禁用。

【注意事项】本病的治疗主要采取局部处理:轻轻去除大块牙结石,然后用 3% 过氧化氢溶液[非] 擦洗,并给予氯己定溶液[非] 含漱。甲硝唑、替硝唑应用的注意事项详见本章第七节。

第七节 牙 周 炎

【概述】牙周炎(periodontitis)是由牙菌斑中的微生物所引起的牙周支持组织的慢性感染性疾病,导致牙周支持组织的炎症和破坏。

【诊断要点】

1. 牙龈的炎症,牙龈色红、水肿、刷牙时出血、牙周探诊检查时出血、牙龈松软。

2. 牙周袋形成、附着丧失,探针深度大于 3mm,袋底在釉牙骨质界的根方,可有牙周袋溢脓。

3. 牙槽骨吸收,X 线片上可显示牙槽骨高度降低,呈水平或垂直吸收。

4. 牙齿松动、移位,甚至脱落,导致咀嚼无力。

5. 可伴发根分叉病变,牙周脓肿,牙龈退缩所导致的牙根面暴露、敏感、牙根面龋,食物嵌塞,口臭,咬合不适或咬合疼痛等。

6. 往往有明显的菌斑、牙石及局部刺激因素。

【药物治疗】

1. 以局部治疗为主　可用 3% 过氧化氢溶液[非]或氯己定溶液[非]局部冲洗。

2. 重度牙周炎患者或伴有全身系统病的牙周炎患者可选用全身药物治疗。

(1) 甲硝唑：口服，200~400mg/ 次，一日 3 次，连续服用 5~7 日。不良反应有恶心、呕吐、食欲缺乏、腹痛；神经系统症状有头痛、眩晕、感觉异常、肢体麻木等；也可有荨麻疹、潮红、瘙痒、膀胱炎、口腔有金属味、白细胞减少等，均可逆，停药后可恢复。有活动性中枢神经系统疾病、血液病患者禁用。妊娠期妇女、哺乳期妇女禁用。

(2) 替硝唑：口服 2g，连续服用 3~4 日。不良反应较甲硝唑少见，主要是恶心、呕吐、腹痛、食欲下降、过敏反应等症状，神经系统障碍有头痛、头晕、眩晕、共济失调等。对替硝唑或吡咯类药物过敏者、有活动性中枢神经系统疾病者、血液病患者禁用。12 岁以下患者禁用，妊娠早期、哺乳期妇女、器质性神经系统疾病者、血液病者、过敏者禁用。

(3) 阿莫西林：500mg，每 6~8 小时 1 次，连续服用 7 日。不良反应有恶心、呕吐、腹泻等消化道症状，青霉素过敏者禁用，与头孢菌素类药物之间存在部分交叉过敏。

(4) 阿莫西林克拉维酸钾 [200mg：28.5mg(7：1)]：457~914mg，每 12 小时服用 1 次。不良反应中胃肠道反应较常见，如恶心、呕吐、腹泻等；传染性单核细胞增多症患者、对青霉素类药物过敏者、妊娠期妇女禁用。

(5) 红霉素：一日 1~2g，分 3~4 次服用，口服。不良反应中胃肠道反应最常见，如腹泻、恶心、呕吐等。对大环内酯类药过敏者、妊娠期妇女禁用。

(6) 多西环素：口服首次剂量 0.2g，以后 0.1g，一日 2 次，10~14 日为 1 个疗程。不良反应有恶心、呕吐、腹痛、腹泻等胃肠道反应，具有肝毒性和过敏反应，长期应用可导致真菌感染。有四环素类药物过敏史者禁用，孕妇、哺乳期妇女以及 8 岁以下儿童禁用。

小剂量多西环素用于调节宿主反应时，口服 20mg，一日 2 次，3 个月为 1 个疗程。长期应用需注意控制真菌感染，并定期随访检查血常规以及肝功能。

【注意事项】

1. 牙周炎的治疗应当以局部治疗为主，采用洁治术、龈下刮治和根面平整术清除局部致病因素，治疗后可以局部用药冲洗。

2. 医务人员要指导患者采用正确的方法刷牙，使用牙线、牙签或牙间隙刷，以长期控制菌斑，保持口腔卫生。

3. 重度慢性牙周炎、侵袭性牙周炎、伴糖尿病等全身疾病的牙周炎患者需辅助全身用药和局部药物治疗。

4. 应用甲硝唑、替硝唑治疗时应注意药物的相互作用　两者均有减缓抗凝血药物的代谢,加强其作用,增加出血的危险;西咪替丁等肝酶诱导剂可加速甲硝唑的消除,影响疗效;甲硝唑与替硝唑均可抑制乙醛脱氢酶的作用,加强乙醇的作用,导致双硫仑反应(出现呕吐、面部潮红、腹部痉挛等),用药期间以及停药 5 日内禁用含酒精的饮料和药品。

第八节　牙 周 脓 肿

【概述】牙周脓肿(periodontal abscess)是位于牙周袋壁或深部牙周组织中的局限性化脓性炎症,一般为急性过程,也可为慢性牙周脓肿。

【诊断要点】

1. 急性牙周脓肿发病突然,在患牙的唇颊侧或舌腭侧牙龈形成椭圆形或半球状的肿胀突起。牙龈发红、水肿,表面光亮,疼痛较剧烈,可有搏动性疼痛,患牙有"浮起感",叩痛,松动明显。

2. 在脓肿的后期,脓肿表面较软,扪诊可有波动感,疼痛稍减轻,轻压牙龈可有脓液从袋内流出,或脓肿自行从表面破溃。

3. 脓肿可发生在单个牙齿,磨牙的根分叉处较为多见,也可同时发生于多个牙齿,或此起彼伏。

4. 多发性牙周脓肿常伴有较明显的全身不适。

【药物治疗】

1. 牙周脓肿以局部治疗为主,脓肿切开引流。

2. 口服用药为辅助治疗手段

(1) 甲硝唑:200~400mg,一日 3 次。不良反应有恶心、呕吐、食欲缺乏等消化道症状,也可有头痛、眩晕等;孕妇、哺乳期妇女、有活动性神经系统疾病、血液病者禁用。

(2) 替硝唑:首日 2g 顿服,以后 0.5g,一日 2 次,连续服用 3~4 日。不良反应较甲硝唑少见,主要是恶心、呕吐、腹痛、食欲下降等症状,也可有头痛、眩晕等。对替硝唑或吡咯类药物过敏者、有活动性中枢神经系统疾病者、血液病者禁用。12 岁以下患者禁用。

(3) 阿莫西林:500mg,每 6~8 小时 1 次。不良反应主要为恶心、呕吐、腹泻等消化道症状,青霉素过敏者禁用,与头孢菌素类药物之间存在部分交叉过敏。

(4) 阿莫西林克拉维酸钾[200mg∶28.5mg(7∶1)]:457~914mg,每 12 小时 1 次。胃肠道不良反应较常见,如恶心、呕吐、腹泻等;传染性单核细胞增多症患者、对青霉素类药物过敏者、妊娠期妇女禁用。

(5) 红霉素：一日 1~2g,分 3~4 次服用,口服。胃肠道不良反应最常见,如腹泻、恶心、呕吐等。对大环内酯类药过敏者、妊娠期妇女禁用。

3. 重度牙周脓肿、多发性牙周脓肿,可将硝基咪唑类与阿莫西林联合应用。

【注意事项】甲硝唑、替硝唑应用的注意事项详见本章第七节。

第九节 急性根尖周炎

【概述】急性根尖周炎(acute apical periodontitis)是从根尖部牙周膜出现浆液性炎症到根尖周组织形成化脓性炎症的一系列反应过程。当根管内的感染物通过根尖孔作用于根尖周组织时,刺激物毒力较强,机体抵抗力弱,根尖周组织的反应表现为急性炎症。急性根尖周炎得到了某种引流,但未彻底消除根管内的感染源,根尖周组织可转变为慢性炎症;而慢性根尖周炎在机体抵抗力减弱时,又可以急性发作的形式表现出来。根据其发展过程可分为浆液期和化脓期,化脓期则根据脓液所在的部位不同又可分为根尖脓肿、骨膜下脓肿、黏膜下脓肿三个阶段。

【诊断要点】

1. 急性浆液性根尖周炎(又称为急性根尖周炎的浆液期)表现为牙齿持续性自发疼痛,有浮起感并有咬合痛;患者可明确指出患牙;患牙有龋坏、非龋性牙体疾病、深牙周袋或牙髓治疗史,叩痛明显,轻度松动。牙髓温度测试或电活力测验无反应;X 线片线片上根尖周组织影像无明显异常改变。

2. 急性化脓性根尖周炎主要表现为牙齿持续性、自发性剧烈疼痛,不敢咬合;牙齿有龋坏或非龋性牙体疾病,叩痛明显,牙髓温度测试或电活力测验无反应。

3. 根尖脓肿表现为根尖部充血,持续性跳痛,扪诊疼痛,根尖部牙龈轻度红肿。

4. 骨膜下脓肿时患牙有剧烈的疼痛,叩诊可引起剧痛,根尖部红肿明显,有扪痛,可以伴有全身症状。

5. 黏膜下脓肿的疼痛减轻,脓肿局限在黏膜下,扪诊疼痛,有波动感。

6. X 线片显示根尖部有不同程度的牙槽骨破坏。

【药物治疗】

1. 口服抗菌药物类

(1) 甲硝唑:200~400mg,一日 3 次。不良反应有恶心、呕吐、食欲缺乏等消化道症状,也可有头痛、眩晕等。孕妇、哺乳期妇女、有活动性神经系统疾病者、血液病患者禁用。

（2）阿莫西林:500mg,每 6~8 小时 1 次。不良反应有恶心、呕吐、腹泻等消化道症状,青霉素过敏者禁用,与头孢菌素类药物之间存在部分交叉过敏。

（3）阿莫西林克拉维酸钾[200mg：28.5mg(7：1)]:457~914mg,每 12 小时 1 次。胃肠道不良反应较常见,如恶心、呕吐、腹泻等。

（4）头孢氨苄:250~500mg,一日 4 次服用。不良反应小,主要是胃肠道反应。

（5）红霉素:一日 1~2g,分 3~4 次服用。不良反应中胃肠道反应最常见,如腹泻、恶心、呕吐等。对大环内酯类药过敏者、妊娠期妇女禁用。

2. 口服镇痛药以缓解疼痛

（1）双氯芬酸钠:25~50mg,每 6~8 小时 1 次。不良反应有胃肠不适、恶心、呕吐、腹泻、腹部痉挛、消化不良等;偶见头晕、头痛眩晕、皮疹等。有肝功能损害或胃肠道溃疡病史者慎用,14 岁以下儿童、妊娠 3 个月以内、哺乳期妇女、对双氯芬酸钠以及其他非甾体抗炎药过敏者禁用。

（2）布洛芬:0.2~0.4g,每 4~6 小时 1 次口服。成人用量最大限量为每日 2.4g。不良反应中消化道不良反应主要有消化不良、胃烧灼感、恶心呕吐,一般不必停药。也可出现头痛、嗜睡等神经系统反应。少部分患者可出现胃溃疡和消化道出血等症状。支气管哮喘、心肾功能不全、高血压、血友病、消化道溃疡病史者慎用。孕妇、哺乳期妇女以及对阿司匹林或其他非甾体抗炎药过敏者禁用;胃与十二指肠溃疡活动期患者禁用。

【注意事项】急性根尖周炎的治疗以治疗患牙为主:

1. 应急处理 首先开放髓腔,引流根尖的脓液,局部有波动感的在利多卡因麻醉下切开脓肿,2~3 日换 1 次药。

2. 急性炎症消除后进行根管治疗。

第十节　智牙冠周炎

【概述】正常萌出或阻生的牙齿,在萌出的过程中牙冠周围软组织发生的炎症,称之为冠周炎(pericoronitis)。其中以下颌第三磨牙的冠周炎最为常见,称之为下颌第三磨牙冠周炎,又称智牙冠周炎,好发于 18~30 岁的年轻人,是口腔科的常见病和多发病。冠周炎常以急性炎症的形式出现,急性发作可以分为两型,即局限型和扩散型。

【诊断要点】

1. 局限型 表现为患牙区胀痛不适,当咀嚼、吞咽、开口活动时疼痛加重,口腔检查可见萌出不全的牙齿被肿胀的龈瓣部分或完全覆盖,龈瓣充血,边缘糜烂,触痛明显,盲袋内有少许渗出,无明显张口受限,一般没有全身症状。

2. 扩散型 是局限型的进一步加重,可出现畏寒、发热、头痛、全身不适、食欲减退等症状,血常规检查有白细胞计数和中性粒细胞比例增高。局部可呈自发性跳痛,或疼痛向咽侧壁和耳颞区放射。

3. 口腔检查可见冠周红肿和触痛范围扩大,盲袋内有脓性分泌物流出,局部若有波动感则提示脓肿形成。当炎症波及咬肌时可出现不同程度的张口困难,甚至"牙关紧闭",面颊部肿胀,患侧局部淋巴结肿痛。

4. 冠周炎治疗不及时可能引发局部骨膜下脓肿,穿破黏膜或皮肤形成瘘管。当感染向邻近潜在的间隙扩散时,可发生蜂窝织炎,甚至颌骨骨髓炎、败血症和脓毒血症等严重并发症。

5. 急性冠周炎也可以迁延变成慢性冠周炎,此时全身症状消失,局部症状时好时坏,因没有彻底清除病灶,还可能出现急性发作。

【药物治疗】治疗原则:冠周炎应重视局部治疗,以冠周冲洗为主,可配合消炎、镇痛等药物治疗,增强全身抵抗力等。局部脓肿形成后应行切开引流。根据局部炎症及全身反应程度和有无其他并发症,合理选择抗菌药物及全身支持疗法。抗菌药物的选择,原则上应根据抗菌谱选择针对性的抗菌药物,防止遇到感染即用广谱抗菌药物的倾向。由于病原菌的种类并不是一开始就能确定,故临床上一般先根据诊断、感染来源、临床表现、脓液性状和脓液涂片革兰氏染色等,初步估计致病菌后选择抗菌药物。智牙冠周炎病菌多为需氧菌、厌氧菌或兼性菌的混合感染,常采用青霉素类、大环内酯类或头孢菌素类与甲硝唑、替硝唑等联合应用。

1. 口服抗菌药物选择

(1) 首选:阿莫西林,成人 0.5g,每 6~8 小时 1 次,一日剂量不超过 4g,3~5 日为一个疗程。青霉素皮试阳性反应者、对本品及其他青霉素类药物过敏者禁用。

阿莫西林与甲硝唑联合用药,甲硝唑 200~400mg,一日 3 次,3~5 日为一个疗程。不良反应有恶心、呕吐、食欲缺乏等消化道症状,也可有头痛、眩晕等;孕妇、哺乳期妇女、有活动性神经系统疾病者、血液病者禁用。

(2) 备选药物:①红霉素,口服一日 1~2g,分 3~4 次,3~5 日为一疗程。②复方磺胺甲噁唑,口服 1g/次,一日 2 次,3~5 日为一疗程。不良反应有恶心、呕吐、眩晕等,严重反应可出现粒细胞减少或缺乏、贫血、血小板减少。过敏反应较为常见,可表现为药疹。③头孢氨苄,口服一般 250~500mg,一日 4 次,3~5 日为一个疗程。以上备选药物均可配合甲硝唑使用。

2. 肌内注射或静脉用药

(1) 首选青霉素:成人剂量 80 万 ~200 万 U,一日 3~4 次,肌内注射;重症患者可增至每次 320 万 U,每 6 小时 1 次;严重的感染可静脉滴注,每日剂量 800 万~2 000 万 U,但仅可静脉滴注,且速度不可过快,否则可引起"青霉素脑病"等毒性反应。不良反应有过敏性休克、药疹等,因此应严格掌握适应证,并详细询问用药史,认真做好皮肤敏感试验。青霉素静脉用药的同时可以联合甲硝唑注射液,用量为静脉给药首次按体重 15mg/kg(70kg 成人为 1g),维持量按体重 7.5mg/kg,每 6~8 小时静脉滴注一次。静脉或肌内用药 3~5 日为一个疗程。

(2) 备选肌内注射或静脉用药:头孢呋辛肌内注射或静脉滴注,每 8 小时 0.75~1.5g,疗程 5~10 日;对本品及头孢菌素类过敏者禁用。头孢曲松肌内注射或静脉给药,一日 1~2g,一日 1 次;或每 12 小时 0.5~1g。不良反应主要有腹泻、恶心、呕吐、腹痛、结肠炎、黄疸、胀气、味觉障碍和消化不良等消化道反应;偶有皮疹瘙痒、发热、支气管痉挛和血清病等过敏反应。对头孢菌素类抗菌药物过敏者禁用。

【注意事项】

1. 智牙冠周炎的治疗应以局部处理为重点,局部又以清除龈袋内食物碎屑、坏死组织、脓液为主。常用 0.9% 氯化钠溶液、3% 过氧化氢溶液[非]等反复冲洗龈袋,至溢出液清亮为止。擦干局部,用探针蘸碘甘油[非]导入龈袋内,每日 1~3 次,并用 0.1% 氯己定溶液[非]等含漱剂含漱。

2. 当炎症转入慢性期后,若为不可能萌出的阻生牙则应尽早拔除,以防感染再发。

第十一节 急性化脓性腮腺炎

【概述】急性化脓性腮腺炎(acute pyogenic parotitis)主要的病菌为葡萄球菌,多见金黄色葡萄球菌,偶尔也可见链球菌。急性化脓性腮腺炎多发生在成年人,特别是老年体弱患者,或继发于其他疾病如败血症等。急性传染病、长期卧床的消耗性疾病、腹腔大手术后或糖尿病患者也易发生。腮腺导管涎石症可阻塞液体分泌造成感染。

【诊断要点】

1. 常为单侧腮腺受累,双侧同时发生者少见。炎症早期,症状轻微或不明显,腮腺区轻微疼痛、肿大、压痛。导管口轻度红肿、疼痛。若处理及时,可使炎症消散。若未能及时控制,炎症进一步发展,则可使腮腺组织化脓、坏死。此时疼痛加剧,呈持续性疼痛或跳痛,腮腺区以耳垂为中心肿胀明显,耳垂被上抬。进一步发展,炎症扩散到腮腺周围组织,伴发蜂窝织炎。皮肤发红、水肿,呈硬性浸润,触痛明显,可出现轻度张口受限,腮腺导管口明显红肿,挤压腮腺腺体,可见脓液自导管口溢出,有时甚至可见脓栓堵塞于导管口。

2. 患者全身中毒症状明显,体温可高达40℃以上,脉搏、呼吸加快,白细胞总数增加,中性粒细胞比例明显上升。腮腺浅面的腮腺咬肌筋膜非常致密,脓肿穿破前不易扪及波动感而呈硬性浸润块。腮腺深面的包膜薄弱,脓肿穿破后可进入咽旁或咽后间隙,或沿着颈部间隙向下扩散到纵隔,向上可扩散到头颅内,通过这些途径扩散的机会不多,一旦发生,则病情严重而危险。

【药物治疗】

1. 炎症早期可用热敷、理疗、外敷如意金黄散,均有助于炎症的消散。饮用酸性饮料或口含维生素C片[非],或口服1%毛果芸香碱3~5滴(2~3mg),一日2~3次,可增加唾液分泌。也可用0.9%氯化钠溶液、温热的硼酸[非]、碳酸氢钠溶液等含漱剂含漱,清洁口腔,也有利于炎症的控制。

2. 选用有效抗菌药物 急性化脓性腮腺炎的致病菌主要为金黄色葡萄球菌,可应用抗革兰氏阳性球菌头孢菌素或青霉素,如头孢唑林、头孢呋辛、苯唑西林等,也可联合应用甲硝唑治疗,并从腮腺导管口取脓性分泌物作细菌培养及药敏试验,选用最敏感的抗菌药物。抗菌药物选用参考智牙冠周炎的肌内注射或者静脉用药。

【注意事项】

1. 切开引流 当脓肿形成时,必须切开引流。其特征是局部有明显的凹陷性水肿,局部有跳痛并有局限性压痛点,穿刺抽出脓液;腮腺导管口有脓液排出,全身感染中毒症状明显。切开引流的方法为局部浸润麻醉。耳前及下颌支后缘处从耳屏往下至下颌角作切口,皮肤、皮下组织及腮腺咬肌筋膜液积聚于筋膜下者,即可得到引流。如无脓液溢出,可用弯血管钳插入腮腺实质的脓腔中引流脓液。因常为多发性脓肿,应注意向不同方向分离,分开各个腺小叶的脓腔。冲洗后安装橡皮引流条,以后每日用0.9%氯化钠溶液冲洗,更换引流条。

2. 一些体质虚弱、长期卧床、高热或禁食的患者常可发生脱水,更应加强口腔护理(如认真刷牙、常用氯己定溶液[非]含漱等),保持体液平衡,加强营养及抗感染治疗。

(关晓兵)

第十九章

肿　瘤

第一节　原发性支气管肺癌

【概述】原发性支气管肺癌（primary bronchogenic carcinoma），简称肺癌，绝大多数起源于支气管黏膜上皮，还包括多原发性肺癌。中国是全球肺癌大国之一，肺癌是男性最为常见的恶性肿瘤。数据显示，我国肺癌的发生率及死亡率仍在迅速增长。肺癌的发病病因至今尚不完全清楚，经过多年的大量研究，目前公认外部因素与肺癌的病因有密切关系，如大气污染、吸烟、室内环境污染等；患者因素包括年龄、吸烟史、既往癌症病史、家族史、职业暴露，其他肺疾病如慢性阻塞性肺疾病（COPD）、肺纤维化等。致病因素如基因遗传、免疫功能降低、代谢障碍、内分泌功能失调等也可能对肺癌的发病起一定的促进作用。肺癌是呼吸系统最为常见的恶性肿瘤，恶性程度高，易转移、易复发，早期起病隐匿且不易被察觉，但到有症状时多已到中、晚期，所以早诊且规范的治疗很重要，如手术、放疗、化疗、分子靶向药物治疗、免疫治疗等，强调规范化治疗为关键，注重综合化和个体化治疗。

【诊断要点】肺癌的诊断检查方法主要包括影像学检查、病理诊断、肿瘤标志物检测、肿瘤病灶代谢检测、靶向药物相关基因检测、免疫药物相关检测等。

1. 流行病学调查示　近年肺癌患病率呈逐年上升的趋势，其发病呈现城区高于郊区、大城市高于小城市、工业区高于非工业区，另外其呈现年轻化，可见肺癌的发病与环境密切相关，尤其是职业暴露。肺癌患者女性比例呈现逐年上升趋势，且男性预后不优于女性患者。

2. 临床表现　临床表现与癌肿的部位、大小、是否侵及邻近器官、是否具有分泌功能、有无转移灶等情况密切相关。这些临床表现可分为以下四类。

（1）原发肿瘤引起的症状：刺激性干咳、痰中带血、胸痛、发热、气短、体重下降等。

（2）肿瘤局部进展引起的症状

1) 侵犯膈神经,引起同侧膈肌麻痹。

2) 侵犯喉返神经,引起声带麻痹。

3) 压迫上腔静脉引起面部、颈部水肿和上胸部静脉怒张的上腔静脉阻塞综合征。

4) 侵犯转移至胸膜,引起胸腔积液。

5) 癌肿侵入纵隔,累及食管,引起吞咽困难。

6) 上叶顶部肺癌,亦称 Pancoast 肿瘤或肺上沟瘤,可以侵入和压迫位于胸廓上口的器官或组织,产生胸痛、颈静脉或上肢静脉怒张、水肿、臂痛和上肢运动障碍,同侧上眼睑下垂,瞳孔缩小,眼球内陷,面部无汗等颈交感神经综合征(Horner 氏综合征)。

(3) 远处转移灶引起的症状

1) 转移至脑:可有头痛、恶心、呕吐、眩晕、视物不清、一侧肢体甚至全身无力等症状。

2) 转移至骨骼:当出现固定部位持续性骨痛、神经刺痛,检查时发现血浆碱性磷酸酶或血钙升高,此时应考虑肺癌骨转移的可能。

3) 转移至肝脏:可有畏食,肝区疼痛或不适,肝大、黄疸和腹水等症状。

4) 转移至淋巴结:体表淋巴结如锁骨上淋巴结是肺癌转移的常见部位。

5) 转移至皮肤:可有相应皮肤软组织团块样改变,甚至出现破溃,皮下转移较小时可触及皮下结节。

6) 还可转移至纵隔、脑膜,胸、腹腔等其他脏器所致相关症状体征。

(4) 癌肿引起的肺外表现:少数肺癌由于肿瘤产生内分泌物质,临床上呈现非转移性的全身症状,如骨关节综合征、库欣综合征、重症肌无力、男性乳腺增大、多发性肌肉神经痛、皮肌炎等肺外症状。

3. 影像学、病理学、实验室检测

(1) 影像学检查:包括 X 线照射、超声、电子计算机断层扫描(CT)、磁共振成像(MRI)、正电子发射计算机断层显像(PET-CT)等。主要观察肺部肿块特征,肿瘤病灶范围,是否侵犯肺门、胸膜、胸壁、纵隔,是否伴有肺不张、局限性肺气肿、阻塞性肺炎、胸腔积液等。X 线照射一般只作为肺癌的筛选,正、侧位胸片可全面观察病变的部位和形态,特别对周围型肺癌意义更大。CT 为肺癌影像诊断中最重要的检查手段,其对肿瘤分期、定位,了解肿瘤侵犯的部位和范围,搜索位于隐蔽部位的病灶等具有重要意义,对于疑似肺结节可行胸部高分辨率 CT(HRCT)检查。MRI 主要用于评价是否存在脑转移和骨转移,而在肺部原发灶诊断方面的作用不如 CT。PET-CT 是将影像学和放射性核素融为一体的检查方法,可以发现普通 CT 不能发现的微小病灶,反映癌灶的细胞代谢情况,并对肺癌的临床诊断分期有重要指导意义。

(2) 细胞学和组织病理检查:包括痰脱落细胞学检查、支气管镜检查及经皮肺穿刺活检等。其中痰脱落细胞学检查是获得病理学诊断最简单、最经济的方法,一般认为中心型肺癌痰检阳性率较周围型高。气管镜下毛刷或灌洗液细胞学阳性率较痰更高。小细胞肺癌细胞学诊断与病理组织学诊断符合率最高,鳞癌次之,腺癌最低。部分肺癌难以通过细胞学分型,需要组织病理学联合免疫组化进行诊断。

(3) 肺癌常用的血肿瘤标记物:包括癌胚抗原(CEA)、鳞状细胞癌抗原(SCC)、神经元特异性烯醇化酶(NSE)等。

(4) 超声引导下支气管镜针吸活检术(EBUS-TBNA)是近年来出现的新技术,与传统经支气管针吸活检(TBNA)相比,EBUS-TBNA 可清楚地显示气道外纵隔内血管、淋巴结以及占位性病变的关系,有效地避免了对周围大血管的损伤,极大地提高了这一技术的安全性和准确性。

【药物治疗】肺癌主要有五大基本治疗手段:手术、放疗、化疗、抗肿瘤血管生长、免疫治疗及分子靶向药物治疗,另外还有中医中药、止痛、心理干预、安宁疗护等辅助治疗手段。对于不同分期、不同病理类型、不同基因靶点、不同免疫靶点突变百分比的肺癌,最佳的治疗手段则完全不同。目前最强调规范化治疗,规范化治疗是肺癌治疗获益的前提和关键,其注重综合化和个体化治疗手段的应用,可更好地延长生存时间和提高改善预后。药物治疗则包括免疫治疗、化疗治疗和分子靶向药物治疗等。分子靶向药物治疗是近年来发展最为迅速的肿瘤用药,有着精准、低副作用、安全等特点。化疗是肺癌中重要的基础治疗方法,肺癌的化疗药物已成为临床上治疗肺癌应用指征最广泛的药物。免疫治疗近年来被证明对 PD-L1 表达大于 50% 的肺癌患者有着超越以往任何治疗手段的疗效。

(1) 小细胞肺癌(small cell lung cancer,SCLC):化疗、放疗是 SCLC 患者重要的治疗手段,规范的联合化疗优于单药,常用的是依托泊苷联合顺铂(EP)方案,它是 SCLC 中的标准一线方案,其疗效尚无其他方案可以超越,难以耐受顺铂的患者可用卡铂、洛铂[非]等替代。目前常用的化疗方案如表 19-1。

(2) 非小细胞肺癌(non-smallcell lung cancer,NSCLC):在 NSCLC 中,化疗、分子靶向药物治疗、免疫药物治疗是最主要的治疗手段,而化疗的常用方式有新辅助化疗、辅助化疗、姑息性化疗、化疗联合分子靶向药物治疗、化疗联合免疫药物治疗等。

1) 化疗方案中含铂类的方案处于主导地位,铂类药物联合吉西他滨、紫衫类、培美曲塞等化疗药物是目前治疗晚期 NSCLC 的首选方案。体力状态(performance status,PS)评分为 2 分者和年老者可选择单药化疗。一线治疗后疾病进展者,PS 评分为 0~2 分者可进行二线治疗。目前常用的化疗方案如表 19-2。

表 19-1　小细胞肺癌常用化疗方案

方案	药物	用药剂量及方法		用药时间	用药周期
EP 方案	顺铂（DDP）	80mg/m²	iv	Day 1	q21d × 4~6
	依托泊苷（VP-16）	100mg/m²	iv	Days 1~3	q21d × 4~6
CE 方案	卡铂（CBP）	AUC=5~6	iv	Day 1	q21d × 4~6
	依托泊苷（VP-16）	100mg/m²	iv	Days 1~3	q21d × 4~6
IP 方案	伊立替康[非]	60mg/m²	iv	Day 1,8,15	q28d × 4~6
	顺铂（DDP）	60mg/m²	iv	Day 1	q28d × 4~6
	或卡铂（CBP）	AUC=5	iv	Day 1	q28d × 4~6

表 19-2　非小细胞肺癌常用化疗方案

方案	药物	用药剂量及方法		用药时间	用药周期
TP 方案	紫杉醇（TAX）	135~175mg/m² 3 小时输注,需要预处理	iv	Day 1	q21d × 4~6
	顺铂（DDP）	75mg/m²	iv	Day 1	q21d × 4~6
TC 方案	紫杉醇（TAX）	135~175mg/m² 3 小时输注,需要预处理	iv	Day 1	q21d × 4~6
	卡铂（CBP）	AUC=5~6	iv	Day 1	q21d × 4~6
CAV 方案	环磷酰胺（CTX）	800mg/m²	iv	Day 1	q21d × 4~6
	多柔比星（DOX）	40~50mg/m²	iv	Day 1	q21d × 4~6
	长春新碱（VCR）	2mg	iv	Day 1	q21d × 4~6
PC 方案	培美曲塞（PEM）	500mg/m² 需要预处理	iv	Day 1	q21d × 4~6
	顺铂（DDP）	75mg/m²	iv	Day 1	q21d × 4~6
	或卡铂（CBP）	AUC=5~6	iv	Day 1	q21d × 4~6
GP 方案	吉西他滨（GEM）	1 250mg/m²	iv	Day 1,8	q21d × 4~6
	顺铂（DDP）	75mg/m²	iv	Day 1	q21d × 4~6
	或卡铂（CBP）	AUC=5~6	iv	Day 1	q21d × 4~6

注:培美曲塞使用注意事项为培美曲塞使用前应严格按照说明书预处理,使用后继续维生素维持治疗。

2) 对于存在 EGFR 基因、ALK 融合基因突变的患者,给予吉非替尼、埃克替尼或克唑替尼等分子靶向药物治疗。

在一线全身治疗前发现 EGFR 基因突变、ALK 融合基因重排的患者按照使用要求使用分子靶向药物治疗。

在一线全身治疗中发现 EGFR 基因突变、ALK 融合基因重排的患者,完成计划的全身治疗,包括维持治疗等后,如确需调整治疗应充分考虑患者自身具体情况。

【注意事项】

1. 肺癌按肿瘤发生部位、病理类型和病程早晚等不同情况,在临床症状和X线征象上有各种各样,极易与其他肺部疾病混淆,例如:肺结核病、肺部炎症、其他胸部肿瘤等。因此,肺癌特别是早期病例的鉴别诊断,对早期诊断、早期治疗具有重要意义。

2. 肺癌化疗药物对肝功能、肾功能、骨髓功能有一定的影响,化疗期间,患者需定期检查血常规、肝功能、肾功能等。一旦出现骨髓功能下降,或肝、肾功能异常,一定要对症处理。化疗期间还要定期进行影像学等复查,观察肿瘤病变是否进展,有无转移。如果无效,要及时更改治疗方案。

3. 其他对非小细胞肺癌有效的药物有吉西他滨(GEM)、培美曲塞(PEM)、多西他赛[非](DOC)、长春瑞滨[非](NVB)等,均可与铂类药物联合使用。而GEM、DOC、PEM单药化疗方案可作为晚期非小细胞肺癌二线化疗方案。

4. 目前研发的肺癌分子靶向药物包括以下几种。

(1) 以表皮生长因子受体为靶点的靶向药物,如吉非替尼、埃克替尼和厄洛替尼[非]。

(2) 细胞外的单克隆抗体,如西妥昔单抗[非]等。

(3) 以肿瘤血管生成相关的基因为治疗靶点的药物,如贝伐珠单抗[非]、安罗替尼[非]、阿帕替尼[非]等。

(4) 以多靶点抗血管生成的药物,如凡他尼布[非]、索拉非尼[非]、舒尼替尼[非]等。

5. 以上治疗方案首选国家基本药物。

(于忠和　王佐超)

第二节　食　管　癌

【概述】食管癌(esophagus cancer)是发生于食管黏膜上皮的恶性肿瘤。我国是食管癌的高发区之一,食管癌死亡数在全国恶性肿瘤死亡总数中约占1/4,在我国以华北地区发病率最高,河南省林县发病率占首位。我国食管癌发病率男性患者高于女性患者,但高发区男女比例接近,发病年龄多在40岁以上。食管癌的病因包括:①化学因素,即亚硝胺类如亚硝酸盐、亚硝胺等;②生物性病因,如黄曲霉素等;③微量元素缺乏,如钼、铁、锌、硒等;④维生素类缺乏,如维生素A、维生素B_2、维生素C等;⑤饮食习惯不良,如吸烟、喝酒、喜热食、喜热饮、饮食粗糙等;⑥遗传易感因素。食管癌多发生于食管中段,约占50%以上。

【诊断要点】早期食管癌变演进的分子机制尚不清楚,缺乏敏感、特异性的早期诊断指标和方法。目前食管癌诊断方法主要为：

1. 流行病学史 长期食用含较高亚硝胺的食物、霉变变质食物、烈性酒、嗜烟等。华北地区的高发地区如河南临县，因该地区土壤缺乏钼元素。

2. 临床表现 早期症状不明显，一般无吞咽困难，可出现咽食哽噎感，食物通过停滞感，食管内异物感以及胸骨后烧灼样、针刺样疼痛。中、晚期食管癌会出现典型症状，即进行性吞咽困难。

3. X线钡餐检查 常规 X 线钡餐检查常常不易发现浅表性小癌灶。

4. 带网气囊食管脱落细胞检查 早期病例阳性率可达 90%~95%，适用于普查或早期诊断。

5. 食管镜检查 对临床高度怀疑而又未能明确诊断者，应尽早作食管镜检，并取活组织行病理确诊。

6. 内镜超声(EUS)检查 EUS 被认为是食管癌分期的金标准。优点是可精确测定病变在食管壁内浸润的深度、测量壁外肿大的淋巴结、区别病变在食管壁的部位，为食管癌的后续治疗提供依据。

【药物治疗】由于食管癌以鳞癌为主，化疗不敏感，化疗的地位仅用于晚期和手术后复发转移者，放、化疗联合以及放疗增敏更获益。食管癌的化疗常用药物有：氟尿嘧啶(5-FU)、顺铂(DDP)和紫杉醇(PTX)等药物。食管癌化疗无论是腺癌，还是鳞癌，5-FU 和 DDP 都是基础的治疗药物，紫杉醇联合 DDP 方案也应用越来越广泛。常用化疗方案见表 19-3。

表 19-3 食管癌常用化疗方案

方案	药物	用药剂量及方法		用药时间	用药周期
FOLFOX 方案(此方案主要用于腺癌)	奥沙利铂(OXA)	85~100mg/m²	iv. gtt 2h	Day 1	q14d × 8~12
	亚叶酸钙(CF)	200mg/m²	iv. gtt 2h	Days 1, 2	q14d × 8~12
	氟尿嘧啶(5-FU)	400mg/m²	iv. bolus 2h	Days 1, 2	q14d × 8~12
		600mg/m²	civ 22h	Days 1, 2	q14d × 8~12
CF 方案	顺铂(DDP)	75~100mg/m²	iv	Day 1	q28d × 4~6
		或 20mg/m²	iv	Days 1~4	q28d × 4~6
	氟尿嘧啶(5-FU)	750~1 000mg/m²	civ	Days 1~4	q28d × 4~6

【注意事项】

1. 食管癌受侵犯的淋巴结数量多和脉管受侵是预后不良的独立因素，其接受化疗是有益的。

2. 对年轻患者，病变广泛、多发病灶、残端阳性、局部淋巴结转移者，术后辅助治疗是必需的治疗手段，放疗联合全身化疗疗效好。

3. 其他对食管癌治疗有效的药物有长春瑞滨[非](NVB)，伊立替康[非]

（CPT-11），吉西他滨（GEM）；分子靶向药物治疗对于食管癌具有重大的应用价值，目前发现的食管腺癌靶向药物包括 Her-2 单克隆抗体曲妥珠单抗。

4. 以上治疗方案用药首选国家基本药物。

（于忠和　王佐超）

第三节　胃　癌

【概述】胃癌（gastric carcinoma）是最常见的消化道肿瘤之一。北美地区、西欧地区、澳大利亚和新西兰发病率较低，而日本、中国、智利、爱尔兰及俄罗斯发病率较高；我国北方发病率高于南方，沿海省份比内地高。男女患病之比约 2：1。55~70 岁为高发年龄段，35 岁以下发病率较低。胃癌的发生是多因素参与、进行性发展的过程。病因主要有以下几种。

1. 环境和饮食因素。

2. 幽门螺杆菌（HP）感染。

3. 遗传因素。

4. 癌前状态　①癌前疾病：慢性萎缩性胃炎、胃息肉、胃溃疡、残胃炎等；②癌前病变：肠化、异型增生等。

【诊断要点】早期胃癌患者多无症状或有轻度非特异性消化不良症状，早诊率低。进展期胃癌诊断主要依靠临床诊断及病理活检。

1. 流行病学史　患者饮食习惯，癌前疾病及疾病高发地区等。

2. 临床表现　上腹疼痛或饱胀，常伴纳差、畏食、呕吐、消瘦。晚期出现并发症及转移症状，可扪及包块，并有腹水、黄疸、淋巴结肿大和伴癌综合征。

3. 实验室及影像学检查　血常规有不同程度的贫血，便潜血试验可为阳性。肿瘤标记物如 CEA、CA50、CA72-4、CA19-9、CA242 等对于胃癌的诊疗和预后判断有一定价值，但无明显特异性。X 线检查对胃癌诊断依然有较大价值。X 线征象包括局部胃壁僵硬、皱襞中断、蠕动波消失、充盈缺损等。

4. 内镜检查　胃镜结合黏膜组织活检是诊断胃癌最可靠的手段，确诊率达 95%~99%。

5. 病理检查　组织病理检查是确诊胃癌的金标准。

6. 增强 CT 及上腹部核磁　对胃癌的诊断和分期具有重要价值，不仅可以帮助分析肿瘤病变位置及范围，还可帮助病灶周围情况。

目前胃癌的诊断主要依据 X 线钡餐以及胃镜检查加活检。

【药物治疗】目前胃癌的治疗仍以手术为主，化学治疗主要有：新辅助化疗、术后辅助化疗、姑息性化疗、分子靶向药物治疗等。主要是基于氟尿嘧啶

(5-FU)、替加氟[非](FT-207)、甲氨蝶呤(MTX)、顺铂(DDP)或多柔比星(ADM)的联合方案。常用化疗方案见表19-4。

表19-4 胃癌常用化疗方案

方案	药物	用药剂量及方法		用药时间	用药周期
TCF方案	紫杉醇(PTX)	175mg/(m²·d)	iv 3h	Day 1	q28d
	顺铂(DDP)	20mg/(m²·d)	iv	Days1~5	q28d
	氟尿嘧啶(5-FU)	750mg/(m²·d)	civ24h	Days 1~5	q28d
CF方案	顺铂(DDP)	100mg/(m²·d)	iv. gtt 2h	Day 1	q28d
	氟尿嘧啶(5-FU)	800~1 000mg/(m²·d)	civ 24h	Days 1~5	q28d
FLO方案	氟尿嘧啶(5-FU)	2 600mg/(m²·d)	civ 24h	Day 1	q14d
	奥沙利铂(OXA)	85mg/(m²·d)	iv. gtt 2h	Day 1	q14d

分子靶向药物治疗 Her-2 阳性方案如下。曲妥珠单抗,建议采用每三周1 次的给药方案,初始负荷剂量为 8mg/kg,随后 6mg/kg 每三周给药 1 次。首次输注时间约为 90 分钟。如果患者在首次输注时耐受性良好,后续输注可改为 30 分钟。维持治疗直至疾病发展。

其他方案有 XP 方案、ECF 方案、mFOLFOX6 方案等。

【注意事项】

1. 早期胃癌预后良好,5 年生存率达 90% 以上,而进展期胃癌 5 年生存率仅为 30%~40%。胃癌的早期诊断是本病根治的前提,也是当前我国防治胃癌的关键。

2. 奥沙利铂、卡培他滨、伊立替康[非]、S-1(替吉奥)[非]为主的新一代联合化疗可以提高晚期胃癌的客观缓解率,生存期也有所延长,氟尿嘧啶类联合铂类是胃癌化疗的基础药物。

3. 胃癌的分子靶向药物治疗基于靶向药物与基本化疗药物的联合应用。针对肿瘤血管内皮的小分子靶向药,如阿帕替尼[非]等。

4. 以上治疗方案用药首选国家基本药物。

(于忠和 王佐超)

第四节 原发性肝癌

【概述】原发性肝癌(primary liver cancer,PLC),简称肝癌,是临床最常见的恶性肿瘤之一。肝癌在恶性肿瘤中的发病率、死亡率逐年增长,因地区的不同而有所差别,亚洲国家的发病率高于美国和西欧国家。在我国的不同地区,肝癌的发病率也不同,有普查表明多数发病地区人口数较低,但在江苏、广西、广东等地则较多见,其中高发区之肝癌标准化发病率达 49.17/10 万人口。在我国,中、老年多发,但在高发区则青壮年发病的比例明显上升,男:女约为 2:1。我国新发肝癌人数占到全球总人数的 50% 以上。我国肝癌发病率高是因为我国乙型肝炎患者人数众多,丙型肝炎的发病率近年来亦有明显上升趋势。肝癌一般都来源于长期慢性肝病,主要是肝硬化。最常见的危险因素是乙型肝炎病毒(HBV)或丙型肝炎病毒(HCV)感染,其他因素包括吸烟、肥胖、糖尿病及致癌物(如黄曲霉素等)。此外,非酒精性脂质性肝炎也是较常见的危险因素,发病率约 15%。长期酗酒导致的酒精性肝硬化是西方国家终末期肝病(包括肝癌)的首位原因。

原发性肝癌从病理学可分为肝细胞型肝癌(hepatocellular carcinoma,HCC)、胆管细胞型肝癌(intrahepatic cholangiocarcinoma,ICC)及混合型肝癌(mixed hepatocarcinoma,MHC),其中 HCC 占到 90%;从肿瘤的形态上可分为结节型肝癌、巨块型肝癌和弥漫型肝癌。

【诊断要点】肝癌患者在早期往往没有明显的特异性症状。即使有些症状,如右上腹不适、腹胀、乏力等,也只是肝硬化而非肝癌本身的症状。直至出现腹部触及肿块、疼痛等症状,通常已经失去了最佳治疗时机。诊断主要依靠病史、临床表现、血清甲胎蛋白(AFP)和肝脏影像学检查,并由组织病理学确诊。

1. 流行病学史　询问患者有关肝癌的相关危险因素及遗传性肝病家族史。95% 的肝癌患者具有 HBV 感染的背景,10% 有 HCV 感染背景,还有部分患者 HBV 和 HCV 重叠感染。

2. 临床表现　症状体征随病灶位置及大小、是否伴发肝硬化及严重程度而有差异。轻到中度的上腹痛、早饱感、可触及的上腹部包块或体重下降等,提示病灶较大。梗阻性黄疸少见,或由于肿瘤侵犯胆道系统或胆道出血引起。腹水则可能由潜在的肝硬化、腹膜疾病或门脉高压引起。还可能由于转移性疾病出现骨痛、腹泻、咳嗽、胸痛及劳累性呼吸困难。肿瘤破裂引发腹腔出血是一种严重并发症,通常发生于乙肝病毒感染但无肝硬化的患者,表现为突然发生的剧烈腹痛,伴腹胀、急性血容量不足及低血压。发热则可能与病灶中心肿瘤坏死有关。

3. 实验室检查　甲胎蛋白是目前常用且简单实用的检查指标。我国 60% 以上的肝癌患者血清 AFP>20ng/ml。但并非所有肝癌都分泌 AFP,约 20% 的患者血清 AFP 未见异常。与病毒性肝炎相关的患者 AFP 升高的可能性大,与酒精相关的患者血清 AFP 升高的可能性则较小。另外,妊娠、没有肝癌的慢性乙型和丙型肝炎患者及生殖腺起源肿瘤(如睾丸癌、卵巢癌等)和极少数胃、胰、胆管、结直肠癌也可升高,但绝对值通常不如肝细胞癌高。

4. 影像学检查　现代医学影像学手段也为肝癌的诊断提供了很大帮助,

为肝癌的定位、定性、定量、定期和制定治疗方案提供了可靠的依据。

（1）超声：属非侵入性检查，可显示肝癌的大小、形态、部位，诊断符合率可达 90% 以上。超声造影技术的发展，大大提高了超声检查对肝脏肿瘤的诊断价值。

（2）CT：是肝癌诊断的重要手段。腹部增强 CT 扫描可清楚地显示肝癌的大小、数目、形态、部位、边界、肿瘤血供丰富程度及肿瘤与肝内重要结构的关系。对于肝癌的明确诊断及与其他肝脏占位的鉴别诊断均有重要意义。同时可确定肝癌的分期，对于指导治疗及判断预后有重要意义。CT 的精确度高于超声，可提高诊断的准确性。

（3）MRI：能够提高小肝癌检出率，同时对肝癌与肝脏局灶性增生结节、肝腺瘤等的鉴别有较大帮助，可以作为 CT 检查的重要补充。

（4）PET-CT：可了解整体状况和评估肿瘤转移情况，更能全面地判断肿瘤的分期及预后，但价格昂贵，一般不作为首选检查。

（5）数字减影血管造影（DSA）肝动脉造影：属侵入性检查，可较明确地显示肝脏的小病灶及肿瘤血供情况，明确诊断后还可通过注射碘油来堵塞肿瘤的供养血管达到治疗目的。但肝动脉造影属于有创检查，其他检查未能确诊和准确评估病情时，才考虑采用。

5. 组织病理学诊断（肝穿刺病理）　有确定诊断的意义，目前多在 CT 或 B 超引导下完成。

【药物治疗】肝癌治疗总的原则是早期发现和早期诊断。常见的治疗方法有外科手术切除及局部治疗（如经导管肝动脉化疗栓塞治疗、局部消融治疗和外科减瘤术）等。全身化疗临床不常应用。近年有分子靶向药物治疗原发性肝癌。

1. 经导管肝动脉化疗栓塞（transcatheter arterial chemoembolization，TACE）TACE 包括肝动脉栓塞（transcatheter arterial embolization，TAE）和肝动脉灌注化疗（hepatic arterial infusion，HAI），主要适用于以肝右叶为主或多发病灶或术后复发而无法再手术切除的肝癌。该手段方法简便，疗效确切，半数以上患者经治疗后肿瘤缩小，部分病例甚至可能重新获得手术切除的机会而被“二步切除”。

目前常用单药方案为多柔比星（ADM），具体用药方法见表 19-5。

表 19-5　TACE 具体用药方法

药物	用药剂量	用药方法
多柔比星（ADM）	$50mg/m^2$	IA
超液化碘油[非]	10~15ml	IA

2. 抗病毒治疗 乙肝病毒感染是我国 PLC 的主要病因,高病毒载量是 PLC 发生、发展及预后的重要影响因素。各种抗肿瘤的治疗手段均有激活乙肝病毒的潜在可能性,影响抗肿瘤治疗的实施和效果,故抗病毒治疗是乙肝相关性肝癌的最基本的病因治疗。目前应用于慢性乙型肝炎病毒性肝癌的抗病毒治疗的药物主要有核酸类似物(NA)与聚乙二醇干扰素(PEG-INF α)两类。NA 通过抑制病毒而发挥作用,但易发生耐药;PEG-INF α 具有抗病毒与免疫调节的双重作用机制。PLC 患者如检查发现 HBV 复制活跃,必须及时积极地抗病毒治疗(请参考病毒性肝炎部分)。

3. 靶向药物 如索拉非尼[非]等。

【注意事项】

1. AFP 存在有一定的假阳性率及假阴性率。因此,对于 AFP 异常升高的患者,尚需结合流行病学及临床影像相关检查进一步确定诊断;对于常年患有慢性肝病的患者,血清 AFP 正常并不能排除肝癌,应结合临床表现决定是否做进一步检查。

2. 外科治疗仍是目前公认的肝癌唯一可能被根治的手段,可以显著延长患者的生存期,多模式的综合治疗和多学科团队联合诊疗能明显改善患者的预后。

3. 目前一些新药对于原发性肝癌的治疗也发挥了一定作用,例如吉西他滨、α- 干扰素等,但疗效并不理想,效率低,生存时间改善不明显。表柔比星[非](EPI)可代替多柔比星(ADM)应用于 TACE 当中,与 10- 羟喜树碱(HCPT)、氟尿嘧啶(5-FU)、顺铂(DDP)、丝裂霉素[非](MMC)等联合应用,以增强疗效。常见的 TACE 联合方案有 EPI/ADM+HCPT+5-FU,EPI/ADM+DDP+5-FU,EPI/ADM+MMC+5-FU 等。

4. 肝癌复杂的分子发病机制提示其可能存在着多个潜在的治疗靶点。近年一些分子靶向新药在治疗肝癌的研究和临床应用方面已经取得了一定的进展,例如表皮生长因子受体(EGFR)抑制剂,抗肿瘤血管生成制剂(贝伐珠单抗[非],Bevacizumab)及多激酶抑制剂(索拉非尼[非],Sorafenib)。其中索拉非尼[非]的国内外的临床试验结果表明,其可延长患者生存时间达 2~3 个月,延缓疾病发展时间为 73%,但该药物价格较为昂贵,同时可能会伴有腹泻、皮疹、高血压、手足综合征等较严重的不良反应。

5. 以上治疗方案用药首选国家基本药物。

(于忠和 娄德法)

第五节 胰 腺 癌

【概述】胰腺癌(cancer of pancreas)是常见的胰腺肿瘤,恶性程度极高,近年来,发病率在国内外均呈明显的上升趋势。胰腺癌半数以上位于胰头,约

90% 是起源于腺管上皮的管腺癌。

【诊断要点】

1. 多数胰腺癌患者缺乏特异性症状,最初仅表现为上腹部不适,隐痛,80%~90% 胰腺癌患者在疾病初期即有消瘦、体重减轻。

2. 40 岁以上有下列任何表现的患者需高度怀疑胰腺癌的可能性:①不明原因的梗阻性黄疸;②近期出现无法解释的体重下降 >10%;③近期出现不能解释的上腹或腰背部疼痛;④近期出现不能解释的消化不良症状,内镜检查正常;⑤突发糖尿病而又无诱发因素,如家族史、肥胖;⑥突发无法解释的脂肪泻;⑦自发性胰腺炎的发作。

3. 胰腺癌患者出现体征时多为进展期或晚期:①黄疸为胰头癌患者的常见体征,表现为全身皮肤黏膜黄染,大便颜色变白,小便发黄,皮肤瘙痒。②腹部肿块。

4. B 型超声检查　胰腺癌诊断的首选方法,能较好地显示胰腺内部结构、胆道有无梗阻及梗阻部位、梗阻原因。

5. CT 增强扫描　能够很好地显示胰腺肿物的大小、部位、形态、内部结构及与周围结构的关系,用于胰腺癌的诊断和分期。

6. 血液检查　肿瘤阻塞胆管可引起血胆红素升高,伴有谷丙转氨酶、谷草转氨酶等酶学改变。胰腺癌患者中有 40% 出现血糖升高和糖耐量异常。肿瘤标志物检查:胰腺癌血清中 CA19-9 升高。

7. 组织病理学和细胞学诊断　组织病理学或细胞学检查可确定胰腺癌诊断,如有条件,应行内镜超声穿刺/活检。

【药物治疗】

1. 吉西他滨单药的方案化疗　吉西他滨 1 000mg/m^2 静脉滴注 >30 分钟,每周 1 次,用 2 周停 1 周,21 日为一个周期,总共 4~6 周期。

2. 吉西他滨联合奥沙利铂的方案化疗　吉西他滨 1 000mg/m^2 静脉滴注 >30 分钟,第 1 日及第 8 日。奥沙利铂 85mg/m^2,静脉滴注 2 小时,第 1 日。21 日为一个周期,总共 4~6 周期。

3. 吉西他滨联合白蛋白紫杉醇的方案化疗　吉西他滨 1 000mg/m^2 静脉滴注 >30 分钟联合白蛋白紫杉醇 125mg/m^2,每周 1 次,用 3 周停 1 周,28 日为一个周期,总共 4~6 周期。

4. FOLFIRINOX 方案化疗　奥沙利铂 85mg/m^2 第 1 日,伊立替康 180mg/m^2 第 1 日,甲酰四氢叶酸 400mg/m^2 第 1 日,氟尿嘧啶 400mg/m^2,静脉推注,第 1 日;氟尿嘧啶 2 400mg/m^2,46 小时持续泵入。14 日为一个周期,总共 4~6 周期,该方案应选择性地用于一般情况较好(ECOG 0~1)者。

5. 止痛治疗　疼痛是胰腺癌最常见的症状之一,轻度疼痛可口服对乙酰氨基酚、阿司匹林、吲哚美辛等非甾体抗炎药;中度疼痛可在非甾体抗炎药的基础上联合弱吗啡类如布桂嗪片[非];重度疼痛应及时应用吗啡缓释片,或芬太尼透皮贴剂。

6. 可间断口服酚酞[非]或使用开塞露治疗因使用止痛药物导致的便秘。

7. 改善恶病质,注意营养支持,及时发现和纠正肝肾功能不全和水、电解质紊乱。

【注意事项】

1. 胰腺癌的治疗　主要包括手术治疗、放射治疗、化学治疗以及介入治疗等。综合治疗胰腺癌的基础是有计划、合理地应用现有的诊疗手段,可以最大幅度地根治、控制肿瘤,减少并发症和改善生活质量。

2. 疼痛治疗　按三阶梯止痛治疗原则治疗,按时、足量口服阿片类止痛药,口服吗啡缓释片从小剂量开始,逐渐加量至疼痛控制,按12小时给药1次,一阶梯药物和三阶梯药物可联合使用。

3. 应用吉西他滨化疗间期,需密切关注血小板及白细胞波动情况。每隔2~3日复查血常规,当化疗后发生血小板减少,或前一疗程化疗后发生Ⅲ、Ⅳ度血小板减少(即血小板$\leqslant 50 \times 10^9$/L),应使用注射用重组人白细胞介素-11[非],或重组人促血小板生成素[非],同时有白细胞减少(白细胞低于4.0×10^9/L,或中性粒细胞低于1.5×10^9/L)应合并使用粒细胞集落刺激因子[非]。

4. 奥沙利铂的神经毒性反应　主要表现为肢体末端感觉障碍和/或感觉异常,伴或不伴有痛性痉挛,通常此症状遇冷会激发,患者用药期间应禁用冷水及禁止食用凉冷食物。

5. 分子靶向药物治疗　通过国内外的临床试验结果表明,西妥昔单抗(C225)[非]与吉西他滨联合治疗对以往未经化疗和EGFR表达的局部晚期或转移性胰腺癌有一定疗效。

6. 以上治疗方案用药首选国家基本药物。

（于忠和　娄德法）

第六节　结 直 肠 癌

【概述】结直肠癌(colorectal cancer)是胃肠道中常见的恶性肿瘤,早期症状不明显,随着癌肿的增大而表现为排便习惯改变、便血、腹泻、腹泻与便秘交替、局部腹痛等症状。晚期则表现为贫血、体重减轻等全身症状。结直肠癌在我国发病率及死亡率呈上升趋势,早期诊断、早期手术切除治疗,可以提高术后无病生存率和延长总生存期。临床医生在早诊、早治及术后随访和辅助治疗的环节中占有重要地位。

【诊断要点】

1. 40 岁以上有以下任一表现者应列为高危人群　①Ⅰ级亲属有结直肠癌史者;②有癌症史或肠道腺瘤或息肉史;③大便隐血实验阳性者;④以下五种表现具两项以上者,黏液血便、慢性腹泻、慢性便秘、慢性阑尾炎史及精神创伤史。

2. 对于有便血、便频、便细、黏液便等症状的患者予以高度警惕,必须进一步检查排除结直肠癌的可能性。应有步骤地进行各项检查。通过直肠指诊、内镜检查及病理检查可明确诊断。在临床中对于拟诊内痔、息肉、肠炎及慢性痢疾的患者,应常规行直肠指诊,除外直肠癌。

3. 辅助检查　①全结肠镜检查 + 活检:是诊断结肠癌最有效、最安全、最可靠的检查方法;②X 线检查:气钡双重对比造影 X 线摄片检查是诊断结肠癌常用而有效的方法;③B 型超声波检查:结肠癌时腹部 B 型超声扫描对判断肝脏有无转移有一定价值;④CT 扫描检查:腹盆腔 CT 检查为常规检查项目,为选择合理的治疗方案提供较可靠依据;⑤胸部 X 线检查:应包括胸部正位和侧位片,排除肺转移;⑥直肠癌推荐术前盆腔 MRI 和经直肠超声检查。

4. 实验室检查　①大便潜血检查:作为结肠癌普查初筛方法和诊断的辅助检查;②血清肿瘤标志物:血清 CEA、CA199 水平与病变范围呈正相关,对估计预后、监测疗效及复发有参考价值。

【药物治疗】 目前有不同化疗方式,对具有以下预后不良因素的高危Ⅱ期结肠癌患者应行术后辅助化疗①T4(ⅡB 期);②组织学分级 3 级或 4 级;③脉管瘤栓;④术前肠梗阻或穿孔;⑤淋巴结清扫数目不详或检出数目 <12 个;⑥切缘不净。Ⅲ期结肠癌术后应行辅助化疗并持续 6 个月。化疗可以延长转移性结直肠癌患者的生存时间,提高生活质量。术前化疗可使部分无法手术切除的转移灶转变为可手术切除。

1. mFOLFOX6 方案　奥沙利铂 85mg/m^2,静脉滴注 2 小时,第 1 日;亚叶酸钙 400mg/m^2,静脉滴注,第 1 日;氟尿嘧啶 400mg/m^2,静脉推注,第 1 日;氟尿嘧啶 2 400~3 000mg/m^2,46 小时持续泵入。每 2 周重复(此方案需深静脉置管)。

2. CapeOX 方案　奥沙利铂 130mg/m^2,静脉滴注 2 小时,第 1 日;卡培他滨每次 1 000mg/m^2 口服,每日 2 次,第 1~14 日。每 3 周重复。

3. FOLFIRI 方案　伊立替康 180mg/m^2,静脉滴注 90 分钟,第 1 日;亚叶酸钙 200mg/m^2,静脉滴注 2 小时,第 1 日;氟尿嘧啶 400mg/m^2,静脉推注,第 1 日;氟尿嘧啶 2 400~3 000mg/m^2,46 小时持续泵入。每 2 周重复(此方案需深静脉置管)。

【注意事项】

1. 化疗不良反应多有消化道反应、骨髓抑制。用化疗药前 1 小时口服昂丹司琼 8mg 或化疗药前半小时甲氧氯普胺 10mg 静脉注射,预防恶心、呕吐。

同时化疗间期患者应饮食规律、清淡,若出现严重呕吐症状应及时就诊予补液治疗。化疗间期应密切关注白细胞波动情况。每隔 3~4 日复查血常规,若发现白细胞低于 $3.0×10^9$/L,或中性粒细胞低于 $1.5×10^9$/L,给予升白细胞治疗。

2. 奥沙利铂的神经毒性反应　主要表现为肢体末端感觉障碍和 / 或感觉异常。伴或不伴有痛性痉挛,通常此症状遇冷会激发,患者用药期间应禁用冷水及禁止食用凉冷食物。

3. 晚期结直肠癌靶向治疗　目前应用于临床治疗晚期结直肠癌的靶向药物:①西妥昔单抗[非],是 EGFR(表皮生长因子受体)拮抗剂,用于 K-Ras 基因野生型的患者,与化疗联合应用,可以增加化疗疗效,并可逆转肿瘤细胞耐药。②贝伐珠单抗[非],是阻断 VEGF(血管内皮生长因子)的人源单克隆抗体,通过直接阻断 VEGF 而抑制肿瘤血管生成,从而抑制肿瘤生长。③瑞戈非尼[非]于 2017 年 3 月 24 日被中国 CFDA 批准作为氟尿嘧啶、奥沙利铂、伊立替康[非],或抗 VEGF、抗 EGFR、靶向药物等现有标准治疗失败后的三线用药,以中国为主的亚洲临床研究(CONCUR)证明了瑞戈非尼[非]的生存期延长较西方人群更有优势。

4. 以上治疗药物用药首选国家基本药物。

(于忠和　娄德法)

第七节　乳　腺　癌

【概述】乳腺癌(breast cancer)是指乳腺导管上皮细胞在多种致癌因素的作用下,细胞失去正常特性而异常增生,以致超过自我修复的限度而发生癌变的疾病,为女性最常见的恶性肿瘤之一。各国因地理环境、生活习惯的不同,乳腺癌的发病率有很大差异。在世界上我国虽属女性乳腺癌的低发国,但近年来乳腺癌的发病率明显增高,尤其沪、京、津及沿海地区是我国乳腺癌的高发地区。中国是乳腺癌发病率增长速度最快的国家之一,2000—2009 年乳腺癌发病率从 29.99/10 万上升至 68.37/10 万,增长 127.98%。近年来乳腺癌发病率正以每年 3% 的速度递增,已成为城市女性的第一杀手。

【诊断要点】早诊是妇科肿瘤疾病降低死亡率的关键。

与欧美患者相比,我国因种族、环境等方面的原因发病率更低,但死亡率却更高。究其原因,是欧美患者的普查做得更早、更全面。我国乳腺癌患者往往要到手能摸到包块才到医院就诊,而乳腺癌的最佳治疗时机是在包块直径小于 1cm 时。

1. 症状和体征　①无痛性肿块:乳房的无痛性肿块常是促使患者就诊的首要症状。②乳头溢液:溢液可以是无色、乳白色、淡黄色、棕色、血性等;可以呈水样、血样、浆液性或脓性;溢液量可多可少,间隔时间也不一致。查体时两侧乳房外形、大小及位置不对称。皮肤水肿、橘皮样改变，静脉曲张，卫星结节及破溃、红肿等。两侧乳头高度不一致，乳头回缩及皮肤湿疹或糜烂。乳腺内可触及肿块，腋窝和 / 或锁骨上可触及肿大淋巴结。

2. 辅助检查　乳腺癌的早期检出影像检查占重要地位①乳腺超声检查、乳腺钼靶 X 线摄片、MRI 或 PET-CT 检查可帮助较早发现癌变；②细胞学检查：细针穿刺细胞学检查、乳头溢液细胞学检查、乳头刮片细胞学检查；③病理检查：乳腺肿块切除后进行病理检查，另可在 B 超引导下行穿刺活检术；④实验室检查：肿瘤标记物检查（CEA、CA125、CA153 等）。雌激素受体（ER）、孕激素受体（PR）、人类表皮生长因子受体 2（Her-2）检测及 BRCA1/2。

如果免疫组化检测 Her-2（++），应再进行原位荧光杂交（FISH）检测以明确判断。

3. 乳腺癌的组织学分类　原位癌（小叶原位癌、导管原位癌、伴导管原位癌的 Paget 病）；浸润性癌（导管癌、炎性癌、髓样癌等）。

组织学等级（推荐使用诺丁汉联合组织学分级）：

GX 不能判断等级

G1 组织学等级综合评分为低（预后好）

G2 组织学等级综合评分为中（预后中）

G3 组织学等级综合评分为高（预后差）

4. 分子分型诊断

Luminal A：ER +　PR + 高表达　Her-2 －　Ki-67 低表达

Luminal B：ER +　PR 低表达或 －　Her-2 －　Ki-67 高表达

三阴型：ER －　PR －　Her-2 －　Ki-67 任何

Her-2 阳性（HR 阳性）：ER +　PR 任何　Her-2 +　Ki-67 任何

Her-2 阳性（HR 阴性）：ER －　PR －　Her-2 +　Ki-67 任何

Ki-67 临床值定义：大部分中国专家认同 <15% 为低表达；>30% 为高表达。当 Ki-67 为 15%~30% 时，建议再次行病理会诊或依据其他指标进行临床决策。

【治疗】

1. 治疗原则　乳腺癌的治疗包括手术、放疗、化疗、内分泌治疗、分子靶向治疗等多种治疗手段，个体化综合治疗是乳腺癌治疗的发展趋势。治疗前应对疾病有一个准确的评估，当病变局限于局部或区域淋巴结时，以局部治疗为主，辅以术前术后的全身治疗。当病变较广泛或已有远处转移时，则以全身治疗为主，局部治疗为辅。

2. 手术治疗　对于临床分期Ⅱ期以下而无手术禁忌证的患者宜首选手术治疗。术后根据病理情况选择合适的综合治疗手段。对于Ⅲ期乳腺癌，应先术前化疗、术前内分泌治疗及手术前靶向治疗再手术。

乳腺癌术后复发危险度分级:①低度危险。腋淋巴结阴性并同时具备以下特性,标本中病灶大小(pT)≤2cm,组织学分级/核分级1级,瘤周脉管未见肿瘤侵犯(瘤周脉管侵犯存在争议,它只影响腋淋巴结阴性患者的危险度分级,并不影响淋巴结阳性者的分级),Her-2基因没有过度表达或扩增(Her-2的测定必须经严格质量把关的免疫组化或FISH检测),患者年龄≥35岁。②中度危险。腋淋巴结阴性且具备下列至少1条,标本中病灶大小(pT)≥2cm,组织学分级/核分级2~3级;有瘤周脉管肿瘤侵犯;Her-2基因过度表达或扩增;患者年龄≤35岁,腋淋巴结1~3个阳性但没有Her-2过度表达和扩增。③高度危险。腋淋巴结1~3个阳性者且Her-2过度表达或扩增。腋淋巴结4个或以上转移者。

3. 放射治疗(不具备放疗条件转三级综合医院或专科医院)。

4. 化学治疗 妊娠期妇女、年老体衰且伴有严重内脏器质性病变患者禁用化学治疗。

(1) 乳腺癌术前新辅助治疗适应证:满足以下条件之一者可选择术前新辅助药物治疗,肿块较大(>5cm);腋窝淋巴结转移;Her-2阳性;三阴性;有保乳意愿,但肿瘤大小与乳房体积比例大难以保乳者。

1) 术前化疗选择同时包含蒽环类和紫杉类的治疗方案:优选方案为AC-D(多柔比星+环磷酰胺→多西他赛[非]),AT(多柔比星+紫杉醇);推荐方案为AC-T(多柔比星+环磷酰胺→紫杉醇);部分初始使用AT方案效果欠佳的患者,可选择NP(长春瑞滨+铂类)方案序贯治疗;年轻三阴性,尤其BRCA基因突变的患者,可选择TP方案。常用方案见表19-6。

表19-6 乳腺癌术前同时包含蒽环类和紫杉类的化疗方案

方案	具体用药方案、剂量及时间
AC-T	多柔比星 $60mg/m^2$ d1+ 环磷酰胺 $600mg/m^2$ d1(1/21d) 序贯:紫杉醇 $175mg/m^2$ (1/21d)
AC-D	多柔比星 $60mg/m^2$ d1+ 环磷酰胺 $600mg/m^2$ d1(1/21d) 序贯:多西他赛[非] $80{\sim}100mg/m^2$ d1(1/21d)
EC-D	表柔比星[非] $90mg/m^2$ d1+ 环磷酰胺 $600mg/m^2$ d1(1/21d) 序贯:多西他赛[非] $80{\sim}100mg/m^2$ d1(1/21d)
AC-wT	多柔比星 $60mg/m^2$ d1+ 环磷酰胺 $600mg/m^2$ d1(1/21d) 序贯:紫杉醇 $80mg/m^2$ d1(1/7d)
EC-wT	表柔比星[非] $90mg/m^2$ d1+ 环磷酰胺 $600mg/m^2$ d1(1/21d) 序贯:紫杉醇 $80mg/m^2$ d1(1/7d)
AD	多柔比星 $60mg/m^2$ d1+ 多西他赛[非] $75mg/m^2$ d1(1/21d)

续表

方案	具体用药方案、剂量及时间
ED	表柔比星[非]75mg/m² d1+ 多西他赛[非]75mg/m² d1(1/21d)
DAC	多西他赛[非]75mg/m² d1+ 多柔比星 50mg/m² d1+ 环磷酰胺 500mg/m² d1 (1/21d)
AD-NP	多柔比星 60mg/m² d1+ 多西他赛[非]75mg/m² d1(1/21d) 序贯:长春瑞滨 25mg/m² d1、8+ 联合顺铂 75mg/m² 分 d1~3(1/21d)
ED-NP	表柔比星[非]75mg/m² d1+ 多西他赛[非]75mg/m² d1(1/21d) 序贯:长春瑞滨 25mg/m² d1、8+ 联合顺铂 75mg/m² 分 d1~3 (1/21d)

注:A.多柔比星;C.环磷酰胺;E.表柔比星[非];N.长春瑞滨;P.顺铂;T.紫杉醇;D.多西他赛[非] (T.紫杉类,包括紫杉醇、多西他赛[非]。为了方便区分方案,此表中 D 代表多西他赛[非])。

2) Her-2 阳性乳腺癌术前治疗:Her-2 阳性乳腺癌术前靶向治疗原则为术前新辅助治疗用过曲妥珠单抗的患者,无论是否达到 pCR,目前指南推荐术后应继续使用曲妥珠单抗,总疗程达 1 年。

优选方案:含曲妥珠单抗的方案;优先选择含紫杉类的方案,如 TCbH(紫杉类 + 卡铂 + 曲妥珠单抗)。

推荐方案:部分具有高危因素的患者,可考虑进入双靶向临床研究,即 PTH(帕妥珠单抗[非]+ 紫杉类 + 曲妥珠单抗)。

常用方案见表 19-7。

表 19-7 乳腺癌 Her-2 阳性术前化疗方案

方案	具体用药剂量及时间
AC-TH	多柔比星 60mg/m² d1+ 环磷酰胺 600mg/m² d1(1/21d) 序贯:紫杉醇 80mg/m² d1+ 曲妥珠单抗 首剂 4mg/kg,之后 2mg/kg d1(1/7d)
TH-AC	紫杉醇 80mg/m² d1+ 曲妥珠单抗 首剂 4mg/kg,之后 2mg/kg d1(1/7d) 序贯:多柔比星 60mg/m² d1+ 环磷酰胺 600mg/m² d1(1/21d)
DCbH	多西他赛[非]75mg/m² d1+ 卡铂 AUC=6 d1(1/21d) 曲妥珠单抗 首剂 4mg/kg,之后 2mg/kg d1(1/7d) 或首剂 8mg/kg,之后 6mg/kg,d1(1/21d)
PDH	帕妥珠单抗[非] 首次剂量 840mg,之后 420mg,d1 多西他赛[非]75mg/m²,如果耐受,提高至 100mg/m² d1+ 曲妥珠单抗 首剂 8mg/kg,之后 6mg/kg,d1(1/21d)

注:A.多柔比星;C.环磷酰胺;H.曲妥珠单抗;P.帕妥珠单抗[非];Cb.卡铂;T.紫杉醇;D.多西他赛[非] (T.紫杉类,包括紫杉醇、多西他赛[非]。为了方便区分方案,此表中 D 代表多西他赛[非])。

AUC 为血药浓度 – 时间曲线下面积。

卡铂的剂量(mg)= 所设定的 AUC[mg/(ml·min)]×[肌酐清除率(ml/min)+25]。

3) 激素受体阳性乳腺癌术前内分泌治疗：适应人群为需要术前治疗而又无法适应化疗的、暂时不可手术或无须手术的激素受体阳性患者，可考虑术前内分泌治疗。

绝经后激素受体阳性患者的术前内分泌治疗推荐使用第三代芳香化酶抑制剂类药物，包括阿那曲唑[非]、来曲唑、依西美坦[非]。绝经前激素受体阳性患者的术前内分泌治疗可选卵巢功能抑制剂联合芳香化酶抑制剂。

术前内分泌治疗一般应每 2 个月评价，有效后且可耐受，可维持治疗 6 个月。完成术前内分泌治疗后，接受手术治疗。

绝经前患者术前内分泌治疗与术前化疗比较的临床研究结果尚有限，目前原则上不推荐对绝经前患者采用术前内分泌治疗。

(2) 乳腺癌术后辅助治疗

术后辅助化疗原则：早期乳腺癌辅助化疗的目的是争取治愈，所以要强调标准、规范的化疗，包括标准的药物、剂量、治疗周期和治疗疗程；抗癌药物的选择、剂量和应用以及相关毒性的处理很复杂，考虑到毒性反应、个体差异合并症的存在，可根据患者反应和既往治疗的情况调整用药剂量或方案以及应用支持治疗；化疗时应注意化疗药物的给药顺利情况、输注时间和剂量强度，严格按照药品说明和配伍禁忌使用；若无特殊情况，一般不建议减少计划的标准化疗周期数；辅助化疗一般不与内分泌治疗或放疗同时进行，化疗结束后再开始内分泌治疗，放疗与内分泌治疗可先后或同时进行。

1) Her-2 阳性乳腺癌的术后辅助治疗：有高危因素 N1 及以上，或 T2 及以上且合并其他危险因素，优选方案为 AC-TH、DCbH；推荐双靶向治疗，如帕妥珠单抗[非]联合曲妥珠单抗；化疗后再用 H（曲妥珠单抗）。

具备以下条件的，肿瘤≤2cm，淋巴结阴性，优选方案为 TC+H（紫杉醇 + 环磷酰胺 + 曲妥珠单抗）；推荐方案为 wTH（紫杉醇 + 曲妥珠单抗 1/7d）；化疗后再用 H。

激素受体阳性、不能耐受化疗或无须化疗者，推荐 H+ 内分泌治疗。

常用方案见表 19-8。

表 19-8　乳腺癌 Her-2 阳性术后辅助治疗化疗方案

方案	具体用药剂量及时间
AC-TH	多柔比星 60mg/m^2　d1+ 环磷酰胺 600mg/m^2　d1（1/21d × 4） 序贯：紫杉醇 175mg/m^2　d1（1/21d × 4） 　　　或 80mg/m^2　d1（1/7d × 12） 曲妥珠单抗　首剂 4mg/kg，之后 2mg/kg　d1（1/7d，完成 1 年） 　　　或者首剂 8mg/kg，之后 6mg/kg　d1（1/21d，完成 1 年）

续表

方案	具体用药剂量及时间
AC-DH	多柔比星 60mg/m² d1+ 环磷酰胺 600mg/m² d1(1/21d×4) 序贯:多西他赛[非]80~100mg/m² d1(1/21d×4) 曲妥珠单抗 首剂 4mg/kg,之后 2mg/kg d1(1/7d,完成 1 年)或者首剂 8mg/kg,之后 6mg/kg d1(1/21d,完成 1 年)
EC-TH	表柔比星[非]90mg/m² d1+ 环磷酰胺 600mg/m² d1(1/21d×4) 序贯:紫杉醇 80mg/m² d1(1/7d×12) 曲妥珠单抗 首剂 4mg/kg,之后 2mg/kg d1(1/7d,完成 1 年)或者首剂 8mg/kg,之后 6mg/kg d1(1/21d,完成 1 年)
EC-DH	表柔比星[非]90mg/m² d1+ 环磷酰胺 600mg/m² d1(1/21d×4) 序贯:多西他赛[非]80~100mg/m² d1(1/21d×4) 曲妥珠单抗 首剂 4mg/kg,之后 2mg/kg d1(1/7d,完成 1 年)或者首剂 8mg/kg,之后 6mg/kg d1(1/21d,完成 1 年)
密集型 AC-TH	多柔比星 60mg/m² d1+ 环磷酰胺 600mg/m² d1(1/14d×4) 序贯:紫杉醇 175mg/m² d1(1/14d×4) 曲妥珠单抗 首剂 4mg/kg,之后 2mg/kg d1(1/7d,完成 1 年)或者首剂 8mg/kg,之后 6mg/kg d1(1/21d,完成 1 年)
DCbH	多西他赛[非]75mg/m² d1+ 卡铂 AUC=6 d1(1/21d×6) 曲妥珠单抗 首剂 4mg/kg,之后 2mg/kg d1(1/7d)或首剂 8mg/kg,之后 6mg/kg,d1(1/21d)
wTH	紫杉醇 80mg/m² d1(1/7d×12) 曲妥珠单抗 首剂 4mg/kg,之后 2mg/kg d1(1/7d,完成 1 年)或者首剂 8mg/kg,之后 6mg/kg d1(1/21d,完成 1 年)

注:A. 多柔比星;C. 环磷酰胺;E. 表柔比星[非];H. 曲妥珠单抗;Cb. 卡铂;T. 紫杉醇;D. 多西他赛[非](T. 紫杉类,包括紫杉醇、多西他赛[非]。为了方便区分方案,此表中 D 代表多西他赛[非])。

AUC 为血药浓度 - 时间曲线下面积。

卡铂的剂量(mg)= 所设定的 AUC[mg/(ml·min)]×[肌酐清除率(ml/min)+25]。

2) Her-2 阴性乳腺癌的术后辅助治疗

高复发风险的患者:腋窝淋巴结≥4 个阳性,或淋巴结 1~3 个阳性并伴有其他复发风险,三阴性乳腺癌,优选方案为 AC-T(多柔比星 + 环磷酰胺→紫杉醇),密集型 AC-T;推荐 DAC(多西他赛[非]+ 多柔比星 + 环磷酰胺),FEC-D(5-FU+ 表柔比星[非]+ 环磷酰胺→多西他赛[非]);可用 FAC(5-FU+ 多柔比星 + 环磷酰胺)×6。

复发风险较低的患者,符合以下危险因素之一:淋巴结 1~3 个(LuminalA 型)Ki-67 高表达(≥30%)≥T2,患者年龄小于 35 岁,优选方案为 AC(多柔比

星 + 环磷酰胺),DC(多西他赛[非] + 环磷酰胺);推荐 AC-T;可考虑,CMF(环磷酰胺 + 甲氨蝶呤 +5-FU)。

常选方案见表 19-9。

表 19-9 乳腺癌 Her-2 阴性术后辅助治疗化疗方案

方案	具体用药剂量及时间
AC-T	多柔比星 60mg/m² d1+ 环磷酰胺 600mg/m² d1(1/21d)
	序贯:紫杉醇 175mg/m²(1/21d)
AC-D	多柔比星 60mg/m² d1+ 环磷酰胺 600mg/m² d1(1/21d×4)
	序贯:多西他赛[非]80~100mg/m² d1(1/21d×4)
EC-D	表柔比星[非]90mg/m² d1+ 环磷酰胺 600mg/m² d1(1/21d×4)
	序贯:多西他赛[非]80~100mg/m² d1(1/21d×4)
AC-wD	多柔比星 60mg/m² d1+ 环磷酰胺 600mg/m² d1(1/21d×4)
	序贯:多西他赛[非]80mg/m² d1(1/7d×12)
EC-wT	表柔比星[非]90mg/m² d1+ 环磷酰胺 600mg/m² d1(1/21d×4)
	序贯:紫杉醇 80mg/m² d1(1/7d×12)
剂量密集型 EC-T	表柔比星[非]90mg/m² d1+ 环磷酰胺 600mg/m² d1(1/14d×4)
	序贯:紫杉醇 175mg/m² d1(1/14d×4)
剂量密集型 AC-T	多柔比星 60mg/m² d1+ 环磷酰胺 600mg/m² d1(1/14d×4)
	序贯:紫杉醇 175mg/m² d1(1/14d×4)
AC	多柔比星 60mg/m² d1+ 环磷酰胺 600mg/m² d1(1/21d×4)
EC	表柔比星[非]90mg/m² d1+ 环磷酰胺 600mg/m² d1(1/21d×4)
DC	多西他赛[非]75mg/m² d1+ 环磷酰胺 600mg/m² d1(1/21d×4)
DAC	多西他赛[非]75mg/m² d1+ 多柔比星 50mg/m² d1+ 环磷酰胺 500mg/m² d1(1/21d×6)
FEC-D	5-FU 500mg/m² d1+表柔比星[非]100mg/m² d1+环磷酰胺 500mg/m² d1(1/21d×3)
	序贯:多西他赛[非]80~100mg/m² d1(1/21d×3)
FAC	5-FU 500mg/m² d1、d8+多柔比星 50mg/m² d1+环磷酰胺 500mg/m² d1(1/21d×3)

注:A. 多柔比星;C. 环磷酰胺;E. 表柔比星[非];F. 5-FU(氟尿嘧啶);T. 紫杉醇;D. 多西他赛[非](T. 紫杉类,包括紫杉醇、多西他赛[非]。为了方便区分方案,此表中 D 代表多西他赛[非])。

3) 激素受体阳性乳腺癌术后辅助内分泌治疗:对 ER 阳性率为 1%~9% 的患者,不建议放弃辅助化疗,在完成辅助化疗后,可酌情考虑进行辅助内分泌治疗。但对于绝经前患者,如 ER 阳性率为 1%~9%,不建议采用卵巢功能抑制联合口服内分泌药物的方案。

辅助内分泌治疗不建议与辅助化疗同时使用。

绝经一般是指月经永久性终止,提示卵巢合成的雌激素持续性减少。满足以下任意一项者,都可认为达决绝状态:双侧卵巢切除术后;年龄≥60岁;年龄<60岁,自然停经≥12个月,在近1年未接受化疗、三苯氧胺、托瑞米芬或卵巢去势的情况下,FSH和雌二醇水平在绝经后范围内;年龄<60岁正在服用三苯氧胺或托瑞米芬的患者,FSH和雌二醇水平连续两次在绝经后范围内。

A. 绝经后乳腺癌辅助内分泌治疗

初始治疗:优选方案为AI(芳香化酶抑制剂)5年;初始使用TAM的患者,治疗期间可换用5年AI治疗;推荐方案为TAM(枸橼酸他莫昔芬)2~3年序贯AI 2~3年;可考虑方案为TAM 5年。

延长治疗:初始辅助AI治疗已满5年且耐受性良好,符合以下条件之一者,考虑需要延长内分泌治疗,淋巴结阳性;G3;其他需要行辅助化疗的危险因素。

优选方案:继续AI治疗;推荐方案为TAM方案。

B. 绝经前乳腺癌辅助内分泌治疗

初始治疗:复发风险低的患者(全部满足以下条件),淋巴结阴性;G1;T<2cm;低Ki-67。优选方案为TAM。

满足以下危险因素之一者,G2或G3;淋巴结阳性1~3个;pT2及以上;或有辅助化疗指征,但不愿意接受化疗的患者;优选方案:OFS(卵巢功能抑制)[非]+TAM 5年。推荐方案为OFS[非]+AI 5年;可考虑方案为TAM。

淋巴结4个及以上阳性的患者:优选方案为OFS[非]+AI 5年;推荐方案为OFS[非]+TAM 5年;可考虑方案为TAM。

延长治疗:完成初始TAM 5年治疗,需要延长治疗的患者,优选方案为未绝经患者延长TAM治疗至满10年;确定绝经者,可序贯使用AI 5年。

完成OFS[非]+TAM初始5年治疗,耐受性良好者,优选方案为绝经者序贯AI治疗;未绝经者使用TAM治疗5年。

完成OFS[非]+AI初始5年治疗,耐受性良好者,推荐方案:未绝经者使用OFS[非]+AI治疗5年,或TAM 5年,绝经者使用AI治疗。

(3) 晚期乳腺癌的解救化疗

解救化疗适应证:激素受体阴性;有症状的内脏转移;激素受体阳性但对内分泌治疗耐药。

一线方案根据既往治疗方案选择含蒽环和/或紫杉类方案。对于腋窝淋巴结阴性的乳腺癌,合适的化疗方案包括:CMF;FAC(氟尿嘧啶 + 多柔比星 + 环磷酰胺)/CAF;AC(多柔比星 + 环磷酰胺)。对腋窝淋巴结阳性的乳腺癌,合适的化疗方案包括：FAC/CAF 或 CEF；AC 或 EC（表柔比星[非]＋环磷酰胺）；DAC（多西他赛[非]＋多柔比星＋环磷酰胺）；AC 后加紫杉醇，以及 CMF 等。

二线方案根据一线方案选择含吉西他滨、卡培他滨、铂类、长春瑞滨[非]等方案。

三线或以上方案可选择对晚期乳腺癌有效的其他药物，包括铂类、丝裂霉素、依托泊苷等。

Her-2 阳性晚期乳腺癌的治疗：晚期乳腺癌内分泌治疗适应证（需要同时满足）有，初始治疗或复发转移后病理证实为激素受体阳性；尽量于治疗前对复发或转移部位进行活检，评估 ER、PR、Her-2 状态；肿瘤缓慢进展；无内脏危象的患者。

抗 Her-2 一线治疗，优选方案为 DXH（多西他赛[非]＋卡陪他滨＋曲妥珠单抗），NH（长春瑞滨[非]＋曲妥珠单抗）；推荐方案为 DH（多西他赛[非]＋曲妥珠单抗），DHP（多西他赛[非]＋帕妥珠单抗[非]＋曲妥珠单抗），XH（卡陪他滨＋曲妥珠单抗）；可考虑方案为 TCbH（紫杉醇＋卡铂＋曲妥珠单抗）。

抗 Her-2 二线治疗，优选方案为 LX（拉帕替尼[非]＋卡陪他滨）；推荐方案为 H＋其他化疗药，或 T-DM1（曲妥珠单抗 - 美坦新偶联物）[非]；可考虑方案为 HL（曲妥珠单抗＋拉帕替尼[非]），L＋其他化疗药（如长春瑞滨[非]）。

激素受体阳性晚期乳腺癌的内分泌治疗：未经内分泌治疗，优选方案为 AI，氟维司群[非]；推荐方案为 AI 联合 CD4/6 抑制剂[非]；可考虑方案为 TAM。

TAM 治疗失败，优选方案为 AI，氟维司群[非]；推荐方案为 AI 联合 CD4/6 抑制剂[非]。

AI 治疗失败，优选方案为氟维司群[非]；推荐方案为甾体类 AI＋依维莫司[非]（限非甾体 AI 治疗失败患者），氟维司群[非]＋CD4/6 抑制剂[非]；可考虑方案为另一作用机制 AI，TAM 或托瑞米芬[非]，孕激素。

分子靶向治疗：Her-2（–），BRCA1/2（＋）者，晚期转移乳腺癌，可应用奥拉帕尼[非]等靶向治疗。

【注意事项】

1. 注意乳腺癌需与乳腺纤维腺瘤、乳腺炎等良性疾病进行鉴别。

2. 乳腺癌化疗过程中主要不良反应为血液学毒性、消化系统及心脏毒性反应，注意给予重要器官的保护及血象监测，必要时药物辅助治疗（如粒细胞刺激因子、营养心肌药物），甚至停止化疗。

3. 行内分泌治疗者注意定期复查激素水平，口服他莫昔芬者注意定期监测子宫内膜情况。

4. 以上治疗方案用药首选国家基本药物。

（于忠和 任雪梅）

第八节　卵　巢　癌

【概述】卵巢癌(ovarian cancer)是女性生殖系统常见的肿瘤之一。死亡率占各类妇科肿瘤的首位,对妇女生命造成严重威胁。由于卵巢的胚胎发育,组织解剖及内分泌功能较复杂,它所患的肿瘤可能是良性或恶性。因卵巢癌临床早期无症状,鉴别其组织类型及良、恶性相当困难,在剖腹探查术中发现肿瘤局限于卵巢的仅占30%,大多数已扩散到子宫、双侧附件、大网膜及盆腔各器官,所以无论在诊断和治疗上卵巢癌确是一大难题。到目前为止,国内外临床资料统计,其五年生存率仅25%~30%。

【诊断要点】

1. **症状和体征**　早期多无自觉症状,出现症状时往往病情已到晚期。由于肿瘤生长迅速,短期内可有腹胀、腹部肿块及腹水。当肿瘤向周围组织浸润或压迫神经时,可引起腹痛、腰痛或坐骨神经痛。若压迫盆腔静脉,可出现下肢水肿,若双侧卵巢均被癌组织破坏,可引起月经失调和闭经。此外,若为功能性肿瘤,可因雌激素或雄激素过多产生相应的症状。晚期患者则表现明显消瘦,严重贫血等恶病质现象。妇科检查时可在阴道后穹窿触及散在的坚硬结节、肿块,多为双侧性、实质性、表面凹凸不平,固定不动,常伴有血性腹水。有时在腹股沟、腋下或锁骨上可触及肿大的淋巴结。

2. **辅助检查**

(1) 超声波检查:可明确肿瘤的大小、位置、形态、内部结构、来源等,其诊断符合率可达90%。

(2) 细胞学检查:腹腔或后穹窿穿刺以及术中取腹水或腹腔灌洗液细胞学检查有助于卵巢恶性肿瘤的诊断、鉴别诊断和分期。

(3) 腹腔镜检查:可直接窥视盆腹腔脏器,明确有无肿瘤及肿瘤的具体情况,有无转移及转移部位,结合活检组织病理检查具有确诊价值。

(4) 肿瘤标记物测定:癌胚抗原(carcino embryonic antigen,CEA)、糖类抗原CA-125、甲胎蛋白(AFP)及人体绒膜促性腺激素(human chorionic gonadotrophin,HCG)可升高。

(5) 放射学诊断:腹部平片检查对卵巢成熟性畸胎瘤可显示牙齿及骨质。

(6) 计算机体层扫描(CT)、PET-CT和核磁共振成像(MRI):能清楚显示肿物的图像及各脏器、盆腔淋巴结有无转移,对卵巢肿瘤的诊断、协助分期、随访时观察残余瘤的变化和肿瘤有无复发起一定作用。

【药物治疗】

1. **治疗原则**　①手术治疗:手术不仅是最有效的治疗方式,而且是确定诊断、明确分期的必要手段。对早期卵巢癌手术可同时切除肿瘤及明确分期。原则上手术范围包括做全子宫及双附件切除术、大网膜切除术,及盆腔和腹主动脉淋巴结清除。对晚期癌,行肿瘤细胞减灭术。对年轻有生育要求,符合条件者可行保守性手术保留生育功能。②化学治疗。③免疫治疗:目的是提高免疫功能。临床常用的有干扰素、白细胞介素 -2、胸腺肽等。

2. 药物治疗 化疗是卵巢癌的主要辅助治疗手段,不仅可以缓解病情,而且有可能使癌灶完全消退,生存期明显延长。化疗多用在术后,用于杀灭手术难以切除干净的残余病灶及癌细胞。除部分 I a、I b 期的恶性肿瘤及交界性肿瘤术后可不化疗外,其他患者均应进行术后辅助化疗。大多数卵巢癌对化疗比较敏感。上皮性癌常用的为 TP(紫杉醇 + 卡铂或顺铂)方案,生殖细胞肿瘤和特异性性腺间质细胞肿瘤为 BEP(博来霉素[非] + 依托泊苷 + 顺铂)方案和 VPB(长春新碱 + 顺铂 + 博来霉素[非])方案。

以铂类为基础的化疗方案是进展期卵巢癌的主要化疗方案。铂类(卡铂、顺铂、洛铂[非]或奈达铂[非])联合紫杉醇是卵巢上皮癌的标准治疗方案。可采用静脉滴注或腹腔内注入。

(1) 静脉滴注:紫杉醇,$135\sim175mg/m^2$(卡铂或顺铂之前给药);卡铂,AUC $5\sim6mg/(ml\cdot min)$。每 3 周 1 次,连续 6~8 周期。

(2) 腹腔内化疗:方案适用于细胞减灭术后镜下有残留病灶的患者。针对此类患者的对照实验显示,腹腔内化疗较静脉化疗可以显著延长疾病无进展期和总生存期。由于药物的副作用,如腹痛、胃肠道反应、乏力、血液系统毒性和神经病变等,多数患者无法完全耐受 6 周期的腹腔化疗。

(3) 二线治疗:一线治疗失败后可考虑采用的化疗药物包括多柔比星、拓扑替康[非]、吉西他滨和卡铂,口服依托泊苷(成人每日 175~200mg,连续服用 5 日,停药 3 周,或每日 50~75mg,连续服用 21 日,停药一周为一个疗程)以及六甲蜜胺[非]。在多数病例中,单药治疗与联合治疗同样有效,有效率为 15%~25%。他莫昔芬用于此类患者的有效率为 10%~20%。抗血管生成药贝伐珠单抗[非]已单独或联合细胞毒化疗药物应用于上皮性卵巢癌。

(4) 晚期卵巢癌安宁疗护:肿瘤细胞减灭术、姑息性放疗及挽救化疗,合并肠梗阻时,给予患者积极对症营养支持治疗,并进行心理疏导。由于腹腔转移及腹腔积液,患者可能出现腹部胀痛,根据癌痛程度进行止痛、抗焦虑治疗。

(5) 分子靶向药物治疗:包括抗体介导的靶向治疗、酪氨酸激酶抑制剂、信号传导通路抑制剂、针对细胞周期的靶向治疗、针对凋亡途径的靶向治疗、抑制血管生成的靶向治疗等。临床上分子靶向药物多与细胞毒性化疗药联合使用。

【注意事项】

1. 注意卵巢癌需与卵巢囊肿及良性肿瘤相鉴别,必要时剖腹探查。

2. 卵巢癌预后差、5 年生存率低,治疗后应长期定期随诊,包括妇科检查、B 超及影像学检查、肿瘤标记物检查。

3. 以上治疗方案用药首选国家基本药物。

(于忠和　任雪梅)

第九节　宫　颈　癌

【概述】宫颈癌(cervical cancer)是发生于宫颈阴道部及宫颈管内被覆上皮的恶性肿瘤,其主要组织学类型为鳞状细胞癌(70%~80%),腺癌和腺鳞癌(15%~20%),其他少见类型有宫颈透明细胞癌、神经内分泌癌(小细胞癌)、肉瘤、恶性淋巴瘤及宫颈转移癌等。宫颈癌是严重威胁妇女生命健康的恶性肿瘤。根据世界卫生组织(WHO)的数据,每年有 50 万新增宫颈癌病例,25 万人因其死亡。发展中国家更是这种疾病的重灾区,每年有 20 万人因此死亡,占全球死亡人数的 80%。宫颈癌在我国居女性生殖系统肿瘤首位,死亡率居恶性肿瘤死亡的第 7 位。随着宫颈癌筛查的开展,发达国家宫颈癌的发病率及死亡率明显下降。宫颈癌的发病率有明显的地区差异,宫颈癌主要分布在中部地区,农村高于城市,山区高于平原,高发区有江西省铜鼓县、湖北省五峰土家族自治县、陕西省略阳县。

在我国,宫颈癌的发病率快速上升,是发病率增长速度最快的癌症。近 10 年间新发患者数增加了 68.8%。宫颈癌患者年龄以往以 40~50 岁为最多,20 岁以下比较少见。但近年来,年轻女性患宫颈癌也越来越多。据估计,目前 30 岁以下年轻女性在宫颈癌患者中的比例已达 15%~20%。宫颈癌的发病原因主要是人乳头瘤病毒(HPV)感染。HPV 广泛存在于空气之中,生殖道类型的 HPV 感染是非常普遍的,80% 女性都有机会感染。HPV 感染本身并不是一种疾病,大部分感染可被人体自身免疫力清除,不会引起任何症状。但是研究发现,如果女性在半年内两次检测 HPV 都呈阳性,则 5 年后发生宫颈癌的概率达到了 25%。男性也会感染 HPV,但自身不会发病,却可能通过性行为等方式传染给女性。

【诊断要点】

1. 症状和体征　宫颈上皮内癌变及镜下早期浸润癌一般无症状,多在普查中发现。部分患者可出现阴道出血和阴道排液。

(1)阴道出血:当癌肿侵及间质内血管时开始出现流血,最早表现为性交后或双合诊检查后少量出血,称接触性出血。以后则可能有经间期或绝经后少量不规则出血。晚期病灶较大时则表现为多量出血,甚至因较大血管被侵蚀而引起致命大出血。一般外生型癌出血较早,血量也多,内生型癌出血较晚。

(2) 阴道排液：最初量不多，呈白色或淡黄色，无臭味。随着癌组织破溃和继发感染，阴道可排出大量米汤样、脓性或脓血性液体，伴恶臭。宫颈黏液性腺癌患者，由于癌灶分泌大量黏液，常出现大量水样或黏液样阴道排液。

(3) 晚期症状：若癌瘤侵犯盆腔结缔组织，压迫膀胱、直肠和坐骨神经以及影响淋巴和静脉回流时，可出现尿频、尿急、肛门坠胀、便秘、下腹痛、坐骨神经痛、下肢肿痛等。癌瘤压迫或侵犯输尿管，可出现肾盂积水、尿毒症。终末期因长期消耗常出现恶病质。查体时宫颈的外观及质地可无异常，或仅见不同程度的糜烂，触之易出血。

2. 辅助检查

(1) 宫颈细胞学：是目前筛选和早期发现宫颈癌的主要方法。该法简便易行，准确率可达 95%，常用液基薄层细胞检测 (thinprep cytologic test, TCT)。

(2) 阴道镜检查：对宫颈刮片细胞学可疑或阳性而肉眼未见明显癌灶者，阴道镜可将病变放大 6~40 倍，在强光源下直接观察宫颈上皮及血管的细微形态变化。

(3) 宫颈和颈管活组织检查：是确诊宫颈癌前病变和宫颈癌的最可靠和不可缺少的方法。一般应在阴道镜指导下，在醋酸白上皮试验和碘试验不着色区或肉眼观察到的可疑癌变部位行多点活检，送病理检查。

【药物治疗】

1. 治疗原则　①手术治疗：适用于Ⅰb 期及Ⅱa 期宫颈癌，采用广泛性子宫切除术和盆腔淋巴结清除术。②放射治疗：是治疗宫颈癌的主要方法，适用于Ⅰb 期及其以后各期患者，即使对Ⅳ期也能起到姑息作用。常用的方法有腔内照射和腔外照射两种。③放射及手术综合治疗。④化学治疗。

2. 药物治疗　近 10 余年来，化疗作为晚期或复发病例的辅助治疗，已取得了一定疗效。术前新辅助化疗适用于Ⅰb2 期及Ⅱa2 期癌灶大者，或者年轻的Ⅱb 期希望手术，保留卵巢功能的患者，缩小病灶后再行手术。术后需辅助治疗，以放疗为主，目前也有采取化疗的方法。

常用化疗药物：顺铂、紫杉醇类、氟尿嘧啶、甲氨蝶呤等。

常用化疗方案：①顺铂 40mg/m^2，静脉注射，每 1 周重复，共 4 个周期，多用于放化疗同步。②顺铂 70mg/m^2，静脉注射，第 1 日，每 21 日重复，共 4 个周期；氟尿嘧啶 1 000mg/m^2，静脉注射，第 1~4 日，每 21 日重复，共 4 个周期，第 1、2 周期与放疗同步。

3. 安宁疗护　对于晚期（Ⅳb 期）宫颈癌，安宁疗护是主要的治疗原则，姑息性化疗则是安宁疗护常用的手段。①紫杉醇 135mg/m^2，静脉注射，第 1 日，每 21 日重复，共 6 个周期；顺铂 50mg/m^2，静脉注射，第 1 日，每 21 日重复，共 6 个周期。②单药：顺铂 50mg/m^2，静脉注射，第 1 日，每 21 日重复，共 4 个周期。

4. 疼痛治疗　遵循三阶梯治疗原则。①轻度疼痛:非阿片类止痛辅助药物(如阿司匹林、布洛芬、吲哚美辛等);②中度疼痛:弱阿片类 ± 非阿片类止痛辅助药物(可待因、羟考酮[非]等);③重度疼痛:强阿片类 ± 非阿片类止痛药 ± 辅助药物(布桂嗪[非]、芬太尼、吗啡等)。

【注意事项】

1. 注意宫颈癌应与宫颈糜烂及宫颈息肉等良性病变相鉴别。

2. 宫颈癌应积极采取手术及放、化疗综合治疗。

3. 注意化疗相关的毒副作用,铂类主要引起较重的消化道反应,可给予止吐对症治疗。

4. 以上治疗方案用药首选国家基本药物。

(于忠和　任雪梅)

第十节　甲状腺癌

【概述】甲状腺癌(thyroid carcinoma)占所有癌症的 0.5%~1%,在地方性结节性甲状腺肿流行区,甲状腺癌特别是低分化甲状腺癌的发病率也很高。按照性别和年龄调查发病率,男性中每年低于 3/10 万,而女性要高 2~3 倍,各种类型的甲状腺癌年龄分布亦异,乳头状腺癌分布最广,可发生于 10 岁以下儿童至百岁老人,滤泡状癌多见于 20~100 岁,髓样癌多见于 40~80 岁,未分化癌多见于 40~90 岁。

【诊断要点】

1. 症状和体征　颈部有逐渐增大的无痛性肿块,被无意中发现,或在 B 超等检查时发现。在病变晚期,可出现不同程度的声音嘶哑、发声困难、吞咽困难和呼吸困难。

体检:癌肿多质硬,表面或可光滑,边界或可清楚。如果癌肿局限在甲状腺体内,则可随吞咽上下活动;若已侵犯气管或邻近组织,则较为固定。

2. 辅助检查

(1) 颈部正、侧位软组织 X 线片:观察气管有无移位,管腔有无狭窄。甲状腺肿瘤有时会出现钙化,可作为诊断参考。

(2) 颈部 CT 检查:观察肿瘤部位、范围、气管受累情况及颈总动脉受累情况。

(3) 放射性核素检查:甲状腺组织能特异性摄取碘(^{131}I)及锝(^{99m}Tc),可根据显像情况判断甲状腺的形态、位置、大小及甲状腺内的占位病变,可根据吸收锝或碘的功能差异,分成热结节、温结节、冷结节。热结节绝大多数为良性,温结节亦多为良性,冷结节约 1/4 为恶性。

(4) B超检查：根据 B 型超声图像可判断病变发生的部位、大小、物理性质，亦可为定性提供参考。

(5) 针吸细胞学检查：本法对定性诊断有一定参考价值，临床已广泛应用。

(6) 降钙素的检测：对诊断甲状腺髓样癌，观察术后动态变化，确定其复发及转移有重要参考价值。

(7) 甲状腺球蛋白的检测：不能作为特异性肿瘤标志物用于定性诊断，但作为术后监测有一定价值。

【药物治疗】

1. 治疗原则　甲状腺癌的治疗以外科手术治疗为主，包括原发肿瘤和颈部淋巴结转移癌的手术切除，辅以内分泌治疗，常规用药为口服甲状腺片。对于手术切除不彻底或有骨等远处转移者，可采用内外照射治疗及化疗。

内分泌治疗是常规：主要为口服甲状腺片。可采用内外照射治疗，化疗以及分子靶向治疗。

2. 药物治疗　甲状腺癌化疗效果很不理想。化疗主要用于分化差或未分化癌术后的辅助治疗及无法切除和复发转移患者的安宁疗护。常用药物为顺铂、多柔比星、氟尿嘧啶及丝裂霉素等。具体可参照头颈部肿瘤治疗方案进行。

3. 晚期甲状腺癌的安宁疗护　由于甲状腺解剖位置的原因，恶性进展期甲状腺癌会挤压、侵犯颈部重要结构，如气管、食管、重要的血管、神经，导致痛苦不适和危及生命，如呼吸困难、吞咽困难、咯血。远处转移如肺、骨、肝转移会引起疼痛，器官功能障碍。作为一种神经内分泌肿瘤，甲状腺髓样癌通过多种生物活性胺、肽类分泌引起腹泻。安宁疗护恶性进展期甲状腺癌患者症状的方法包括手术、放射碘治疗、外部放射治疗、化疗等。

4. 核素治疗　^{131}I 治疗是甲状腺癌的一种治疗方法。

【注意事项】

1. 注意甲状腺癌与腺瘤、结节性甲状腺肿等良性病变相鉴别。

2. 甲状腺癌宜早发现，早期可手术治疗，预后较好（除未分化型），须避免手术并发症。

3. 分子靶向治疗要注意预防及治疗不良反应。

4. 甲状腺癌治疗后定期随访，预防复发。

5. 以上治疗方案用药首选国家基本药物。

（于忠和　李　霞）

第十一节　前列腺癌

【概述】前列腺癌（cancer of prostate）是男性泌尿生殖系统较常见的肿瘤

之一,也是人类特有的疾病。前列腺癌的病因迄今不明确,据有关资料分析,前列腺淋病、病毒及衣原体感染、性生活强度及激素的影响可能与发病有关。另外高脂肪饮食及职业因素(过多的接触镉)与发病也有一定关系。

【诊断要点】直肠指检联合前列腺特异性抗原(PSA)检查是目前公认的早期发现前列腺癌最佳的初筛方法,在经直肠超声引导下进行的前列腺系统性穿刺活检,是前列腺癌诊断的主要方法。

1. 直肠指检(digital rectal examination,DRE)　直肠指检对前列腺癌的早期诊断和分期都有重要价值。考虑到直肠指检可能影响前列腺特异性抗原PSA 值,应在 PSA 抽血后进行直肠指检。

2. 前列腺特异性抗原(prostate-specific antigen,PSA)检查　PSA 作为单一检测指标,血清总 PSA(tPSA)>4.0ng/ml 为异常。与 DRE 比较,PSA 具有更高的前列腺癌阳性诊断预测率,同时可以提高局限性前列腺癌的诊断率和增加前列腺癌根治性治疗的机会。

3. 前列腺癌的其他影像学检查

(1) CT 检查:前列腺癌患者进行 CT 检查的目的主要是协助临床医师进行肿瘤的临床分期。

(2) 磁共振(MRI)扫描:MRI 检查可以显示前列腺包膜的完整性,是否侵犯前列腺周围组织及器官。MRI 还可以显示盆腔淋巴结受侵犯的情况及骨转移的病灶,在临床分期上有较重要的作用。

(3) 前列腺癌的核素检查(ECT):前列腺癌的最常见远处转移部位是骨骼。ECT 可比常规 X 线片提前 3~6 个月发现骨转移灶。

4. 前列腺穿刺活检　前列腺系统性穿刺活检是诊断前列腺癌最可靠的检查。

5. 前列腺癌病理分级(gleason score,GS)系统　根据前列腺腺体细胞和细胞核大小、形态、腺体排列结构分为 Ⅰ~Ⅴ级,分级越高,恶性程度越高。

6. 前列腺癌及 TNM 分期　T 原发肿瘤大小,N 区域性淋巴结,M 远处转移。

7. 前列腺癌分类　根据危险因素分:低危前列腺癌(≤T2a,PSA<10,GS≤6),中危前列腺癌(T2b,PSA 10~20,GS=7),高危前列腺癌(≥T2c,PSA>20,GS≥8)。

【药物治疗】前列腺癌的治疗专科性强,需根据前列腺癌分类、临床准确的分期,实施综合的规范治疗①观察等待治疗(低危前列腺癌和预期寿命短的患者,晚期前列腺癌治疗的弊端大于延长寿命的益处的患者);②根治性手术治疗;③外放射治疗;④近距离照射治疗;⑤内分泌治疗;⑥去势治疗(手术去势、药物去势);⑦雄激素阻断治疗;⑧前列腺癌骨转移治疗;⑨化学治疗:前列腺癌内分泌治疗失败后,可采用化学治疗,即采用含多西他赛[非]、米托蒽醌[非]

的联合化疗方案治疗。

【注意事项】

1. 由于前列腺癌的治疗专科性强,上述治疗需在具备治疗条件的三级综合医院或专科医院进行。作为临床医生,应该了解前列腺癌的诊断、治疗特点和原则,早期发现,正确指导患者进行治疗。

2. 以上治疗方案用药首选国家基本药物。

(于忠和 李 霞)

第十二节 安宁疗护

【概述】安宁疗护(hospice care)的理念是通过由医生、护士、志愿者、社工、理疗师及心理师等人员组成的团队服务,为患者及其家庭提供帮助,在减少患者身体上疼痛的同时,更关注患者的内心感受,给予患者"灵性照护"。让患者有尊严地走完人生最后一段旅程。死者了无牵挂,生者坚强地继续自己的人生。

安宁疗护实践以临终患者和家属为中心,以多学科协助模式进行,主要内容包括疼痛及其他症状控制,舒适照护,心理、精神及社会支持等。其目的是:①缓解疼痛及其他痛苦的症状;②提高患者终末期生活质量;③患者临终时能够无痛苦、安宁、舒适生活;④家属的身心健康得到维护和增强。

安宁疗护的意义:改善生存质量和预后;帮助患者树立信心,用坚强的毅力面对困难;鼓励患者积极生活;帮助家属面对现实,承受打击。

【诊断要点】晚期恶性肿瘤的临床特点:①癌症已经广泛转移,生存期短;②有癌性疼痛的表现;③出现癌性贫血等血液学症状;④有癌性肠梗阻表现;⑤恶病质;⑥并发症多;⑦有多重原位癌的表现。

【药物治疗】安宁疗护的内容之一是控制疼痛,处理并缓解症状等。原则是控制临床症状,尽可能地减少对患者的损害。肿瘤患者经常被各种临床症状所困扰,故在尽早明确恶性肿瘤诊断之后,即应开始对各种症状予以科学的评估和积极治疗。

疼痛会给癌症患者造成极大的身心痛苦,因此疼痛治疗是癌症综合治疗中不可或缺的重要组成部分。疼痛是"与组织损伤或潜在组织损伤相关联的、不愉快的感觉和情绪体验"。它被认为是继心率、血压、脉搏、呼吸之外的第五大生命特征。

癌症病人发生疼痛的原因多样,大致可分为以下三类①肿瘤相关性疼痛:因肿瘤直接侵犯压迫局部组织,肿瘤转移累及骨组织等所致。②肿瘤治疗相关性疼痛:常见于手术、创伤性检查操作、放射治疗以及细胞毒化疗药物治疗后产生。③非肿瘤相关性疼痛：包括其他合并症、并发症等非肿瘤因素所致的疼痛。癌症疼痛通常是指第1种和第2种情况，是癌症患者疼痛最主要的原因，是癌症疼痛管理的重点讨论内容。

癌症疼痛的综合治疗包括①抗肿瘤治疗；②抗骨转移灶的治疗；③精神安慰和解释；④药物治疗：世界卫生组织（WHO）的三阶梯癌痛治疗方案，能使90%以上患者的疼痛得到很好的控制。

第一阶梯：轻、中度癌性疼痛首选非阿片类止痛药，如阿司匹林、对乙酰氨基酚等。

第二阶梯：中度癌性疼痛非阿片类治疗无效者选用弱阿片类止痛药，如可待因、布桂嗪[非]、哌替啶等。

第三阶梯：重度癌性疼痛或第二阶梯治疗无效者可选用强阿片类吗啡。常用强阿片类药物见表19-10。

在使用阿片类药物的同时，合用非甾体抗炎药物，可以增强阿片类药物的止痛效果，并可减少阿片类药物用量。如果能达到良好的镇痛效果，且无严重的不良反应，轻度和中度疼痛也可考虑使用强阿片类药物。如果患者诊断为神经病理性疼痛，应首选三环类抗抑郁药物或抗惊厥类药物等。

表 19-10　常用强阿片类药物简表

药物	常用剂量	给药途径	给药频率	作用时间	主要副作用
盐酸吗啡片	5~30mg	口服	q4h~q6h	4~5 小时	便秘、恶心、呼吸抑制、尿潴留
盐酸吗啡注射液	10mg	肌内注射 / 皮下注射	q4h~q6h	4~5 小时	便秘、恶心、呼吸抑制、尿潴留
吗啡缓释片	10~30mg	口服	q12h	8~12 小时	与吗啡类似
芬太尼透皮贴剂	25~75μg/h	外用	q72h	72 小时	与吗啡类似，较轻

安宁疗护的患者在一般情况稳定且无法经口或胃肠道进食时，可以考虑肠外营养支持。比如全合一肠外营养支持，能够提供氨基酸、脂肪乳、碳水化合物等合成机体成分的营养素。复方氨基酸注射液（18AA）主要用于安宁疗护的因蛋白质摄入不足、吸收障碍等氨基酸不能满足机体代谢需要的患者。小儿用复方氨基酸注射液主要用于儿童的安宁疗护。用法为将氨基酸注射液混合于全合一注射液中，经中心静脉或外周静脉缓慢输注。

【注意事项】

1. 注意预防和处理强阿片类药物的副作用，如便秘、恶心、呕吐、尿潴留、呼吸抑制等。

2. 疼痛评估是规范化用药的前提和基础,常用疼痛评估方法有:自述评估法、生理评估法、行为评估法、口头叙述法、数字评估法和视觉类比量表。要根据患者疼痛的强度选择理想的药物,而不是机械地从第一阶梯开始用药,让患者忍受疼痛的折磨。

3. 规范化的疼痛处理不仅要缓解疼痛,还包括将药物的不良反应降至最低,提高患者的生活质量,让疼痛患者无痛地生活(无痛睡眠、无痛休息、无痛活动)。所以医生需要不断地对疼痛进行评估,调整用药的剂量,并正确地面对和对症处理药物产生的不良反应。

4. 复方氨基酸注射液应用的注意事项:为使氨基酸在体内被充分利用并合成蛋白质,应同时给予足够的能量(如脂肪乳和葡萄糖注射液)、适量的电解质和微量元素以及维生素。一般情况下推荐的非蛋白热卡和氮之比为150∶1,与其他高渗溶液相同,从外周静脉单独输注复方氨基酸注射液时有可能导致血栓性静脉炎。此外输注过快或给肝、肾功能不全者使用时,有可能导致高氨血症和血浆尿素氮的升高。在严重肝、肾功能不全的患者应慎用氨基酸注射液。对于预期生命小于2周的患者,不推荐应用过度的肠外营养支持。

5. 儿童专用的复方氨基酸注射液应按照患儿实际体重估算氨基酸需要量,每日每千克体重用 35~50ml 或遵医嘱。静脉滴速不宜过快,20kg 儿童一般不宜超过 20 滴 /min。输注速度过快,可引起恶心、呕吐、心悸、发热等不良反应。

6. 癌性贫血、癌性肠梗阻、癌性骨转移应参考国内、外指南给予相应积极正确的治疗。

(于忠和　李　霞)

附录一　肺结核的化学治疗

摘自《中国结核病防治规划实施工作指南》

肺结核患者一经确诊,就要及时给予治疗。合理的化学治疗(简称"化疗")是消除传染性、阻断传播和治愈患者的关键措施。

一、治 疗 对 象

凡被确诊为活动性肺结核的患者都是化疗的对象,其中痰涂片阳性的肺结核患者是化疗的主要对象,尤以新涂阳肺结核患者为重点。

免费化疗对象:

1. 初治活动性肺结核患者。

2. 复治涂阳肺结核患者(对复治涂阳患者提供一次标准短程化疗方案治疗)。

免费内容:提供免费抗结核治疗药品。免费治疗药品是指本《指南》化疗方案中规定的抗结核药品、注射器、注射用水,由结防机构或定点医院为患者免费提供。

二、治 疗 方 式

肺结核患者以不住院化疗为主。对少数危急、重症肺结核患者,伴有严重合并症或并发症的肺结核患者,以及抗结核药品过敏或有严重不良反应的患者,可采取住院治疗。患者出院后,应转至结防机构继续实施严格的治疗管理,直至疗程结束。

三、药物种类、剂量、用法和不良反应

(一) 常用抗结核药物

异烟肼(isoniazid,简写 INH,H)　片剂,每片 0.1g,特制每片 0.3g。

利福平(rifampicin,简写 RFP,R)　胶囊剂,每粒 0.15g,特制每粒 0.3g。

利福喷丁(rifapentine)　胶囊剂,每粒 0.15g。

吡嗪酰胺(pyrazinamide,简写 PZA,Z)　片剂,每片 0.25g,特制每片 0.5g。

乙胺丁醇(ethambutol,简写 EMB,E)　片剂,每片 0.25g。

链霉素(streptomycin,简写 SM,S)　注射剂(硫酸盐),每支 0.75g。

（二）抗结核药物用法与用量（附表 1-1）

附表 1-1　不同疗法中常用抗结核药物的用量

| 药名 | 每日疗法 | | | 间歇疗法 | |
| | 成人 /g | | 儿童 | 成人 /g | |
	<50kg	≥50kg	（mg/kg）	<50kg	≥50kg
异烟肼	0.3	0.3	10~15	0.6	0.6
链霉素	0.75	0.75	20~30	0.75	0.75
利福平	0.45	0.6	10~20	0.6	0.6
利福喷丁	—	—	—	0.6	0.6
乙胺丁醇	0.75	1.0	—	1.0	1.25
吡嗪酰胺	1.5	1.5	30~40	1.5	2.0

（三）抗结核药物不良反应（附表 1-2）

附表 1-2　常用抗结核药物的主要不良反应

药名	常见不良反应	罕见不良反应
异烟肼	肝毒性、末梢神经炎	惊厥、糙皮病、关节痛、粒细胞缺乏症、类狼疮反应、皮疹、急性精神病
链霉素	听力障碍、眩晕、过敏反应	皮疹、肾功能障碍
利福平	肝毒性、胃肠反应、过敏反应	急性肾功能衰竭、休克、血小板减少症、皮疹、"流感综合征"、假膜性结肠炎、伪肾上腺危象、骨质软化症、溶血性贫血
利福喷丁	（同利福平）	（同利福平）
乙胺丁醇	视力障碍、视野缩小	皮疹、关节痛、周围神经病变
吡嗪酰胺	肝毒性、胃肠反应、痛风样关节炎	皮疹、铁粒幼红细胞贫血

（四）抗结核药物不良反应的处理原则

1. 化疗前要了解患者的药物过敏史和肝肾疾病史，对有肝肾功能障碍者，要根据肝肾功能情况慎用抗结核药物。

2. 要向患者说明服用抗结核药物可能出现的不良反应，嘱咐患者一旦出现不良反应要及时报告医生。

3. 口服抗结核药物应晨间空腹顿服，如患者对药物耐受性较差，可由县（区）结防机构医生决定将空腹顿服药改为饭后服用、睡前服用或分服。

4. 轻微不良反应，例如胃肠道反应和关节痛等，可在医生观察指导下继续用药。

5. 如不良反应较重，应及时报告县（区）结防机构，并嘱患者到县（区）结防机构就诊,经临床观察决定是否停用导致不良反应的药物。不得自行任意更改化疗方案。

6. 如发生严重不良反应,应立即停药,并嘱患者到医疗卫生机构诊治,同时要按照药物不良反应报告规范进行报告。

四、化疗方案

(一)初治活动性肺结核化疗方案

新涂阳和新涂阴肺结核患者可选用以下方案治疗。

1. $2H_3R_3Z_3E_3/4H_3R_3$

强化期:异烟肼、利福平、吡嗪酰胺、乙胺丁醇,隔日1次,共2个月,用药30次。

继续期:异烟肼、利福平,隔日1次,共4个月,用药60次。

全疗程用药共计90次。

2. 2HRZE/4HR

强化期:异烟肼、利福平、吡嗪酰胺、乙胺丁醇,每日1次,共2个月,用药60次。

继续期:异烟肼、利福平,每日1次,共4个月,用药120次。

全疗程用药共计180次。

【注:①如新涂阳肺结核患者治疗至第2个月末痰菌检查仍为阳性,则应延长1个月的强化期治疗,继续期化疗方案不变,第3个月末增加一次查痰;如第5个月末痰菌阴性,则方案为 $3H_3R_3Z_3E_3/4H_3R_3$ 或3HRZE/4HR。在治疗至第5个月末或疗程结束时痰涂片仍阳性者,为初治失败。②如新涂阴肺结核患者治疗过程中任何一次痰菌检查阳性,均为初治失败。③所有初治失败患者均应进行重新登记,分类为"初治失败",用复治涂阳肺结核化疗方案治疗。④儿童慎用乙胺丁醇。⑤对初治失败的患者,如有条件可增加痰培养和药敏试验,根据药敏试验结果制定化疗方案。】

(二)复治涂阳肺结核化疗方案

1. $2H_3R_3Z_3E_3S_3/6H_3R_3E_3$

强化期:异烟肼、利福平、吡嗪酰胺、链霉素、乙胺丁醇,隔日1次,共2个月,用药30次。

继续期:异烟肼、利福平、乙胺丁醇,隔日1次,共6个月,用药90次。

全疗程用药共计120次。

2. 2HRZES/6HRE

强化期:异烟肼、利福平、吡嗪酰胺、乙胺丁醇、链霉素,每日1次,共2个月,用药60次。

继续期:异烟肼、利福平、乙胺丁醇,每日1次,共6个月,用药180次。

全疗程用药共计240次。

【注:①因故不能使用链霉素患者,延长1个月的强化期,即$3H_3R_3Z_3E_3$/$6H_3R_3E_3$或3HRZE/6HRE。②如复治涂阳肺结核患者治疗至第2个月末痰菌仍阳性,使用链霉素方案治疗患者则应延长1个月的复治强化期方案治疗,继续期治疗方案不变,即$3H_3R_3Z_3E_3S_3$/$6H_3R_3E_3$或3HRZES/6HRE;未使用链霉素方案的患者,则应再延长1个月的强化期,继续期治疗方案不变,即$4H_3R_3Z_3E_3$/$6H_3R_3E_3$或4HRZE/6HRE,均应在第3个月末增加一次查痰;第5个月末或疗程结束时痰菌阳性为复治失败。③复治涂阳肺结核患者复治失败,不再为其提供免费治疗。④在有条件的地区,复治失败的患者可增加痰培养和药敏试验,根据药敏试验结果制定化疗方案。】

(三) 结核性胸膜炎推荐化疗方案

1. 2HRZE/10HRE

强化期:异烟肼、利福平、吡嗪酰胺、乙胺丁醇,每日1次,共2个月,用药60次。

继续期:异烟肼、利福平、乙胺丁醇,每日1次,共10个月,用药300次。

全疗程用药共计360次。

2. $2H_3R_3Z_3E_3$/$10H_3R_3E_3$

强化期:异烟肼、利福平、吡嗪酰胺、乙胺丁醇,隔日1次,共2个月,用药30次。

继续期:异烟肼、利福平、乙胺丁醇,隔日1次,共10个月,用药150次。

全疗程用药共计180次。

【注:初治轻症患者可适当缩短疗程,但不短于9个月。】

(四) 中断治疗或返回患者的治疗

1. 初治活动性肺结核患者(包括结核性胸膜炎)中断治疗后的继续治疗(附表1-3)

附表1-3　中断治疗<2个月的初治活动性肺结核患者的治疗

治疗长度	中断治疗长度	是否需做涂片检查	涂片结果	方案选择
<1个月	<2周	否	无	继续原始初治方案*
	2~8周	否	无	重新开始初治方案**
1~2个月	<2周	否	无	继续原始初治方案
	2~8周	是	涂(+)	原初治方案增加1个月强化期
			涂(−)	继续原始初治方案
>2个月	<2周	否	无	继续原始初治方案
	2~8周	是	涂(+)	开始复治涂阳方案
			涂(−)	继续原始初治方案

注:* 所有患者必须完成2个月的强化期治疗。如果患者中断治疗前已完成1个月的强化期治疗,将再给予不少于1个月的强化期治疗,而后才开始继续期治疗。

** 即从头开始初治方案,已完成的治疗不计在内。

2. 复治涂阳肺结核患者中断治疗后的继续治疗(附表 1-4)

附表 1-4　中断治疗 <2 个月的复治涂阳肺结核患者的治疗

治疗长度	中断治疗长度	是否需做涂片检查	涂片结果	方案选择
<1 个月	<2 周	否	无	继续复治涂阳方案 *
	2~8 周	否	无	重新开始复治涂阳方案
1~2 个月	<2 周	否	无	继续复治涂阳方案
	2~8 周	是	涂(+)	原复治涂阳方案增加 1 个月强化期
			涂(−)	继续复治涂阳方案
>2 个月	<2 周	否	无	继续复治涂阳方案
	2~8 周	是	涂(+)	重新开始复治涂阳方案
			涂(−)	继续复治涂阳方案

注:* 保证患者完成 2 个月的强化期治疗。

附录二 《耐多药肺结核防治 管理工作方案》摘要

中国疾病预防控制中心

耐多药肺结核患者一经确诊,就要及时给予治疗。合理的化学治疗是消除传染性、阻断传播和治愈患者的关键措施。

一、常 用 药 物

世界卫生组织根据药物的疗效、使用经验将抗结核药物分为5组,该分类方法是本工作方案药物选择和治疗方案设计的基础。常用的国内市场采购的抗结核药物和全球基金项目地区使用的进口抗结核药物的规格和剂量,见附表 2-1 和附表 2-2。

附表 2-1 国内市场采购的耐多药肺结核常用药物规格和剂量

组别	药物(缩写)	规格		剂量(体重分级)		
		mg/片	mg/支	<50kg/ (mg/d)	≥50kg/ (mg/d)	最大剂量/ (mg/d)
第一组:一线口服抗结核药物	吡嗪酰胺(Z)	250		1 500	1 750	2 000
	乙胺丁醇(E)	250		750	1 000	1 500
第二组:注射用抗结核药物	卡那霉素(Km)		500	500	750	1 000
	丁胺卡那霉素(Am)		200	400	400~600	800
	卷曲霉素(Cm)		750	750	750	750
第三组:氟喹诺酮类	氧氟沙星(Ofx)	100		400	600	800
	左氧氟沙星(Lfx)	100		400	500	600
	莫西沙星(Mfx)	400		400	400	400
第四组:口服抑菌二线抗结核药物	丙硫异烟胺(Pto)	100		600	600~800	800
	对氨基水杨酸(PAS)	500	2 000	8 000	10 000	12 000
第五组:疗效不确切抗结核药物	阿莫西林/克拉维酸(Amx/Clv)	375 (2:1)		1 125	1 500	—
	克拉霉素(Clr)	250		500	750	1 000
	利奈唑胺(Lzd)	300		300	300~600	600

附表 2-2　进口耐多药肺结核常用药物规格和剂量

组别	药物（缩写）	规格		剂量（体重分级）			
		mg/片	mg/支	<33kg/[mg/(kg·d)]	33~50kg/(mg/d)	51~70kg/(mg/d)	>70kg/(mg/d)
第一组：一线口服抗结核药物	吡嗪酰胺（Z）	500		30~40	1 000~1 750	1 750~2 000	2 000~2 500
	乙胺丁醇（E）	100~400		25	800~1 200	1 200~1 600	1 600~2 000
第二组：注射用抗结核药物	卡那霉素（Km）		1 000	15~20	500~750	1 000	1 000
	丁胺卡那霉素（Am）		1 000	15~20	500~750	1 000	1 000
	卷曲霉素（Cm）		1 000	15~20	500~750	1 000	1 000
第三组：氟喹诺酮类	氧氟沙星（Ofx）	200		800mg/d	800	800	800~1 000
	左氧氟沙星（Lfx）	200~400		15~20	750	750	750~1 000
	莫西沙星（Mfx）	400		7.5~10	400	400	400
第四组：口服抑菌二线抗结核药物	丙硫异烟胺（Pto）	250		15~20	500	750	750~1 000
	环丝氨酸（Cs）	250		15~20	500	750	750~1 000
	对氨基水杨酸（PAS）	4g/袋		150	8g/d	8g/d	8g/d
第五组：疗效不确切抗结核药物	阿莫西林/克拉维酸（Amx/Clv）			成人常用剂量 875/125mg，每日 2 次或 500/125mg，每日 3 次			
	克拉霉素（Clr）			成人 500mg，每日 2 次			

二、治 疗 原 则

耐多药肺结核病的治疗方案主要包括标准化治疗方案、经验治疗方案和个体化治疗方案，我国耐多药结核病治疗以标准化治疗方案为主，不适宜采用标准化治疗方案的耐多药肺结核患者,可根据药物敏感试验结果和既往抗结核药品用药史设计经验治疗方案或个体化治疗方案。治疗方案的制定和更改,需经地市专家小组讨论确定。

治疗方案的制定应遵循以下原则:

1. 需要考虑患者的既往抗结核治疗史,尤其是氨基糖苷类和氟喹诺酮类药物的治疗史。

2. 需要考虑本地区常用的抗结核药物和方案,以及药敏结果中一线和二线抗结核药物的耐药情况。

3. 方案应该至少包括 4 种有效或者基本有效的抗结核药物。

4. 药物的剂量应根据患者体重而定。

5. 注射剂(氨基糖苷类和卷曲霉素)至少使用 6 个月,且痰培养阴转后至少使用 4 个月。

6. 治疗疗程应为痰菌阴转后至少 18 个月;耐多药肺结核总疗程约为 24 个月,广泛耐药肺结核总疗程约为 30 个月。

7. 患者全疗程均接受直接面视下督导治疗(DOT)。

8. 根据可重复性和可靠性高的药物的药敏试验结果指导治疗,乙胺丁醇、链霉素和第 4、5 组药物的药敏试验的可重复性和可靠性不高,这些药物的药敏试验结果不能完全反映药物有效还是无效,不宜根据这些药物的药敏试验结果制定个体化治疗方案。

9. 要及时、合理地处理药物不良反应,减少治疗中断的危险性,并预防由于严重不良反应造成的病死率增加。

三、标准化治疗方案

(一) 耐多药肺结核标准化治疗方案

1. 治疗方案

6 Z Km(Am,Cm)Lfx(Mfx)Cs(PAS,E)Pto /18 Z Lfx(Mfx)Cs(PAS,E)Pto

2. 方案说明

(1) 注射剂每日用药 1 次;口服药中,Lfx 每日用药 1 次,Z、Pto 每日用药 3 次。

(2) Pto 应从小剂量开始使用,国产药每日 300mg,进口药每日 250mg,3~5 日后逐渐加大至足量,国产药每日 600~800mg,进口药每日 750mg。

(3) 如果可以获得 Cs,则首先选用 Cs;如果不能获得 Cs,可选用 PAS 或 E 替代。

3. 药物替代　耐多药肺结核患者治疗过程中,如果出现不良反应经处理不能缓解或出现新的耐药情况,必须更换标准化治疗方案中的药物时替代原则如下：

（1）口服药物需替代时，在提供的药物中选择敏感或可能敏感的药物，例如 E、Cs 等。

（2）Km 需替代时，可使用 Am 或 Cm。

（3）若 Lfx 耐药，可使用 Mfx 替代。

（4）如果 PAS 出现不良反应，用 E 替代。

（5）如果前四组药物不能组成有效方案，可以选用第五组药物组成有效方案。

（二）广泛耐药肺结核标准化治疗方案

1. 治疗方案

12Z Cm Mfx PAS Cs（Pto)ClrAmx/Clv/18Z Mfx PAS Cs（Pto)ClrAmx/Clv

2. 方案说明

（1）首选莫西沙星作为方案的主要用药，并需全疗程使用。

（2）在治疗的 12 个月进行痰培养结果的评价，如果阴转，继续非注射期治疗 18 个月，即总疗程为 30 个月；如果未阴转，继续非注射期治疗 4 个月，如果持续阳性，则终止治疗，即总疗程为 16 个月。

3. 药物替代

（1）药物的替代需经地市专家小组讨论确定。

（2）选择 2~3 种口服二线药物和 2 种第五组药物组成方案，也可采用大剂量异烟肼（16~20mg/kg）应用。

四、治 疗 监 测

为保证患者治疗依从性、评价疗效和及时发现处理药物不良反应，对每例纳入治疗的耐多药肺结核患者均需进行治疗监测。

（一）监测项目

耐多药／广泛耐药肺结核主要的监测项目包括：痰抗酸菌涂片；结核分枝杆菌培养；肝功能；肾功能；血常规；尿常规；电解质（钾、钠）；胸片；促甲状腺激素（TSH）；听力；视野和色觉及体重等。其中痰抗酸菌涂片和结核分枝杆菌培养、肝功能、肾功能、血常规、尿常规、胸片和体重为必查项目，电解质、促甲状腺激素（TSH）、听力、视野和色觉为必要时检查项目。

（二）监测时间及频率

1. 痰抗酸菌涂片和结核分枝杆菌培养　治疗前检测 1 次；注射期每月 1 次，非注射期每 2 个月 1 次。

2. 肝功能（必要时做尿酸测定）　治疗前检测 1 次；治疗期间每月检测 1 次；对具备肝功能损害高风险的患者，或已出现肝功能损害症状的患者，可适当增加监测频率。

3. 肾功能　治疗前检测 1 次;注射期每月 1 次,使用卷曲霉素的患者根据情况每 1~2 周检测 1 次;非注射期由地市专家小组确定监测频率。

4. 血、尿常规　治疗前检测 1 次;治疗期间每月 1 次,必要时适当增加监测频率。

5. 电解质　治疗前检测 1 次,使用卷曲霉素者必要时做电解质(钾、钠、钙等)检测。

6. 胸片　治疗前 1 次;注射期每 3 个月 1 次;非注射期每 6 个月 1 次。

7. 促甲状腺激素(TSH)　治疗前检测 1 次;使用 Pto 或 PAS 的患者必要时检测。

8. 听力、视野与色觉　治疗前检测;治疗期间由地市专家小组确定治疗后检测的频率。

9. 体重　治疗前检查 1 次;注射期每月 1 次;非注射期每 2 个月 1 次。

耐多药肺结核的监测频率详见附表 2-3,广泛耐药肺结核的监测频率详见附表 2-4。

附表 2-3　耐多药肺结核治疗监测的项目及频率

监测项目 \ 治疗月份	0	1	2	3	4	5	6	8	10	12	14	16	18	20	22	24
痰涂片	√	√	√	√	√	√	√	√	√	√	√	√	√	√	√	√
痰培养	√	√	√	√	√	√	√	√	√	√	√	√	√	√	√	√
肝功能	√	√	√	√	√	√	√	√	√	√	√	√	√	√	√	√
肾功能	√	√	√	√	√	√	√									
血尿常规	√	√	√	√	√	√	√	√	√	√	√	√	√	√	√	√
电解质	√															
胸片	√			√			√			√			√			√
TSH	√															
听力																
视野与色觉	√															
体重	√	√	√	√	√	√	√	√	√	√	√	√	√	√	√	√

附表 2-4 广泛耐药肺结核治疗监测的项目及频率

治疗月份 / 监测项目	0	1	2	3	4	5	6	7	8	9	10	11	12	14	16	18	20	22	24	26	28	30
痰涂片	✓	✓	✓	✓	✓	✓	✓	✓	✓	✓	✓	✓	✓	✓	✓	✓	✓	✓	✓	✓	✓	✓
痰培养	✓	✓	✓	✓	✓	✓	✓	✓	✓	✓	✓	✓	✓	✓	✓	✓	✓	✓	✓	✓	✓	✓
肝功能	✓	✓	✓	✓	✓	✓	✓	✓	✓	✓	✓	✓	✓	✓	✓	✓	✓	✓	✓	✓	✓	✓
肾功能	✓	✓	✓	✓	✓	✓	✓	✓	✓	✓	✓	✓	✓									
血尿常规	✓	✓	✓	✓	✓	✓	✓	✓	✓	✓	✓		✓		✓		✓	✓		✓		✓
电解质	✓																					
胸片	✓			✓			✓			✓			✓			✓			✓			✓
TSH	✓																					
听力	✓																					
视野与色觉	✓																					
体重	✓	✓	✓	✓	✓	✓	✓	✓	✓	✓	✓	✓	✓	✓	✓	✓	✓	✓	✓	✓	✓	✓

五、特殊情况下的治疗

耐多药肺结核患者的治疗尚需顾及同时伴有特殊情况(如:妊娠、哺乳、儿童、糖尿病、肝功能异常、肾功能不全、癫痫以及合并 HIV 感染等)的患者,他们在生理状况、脏器功能、精神卫生等方面存在特殊性,因此在方案的制定和用药原则方面均须十分慎重,注意药物对机体和脏器功能影响。

(一) 治疗方案制定的依据

1. 应以实验室提供的药物敏感试验结果和地区耐药监测资料为依据,明确患者所耐药物种类和耐药的类别。

2. 需了解患者出现特殊情况前的健康状况,已患肺结核者应以既往用药史作为选择药物和制定方案的依据。特别要了解既往联合用药的种类、剂量、疗程、用药总量等。选择未曾应用和估计敏感性的药物组成治疗方案时,待获得药物敏感性试验结果后需重新调整治疗方案。

3. 根据伴发特殊情况及伴发耐药肺结核持续的时间、特殊情况的稳定程度以及脏器功能健康状态确定治疗方案。

(二) 各种特殊情况的治疗原则和药物选择

1. 妊娠　患病期间应避免妊娠。建议不使用口服避孕药而采取其他避孕方式。

(1) 治疗原则

1) 妊娠不足 3 个月者,应终止妊娠,其后的治疗同普通耐多药肺结核患者。

2) 需复查结核菌培养、菌种鉴定和药物敏感试验,以利于药物选择和调整。

3) 不能终止妊娠,且耐药肺结核病情稳定无急速进展的患者可于妊娠的第四个月开始抗结核治疗,待分娩后及时增加药物种类。

(2) 药物选择

1) 因氨基糖苷类药物会对发育中胎儿的听力造成毒性,妊娠期间禁用该类药物。如必须使用注射剂,可慎重考虑使用卷曲霉素。

2) 氟喹诺酮类药物有限制骨骺发育的缺点,必须慎用。

3) 丙硫异烟胺会加剧孕妇恶心呕吐,根据动物实验结果可知该药物可能有致畸作用,应避免使用。

4) 可考虑加用第五组药物,例如克拉霉素、阿莫西林 / 克拉维酸等。

2. 哺乳期妇女

(1) 治疗原则

1) 患耐多药肺结核的哺乳期妇女,必须及时接受全疗程有效的抗结核治疗,以便尽早切断母婴传染途径。如果母亲排菌,应由家庭其他成员照顾婴儿,直至母亲痰抗酸菌阴转。

2）为避免将肺结核传染给婴儿，不主张患耐药肺结核的哺乳期妇女采用母乳喂养的方式，应以配方奶替代母乳喂养。

3）未住院治疗的患者需要佩戴外科口罩，以减低传染强度。母亲和婴儿如需要在一起，母亲应佩戴口罩，且处于通风良好的环境或室外。

（2）药物选择

1）非哺乳者选择药物种类同正常耐多药肺结核患者。

2）间歇采取或不能采取配方奶替代母乳喂养婴儿的哺乳期妇女，应避免选择影响婴儿健康和生长发育的药物，例如氟喹诺酮类药物，氨基糖苷类药物，丙硫异烟胺等。

3. 儿童

（1）治疗原则

1）年龄小于 15 岁的耐多药肺结核患者，应及时接受全疗程有效的抗结核治疗。选择治疗方案所使用的药物应参考药物敏感试验结果和接触者的抗结核药物用药史。

2）应参考患儿体重决定抗结核药物剂量（见附表 2-5）。每月应监测患儿的体重，根据体重的增长调整用药剂量。

3）儿童往往不能正确表达自身感受和所发生的不良反应，督导员及医生需严密观察治疗反应。即使未出现不良反应，但近期体重减轻或无足够的增长常常提示治疗效果不佳，需调整治疗。

（2）药物选择

1）应避免使用氟喹诺酮类和氨基糖苷类药物；由于对儿童难以进行视神经监测，亦需慎用乙胺丁醇，如必须使用，其剂量应为 15mg/kg。

2）可选用丙硫异烟胺、对氨基水杨酸（环丝氨酸）、吡嗪酰胺。

3）抗结核药物剂量应使用该体重范围药物剂量推荐的上限。

附表 2-5　儿童患者二线抗结核药物剂量

药物	每日剂量 /（mg/kg）	用法 /（次 /d）	每日最大剂量 /mg
卡那霉素	15~30	1	1 000
丁胺卡那霉素	15~22.5	1	1 000
卷曲霉素	15~30	1	1 000
氧氟沙星	15~20	2	800
左氧氟沙星	7.5~10	1	750
莫西沙星	7.5~10	1	400
丙硫异烟胺	15~20	2	1 000
对氨基水杨酸	150	2~3	12 000

4. 糖尿病

(1) 治疗原则

1) 合并糖尿病的耐多药肺结核患者疗效很差,且糖尿病会加重抗结核药物的不良反应,尤其是肾功能不全和外周神经炎,因此在治疗耐多药肺结核时必须始终严格控制糖尿病。

2) 部分抗结核药物影响糖代谢,如使用丙硫异烟胺或吡嗪酰胺时可能会加大控制胰岛素水平的难度,因此治疗耐多药肺结核期间,应参考血糖水平适当加大口服降糖药物剂量。此外,肌酐和血清钾的监测应更加频繁,通常在第1个月内每周1次,之后至少每月1次。

(2) 药物选择

1) 伴眼底动脉硬化或视网膜病变者,禁用乙胺丁醇。因肾动脉硬化导致尿常规或肾功能检查异常者应避免使用乙胺丁醇和氨基糖苷类药物。

2) 可考虑加用第五组药物,如克拉霉素、阿莫西林 / 克拉维酸等。

5. 肾功能不全

(1) 治疗原则

1) 继续治疗原发疾病。

2) 保护肾功能,避免或尽量避免选用对肾脏有损害作用的抗结核药物。

3) 伴肾功能不全的耐药肺结核患者应慎重使用二线抗结核药物,剂量和服药间隔应根据附表 2-6 予以调整。

附表 2-6　肾功能不全患者抗结核药物剂量的调整

药物	是否改变服药频率	肌酐清除率 <30ml/min 或进行血液透析的患者推荐剂量和频率
吡嗪酰胺	改变	每次 25~35mg/kg,每周 3 次
乙胺丁醇	改变	每次 15~25mg/kg,每周 3 次
左氧氟沙星	改变	750~1 000mg,每周 3 次
莫西沙星	不改变	400mg,每日 1 次
环丝氨酸	改变	250mg,每日 1 次或 500mg,每周 3 次
丙硫异烟胺	不改变	每次 250~500mg,每日 1 次
对氨基水杨酸	不改变	每次 4g,每日 2 次
卷曲霉素	改变	每次 12~15mg/kg,每周 2 或 3 次
卡那霉素	改变	每次 12~15mg/kg,每周 2 或 3 次
丁胺卡那霉素	改变	每次 12~15mg/kg,每周 2 或 3 次

(2) 药物选择

1) 莫西沙星被认为对肾功能的损害很小,因此肾功能不全者可以选用。

2）可考虑加用第五组药物,如克拉霉素、阿莫西林／克拉维酸等。

6. 肝功能异常

（1）治疗原则

1）有任何种类肝病历史的患者（如慢性肝病、肝炎病毒携带者、急性肝炎病史、过量饮酒等）,在病情稳定时均可进行抗结核治疗的同时给予保肝治疗,但需密切观察肝功能变化。

2）需慎重选用抗结核药物,如吡嗪酰胺、丙硫异烟胺和对氨基水杨酸等,而氟喹喏酮类药极少引起肝功损害。

3）在肺结核治疗过程中,因药物过敏或药物中毒所致的急性肝炎,无论程度如何,都必须停用对肝脏有影响的一切抗结核药物,积极处理肝损害直至肝炎消失及肝功能恢复正常。

4）应在保肝治疗下联合应用肝毒性较小的药物。

（2）药物选择

1）优先选择对肝脏毒性较小的药物。

2）可考虑加用第五组药物,如克拉霉素、阿莫西林／克拉维酸等。

7. 惊厥（癫痫）

（1）治疗原则

1）对有惊厥史的耐多药肺结核患者首先要确定惊厥是否被有效控制,以及患者是否正在服用抗惊厥药物。如惊厥未被控制,应在有效抗惊厥治疗的基础上进行抗结核治疗。

2）尚未有效控制的惊厥患者,应避免使用环丝氨酸,慎用异烟肼和氟喹诺酮类药物。如必须使用上述药物,应调整抗惊厥药物剂量,在控制惊厥发作的情况下使用。

（2）药物选择:可考虑加用第五组药物,例如克拉霉素、阿莫西林／克拉维酸等。

8. 精神异常

（1）治疗原则

1）耐多药肺结核患者中抑郁症和焦虑症的发病率较高,这常常与病程迁延和社会经济压力过大有关,必要时应请精神科医生会诊或咨询。

2）虽然精神病患者使用环丝氨酸并不是绝对禁忌,但选择应用必须十分慎重;处于稳定期的患者如使用环丝氨酸,亦应密切进行监测。

3）应密切观察患者精神系统的变化,以及有否精神症状出现,尽可能防治精神病、自杀倾向及其他对患者自身或他人造成危害的紧急事件发生,必要时应及时请精神卫生专家协助处理。

（2）药物选择:可考虑加用第五组药物,例如克拉霉素、阿莫西林／克拉维酸等。

9. 药物成瘾　药物成瘾患者应针对其成瘾性提供相应治疗。尽管使用依赖性药物不是抗结核治疗的禁忌,但应充分鼓励患者完全戒除酒精或其他成瘾药物。良好的督导有利于医患沟通,且有助于药物成瘾患者顺利完成治疗。

对酒精或其他物质依赖的患者应用环丝氨酸时,出现不良反应的几率较高(如精神病患者)。但若环丝氨酸是治疗方案中的重要组成部分且必须使用时,应密切监测不良反应,并对不良反应给予相应的治疗。

10. 合并 HIV 感染

(1) 治疗原则

1) MDR-TB 合并 HIV 感染的患者如果不进行抗病毒治疗,其死亡率非常高。如果同时开始耐多药治疗和抗病毒治疗,则可能由于不良反应影响其治疗效果;另一方面,如果抗病毒治疗延迟,则会导致与 HIV 相关的死亡风险明显增加。建议对于所有合并 HIV 感染的耐药结核患者,无论其 CD4 细胞水平如何,应在开始抗结核治疗后尽快(8 周之内)开始抗病毒治疗。

2) 合并 HIV 感染者不良反应更为常见。使用多种二线药物治疗的多耐药结核病同时合并抗病毒治疗,可能增加不良反应的发生率。因此密切监测治疗效果及其不良反应十分重要。

(2) 药物选择

1) HIV 感染者或在 HIV 发生率较高的人群中,不推荐使用氨硫脲。

2) 抗病毒药物去羟肌苷与氟喹诺酮类药物联合应用,可能会导致氟喹诺酮类药物吸收降低。故应该在服用氟喹诺酮类药物前 6 小时或服用 2 小时后再服用去羟肌苷。如果使用去羟肌苷糖衣片,则可以同时服用两种药物,而不必采取上述预防措施。

3) 丙硫异烟胺可能与抗病毒药物有相互作用。但是鉴于资料有限,尚不清楚在耐药结核病及抗病毒治疗时,丙硫异烟胺以及抗病毒药物剂量是否需要调整。

4) 克拉霉素与蛋白酶抑制剂及非核苷类逆转录酶抑制剂(NNRTIs)有多种药物相互作用。耐药结核病合并 HIV 感染者应尽量避免使用克拉霉素。

附录三 国家免费提供的抗病毒药物及一线治疗方案

摘自《国家免费艾滋病抗病毒药物治疗手册》

一、国家免费提供的抗病毒药物

目前国家免费提供的抗病毒药物种类、剂型如附表 3-1~ 附表 3-3 所述。

附表 3-1　核苷和核苷类反转录酶抑制剂（NRTIs）

通用名 / 商品名	剂型	成人推荐 剂量	食物 效应	不良反应
齐多夫定 （AZT、ZDV）	100mg 胶囊、片 剂；300mg 胶囊、 片剂；10mg/ml 糖浆	300mg，每日 2 次	服药与进 食无关	• 头痛、恶心等 • 骨髓抑制、贫血或中性粒 　细胞减少症 • 肌病、肌痛、mCPK 升高 • 潜在发生乳酸酸中毒及脂 　肪营养不良危险，但是发 　生程度弱于 d4T
拉米夫定 （3TC）	150mg、300mg 片剂；10mg/ml 糖 浆	300mg，每日 1 次；或 150mg， 每日 2 次①	服药与进 食无关	• 副作用较小 • 乳酸酸中毒合并脂肪变性 　在使用 NRTIs 类药物时 　虽然很少发生，但有可能 　危及生命
司他夫定 （d4T）	15mg、20mg 胶 囊；1mg/ml 糖浆	300mg，每日 2 次②	服药与进 食无关	• 周围神经病变 • 脂肪营养不良 • 快速进展的下行性神经肌 　肉衰弱（罕见） • 胰腺炎② • 乳酸酸中毒并肝脏脂肪变

续表

通用名 / 商品名	剂型	成人推荐 剂量	食物 效应	不良反应
去羟肌苷 (ddI)	25mg、100mg 咀嚼片;50mg 颗粒剂;167mg、250mg 散剂	体重 >60kg:200mg,每日 2 次(咀嚼片);或 250mg,每日 2 次(散剂)体重 <60kg:125mg,每日 2 次(咀嚼片);或 167mg 每日 2 次(散剂)空腹服用	餐后服用水平降低 55%;建议餐前至少半小时或餐后 2 小时服用	• 恶心、腹泻 • 周围神经病变 • 胰腺炎[2] • 乳酸酸中毒并肝脏脂肪变,虽然很少发生,但有可能危及生命[3]
阿巴卡韦 (ABC)[4]	300mg 片剂;20mg/ml 口服液	300mg,每日 2 次;600mg,每日 1 次	服药与进食无关	• 在所有核苷类反转录酶抑制剂中,ABC 所产生的线粒体中毒作用最弱 • 当患者服用 d4T 或者 AZT 产生乳酸酸中毒时可以用于替代治疗 • 大概有 2%~5% 的患者有可能出现超敏反应
替诺福韦 (TDF)[5]	300mg 片剂	300mg,每日 1 次	服药与进食无关	• 肾功能不全 • 腹泻、恶心、呕吐、胃胀 • 头痛、衰弱 • 乳酸酸中毒并肝脏脂肪变,虽然很少发生,但有可能危及生命

注:①虽然使用每日 2 次的给药方法较好,但是每日 1 次的给药方法对于需要简化服药方案的患者更好。②单独使用去羟肌苷或司他夫定,或与利巴韦林联合使用都出现过致死性和非致死性胰腺炎的病例。③司他夫定和去羟肌苷的联合治疗发生乳酸酸中毒和肝损伤的风险较大。这种联合治疗只有在收益大于风险时才考虑使用,且应该避免用于妊娠期妇女。④目前还不在国家免费提供的药物目录中。⑤根据供应情况,仅作为二线药物,但是患者对 AZT 和 d4T 都有毒性反应时也可使用 TDF。

附表 3-2　非核苷类反转录酶抑制剂（NNRTIs）

通用名 / 商品名	剂型	成人推荐 剂量[④]	食物效应	不良反应
依非韦仑 （EFV）	50mg、200mg 胶囊；600mg 片 剂	每日 600mg， 空腹口服，睡 前服用较好	高脂肪 / 高热量 食物可提高胶 囊药物血浆峰 浓度 39% 和片 剂峰浓度 79%	● 皮疹[①] ● 中枢神经系统症状[②] ● 转氨酶水平增高 ● 大麻试验假阳性 ● 在猴子产生致畸作用[⑤]
奈韦拉平[③] （NVP）	200mg 片剂； 10mg/ml 糖浆	200mg 每日 1 次，共 14 日； 然后 200mg， 每日 2 次	服药与进食无 关	● 皮疹[①] ● 症状性肝炎（包括肝 坏死）曾有报告

注：①在临床试验中，患者因为皮疹停用 NNRTIs 的百分率：服用奈韦拉平为 7%，服用地拉夫定为 4.3%，服用依非韦仑为 1.7%。在使用 3 种 NNRTIs 的病例中发生罕见 Stevens-Johnson 综合征概率最高的是奈韦拉平。轻至中度皮疹（30%）较为常见，且常为自限性。②不良反应包括眩晕、嗜睡、失眠、梦异常、迷糊、异常思维、注意力受损、健忘、兴奋、人格解体、谵妄和欣快感。以上不良反应总的发生率在依非韦仑为 52%，其中因为这些依非韦仑不良反应而停止治疗的为 2.6%；在 2~4 周后这些症状自行消失。③奈韦拉平具有潜在的肝毒性作用。女性患者治疗前基线 CD4$^+$ T 淋巴细胞计数 ≥250/mm^3，男性患者治疗前基线 CD4$^+$ T 淋巴细胞计数 ≥400/mm^3 并且即将使用含有奈韦拉平的方案时，可以考虑推迟至 CD4$^+$ T 淋巴细胞下降至 250/mm^3 或 400/mm^3 以下再开始治疗。④具体剂型以最终采购剂型为准。⑤其他非核苷类对非人类灵长类的致畸作用目前还尚无数据支持。

附表 3-3　蛋白酶抑制剂（PIs）[①②]

通用名 / 商品名	剂型[④]	成人推荐 剂量[④]	食物效应	不良反应
阿扎那韦 （ATV）[③]	100mg、150mg、 200mg	40mg，每日 1 次； 若与 EFV 或 TDF 联用则 300mg 加 100mg 利托 那韦（RTV），每 日 1 次，与食物 同服	和食物同时 服用可以增 加生物利用 度，但避免 与抑酸剂同 时服用	● 可引起间接高胆红素 升高 ● 有些患者可以引起 PR 间期延长——有症状 的 I 度房室传导阻滞； 慎用于房室传导功能 障碍的患者，或者同时 服用可以引起房室传 导功能异常的药物 ● 高血糖 ● 脂肪分布不均[⑥] ● 有可能增加血友病患 者的出血概率

续表

通用名/商品名	剂型④	成人推荐剂量④	食物效应	不良反应
茚地那韦(IDV)仅作为不能耐受 NNRTIs 的替代用药	200mg 胶囊	茚地那韦(IDV)800mg 和利托那韦(RTV)100mg,每日2次	和食物同服水平下降77%;如果未同时服用利托那韦,餐前1小时、餐后2小时服用;可与脱脂乳或低脂肪食物同服	• 肾结石,间质性肾炎 • 胃肠不耐受、恶心 • 化验:间接胆红素增高(非因果关系) • 其他:头痛、衰弱、视力模糊、眩晕、皮疹、口腔金属味、脱发 • 高血糖② • 脂肪再分布和脂质代谢异常⑥ • 对血友病患者有可能增加出血量和出血频率 • 溶血性贫血、血小板减少
洛匹那韦+利托那韦(LPV/r,克力芝)⑤	软胶囊:每粒含 LPV 133.3mg+RTV 33.3mg;片剂:每片含 LPV 200mg+RTV 50mg;口服液:每5ml含 LPV 400mg+RTV 100mg(口服液含42%的乙醇)	LPV 400mg+RTV 100mg(3粒、2片或5ml),每日2次,对服用奈韦拉平或依非韦仑的患者 LPV 600mg+RTV 150mg(3片),每日2次;或 LPV 533mg+RTV 133mg(4粒),每日2次,与食物同服	软胶囊须与食物同服;口服片剂与进食无关,正在服用 DDI 的患者应在服用本品前1小时或服用本品后2小时服用 DDI	• 胃肠不耐受、恶心、呕吐、腹泻 • 衰弱 • 高脂血症(尤其三酰甘油) • 血清转氨酶升高 • 脂肪异常分布⑥ • 对血友病患者有可能增加出血频率

注:①建议所有的蛋白酶抑制都使用经小剂量利托那韦(RTV)激动后剂型。②有报道使用蛋白酶抑制剂(各药均有涉及)后原有糖尿病患者血糖控制恶化,新发生糖尿病包括酮症酸中毒。③目前还不在国家免费提供的药品目录中。④具体剂型以最终采购剂型为准。⑤根据供应情况,仅作为二线药。⑥对于有高三酰甘油血症或高胆固醇血症的患者,应对他们的心血管情况和胰腺炎风险进行评估,干预措施包括调整饮食结构,采用降脂药物或停止 PIs 类药物。

二、一线治疗方案

成人和青少年艾滋病患者(服用奈韦拉平预防母婴传播的妇女除外)抗

病毒治疗的标准一线方案(附表 3-4)。

附表 3-4　未接受过抗病毒治疗患者的一线抗病毒治疗方案

AZT[②]或 d4T[①]+3TC[③]+NVP[④]

含 AZT 方案:AZT 300mg+3TC 150mg+NVP 200mg,每日 2 次

含 d4T 方案:d4T 30mg+3TC 150mg+NVP 200mg,每日 2 次

对 NVP 不能耐受或禁忌的患者,选择下述两种方案之一:

(AZT 或 d4T)+3TC+EFV[⑤](600mg,每日 1 次)

AZT、d4T 和 3TC 剂量如上

注:①经近年临床大量研究表明长期应用司他夫定(d4T)可以导致不可逆的甚至非常严重的毒性反应,如周围神经炎、脂质营养不良、进展性肌无力,以及严重的甚至可以威胁生命的乳酸酸中毒、胰腺炎等,因此建议在我国一线抗病毒药物方案里首选 AZT,将 d4T 作为 AZT 备选方案使用。②AZT 仅用于血红蛋白(Hb)高于 90g/L 的患者;对贫血患者(Hb≤90g/L),或者基线时中性粒细胞低于 $0.75 \times 10^9/$ L 时,可以选择 d4T 代替,待上述情况好转后,应尽快换成 AZT。③使用 3TC 注意事项:如果不能提供 150mg 片剂,成人可以服用 300mg,每日 1 次。但儿童不能使用每日 1 次剂量。④使用 NVP 注意事项: a) 基线 $CD4^+T$ 淋巴细胞≥400/mm³ 的男性,基线 $CD4^+T$ 淋巴细胞计数≥250/mm³ 的女性,NVP 会增加肝毒性的危险,并通常出现在开始治疗后的 16 周以内,因此对上述两类患者应避免使用;女性患者,如果即将使用 NVP,建议推迟到 $CD4^+T$ 淋巴细胞下降至 <250/mm³ 再开始治疗。b) 对用利福平治疗的艾滋病合并结核病患者应避免同时使用 NVP。c) 对过去 6 个月使用过单剂量 NVP 进行母婴阻断的妇女,开始新的抗病毒治疗时应避免使用 NVP。d) 注意在治疗最初的 2 周内,NVP 的诱导剂量为 200mg,每日 1 次;随后如果未见新的药疹同时 GPT/AST 水平未再升高,可将剂量调至 200mg,每日 2 次。⑤使用 EFV 注意事项:a) 由于有致畸的危险,EFV 在妊娠的前 3 个月是禁忌的,但在妊娠中晚期 (13 周以后)可以应用。b) 所有用 EFV 抗病毒治疗的妇女,必须接受妊娠试验检测和服用 EFV 对妊娠潜在危险的咨询,必须采取适当的避孕措施。

附录四　抗疟药使用原则和用药方案

摘自《抗疟药使用原则和用药方案》修订稿

根据《中华人民共和国传染病防治法》《中华人民共和国药品管理法》和疟疾防治工作的实际需要,参照世界卫生组织关于抗疟药使用的有关政策,特修订我国《抗疟药使用原则和用药方案》。

一、抗疟药使用原则

抗疟药的使用应遵循安全、有效、合理和规范的原则。根据流行地区的疟原虫虫种及其对抗疟药物的敏感性和患者的临床表现,合理选择药物,严格掌握剂量、疗程和给药途径,以保证治疗效果和延缓抗药性的产生。

(一)间日疟治疗药物

首选磷酸氯喹片(简称氯喹)、磷酸伯氨喹片(简称伯氨喹)。治疗无效时,可选用以青蒿素类药物为基础的复方或联合用药的口服剂型进行治疗。

(二)恶性疟治疗药物

以青蒿素类药物为基础的复方或联合用药(ACT),包括青蒿琥酯片加阿莫地喹片、双氢青蒿素哌喹片、复方磷酸萘酚喹片、复方青蒿素片等。

(三)重症疟疾治疗药物

1. 青蒿素类药物注射剂,包括蒿甲醚和青蒿琥酯。

2. 磷酸咯萘啶注射剂。

二、用药方案

(一)间日疟的治疗

氯喹 + 伯氨喹:氯喹口服总剂量 1 200mg。第 1 日 600mg 顿服,或分 2 次服,每次 300mg;第 2、3 日各服 1 次,每次 300mg。伯氨喹口服总剂量 180mg。从服用氯喹的第 1 日起,同时服用伯氨喹,每日 1 次,每次 22.5mg,连服 8 日。

此疗法也可用于卵形疟和三日疟的治疗。

(二)恶性疟的治疗(选用以下一种方案)

1. 青蒿琥酯片 + 阿莫地喹片　　口服总剂量青蒿琥酯和阿莫地喹各 12 片

（青蒿琥酯每片 50mg，阿莫地喹每片 150mg），每日顿服青蒿琥酯片和阿莫地喹片各 4 片，连服 3 日。

2. 双氢青蒿素哌喹片　口服总剂量 8 片（每片含双氢青蒿素 40mg，磷酸哌喹 320mg），首剂 2 片，首剂后 6~8 小时、24 小时、32 小时各服 2 片。

3. 复方磷酸萘酚喹片　口服总剂量 8 片（每片含萘酚喹 50mg，青蒿素 125mg），一次服用。

4. 复方青蒿素片　口服总剂量 4 片（每片含青蒿素 62.5mg，哌喹 375mg），首剂 2 片，24 小时后再服 2 片。

（三）重症疟疾的治疗（选用以下一种方案）

1. 蒿甲醚注射剂　肌内注射每日 1 次，每次 80mg，连续 7 日，首剂加倍。若病情严重时，首剂给药后 4~6 小时可再肌内注射 80mg。

2. 青蒿琥酯注射剂　静脉注射每日 1 次，每次 60mg，连续 7 日，首剂加倍。若病情严重时，首剂给药后 4~6 小时，可再静脉注射 60mg。

采用上述两种注射疗法治疗，患者病情缓解并且能够进食后，改用 ACT 口服剂型，再进行一个疗程治疗。

3. 咯萘啶注射剂　肌内注射或静脉滴注，总剂量均为 480mg。每日 1 次，每次 160mg，连续 3 日。需加大剂量时，总剂量不得超过 640mg。

（四）孕妇疟疾治疗

孕妇患间日疟可采用氯喹治疗。孕期 3 个月以内的恶性疟患者可选用磷酸哌喹，孕期 3 个月以上的恶性疟患者采用 ACT 治疗。孕妇患重症疟疾应选用蒿甲醚或青蒿琥酯注射剂治疗。

（五）间日疟休止期根治

伯氨喹：口服总剂量 180mg，每日 1 次，每次 22.5mg，连服 8 日。

（六）预防服药（选用以下一种方案）

1. 磷酸哌喹片　每月 1 次，每次服 600mg，睡前服。

2. 氯喹　每 7~10 日服 1 次，每次服 300mg。

注：①氯喹、磷酸哌喹、伯氨喹和咯萘啶的剂量均以基质计。②方案中剂量均为成人剂量，儿童剂量按体重或年龄递减。③阿莫地喹可引起粒细胞缺乏，萘酚喹可引起血尿，服用时如出现副作用，应立即停药。④使用青蒿琥酯注射剂做静脉注射时，需先将 5% 碳酸氢钠注射液 1ml 注入青蒿琥酯粉剂中，反复振摇 2~3 分钟，待溶解澄清后，再注入 5ml 等渗葡萄糖或生理盐水，混匀后缓慢静脉推注（不宜滴注）。配制后的溶液如发生混浊，则不能使用。⑤使用咯萘啶注射剂做静脉滴注时，需将 160mg 咯萘啶药液注入 500ml 的等渗葡萄糖或生理盐水中，静脉滴注速度不超过 60 滴 /min。⑥磷酸哌喹有肝脏蓄积作用，采用磷酸哌喹片进行预防服药时，连续服药时间不宜超过 4 个月（需

要时,应停药 2~3 个月后再次进行预防服药)。⑦孕妇、1 岁以下婴儿、有溶血史者或其家属中有溶血史者应禁用伯氨喹;葡萄糖 -6- 磷酸脱氢酶(G6PD)缺乏地区的人群,应在医务人员的监护下服用伯氨喹。

附录五　麻风病的联合化疗

麻风病患者及早和规范开展联合化疗是消除传染、阻断传播、预防畸残和及早治愈的关键。

一、药物种类、用法和不良反应

(一) 抗麻风药物种类

1. 常用抗麻风药物包括

(1) 利福平(rifampicin)胶囊剂,每粒 300mg。

(2) 氨苯砜(dapsone)片剂,每片 100mg。

(3) 氯法齐明(clofazimine)丸剂,有两种,每月监服的为每粒 100mg,每日自服的为每粒 50mg。

2. 其他替代药物

(1) 氧氟沙星(ofloxacin)片剂,每片 100mg。

(2) 米诺环素(minocycline)片剂,每片 100mg 或 50mg。

(3) 克拉霉素(clarithromycin)片剂,每片 250mg。

(4) 莫西沙星(moxifloxacin)片剂,每片 400mg。

(二) 常用的抗麻风药物用量和用法(见附表 5-1)

附表 5-1　常用的抗麻风药物用量和用法

药物	服法	<5 岁	5~9 岁	10~14 岁	≥15 岁
利福平	每月 1 次(监服)	150mg	300mg	450mg	600mg
氯法齐明	每月 1 次(监服)	50mg	100mg	200mg	300mg
氯法齐明	每日 1 次(自服)	50mg(隔日)	50mg	50mg	50mg
氨苯砜	每日 1 次(自服)	25mg(隔日)	25mg	50mg	100mg

(三) 抗麻风药物不良反应(见附表 5-2)

附表 5-2　抗麻风药物不良反应

药名	主要不良反应	罕见不良反应
利福平	肝毒性、胃肠反应、过敏反应	急性肾功能衰竭、休克、血小板减少症、皮疹、"流感综合征"、假膜性结肠炎、伪肾上腺危象、骨质软化症、溶血性贫血

续表

药名	主要不良反应	罕见不良反应
氨苯砜	胃肠反应、溶血贫血、WBC 减少、剥脱性皮炎、肝脏损害	氨苯砜综合征,精神障碍
氯法齐明	胃肠反应,色素沉着,鱼鳞病样皮肤	视力下降,心律失常
氧氟沙星	恶心、胃肠不适、失眠、头痛和眩晕	药疹
米诺环素	胃肠反应,光暴露部位色素沉着	神经系统症状,牙齿变色
克拉霉素	胃肠不适、恶心呕吐	药疹
莫西沙星	恶心、腹泻、眩晕、头痛、腹痛、呕吐	窦性心动过速,诱发癫痫发作、幻觉

(四) 抗麻风药物应用的注意事项

1. 化疗前,应了解患者的药物过敏、血液病和肝肾疾病史。开展血常规和肝肾功能检查,对有血液异常和肝肾功能障碍的患者,应根据情况慎用抗麻风药物,或选用替代治疗药物。

2. 应向患者说明服用抗麻风药物可能出现的不良反应,嘱咐患者一旦出现不良反应,应及时报告医生,特别应警觉新患者在治疗 4~5 周后可能发生的氨苯砜综合征。

3. 口服抗麻风药物应晨间空腹顿服,如患者对药物耐受性较差,可由县(市)麻风病防治机构医生决定将空腹顿服药改为饭后服用或分服。

4. 轻微不良反应,例如胃肠道反应和关节痛等,可在医生观察指导下继续用药。

5. 如不良反应较重,应及时报告县(市)麻风病防治机构,并嘱患者到县(市)麻风病防治机构就诊,经临床观察决定是否停用导致不良反应的药物。

6. 如发生明确或可疑严重不良反应,应立即停药,并嘱患者到医疗卫生机构诊治,同时按照药物不良反应报告程序进行报告。

二、化疗方案和疗程

(一) 成人少菌型麻风病患者化疗方案和疗程

利福平 600mg,加氨苯砜 100mg,每月 1 次监服;氨苯砜 100mg 每日 1 次自服,治疗 6 个月。每月服药不少于 20 日,可在 9 个月内完成,连续中断 3 个月则应重新治疗。

（二）儿童少菌型麻风病患者化疗方案和疗程（见附表5-3）

附表5-3　儿童少菌型麻风病患者化疗方案和疗程

药物	服法	<5岁	5~9岁	10~14岁	≥15岁
利福平	每月1次（监服）	150mg	300mg	450mg	600mg
氨苯砜	每日1次（自服）	25mg（隔日）	25mg	50mg	100mg

注：疗程为6个月，完成时间和规则治疗定义同成人少菌型患者。

（三）成人多菌型麻风病患者化疗方案和疗程

利福平600mg，加氯法齐明300mg，加氨苯砜100mg，每月1次监服；氨苯砜100mg，加氯法齐明50mg，每日1次自服，三药治疗12个月。每月服药不少于20日，一年中至少服药8个月，整个疗程可在18个月内完成，连续中断4个月应重新治疗。

（四）儿童多菌型麻风病患者化疗方案和疗程（见附表5-4）

附表5-4　儿童多菌型麻风病患者化疗方案和疗程

药物	服法	<5岁	5~9岁	10~14岁	≥15岁
利福平	每月1次（监服）	150mg	300mg	450mg	600mg
氨苯砜	每日1次（自服）	25mg（隔日）	25mg	50mg	100mg
氯法齐明	每月1次（监服）	50mg	100mg	200mg	300mg
氯法齐明	每日1次（自服）	50mg（隔日）	50mg	50mg	50mg

注：疗程为12个月，完成时间和规则治疗定义同成人多菌型患者。

（五）特殊情况时治疗方案和疗程

1. 复发患者　按照多菌型方案治疗。

2. 中断治疗者　重新按照原来的治疗方案和疗程治疗。

3. 利福平耐药或过敏或肝肾损伤不能用利福平者

（1）强化治疗阶段：莫西沙星400mg，加氯法齐明50mg，加克拉霉素500mg，加米诺环素100mg，每日服药1次，治疗6个月。

（2）继续治疗阶段：莫西沙星400mg，加克拉霉素500mg，加米诺环素200mg，每月服药1次，继续治疗18个月。每次服药，无论是每日或每月1次都应在监督下服用。对于以前未接受过长时间氨苯砜单疗（超过1年）的患者，在6个月初始强化治疗阶段可以用氨苯砜代替克拉霉素或米诺环素。

4. 氨苯砜过敏者　将氨苯砜去除，仅服用利福平和氯法齐明两药，疗程12个月。

5. 拒服氯法齐明者　氧氟沙星 400mg,或米诺环素 100mg,每日治疗,疗程 12 个月。

(六) 临床疗效评价标准

1. 显著进步　活动性皮损大部分消退,细菌指数下降。

2. 进步　活动性皮损部分消退,细菌指数有下降。

3. 无变化　皮损及细菌指数基本无变化。

4. 恶化　皮损扩大或出现新皮损,细菌指数升高。

三、临床治愈标准

完成联合化疗规定疗程的病例,活动性症状(活动性皮损或周围神经疼痛及压痛等)完全消失,无麻风反应或神经炎,皮肤涂片查菌阴性,应临床判愈。

附录六　慢性乙型肝炎抗病毒治疗

摘自《慢性乙型肝炎防治指南(2015 年更新版)》

一、治 疗 目 标

治疗的目标:最大限度地长期抑制 HBV 复制,减轻肝细胞炎性坏死及肝纤维化,延缓和减少肝功能衰竭、肝硬化失代偿、HCC 及其他并发症的发生,从而改善生活质量和延长生存时间。在治疗过程中,对于部分适合的患者应尽可能追求 CHB 的临床治愈,即停止治疗后持续的病毒学应答、HBsAg 消失、并伴有 GPT 复常和肝脏组织病变改善。

治疗终点应如下。

(1) 理想的终点:HBeAg 阳性与 HBeAg 阴性患者,停药后获得持久的 HBsAg 消失,可伴或不伴 HBsAg 血清学转换。

(2) 满意的终点:HBeAg 阳性患者,停药后获得持续的病毒学应答,GPT 复常,并伴有 HBeAg 血清学转换;HBeAg 阴性患者,停药后获得持续的病毒学应答和 GPT 复常。

(3) 基本的终点:如无法获得停药后持续应答,抗病毒治疗期间长期维持病毒学应答(HBV DNA 检测不到)。

二、抗病毒治疗的适应证

抗病毒治疗的适应证主要根据血清 HBV DNA 水平、血清 GPT 和肝脏疾病严重程度来决定,同时结合患者年龄、家族史和伴随疾病等因素,综合评估患者疾病进展风险后决定是否启动抗病毒治疗(附图 6-1)。动态的评估比单次的检测更具有临床意义。对于 HBeAg 阳性患者,发现 GPT 水平升高后,可以考虑观察 3~6 个月,如未发生自发性 HBeAg 血清学转换,且 GPT 持续升高,再考虑抗病毒治疗。

推荐接受抗病毒治疗的人群需同时满足以下条件。

(1) HBV DNA 水平:HBeAg 阳性患者,HBV DNA≥20 000IU/ml(相当于 10^5 拷贝 /ml);HBeAg 阴性患者,HBV DNA≥2 000IU/ml(相当于 10^4 拷贝 /ml)。

(2) GPT 水平:一般要求 GPT 持续升高,且 GPT≥2×ULN;如用干扰素治

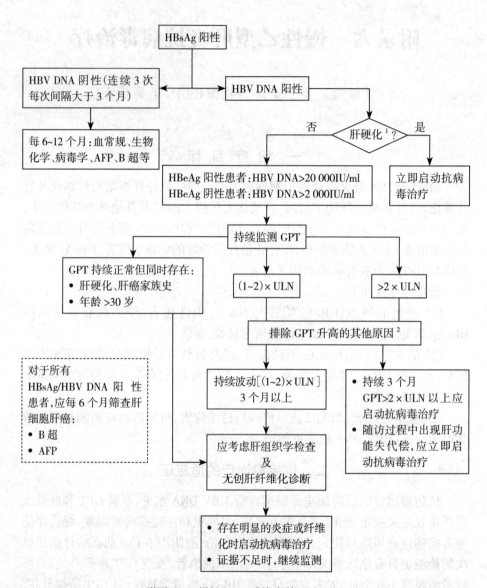

附图 6-1　慢性 HBV 感染者管理流程图

1.肝硬化:①组织学或临床提示存在肝硬化的证据;②病因学明确的 HBV 感染证据。通过病史或相应的检查予以明确或排除其他常见引起肝硬化的病因如 HCV 感染、酒精和药物等。2. GPT 升高的其他常见原因:其他病原体感染、药物、酒精、免疫、脂肪肝等

疗,一般情况下应 GPT ≤ 10 × ULN,血清总胆红素 <2 × ULN。

对持续 HBV DNA 阳性,达不到上述治疗标准,但有以下情形之一者,疾病进展风险较大,可考虑给予抗病毒治疗:

(1) 存在明显的肝脏炎症(2 级以上)或纤维化,特别是肝纤维化 2 级以上(A1)。

(2) GPT 持续处于 1 × ULN 至 2 × ULN 之间,特别是年龄 >30 岁者,建议行肝组织活检或无创性检查,若明显肝脏炎症或纤维化则给予抗病毒治疗(B2)。

(3) GPT 持续正常(每 3 个月检查一次),年龄 >30 岁,伴有肝硬化或 HCC 家族史,建议行肝组织活检或无创性检查,若明显肝脏炎症或纤维化则给予抗病毒治疗(B2)。

(4) 存在肝硬化的客观依据时,无论 GPT 和 HBeAg 水平情况,均建议积极抗病毒治疗(A1)。

需要特别提醒的是,在开始治疗前应排除合并其他病原体感染或药物、酒精和免疫等因素所致的 GPT 升高,尚需注意应用降酶药物后 GPT 暂时性正常。

三、普通 IFN α 和 PEG-IFN α 治疗

我国已批准普通 IFN α 和 PEG-IFN α 用于治疗 CHB。

(一)普通 IFN α 和 PEG-IFN α 治疗的方案及疗效

普通 IFN α 治疗 CHB 患者具有一定的疗效。PEG-IFN α 相较于普通 IFN α 能取得相对较高的 HBeAg 血清转换率、HBV DNA 抑制及生化学应答率。 多项国际多中心随机对照临床试验显示,HBeAg 阳性的 CHB 患者,采用 PEG-IFN α-2a 180μg/ 周治疗 48 周,停药随访 24 周时 HBeAg 血清学转换率为 32%~36%,其中基线 GPT(2~5)× ULN 患者停药 24 周 HBeAg 血清学转换率为 44.8%,GPT(5~10)× ULN 患者为 61.1%;停药 24 周时 HBsAg 转换率为 2.3%~3%。 研究显示,对于 HBeAg 阳性的 CHB,应用 PEG-IFN α-2b 也可取得类似的 HBV DNA 抑制、HBeAg 血清学转换和 HBsAg 清除率,停药 3 年 HBsAg 清除率为 11%。

对 HBeAg 阴性 CHB 患者(60% 为亚洲人)用 PEG-IFN α-2a 治疗 48 周,停药随访 24 周时 HBV DNA<2 000IU/ml 的患者为 43%,停药后随访 48 周时为 42%;HBsAg 消失率在停药随访 24 周时为 3%,停药随访至 3 年时增加至 8.7%,停药 5 年增加至 12%。有研究显示延长 PEG-IFN α 疗程至 2 年可提高治疗应答率,但考虑延长治疗带来的更多不良反应和经济负担,从药物经济学角度考虑,现阶段并不推荐延长治疗。

(二)PEG-IFN α 与 NAs 联合或序贯治疗

同步 PEG-IFN α 与 NAs 的联合治疗方案是否能提高疗效仍不确切。同

步联合方案较 PEG-IFNα 单药在治疗结束时 HBeAg 转换、HBsAg 清除、病毒学应答、生化学应答等方面存在一定优势，但未显著改善停药后的持久应答率。另有研究显示在 PEG-IFNα 基础上加用恩替卡韦（entecavir，ETV），并未提高 HBeAg 血清学转换率以及 HBsAg 清除率。

使用 NAs 降低病毒载量后联合或序贯 PEG-IFNα 的方案，较 NAs 单药在 HBeAg 血清学转换及 HBsAg 下降方面有一定的优势。一项多中心随机开放研究显示，HBeAg 阳性 CHB 患者使用 ETV 单药治疗 9~36 个月并达到 HBV DNA<1 000 拷贝/ml 以及 HBeAg<100PEIU/ml 的患者，序贯 PEG-IFNα-2a 治疗 48 周的患者相对较继续使用 ETV 单药治疗患者有较高的 HBeAg 血清学转换率（14.9% vs 6.1%）和 HBsAg 清除率（8.5% vs 0）；另一项研究显示 HBeAg 阳性患者接受 NAs［拉米夫定（lamivudine，LAM）、ETV 或阿德福韦酯（adefovir dipivoxil，ADV）］治疗 1~3 年后达到 HBV DNA<200IU/ml 及 HBeAg 转阴者，再接受 PEG-IFNα-2a 序贯治疗 48 周的 HBsAg 清除率及转换率分别为 16.2% 和 12.5%。然而，上述二项研究中序贯使用 PEG-IFN 治疗可能带来的更多不良反应和更大的经济负担，因此需从药物经济学角度进一步评估。

（三）IFNα 抗病毒疗效的预测因素

1. 治疗前的预测因素　具有以下因素的 HBeAg 阳性 CHB 患者接受 PEG-IFNα 治疗 HBeAg 血清学转换率更高：①HBV DNA<2×10^8IU/ml；②高 GPT 水平；③基因型为 A 或 B 型；④基线低 HBsAg 水平；⑤肝组织炎症坏死 G2 以上，HBeAg 阴性 CHB 患者尚无有效的治疗前预测病毒学应答的因素。在有抗病毒指征的患者中，相对年轻的患者（包括青少年患者）、希望近年内生育的患者、期望短期完成治疗的患者和初次接受抗病毒治疗的患者，可优先考虑 PEG-IFNα 治疗。

2. 治疗过程中的预测因素　HBeAg 阳性 CHB 患者治疗 24 周 HBsAg 和 HBV DNA 的定量水平是治疗应答的预测因素。接受 PEG-IFNα 治疗，如果 24 周 HBsAg<1 500IU/ml，继续单药治疗至 48 周可获得较高的 HBeAg 血清学转换率。若经过 24 周治疗 HBsAg 定量仍 >20 000IU/ml，建议停止 PEG-IFNα 治疗，改用 NAs 治疗。

HBeAg 阴性 CHB 患者治疗过程中 HBsAg 的下降、HBV DNA 水平是停药后持续病毒学应答的预测因素。如果经过 12 周治疗后 HBsAg 未下降且 HBV DNA 较基线下降 <$2\log_{10}$ IU/ml，应考虑停止 PEG-IFNα 治疗，改用 NAs 治疗。具体请参见"抗病毒治疗推荐意见"。

（四）IFNα 的不良反应及其处理

1. 流感样症候群　表现为发热、头痛、肌痛和乏力等，可在睡前注射 IFNα，或在注射的同时服用解热镇痛药。

2. 一过性外周血细胞减少 如中性粒细胞绝对计数≤0.75×10^9/L 和 / 或血小板 <50×10^9/L,应降低 IFN α 剂量;1~2 周后复查,如恢复,则逐渐增加至原量。中性粒细胞绝对计数≤0.5×10^9/L 和 / 或血小板 <25×10^9/L,则应暂停使用IFN α。对中性粒细胞明显降低者,可试用粒细胞集落刺激因子(G-CSF)或粒细胞巨噬细胞集落刺激因子(GM-CSF)治疗。

3. 精神异常 可表现为抑郁、妄想和重度焦虑等精神病症状。对症状严重者,应及时停用 IFN α,必要时应同精神心理方面的专科医师进行进一步诊治。

4. 自身免疫现象 一些患者可出现自身抗体,仅少部分患者出现甲状腺疾病、糖尿病、血小板减少、银屑病、白斑、类风湿关节炎和系统性红斑狼疮样综合征等,应请相关科室医师共同诊治,严重者应停药。

5. 其他少见的不良反应 包括肾脏损害、心血管并发症、视网膜病变、听力下降和间质性肺炎等,应停止 IFN α 治疗。

(五) IFN α 治疗的禁忌证

IFN α 治疗的绝对禁忌证包括:妊娠或短期内有妊娠计划、精神病史(具有精神分裂症或严重抑郁症等病史)、未能控制的癫痫、失代偿期肝硬化、未控制的自身免疫性疾病、严重感染、视网膜疾病、心力衰竭和慢性阻塞性肺病等。

IFN α 治疗的相对禁忌证包括:甲状腺疾病,既往抑郁症史,未有效控制的糖尿病和高血压病,治疗前中性粒细胞计数 <1.5×10^9/L 和 / 或血小板计数 <90×10^9/L。

四、NAs 治疗和监测

(一) 5 种 NAs 药物疗效(附表 6-1 和附表 6-2)

1. ETV Ⅲ期临床试验 ETV 治疗 48 周时,HBeAg 阳性 CHB 患者中,HBV DNA 转阴(<300 拷贝 /ml)率为 67%、HBeAg 血清学转换率为 21%、GPT 复常率为 68%、肝组织病变改善率为 72%。在 HBeAg 阴性 CHB 患者中,HBV DNA 转阴(<300 拷贝 /ml)率为 90%、GPT 复常率为 78%、肝组织病变改善率为 70%。

ETV 治疗 5 年的随访研究表明,HBeAg 阳性 CHB 患者 HBV DNA 转阴(<300 拷贝 /ml)率为 94%,GPT 复常率为 80%。在 NAs 初治 CHB 患者中(HBeAg 阳性或阴性),ETV 治疗 5 年的累积耐药发生率为 1.2%,然而,在已发生 LAM 耐药的患者中,ETV 治疗 5 年的累积基因型耐药发生率升高至 51%。应用 ETV 治疗 5 年的肝脏组织病理研究显示,88%(55/57)获得肝纤维化改善,40%(4/10)肝硬化逆转。严重肝病患者有发生乳酸酸中毒的报告,应引起关注。

2. 替诺福韦酯(tenofovir disoproxil fumarate,TDF) Ⅲ期临床试验表明,

TDF 治疗 48 周时 HBeAg 阳性 CHB 患者中 HBV DNA 转阴（<400 拷贝 /ml）率为 76%、HBeAg 血清学转换率为 21%、GPT 复常率为 68%。在 HBeAg 阴性 CHB 患者中 HBV DNA 转阴（<400 拷贝 /ml）率为 93%、GPT 复常率为 76%。

TDF 治疗 5 年的组织学改善率为 87%，纤维化逆转率为 51%；在治疗前被诊断为肝硬化的患者中（Ishak 评分为 5 或 6 分），经 5 年治疗后，74% 患者的 Ishak 评分下降至少 1 分。

经过 8 年 TDF 治疗，HBeAg 阳性患者的 HBV DNA 转阴（<400 拷贝 /ml）率为 98%，HBeAg 血清学转换率为 31%，HBsAg 消失率为 13%。HBeAg 阴性患者的 HBV DNA 转阴（<400 拷贝 /ml）率为 99.6%。未检测到 TDF 相关耐药。在长期治疗过程中，1% 的患者发生肌酐清除率低于 50ml/min，长期用药的患者应警惕肾功能不全和低磷性骨病的发生。

TDF 治疗患者 48 周至 168 周的研究显示，无论是 LAM 耐药、ADV 耐药、ETV 耐药，还是 ADV 应答不佳、LAM 和 ADV 联合耐药等情况，TDF 都表现出较高的病毒学应答，且耐受性良好。

附表 6-1　HBeAg 阳性 CHB 患者各种抗病毒药物的疗效汇总 /%

抗病毒药物	HBeAg 血清学转换率	HBV DNA 转阴率	GPT 复常率	HBsAg 转阴率
短期治疗（48~52 周）				
PEG-IFN α-2a	32	14	41	3
PEG-IFN α-2b	29	7	32	7
LAM	16~18	36~44	41~72	0~1
LdT	22	60	77	0.5
ETV	21	67	68	2
ADV	12~18	13~21	48~54	0
TDF	21	76	68	3
长期治疗（2~8 年）				
PEG-IFN(停药后 3 年)	35	19	—	11
LAM（5 年）	22		58	
LdT（2 年）	30	56	70	1.3
ETV（5 年）	—	94	80	5（2 年）
ADV（5 年）	29	55	77	
TDF（8 年）	31	98	—	13

注："—"，无相关数据。

附表 6-2　**HBeAg 阴性 CHB 患者各种抗病毒药物的疗效汇总 /%**

抗病毒药物	HBV DNA 转阴率	GPT 复常率	HBsAg 转阴率
短期治疗（48~52 周）			
PEG-IFN α-2a	19	59	3
LAM	72~73	71~79	0
LdT	88	74	0
ETV	90	78	0
ADV	51~63	72~77	0
TDF	93	76	0
长期治疗（2~8 年）			
PEG-IFN（停药后 3 年）	18	31	8
LAM	—	—	—
LdT（2 年）	82	78	0.5
ETV	—	—	—
ADV（5 年）	67	69	5
TDF（8 年）	99	—	1.1

注："—"，无相关数据。

3. 替比夫定（telbivudine，LdT）　国内 Ⅲ 期临床试验的 52 周结果，以及全球多中心研究 104 周结果均表明，LdT 抗病毒活性优于 LAM，且耐药发生率低于 LAM，但总体耐药率仍然偏高。基线 HBV DNA<10^9 拷贝 /ml 及 GPT≥2×ULN 的 HBeAg 阳性患者，或 HBV DNA<10^7 拷贝 /ml 的 HBeAg 阴性患者，经 LdT 治疗 24 周时如达到 HBV DNA<300 拷贝 /ml，治疗到 1 年、2 年时有更好的疗效和较低的耐药发生率。

LdT 的总体不良事件发生率和 LAM 相似，但治疗 52 周和 104 周时发生 3~4 级肌酸激酶（CK）升高者为分别 7.5% 和 12.9%，而 LAM 组分别为 3.1% 和 4.1%。有个案发生肌炎、横纹肌溶解和乳酸酸中毒等的报道，应引起关注。本品与 IFN α 类合用时可致末稍神经病，应列为禁忌。

4. ADV　国内外随机双盲临床试验表明，HBeAg 阳性 CHB 患者口服 ADV 可明显抑制 HBV DNA 复制、促进 GPT 复常、改善肝组织炎症坏死和纤维化。对 HBeAg 阳性患者治疗 1 年、2 年、3 年和 5 年时，HBV DNA<1 000 拷贝 /ml 者分别为 28%、45%、56% 和 58%，HBeAg 血清学转换率分别为 12%、29%、43% 和 48%，耐药率分别为 0、1.6%、3.1% 和 20%。对 HBeAg 阴性患者治疗 5 年时，HBV DNA<1 000 拷贝 /ml 者为 67%，GPT 复常率为 69%，累积耐

药基因突变发生率为 29%。

ADV 联合 LAM,对于 LAM 耐药的 CHB 患者能有效抑制 HBV DNA,且联合用药者对 ADV 的耐药发生率更低。

ADV 长期治疗 5 年时,血清肌酐升高超 0.5mg/dl 者达 3%,但血清肌酐的升高为可逆性。国家药品监督管理部门要求警惕 ADV 长期使用后可能导致低磷血症及骨软化风险。骨软化主要是非矿化的骨样组织增生,骨质软化,易产生骨痛、骨畸形、骨折等一系列临床症状和体征。长期用药的患者应警惕肾功能不全和低磷性骨病,特别是范可尼综合征的发生。

5. LAM 国内外随机对照临床试验结果表明,口服 LAM 100mg 1 次/d,可明显抑制 HBV DNA 水平;HBeAg 血清学转换率随治疗时间延长而提高,治疗 1 年、2 年、3 年、4 年和 5 年时分别为 16%、17%、23%、28% 和 35%。随机双盲临床试验表明,CHB 伴明显肝纤维化和代偿期肝硬化患者经 LAM 治疗 3 年可延缓疾病进展、降低肝功能失代偿及 HCC 的发生率。失代偿期肝硬化患者经 LAM 治疗后也能改善肝功能,延长生存期。

随治疗时间延长,病毒耐药突变的发生率增高(第 1 年、第 2 年、第 3 年、第 4 年分别为 14%、38%、49% 和 66%)。

(二) NAs 治疗中预测疗效和优化治疗

应用 NAs 治疗 CHB,强调首选高耐药基因屏障的药物;如果应用低耐药基因屏障的药物,应该进行优化治疗以提高疗效和减少耐药性产生。一项前瞻性多中心临床试验 EFFORT 研究 2 年结果表明,对于 LdT 治疗早期应答良好的患者(24 周 HBV DNA<300 拷贝/ml)继续单药治疗,治疗 2 年 88.6% 的患者实现 HBV DNA<300 拷贝/ml,HBeAg 血清学转换率为 41.3%,耐药率为 5.5%;对于 LdT 治疗早期应答不佳的患者(24 周 HBV DNA≥300 拷贝/ml),加用 ADV 优化治疗,2 年 HBV DNA<300 拷贝/ml 者为 71.1%,耐药率为 0.5%。应用优化治疗方案后,整体试验人群 2 年 HBV DNA<300 拷贝/ml 者为 76.7%,耐药率为 2.7%。从国内外研究数据来看,优化治疗可以提高疗效减少耐药的产生,但总体耐药发生率仍高于 ETV 和 TDF(非头对头比较)。

(三) NAs 治疗中的监测

1. 治疗基线相关指标检测 ①肝脏生化学指标,主要有 GPT、GOT、胆红素和白蛋白等;②病毒学和血清学标志,主要有 HBV DNA、HBsAg、HBeAg 和抗 -HBe;③根据病情需要,检测血常规、血清肌酐和 CK 等,必要时可检测血磷和乳酸;④无创性肝纤维化检测,如肝脏弹性检测;⑤如条件允许,治疗前可考虑肝组织活检。

2. 密切关注患者治疗依从性问题 包括用药剂量、使用方法、是否有漏用药物或自行停药、自行减量、自行延长服药间隔时间等情况,确保患者已经了解随意停药可能导致的风险,提高患者依从性。

3. 少见、罕见不良反应的预防和处理　NAs 总体安全性和耐受性良好,但在临床应用中确有少见、罕见严重不良反应的发生,如肾功能不全(主要见于 ADV 治疗)、低磷性骨病(主要见于 ADV 和 TDF 治疗)、肌炎(主要见于 LdT 治疗)、横纹肌溶解(主要见于 LdT)、乳酸酸中毒(可见于 LAM、ETV 和 LdT)等,应引起关注。建议 NAs 治疗前仔细询问相关病史,以减少风险。对治疗中出现血肌酐、CK、乳酸脱氢酶明显升高或血磷下降,并伴相关临床表现者如全身情况变差、明显肌痛、肌无力、骨痛等症状的患者,应密切观察,一旦确诊为药物相关的肾损害、低磷血症、肌炎、横纹肌溶解或乳酸酸中毒等,应及时停药或改用其他药物,并给予积极的相应治疗干预。

4. 耐药监测　耐药是 NAs 长期治疗 CHB 所面临的主要问题之一。耐药可引发病毒学突破、生化学突破、病毒学反弹及肝炎发作,少数患者可出现肝功能失代偿、急性肝功能衰竭,甚至死亡。

(四) NAs 耐药的预防和处理

1. 严格评估患者是否需要抗病毒治疗　对于肝脏炎症病变轻微、难以取得持续应答的患者(如 GPT 正常、HBeAg 阳性的免疫耐受期),特别是当这些患者年龄 <30 岁时,不宜开始抗病毒治疗。

2. NAs 的选择　初治时优先推荐 ETV 或 TDF。

3. 治疗中定期检测 HBV DNA 以及时发现原发性无应答或病毒学突破。一旦发生病毒学突破,需要进行基因型耐药的检测,并尽早给予挽救治疗(详见附表 6-3)。对于 NAs 发生耐药者,改用 PEG-IFN α 治疗的应答率较低。

附表 6-3　NAs 耐药挽救治疗推荐

耐药种类	推荐药物
LAM 或 LdT 耐药	换用 TDF ,或加用 ADV
ADV 耐药,之前未使用 LAM	换用 ETV,或 TDF
治疗 LAM/LdT 耐药时出现对 ADV 耐药	换用 TDF,或 ETV+ADV
ETV 耐药	换用 TDF,或加用 ADV
发生多药耐药突变(A181T+N236T+M204V)	ETV+TDF,或 ETV+ADV

五、抗病毒治疗推荐意见及随访管理

(一) 抗病毒治疗推荐意见

1. HBeAg 阳性 CHB　在 HBV 感染自然史中,部分 GPT 升高的 HBeAg 阳性 CHB 患者在随访过程中随着肝内炎症活动的减轻,可出现自发的 HBeAg 血清学转换,GPT 恢复正常。因此,对于 GPT 升高的 HBeAg 阳性 CHB 患者可以先观察 3~6 个月,如未发生自发性的 HBeAg 血清学转换且 GPT 持续升高,再考虑开始抗病毒治疗。

药物选择推荐意见:对初治患者优先推荐选用 ETV、TDF 或 PEG-IFN (A1)。对于已经开始服用 LAM 或 LdT 的患者,如果治疗 24 周后病毒定量 >300 拷贝 /ml,改用 TDF 或加用 ADV 治疗;对于已经开始服用 ADV 的患者,如果治疗 24 周后病毒定量较基线下降 <2 $\log_{10}$ IU/ml,改用 ETV 或 TDF (A1)。

推荐疗程:

(1) 推荐意见:NAs 的总疗程建议至少 4 年,在达到 HBV DNA 低于检测下限、GPT 复常、HBeAg 血清学转换后,再巩固治疗至少 3 年(每隔 6 个月复查 1 次)仍保持不变者,可考虑停药,但延长疗程可减少复发(B1)。

(2) 推荐意见:IFN α 和 PEG-IFN α 的推荐疗程为 1 年,若经过 24 周治疗 HBsAg 定量仍 >20 000IU/ml,建议停止治疗,改用 NAs 治疗(B1)。

2. HBeAg 阴性 CHB　HBeAg 阴性患者抗病毒治疗具体疗程不明确,且停药后肝炎复发率高,因此治疗疗程宜长。

药物选择推荐意见:对初治患者优先推荐选用 ETV、TDF 或 PEG-IFN(A1)。对于已经开始服用 LAM 或 LdT 的患者,如果治疗 24 周后病毒定量 >300 拷贝 /ml,改用 TDF 或加用 ADV 治疗;对于已经开始服用 ADV 的患者:如果治疗 24 周后病毒定量较基线下降 <2 $\log_{10}$IU/ml,改用 ETV 或 TDF 治疗(A1)。

推荐疗程:

(1) 推荐意见:NAs 治疗建议达到 HBsAg 消失且 HBV DNA 检测不到,再巩固治疗 1 年半(经过至少 3 次复查,每次间隔 6 个月)仍保持不变时,可考虑停药(B1)。

(2) 推荐意见:IFN α 和 PEG-IFN α 的推荐疗程为 1 年。若经过 12 周治疗未发生 HBsAg 定量的下降,且 HBV DNA 较基线下降 <2 $\log_{10}$IU/ml,建议停用 IFN α,改用 NAs 治疗(B1)。

3. 代偿期和失代偿期乙型肝炎肝硬化　对于病情已经进展至肝硬化的患者,需要长期抗病毒治疗。

　　药物选择推荐意见：对初治患者优先推荐选用 ETV 或 TDF（A1）。IFN α 有导致肝功能衰竭等并发症的可能，因此禁用于失代偿期肝硬化患者，对于代偿期肝硬化患者也应慎用（A1）。

（二）患者的随访管理

　　1. 慢性 HBV 携带者和非活动性 HBsAg 携带者的随访　慢性 HBV 携带者因处于免疫耐受期，一般情况下患者肝内无炎症活动或仅有轻微炎症，且此期患者抗病毒治疗效果欠佳，一般不推荐抗病毒治疗，但对于年龄超过 35 岁、有 HCC 家族史的高病毒载量患者需要考虑抗病毒治疗。必须注意相当一部分免疫耐受期患者在成年后随着免疫耐受的打破会出现肝炎活动。因此，对于 HBV 携带者应每 3~6 个月进行血常规、生物化学、病毒学、AFP、B 超和无创肝纤维化等检查，必要时行肝组织活检，若符合抗病毒治疗指征，应及时启动治疗。

　　非活动性 HBsAg 携带者也不推荐抗病毒治疗，但此类患者有发展成 HBeAg 阴性 CHB 的可能，且长期随访仍有发生 HCC 的风险，因此建议每 6 个月进行血常规、生物化学、病毒学、AFP、B 超和无创肝纤维化等检查。若符合抗病毒治疗指征，也应及时启动治疗。

　　2. 抗病毒治疗过程中的患者随访（附表 6-4）　抗病毒治疗过程中定期随访的目的是监测抗病毒治疗的疗效、用药依从性，以及耐药性和不良反应。

附表 6-4　抗病毒治疗过程中的检查项目及频率

检查项目	IFN 治疗患者建议检测频率	NAs 治疗患者建议检测频率
血常规	治疗第 1 个月每 1~2 周检测 1 次，以后每月检测 1 次至治疗结束	每 6 个月检测 1 次直至治疗结束
生化学指标	每月检测 1 次直至治疗结束	每 3~6 个月检测 1 次直至治疗结束
HBV DNA	每 3 个月检测 1 次至治疗结束	每 3~6 个月检测 1 次直至治疗结束
HBsAg/ 抗 -HBs/ HBeAg/ 抗 -HBe	每 3 个月检测 1 次	每 6 个月检测 1 次直至治疗结束
甲胎蛋白（AFP）	每 6 个月检测 1 次	每 6 个月检测 1 次直至治疗结束
肝硬度测定值（LSM）	每 6 个月检测 1 次	每 6 个月检测 1 次直至治疗结束

续表

检查项目	IFN 治疗患者建议检测频率	NAs 治疗患者建议检测频率
甲状腺功能和血糖	每 3 个月检测 1 次,如治疗前就已存在甲状腺功能异常或已患糖尿病,建议应每个月检查甲状腺功能和血糖水平	根据既往病情决定
精神状态	密切观察,定期评估精神状态;对出现明显抑郁症状和有自杀倾向的患者,应立即停止治疗并密切监护	根据既往病情决定
腹部超声	每 6 个月检测 1 次,肝硬化患者每 3 个月检测 1 次。如 B 超发现异常,建议行 CT 或 MRI 检查	每 6 个月检测 1 次直至治疗结束
其他检查	根据患者病情决定	服用 LdT 的患者,应每 3~6 个月监测肌酸激酶;服用 TDF 或 ADV 的患者应每 3~6 个月监测肌酐和血磷

3. 治疗结束后的患者随访 治疗结束后对停药患者进行密切随访的目的在于能够评估抗病毒治疗的长期疗效,监测疾病的进展以及 HCC 的发生。因此,不论患者在抗病毒治疗过程中是否获得应答,在停药后 3 个月内应每月检测 1 次肝功能,HBV 血清学标志物及 HBV DNA;之后每 3 个月检测 1 次肝功能,HBV 血清学标志物及 HBV DNA,至少随访 1 年时间,以便及时发现肝炎复发及肝脏功能恶化。此后,对于持续 GPT 正常且 HBV DNA 低于检测下限者,建议至少半年进行 1 次 HBV DNA、肝功能、AFP 和超声影像检查。对于 GPT 正常但 HBV DNA 阳性者,建议每 6 个月进行 1 次 HBV DNA 和 GPT,AFP 和超声影像检查。对于肝硬化患者,应每 3 个月检测 AFP 和腹部超声显像,必要时做 CT 或 MRI 以早期发现 HCC。对肝硬化患者还应每 1~2 年进行胃镜检查,以观察有无食管胃底静脉曲张及其进展情况。

六、特殊人群抗病毒治疗推荐意见

(一)无应答及应答不佳患者

经过规范的普通 IFN α 或 PEG-IFN α 治疗无应答的患者,应选用 NAs 重新治疗(A1)。在依从性良好的情况下,使用耐药基因屏障低的 NAs 治疗后原发无应答或应答不佳的患者,应及时调整治疗方案继续治疗(A1)。对于使用 ETV 或 TDF 治疗后出现原发无应答或应答不佳的患者,是否需要调整治疗方案目前仍未阐明。

（二）应用化疗和免疫抑制剂治疗的患者

慢性 HBV 感染患者在接受肿瘤化疗或免疫抑制治疗过程中,大约有20%~50% 的患者可以出现不同程度的乙型肝炎再活动,重者出现急性肝功能衰竭甚至死亡。高病毒载量是发生乙型肝炎再活动最重要的危险因素。预防性抗病毒治疗可以明显降低乙型肝炎再活动。并建议选用强效低耐药的 ETV 或 TDF 治疗。

对于所有因其他疾病而接受化疗或免疫抑制剂治疗的患者,在起始治疗前都应常规筛查 HBsAg、抗 -HBc 和 HBV DNA,并评估接受免疫抑制剂的风险程度。在应用免疫抑制剂及化疗药物前一周开始进行抗病毒治疗。对 HBsAg 阴性、抗 -HBc 阳性者,若使用 B 细胞单克隆抗体等,可以考虑预防使用抗病毒药物(A1)。在化疗和免疫抑制剂治疗停止后,应当继续 NAs 治疗至少 6 个月;若应用 B 细胞单克隆抗体者,停止化疗后继续 NAs 治疗至少 12 个月。NAs 停用后可出现复发,甚至病情恶化,应注意随访和监测(A1)。

（三）HBV 和 HCV 合并感染患者的治疗

HBV 合并 HCV 感染要综合患者 HBV DNA 水平、HCV RNA 水平以及GPT 情况,采取不同治疗方案。对 HBV DNA 低于检测下限,HCV RNA 可检出者参照抗 HCV 治疗方案(A1)。HBV DNA 和 HCV RNA 均可检出,应先用标准剂量 PEG-IFN α 和利巴韦林治疗 3 个月,如 HBV DNA 下降 <$2\log_{10}$IU/ml 或升高,建议加用 ETV 或 TDF 治疗;或换用抗 HCV 直接作用抗病毒药物并加用 ETV 或 TDF 治疗(A1)。

（四）HBV 和 HIV 合并感染患者的治疗

对于近期不需要进行抗逆转录病毒治疗(antiretroviral therapy,ART)(CD4$^+$T 淋巴细胞 >500/μl),如符合 CHB 抗病毒治疗标准的患者,建议使用PEG-IFN α 或 ADV 抗 HBV 治疗(C1)。对一过性或轻微 GPT 升高(1~2 × ULN)的患者,建议肝组织活检或无创肝纤维化评估(B2)。

CD4$^+$T 淋巴细胞≤500/μl 时,无论 CHB 处于何种阶段,均应开始 ART,优先选用 TDF 加 LAM,或 TDF 加恩曲他滨(FTC)(A1)。对于正在接受 ART 且治疗有效的患者,若 ART 方案中无抗 HBV 药物,则可加用 NAs 或 PEG-IFN α 治疗(C2)。

当需要改变 ART 方案时,除非患者已经获得 HBeAg 血清学转换,并完成了足够的巩固治疗时间,不应当在无有效药物替代前中断抗 HBV 的有效药物(B1)。

（五）乙型肝炎导致的肝功能衰竭

对 HBsAg 阳性或 HBV DNA 阳性的急性、亚急性、慢加急性及慢性肝功能衰竭患者应尽早应用 NAs 抗病毒治疗(A1),建议选择 ETV 或 TDF(A1)。抗病毒治疗应持续至发生 HBsAg 血清学转换(C1)。肝功能衰竭患者抗病毒治疗中应注意监测血浆乳酸水平(C1)。

(六) 乙型肝炎导致的 HCC

对于 HBV 相关的 HCC 患者,外科手术切除、肝动脉化疗栓塞、放射治疗或消融等治疗可导致 HBV 复制活跃。较多的研究显示,HCC 肝切除术时 HBV DNA 水平是预测术后复发的独立危险因素之一,且抗病毒治疗可显著延长 HCC 患者的无复发生存期及提高总体生存率。因此,对 HBV DNA 阳性的 HCC 患者建议应用 NAs 抗病毒治疗,并优先选择 ETV 或 TDF 治疗(A1)。

(七) 肝移植患者

对于 HBV 相关疾病接受肝移植的患者,推荐尽早使用抑制 HBV 作用强且耐药发生率低的 NAs 治疗,以获得尽可能低的病毒载量,防止移植肝再感染。对于移植肝 HBV 再感染低风险患者,即移植前患者 HBV DNA 不可测,可在移植前直接予 ETV 或 TDF 治疗,术后无需使用 HBIG(B1)。对于移植肝 HBV 再感染高风险患者,术中无肝期给予 HBIG,移植后主要抗病毒方案为 NAs 联合低剂量 HBIG,其中选择 ETV 或 TDF 联合低剂量 HBIG 能更好地抑制肝移植术后乙型肝炎复发(A1)。对于已经使用其他 NAs 药物的患者需密切监测耐药情况发生,及时调整治疗方案。HBV 相关肝移植患者需要终身应用抗病毒药物以预防乙型肝炎复发(A1)。

(八) 妊娠相关情况处理

有生育要求的 CHB 患者,若有治疗适应证,应尽量在孕前应用 IFN 或 NAs 治疗,以期在孕前 6 个月完成治疗。在治疗期间应采取可靠避孕措施(A1)。

对于妊娠期间 CHB 患者,GPT 轻度升高可密切观察,肝脏病变较重者,在与患者充分沟通并权衡利弊后,可以使用 TDF 或 LdT 抗病毒治疗(A1)。

对于抗病毒治疗期间意外妊娠的患者,如应用 IFN α 治疗,建议终止妊娠(B2)。如应用口服 NAs 药物:若应用的是妊娠 B 级药物(LdT 或 TDF)或 LAM,在充分沟通、权衡利弊的情况下,可继续治疗;若应用的是 ETV 和 ADV,在充分沟通、权衡利弊的情况下,需换用 TDF 或 LdT 继续治疗,可以继续妊娠(A1)。

免疫耐受期妊娠患者血清 HBV DNA 高载量是母婴传播的高危因素之一,新生儿标准乙肝免疫预防及母亲有效的抗病毒治疗可显著降低 HBV 母婴传播的发生率。妊娠中后期如果 HBV DNA 载量 $>2 \times 10^6$ IU/ml,在与患者充分沟通、知情同意的基础上,可于妊娠第 24~28 周开始给予 TDF、LdT 或 LAM(A1)。

可于产后停药,并加强随访和监测。产后可以母乳喂养(C2)。

男性抗病毒治疗患者的生育问题:应用 IFN α 治疗的男性患者,应在停药后 6 个月方可考虑生育;应用 NAs 抗病毒治疗的男性患者,目前尚无证据表明 NAs 治疗对精子的不良影响,可在与患者充分沟通的前提下考虑生育(C2)。

(九) 儿童患者

儿童 HBV 感染者常处于免疫耐受期,通常不考虑抗病毒治疗。对于进展期肝病或肝硬化患儿,应及时抗病毒治疗,但需考虑长期治疗安全性及耐药性问题。目前美国食品药品管理局(FDA)批准用于儿童患者治疗的药物包括普通 IFN α(2~17 岁)、LAM(2~17 岁)、ADV(12~17 岁)、ETV(2~17 岁)和 TDF(12~17 岁)。临床试验表明普通 IFN α 治疗儿童患者的疗效与成人患者相当。IFN α 用于儿童患者的推荐剂量为每周 3 次,每次 3~6MU/m² 体表面积,最大剂量不超过 10MU/m²。但 IFN α 不能用于治疗 1 岁以下儿童。在充分知情同意的基础上,2~11 岁也可选用 ETV 治疗,12~17 岁可选用 ETV 或 TDF 治疗(A1)。剂量参照美国 FDA 和世界卫生组织(WHO)推荐意见(附表 6-5)。

附表 6-5　儿童使用核苷(酸)类药物的推荐剂量

药物	体质量 /kg	剂量 /(mg/d)
ETV(年龄≥2 岁)	10~11	0.15
	>11~14	0.20
	>14~17	0.25
	>17~20	0.30
	>20~23	0.35
	>23~26	0.40
	>26~30	0.45
	>30	0.50
TDF(年龄≥12 岁)	≥35	300

(十) 肾功能损害患者

NAs 抗病毒治疗是 HBV 相关肾小球肾炎治疗的关键,推荐使用强效、低耐药的药物。NAs 多数以药物原型通过肾脏清除,因此,用药时需根据患者的肾功能受损程度进行给药间隔和 / 或剂量调整,具体剂量调整方案可参考相关药品说明书。对于已经存在肾脏疾患及其高危风险的 CHB 患者,应尽可能避免应用 ADV 或 TDF。有研究提示 LdT 可能具有改善估算肾小球滤过率 (estimated glomerular filtration rate,eGFR)的作用,但其机制不明。对于存在肾损害风险的 CHB 患者,推荐使用 LdT 或 ETV 治疗(B1)。

推荐意见 1:经过规范的普通 IFN α 或 PEG-IFN α 治疗无应答的患者,可用 NAs 再治疗。在依从性良好的情况下,对于使用耐药基因屏障低的 NAs 治疗后原发无应答或应答不佳的患者,应及时调整治疗方案继续治疗(A1)。

推荐意见 2:对于所有因其他疾病而接受化疗和免疫抑制剂治疗的患者,在起始治疗前都应常规筛查 HBsAg、抗 -HBc 和 HBV DNA,在开始免疫抑制剂及化疗药物前一周开始应用抗病毒治疗,优先选择 ETV 或 TDF。对 HBsAg 阴性但抗 -HBc 阳性者,若使用 B 细胞单克隆抗体等,可以考虑预防使用抗病毒药物(A1)。

推荐意见 3:对于 HBV 合并 HIV 感染者,若 CD4$^+$T 淋巴细胞≤500/μl 时,无论 CHB 处于何种阶段,均应开始针对艾滋病的联合抗病毒治疗(ART),优先选用含有 TDF 加 LAM,或 TDF 加恩曲他滨(FTC)的方案(A1)。

推荐意见 4:对 HBsAg 阳性或 HBV DNA 阳性的急性、亚急性、慢加急性及慢性肝功能衰竭患者均应尽早应用 NAs 抗病毒治疗,建议选择 ETV 或 TDF(A1)。

推荐意见 5:对 HBV DNA 阳性的 HCC 患者建议应用 NAs 抗病毒治疗,并优先选择 ETV 或 TDF 治疗(A1)。

推荐意见 6:对于移植前患者 HBV DNA 不可测的 HBV 再感染低风险患者,可在移植前予 ETV 或 TDF 治疗,术后无需使用 HBIG(B1)。对于移植肝 HBV 再感染高风险患者,肝移植后主要抗病毒方案为 NAs 联合低剂量 HBIG,其中选择 ETV 或 TDF 联合低剂量 HBIG 能更好地抑制肝移植术后乙型肝炎复发(A1)。

推荐意见 7:妊娠期间乙型肝炎发作患者,GPT 轻度升高可密切观察,肝脏病变较重者,在与患者充分沟通并权衡利弊后,可以使用 TDF 或 LdT 抗病毒治疗(A1)。

推荐意见 8:对于抗病毒治疗期间意外妊娠的患者,如应用 IFN α 治疗,建议终止妊娠(B2)。若应用的是妊娠 B 级药物(LdT 或 TDF)或 LAM,治疗可继续;若应用的是 ETV 和 ADV,需换用 TDF 或 LdT 继续治疗,可以继续妊娠(A1)。

推荐意见 9:为进一步减少 HBV 母婴传播,免疫耐受期妊娠中后期 HBV DNA>2×10^{6}IU/ml,在充分沟通知情同意基础上,可于妊娠第 24~28 周开始给予 TDF、LdT 或 LAM(A1)。可于产后停药,并加强随访和监测。产后可以母乳喂养(C2)。

推荐意见 10:对于儿童进展期肝病或肝硬化患儿,应及时抗病毒治疗,但需考虑长期治疗安全性及耐药性问题。2~11 岁可选用 IFN α 或 ETV 治疗,

12~17 岁可选用 IFN α、ETV 或 TDF 治疗(A1)。

推荐意见 11:应用 NAs 治疗 HBV 相关肾小球肾炎,推荐使用强效、低耐药的药物。对于已经存在肾脏疾患及其高危风险的 CHB 患者,应尽可能避免应用 ADV 或 TDF。对于存在肾损害风险的 CHB 患者,推荐使用 LdT 或 ETV 治疗(B1)。

附录七　丙型肝炎抗病毒治疗

摘自《丙型肝炎防治指南(2015年更新版)》

一、治疗目标

抗病毒治疗的目标是清除HCV,获得治愈,清除或减轻HCV相关肝损害,阻止进展为肝硬化、失代偿期肝硬化、肝衰竭或肝癌,提高患者的长期生存率,改善患者的生活质量。其中进展期肝纤维化及肝硬化患者HCV的清除可降低肝硬化失代偿的发生,可降低但不能避免HCC的发生,需长期监测肝癌的发生情况;失代偿期肝硬化患者HCV的清除有可能降低肝移植的需求,对该部分患者中长期生存率的影响需进一步研究:肝移植患者移植前抗病毒治疗可改善移植前的肝功能及预防移植后再感染,移植后抗病毒治疗可提高生存率。

二、抗病毒治疗的适应证

1. 聚乙二醇化干扰素联合利巴韦林(PR)治疗的适应证　DAAs上市之前,PR方案仍是我国现阶段HCV感染者接受抗病毒治疗的主要方案,可应用于所有基因型HCV现症感染,同时无治疗禁忌证的患者。该方案的治疗禁忌证包括绝对禁忌证和相对禁忌证(附表7-1)。如患者具有绝对禁忌证,应考虑使用以直接抗病毒药物(DAAs)为基础的方案。如患者具有相对禁忌证,而DAAs药物获取困难,则应充分考虑患者的年龄,对药物的耐受性,所患非HCV感染相关的其他疾病的严重程度,患者的治疗意愿及HCV相关肝病进展情况等综合因素,全面衡量后再考虑是否应用PR方案。

2. 直接抗病毒药物(DAAs)治疗的适应证　DAAs在多个国家已有多种药物获批上市,部分DAAs在我国尚处于临床试验阶段,但不久将获批应用于临床。以DAAs为基础的抗病毒方案包括1种DAA联合PR,DAAs联合利巴韦林,以及不同DAAs联合或复合制剂。目前的临床研究暂未有关于DAAs药物绝对禁忌证的报道,因此上述DAAs的三种方案可以涵盖几乎所有类型的HCV现症感染者的治疗。这些含DAAs的方案尤其适用于PR治疗后复发或是对PR应答不佳的患者。初治患者也可考虑使用含DAAs的方案,以缩短疗程,增加耐受性,提高SVR率。当患者有干扰素治疗禁忌证时,可考虑

附表 7-1　聚乙二醇化干扰素与利巴韦林的绝对禁忌证和相对禁忌证

	绝对禁忌证	相对禁忌证
聚乙二醇化干扰素	妊娠或短期内有妊娠计划	中性粒细胞计数绝对值 $<1.5 \times 10^9/L$
	具有精神分裂症或严重抑郁症等病史	
	未控制的神经系统疾病如癫痫	血小板计数 $<90 \times 10^9/L$
	未控制的自身免疫性疾病	未控制的甲状腺疾病
	处于失代偿期的肝硬化	
	伴有严重感染,视网膜疾病,心力衰竭,慢性阻塞性肺疾病等基础疾病	
	未控制的高血压	
	未控制的糖尿病	
	除肝移植外的实体器官移植	
	对干扰素不良反应高度不耐受	
	2 岁以下儿童	
利巴韦林	妊娠或短期内有妊娠计划	男性 Hb<13g/dl,女性 Hb<12g/dl
	严重心脏病	患有血红蛋白疾病
	对利巴韦林不良反应高度不耐受	肾功能异常,血肌酐 >1.5mg/dl
		未控制的冠状动脉疾病

使用无干扰素方案;当患者有利巴韦林禁忌证时,可考虑使用不同 DAAs 联合或复合制剂。不同类型 DAAs 有不同的联合方案,某一种 DAA 与不同药物联合后适用的感染者人群受病毒基因型的影响。有的 DAAs 联合方案适用于所有基因型 HCV 感染的人群,有的仅适用于某些基因型。DAAs 的适应证同时受疾病状态与药物相对禁忌证的影响。部分 DAAs 的代谢产物对肾功能的影响暂未确定,严重肾功能受损患者的使用需慎重。DAAs 药物是否适宜在儿童中应用也暂不确定,尚需要进一步的研究数据。

治疗人群:所有 HCV RNA 阳性的患者,只要有治疗意愿,无治疗禁忌证,均应接受抗病毒治疗。但在医疗资源有限的情况下,应在考虑患者意愿,患者病情及药物可及性的基础上,让部分患者优先得到治疗。

具有重度肝纤维化或肝硬化的患者,合并 HIV、HBV 感染,同时存在其他肝病(如 NASH)的患者,实体器官移植指征的移植前 HCV 感染者,或器官移植后出现 HCV 复发的患者,存在病情加重的高风险,通过采用适宜的抗病毒方案进行治疗能缓解病情,及时获益。这部分患者应优先治疗。

有显著的 HCV 感染相关肝外表现的患者(包括 HCV 感染相关冷球蛋白血症及其导致的系统性血管,HCV 免疫复合物相关的肾炎,非霍奇金 B 细胞淋巴瘤等,合并 2 型糖尿病的患者,合并迟发性皮肤卟啉病以及疲劳虚弱的患者),发生了严重并发症,通过采用适宜的方案进行治疗,可以改善肝外症状,降低并发症进一步加重的风险,也应优先治疗。

活动性静脉用药者、有高危性行为者、处于育龄有怀孕意愿的女性、血液透析患者、服刑人员等以及进行暴露性操作的医务人员存在传播 HCV 感染高风险,这部分患者采用适宜方案治疗后,自身有较大获益的同时也具有控制病毒传播的价值,同样应优先治疗。

上述优先治疗人群,如果存在干扰素和利巴韦林的禁忌证或者不能耐受干扰素和利巴韦林的治疗,需要尽早获得 DAAs 进行治疗。

有研究显示在重度纤维化发生之前启动抗病毒治疗能更大程度地降低肝硬化失代偿等终末期事件发生率,因此中度肝纤维化的慢性丙型肝炎患者也应积极考虑治疗。轻度肝纤维化或无纤维化的慢性丙型肝炎患者为避免肝病进一步发展,更应积极考虑治疗。但如果该类患者因药物可及性或经济等客观因素考虑延迟治疗,也要通过评估患者年龄,疾病的自然病程和相关并发症的发生风险,考虑患者的意愿及权益,知情同意后再作出是否延迟治疗的决定,并应定期随访评估。

推荐意见 1:所有 HCV RNA 阳性的患者,只要有治疗意愿,无治疗禁忌证,均应接受抗病毒治疗。

推荐意见 2:PR 方案是我国现阶段 HCV 现症感染者抗病毒治疗的主要方案,可应用于所有基因型 HCV 感染同时无治疗禁忌证的患者。

推荐意见 3:以 DAAs 为基础的抗病毒方案包括 DAAs 联合 PR,DAAs 联合利巴韦林,以及不同 DAAs 联合或复合制剂,三种方案可涵盖几乎所有类型的 HCV 感染者。即使医疗资源有限,也要在考虑患者意愿,病情及药物可及性的基础上,再决定优先接受抗病毒治疗的患者。

三、聚乙二醇化干扰素 α 联合利巴韦林治疗初治患者及监测

一旦确诊为慢性丙型肝炎且血液中检测到 HCV RNA,即应进行规范的抗病毒治疗。治疗前应根据病毒载量、基因分型、肝纤维化分期以及有无抗病毒治疗禁忌证等综合评估。

目前我国批准用于慢性丙型肝炎的治疗药物为聚乙二醇化干扰素 α(PEG-IFN α)、普通干扰素和利巴韦林。PEG-IFN α-2a 给药剂量为 180μg,每周 1 次皮下注射,按《中国国家处方集》PEG-IFN α-2b 推荐剂量为 1.5μg/kg 每周 1 次皮下注射。

国外临床试验结果显示,PEG-IFN α 联合利巴韦林治疗 48 周,停药后 24 周持续病毒学应答(SVR)(54%~56%)明显优于普通干扰素联合利巴韦林(44%~47%)。国外研究数据表明 HCV 基因 2 或 3 型接受 PEG-IFN α-2a 联合利巴韦林或 PEG-IFN α-2b 联合利巴韦林治疗 24 周,其 SVR 为 76% 和 82%。基因 3 型 SVR 略低于基因 2 型。

在 DAAs 上市前,PEG-IFN α 联合利巴韦林仍然是我国目前慢性丙型肝炎主要的抗病毒治疗方案,其次是普通 IFN α 与利巴韦林联合疗法,均优于单用 IFN。国家十一五重大传染病专项丙型肝炎的临床研究结果表明,对于基因 1b 型或高病毒载量(HCV RNA≥$4×10^5$IU/ml)的初治患者,采用 PEG-IFN α-2a 联合利巴韦林治疗 48 周,在治疗 12 周时 HCV RNA<15IU/ml 的患者,90.8% 可以获得 SVR;若未达到 cEVR 者,PEG-IFN α-2a 联合利巴韦林治疗 72 周和 96 周,其 SVR 率差异无显著性意义。对基因 2/3 型患者治疗 24 周,SVR 率为 90.0%,基因 6 型患者 SVR 率为 100%(10/10)。因此,如无利巴韦林的禁忌证,均应采用联合治疗。

1. 治疗方案　在接受 PEG-IFN α 联合利巴韦林治疗过程中应根据治疗中病毒应答进行个体化治疗(response-guided therapy,RGT)。治疗前、治疗 4 周、12 周、24 周应采用高灵敏度方法监测 HCV RNA 以评估病毒应答指导治疗。

(1) 基因 1 型或基因 6 型的治疗方案

1) 首先推荐使用聚乙二醇化干扰素联合利巴韦林治疗,基本疗程为 48 周。在治疗过程中应根据不同应答给予相应处理,见附图 7-1。

2) 普通 IFN α 联合利巴韦林治疗方案:IFN α 3~5MU,隔日 1 次肌内或皮下注射,联合口服利巴韦林 1 000mg/d,建议治疗 48 周。

3) 不能耐受利巴韦林不良反应者的治疗方案:可单用普通 IFN α 或 PEG-IFN α,方法同上,或在医生指导下使用 DAAs 治疗。

(2) 基因 2 型或基因 3 型的治疗方案

1) 聚乙二醇化干扰素联合利巴韦林的治疗方案:这是 HCV 基因 2 型或 3 型的首先推荐方案。利巴韦林给药剂量为每天 800mg。但若患者存在低应答的基线因素(如胰岛素抵抗、代谢综合征、重度肝纤维化或肝硬化、年龄较大等),利巴韦林则应根据体重给药。在接受 PEG-IFN α 联合利巴韦林治疗过程中应根据不同应答给予相应处理,见附图 7-2。

2) 普通 IFN α 联合利巴韦林治疗方案:IFN α3MU 每周 3 次肌内或皮下注射,联合应用利巴韦林 800~1 000mg/d,治疗 24~48 周。

3) 不能耐受利巴韦林不良反应者的治疗方案:可单用普通 IFN α 或 PEG-IFN α,或在医生指导下使用 DAAs 治疗。

2. 接受干扰素联合利巴韦林治疗过程中患者的随访和监测

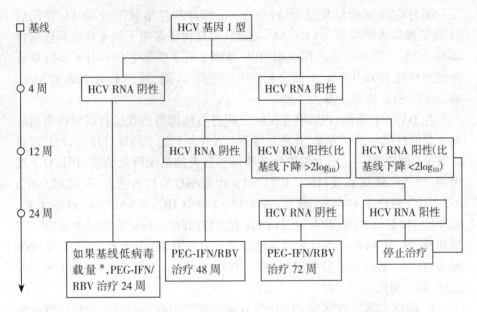

附图 7-1　HCV 基因 1 型患者接受 PEG-IFN 联合利巴韦林过程中根据病毒学应答指导治疗
建议在 0 周、4 周、12 周和 24 周采用高灵敏度方法检测 HCV RNA（最低检测下线：<15IU/ml）
* 低病毒载量：HCV RNA<400 000IU/ml。

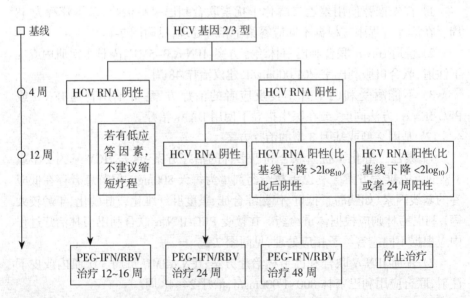

附图 7-2　HCV 基因 2/3 型患者接受 PEG-IFN 联合利巴韦林过程中根据病毒学应答指导治疗
建议在 0 周、4 周、12 周和 24 周采用高灵敏度方法检测 HCV RNA（最低检测下线：<15IU/ml）
低应答因素：胰岛素抵抗、代谢综合征、重度肝纤维化或肝硬化、年龄较大。

（1）治疗前监测：治疗前应检测肝肾功能、血常规、甲状腺功能、自身抗体、血糖、尿常规、眼底，可检测 IL-28B 基因分型。

（2）生化学检测：治疗期间每个月检查 GPT，治疗结束后 6 个月内每 2 个月检测 1 次。即使患者 HCV 未能清除，也应定期复查 GPT。

（3）病毒学检查：在治疗过程中采用敏感、准确的 HCV RNA 检测方法监测疗效。在基线、治疗 4 周、治疗 12 周、治疗 24 周、治疗 48 周以及治疗结束后 24 周，检测血 HCV RNA 水平有助于监测疗效并指导疗程的决策。

（4）不良反应的监测：所有患者在每次随访中都应评估不良反应包括严重乏力、抑郁、失眠、皮肤反应和呼吸困难等。干扰素和利巴韦林对血液学的不良反应包括中性粒细胞减少、贫血、血小板降低和淋巴细胞减少。在开始治疗后的第 1 个月内应每周检查 1 次血常规，以后间隔 4~8 周检查 1 次直至 6 个月，然后每 3 个月检查 1 次，如遇血细胞明显减低者，可以增加血常规的检测频率。所有患者在治疗过程中每 12 周、治疗结束后每 3~6 个月检测甲状腺功能，如治疗前就已存在甲状腺功能异常，则应每月检查甲状腺功能。对于老年患者，治疗前应做心电图检查和心功能判断。应定期评估精神状态，对出现明显抑郁症和有自杀倾向的患者，应停药并密切防护，给予相应治疗。

推荐意见 1：一旦确诊为慢性丙型肝炎且血液中检测到 HCV RNA，即应进行规范的抗病毒治疗。治疗前应根据病毒载量、基因分型、肝纤维化分期以及有无抗病毒治疗禁忌证等综合评估（A1）。

推荐意见 2：在 DAAs 上市前，PEG-IFN α 联合利巴韦林仍然是我国目前治疗慢性丙型肝炎主要的抗病毒治疗方案（A1）。

推荐意见 3：在接受 PEG-IFN α 联合利巴韦林治疗过程中应根据治疗中病毒应答进行个体化治疗。治疗前、治疗 4 周、治疗 12 周、治疗 24 周应采用高灵敏度方法监测 HCV RNA 评估病毒应答以指导治疗（B1）。

推荐意见 4：无论何种基因型，如治疗 12 周 HCV RNA 下降幅度 <2 $\log_{10}$ IU/ml，或 24 周仍可检测到，则考虑停药（B1）。

推荐意见 5：在治疗过程中应定期监测血液学、生化学和 HCV RNA 以及不良反应等（B1）。

四、聚乙二醇化干扰素 α 联合利巴韦林治疗经治未获得持续病毒学应答患者

经过抗病毒治疗后仍有部分患者不能获得 SVR，尤其是既往抗病毒治疗方案不规范，如单用普通 IFN α 或 PEG-IFN α；使用普通 IFN-α 联合利巴韦林或使用 PEG-IFN α 联合利巴韦林，但是普通 IFN α、PEG-IFN α 和 / 或利巴韦

林的剂量不够、疗程不足。抗病毒治疗未获得 SVR 的患者可根据病毒应答情况分为以下两类 ① 病毒复发(virological relapse):治疗结束时 HCV RNA 未检测到,但是停药后 24 周内出现 HCV RNA 阳转。② 病毒无应答(virological non-response):治疗中从未出现过 HCV RNA 未检测到,其中部分患者治疗 12 周 HCV RNA 下降 $<2 \log_{10}$ IU/ml,称为病毒无应答(virological null response)。

1. 复发患者的再次治疗　应该首先考虑 DAAs 治疗方案。在 DAAs 不可及的情况下,既往单用普通 IFN α 或 PEG-IFN α 治疗复发的患者,再次给予 PEG-IFN α 联合利巴韦林治疗 48 周,其 SVR 率为 93%;既往使用普通 IFN α 联合利巴韦林治疗复发的患者,再次给予 PEG-IFN α 联合利巴韦林治疗 48 周,其 SVR 率为 85%。既往经过规范 PEG-IFN α 联合利巴韦林治疗复发的患者,再次给予 PEG-IFN α 联合利巴韦林治疗 48 周,SVR 率为 71%。cEVR 是 SVR 的重要预测因子,获得 cEVR 的患者,86.4% 可获得 SVR。国外的荟萃分析共入选 18 个 RCT 研究,对基因 1 型复发患者,应用高剂量的 PEG-IFN 或普通 IFN 联合利巴韦林延长治疗可改善 SVR 率为 43%~69%。如果复发患者,不存在迫切治疗的需求,例如没有以下情况:显著肝纤维化或肝硬化(F3-F4)、HIV 或 HBV 合并感染、等待肝移植、肝移植后 HCV 复发、明显肝外表现、传播 HCV 的高危个体等,可以选择等待更多的药物,获得更多可选的治疗方案后再治疗。

2. 无应答患者的再次治疗　应该首先考虑 DAAs 治疗方案。在 DAAs 不可及的情况下,既往单用普通 IFN α 或 PEG-IFN α 治疗无应答的患者,再次给予 PEG-IFN α 联合利巴韦林治疗 72 周,其 SVR 率为 75%;既往使用普通 IFN α 联合利巴韦林治疗无应答的患者,再次给予 PEG-IFN α 联合利巴韦林治疗 72 周,其 SVR 率为 76%。既往经过规范 PEG-IFN α 联合利巴韦林治疗无应答的患者,再次给予 PEG-IFN α 联合利巴韦林治疗 72 周,SVR 率为 47%。12 周能获得 cEVR 的患者 91% 获得 SVR。国外的一项荟萃分析共入选 18 个 RCT 研究,对基因 1 型无应答患者,应用高剂量的 PEG-IFN 联合利巴韦林治疗 SVR 率≤18%。另一项荟萃分析的结果提示无应答患者再次 PEG-IFN α 联合利巴韦林治疗 SVR 仅为 16.3%,但是无超体重或基因 2/3 型患者 SVR 率则高。无应答患者再次治疗时,24 周仍未出现应答则应停止治疗。

推荐意见 1:既往 PR 治疗复发或无应答的患者应首先考虑 DAAs 治疗(A1)。

推荐意见 2:既往治疗未采用 PEG-IFN α 联合利巴韦林,或者治疗的剂量不够、疗程不足导致复发的患者,可给予 PEG-IFN α 联合利巴韦林再次治疗,疗程 48 周,治疗监测及停药原则同初治患者(B2)。

推荐意见 3:既往治疗复发的患者,如果不存在迫切治疗的需求,例如没有以下情况,显著肝纤维化或肝硬化(F3-F4)、HIV 或 HBV 合并感染、等待肝移植、肝移植后 HCV 复发、明显肝外表现、传播 HCV 的高危个体等,可以选择等待获得可及适合的药物再治疗(A2)。

推荐意见 4:既往治疗未采用 PEG-IFN α 联合利巴韦林,或者治疗的剂量不够、疗程不足无应答的患者,可给予 PEG-IFN α 联合利巴韦林再次治疗,疗程延长至 72 周,治疗监测及停药原则同初治患者(B2)。

推荐意见 5:既往规范治疗无应答患者,可等待获得可及适合的药物再治疗,但是有迫切治疗需求的患者应尽早进行直接抗病毒药物的治疗(A2)。

五、直接抗病毒药物治疗初治及经治患者

我国目前 HCV 感染的标准治疗方案是 PEG-IFN α 联合利巴韦林,按此治疗仍有相当一部分患者不能治愈或者不能耐受该治疗方案。针对 HCV 生活周期中病毒蛋白靶向特异性治疗的许多小分子化合物得到了迅速发展,提高了抗病毒的疗效。这些药物统一命名为抗 HCV 的直接抗病毒药物(directly acting antivirals,DAAs),包括非结构蛋白(non-structural,NS)3/4A 蛋白酶抑制剂、NS5A 抑制剂和 NS5B 聚合酶抑制剂等。2011 年以来,这类药物中的多种药物已经陆续在美国和欧洲等地上市,上市的药物如附表 7-2 所示。

附表 7-2 2015 年美国、欧盟及部分亚太国家批准上市的治疗丙型肝炎药物

类别	药品	规格	使用剂量
NS3/4A 蛋白酶抑制剂	simeprevir	150mg,胶囊	1 粒 qd(早上服用)
NS3/4A 蛋白酶抑制剂	asunaprevir	100mg,胶囊	1 粒 bid(早晚服用)
NS5A 抑制剂	daclatasvir	30mg、60mg,片剂	1 片 qd(早上服用)
NS5B 聚合酶核苷类似物抑制剂	sofosbuvir	400mg,片剂	1 片 qd(早上服用)
NS5B 聚合酶核苷类似物抑制剂 /NS5A 蛋白抑制剂	sofosbuvir/ ledipasvir	400mg sofosbuvir, 900mg ledipasvir,片剂	1 片 qd(早上服用)
NS3/4A 蛋白酶抑制剂 / NS5A 抑制剂 /CYP3A4 强力抑制剂	paritaprevir/ ombitasvir/ ritonavir	75mg paritaprevir, 12.5mg ombitasvir, 50mg ritonavir,片剂	2 片 qd(早上服用)
NS5B 聚合酶非核苷类似物抑制剂	dasabuvir	250mg,片剂	1 片 bid(早晚服用)

不同 HCV 基因型患者,采用的 DAAs 治疗方案以及疗程不同。因此,患者进行 DAAs 抗病毒治疗前,一定要检测 HCV 基因型,甚至针对基因 1 型患

者,需要区分为是 1a 型还是 1b 型。

如果患者能够获得 DAAs,可以考虑采用以下的治疗方案。

1. 基因 1 型初治或者 PR 治疗失败的患者

(1) PEG-IFN α 每周 1 次、利巴韦林(<75kg 1 000mg,每日 1 次,≥75kg 1 200mg,每日 1 次)、simeprevir 150mg Qd,先联合治疗 12 周,之后,对于初治和既往复发的患者再单独应用 PEG-IFN α 和利巴韦林治疗另 12 周(总疗程 24 周),对于既往部分应答或无应答者应治疗另 36 周(总疗程 48 周)。经直接测序检测到基线存在 NS3 蛋白酶序列 Q80K 变异的基因 1a 型感染者,不采用该联合方案,但是国内基因 1a 型患者比例仅为 1.4% 左右。我国和韩国的数据显示初治基因 1 型患者采用该方案的 SVR 率为 91%,并且耐受性良好。IL28B CC 患者 SVR 率为 94%,非 CC 患者为 79%;METAVIR 评分为 F4 的 5 例患者均获得了 SVR。在治疗 4 周、12 周或 24 周时,HCV RNA≥25IU/ml,应该停止治疗。

(2) PEG-IFN α 每周 1 次、利巴韦林、sofosbuvir 400mg,每日 1 次,治疗 12 周。国外数据显示初治患者采用该方案,总体 SVR 率为 89%,基因 1a 型患者为 92%,而基因 1b 型患者为 82%,既往 PEG-IFN α 联合利巴韦林治疗失败的患者 SVR 率预计为 78%。

(3) sofosbuvir 400mg 和 ledipasvir 90mg 复合片剂,1 片,每日 1 次。无肝硬化患者疗程 12 周,甚至无肝硬化的基线低病毒载量(HCV RNA<6×10^{6}IU/ml)的初治患者可考虑缩短疗程至 8 周;代偿期肝硬化患者应联合利巴韦林疗程 12 周;代偿期肝硬化患者如有利巴韦林禁忌或不耐受,则不使用利巴韦林,但是疗程延长至 24 周;如果为代偿期肝硬化经治患者以及存在不利于应答因素,应联合利巴韦林并且疗程延长至 24 周。国外数据显示使用该方案治疗患者总体 SVR 率为 93%~99%。

(4) ombitasvir(75mg)、paritaprevir(12.5mg)和 ritonavir(50mg)复合单片药(2 片,每日 1 次,与食物同服)以及 dasabuvir 250mg,每日 2 次,基因 1b 型无肝硬化患者疗程 12 周;基因 1b 型肝硬化患者疗程 12 周,并且联合利巴韦林;基因 1a 型无肝硬化患者疗程 12 周,并且联合利巴韦林;基因 1a 型肝硬化患者疗程 24 周,并且联合利巴韦林。国外数据显示使用该方案治疗患者总体 SVR 率为 91%~100%。

(5) sofosbuvir 400mg,每日 1 次和 simeprevir 150mg,每日 1 次,疗程 12 周。肝硬化患者加用利巴韦林,对于利巴韦林禁忌的肝硬化患者,需将疗程延长至 24 周。国外数据显示该方案 SVR 率为 93%~96%。

(6) sofosbuvir 400mg,每日 1 次和 daclatasvir 60mg,每日 1 次,疗程 12 周。肝硬化患者加用利巴韦林,对于利巴韦林禁忌的肝硬化患者,需将疗程延长至 24 周。国外一项Ⅱb 期临床试验的数据显示 SVR 率为 95%~100%。

（7）asunaprevir 100mg，每日 2 次和 daclatasvir 60mg，每日 1 次，疗程 24 周。日本的一项开放Ⅲ期临床试验数据显示，基因 1b 型患者 SVR24 为 87.4%（干扰素不合适 / 干扰素不耐受），80.5%（无应答或部分应答），肝硬化患者和非肝硬化患者 SVR 相似，分别为 90.9% 和 84.0%。

2. 基因 2 型初治或者 PR 治疗失败的患者

（1）sofosbuvir 400mg，每日 1 次和利巴韦林（<75kg 1 000mg，每日 1 次，≥75kg 1 200mg，每日 1 次），疗程 12 周。肝硬化患者，特别是肝硬化经治患者，疗程应延长至 16~20 周。该方案总体 SVR 率 95%，无肝硬化患者可达 97%，而肝硬化患者为 83%。

（2）肝硬化和 / 或经治患者可应用 PEG-IFN α，每周 1 次、利巴韦林和 sofosbuvir 400mg，每日 1 次，疗程 12 周，或者 sofosbuvir 400mg，每日 1 次和 daclatasvir 60mg，每日 1 次，疗程 12 周。

3. 基因 3 型初治或者 PR 治疗失败的患者

（1）PEG-IFN α，每周 1 次、利巴韦林（<75kg 1 000mg，每日 1 次，≥75kg 1 200mg，每日 1 次）和 sofosbuvir 400mg，每日 1 次三联治疗，疗程 12 周。

（2）利巴韦林和 sofosbuvir 400mg，每日 1 次，疗程 24 周。非肝硬化初治患者采用此方案 SVR 率为 94%，非肝硬化经治患者为 87%，而肝硬化经治患者 SVR 率仅为 60%，因此肝硬化经治患者不建议选择此方案。

（3）sofosbuvir 400mg，每日 1 次和 daclatasvir 60mg，每日 1 次，无肝硬化患者疗程 12 周，有肝硬化患者，联合利巴韦林疗程为 24 周。

4. 基因 4 型初治或者 PR 治疗失败的患者　对于基因 4 型患者，含 IFN 和 DAAs 的两个三联方案同基因 1 型患者。使用无 IFN 方案 sofosbuvir 400mg 和 ledipasvir 90mg 复合片剂，或者 sofosbuvir 400mg，每日 1 次和 simeprevir 150mg，每日 1 次，或者 sofosbuvir 400mg，每日 1 次和 daclatasvir 60mg，每日 1 次的方案，同基因 1 型。采用 ombitasvir（75mg）、paritaprevir（12.5mg）和 ritonavir（50mg）复合单片药（2 片，每日 1 次，与食物同服）治疗时，需要联合利巴韦林，但是不联合 dasabuvir，无肝硬化患者疗程 12 周，肝硬化患者疗程 24 周。

5. 基因 5/6 型初治或者 PR 治疗失败的患者

（1）PEG-IFN α，每周 1 次、利巴韦林（<75kg 和≥75kg 的患者剂量分别为 1 000mg/d 或 1 200mg/d）和 sofosbuvir 400mg，每日 1 次，疗程 12 周。

（2）sofosbuvir 400mg 和 ledipasvir 90mg 固定剂量联合片剂，1 片，每日 1 次，具体方案同基因 1 型。

（3）sofosbuvir 400mg，每日 1 次和 daclatasvir 60mg，每日 1 次，疗程 12 周。肝硬化患者加用利巴韦林，利巴韦林禁忌的肝硬化患者需将疗程延长至 24 周。

附表 7-3 初治以及既往 PR 治疗失败的无肝硬化患者的治疗方案

治疗方案	基因 1a 型	基因 1b 型	基因 2 型	基因 3 型	基因 4 型	基因 5/6 型
PEG-IFN α,RBV	48 周或 72 周	48 周或 72 周	24 周或 48 周	24 周或 48 周	48 周或 72 周	48 周或 72 周
PEG-IFN α,RBV 和 simeprevir	12 周。初次/复发再单独应用 PEG-IFN α 和利巴韦林治疗另 12 周(总疗程 24 周);既往部分应答或无应答者应治疗另 36 周(总疗程 48 周)	12 周。初次/复发再单独应用 PEG-IFN α 和利巴韦林治疗另 12 周(总疗程 24 周);既往部分应答或无应答者应治疗另 36 周(总疗程 48 周)	不适用	不适用	12 周。初治/复发再单独应用 PEG-IFN α 和利巴韦林治疗另 12 周(总疗程 24 周);既往部分应答或无应答者应治疗另 36 周(总疗程 48 周)	不适用
PEG-IFN α,RBV 和 sofosbuvir	12 周	12 周	12 周	12 周	12 周	12 周
sofosbuvir 和 RBV	不适用	不适用	12 周	24 周	不适用	不适用
sofosbuvir 和 ledipasvir	8~12 周不联合 RBV	8~12 周不联合 RBV	不适用	不适用	12 周不联合 RBV	12 周不联合 RBV
ritonavir-paritaprevir, ombitasvir 和 dasabuvir	12 周联合 RBV	12 周不联合 RBV	不适用	不适用	不适用	不适用
ritonavir-paritaprevir 和 ombitasvir	不适用	不适用	不适用	不适用	12 周联合 RBV	不适用
sofosbuvir 和 simeprevir	12 周不联合 RBV	12 周不联合 RBV	不适用	不适用	12 周不联合 RBV	不适用
sofosbuvir 和 daclatasvir	12 周不联合 RBV	12 周不联合 RBV	12 周不联合 RBV	12 周不联合 RBV	12 周不联合 RBV	12 周不联合 RBV
asunaprevir 和 daclatasvir	不适用	24 周不联合 RBV	不适用	不适用	不适用	不适用

附表 7-4　初治以及既往 PR 治疗失败的肝硬化患者的治疗方案

治疗方案	基因 1a 型	基因 1b 型	基因 2 型	基因 3 型	基因 4 型	基因 5/6 型
PEG-IFN α, RBV 和 simeprevir	12 周。初治 / 复发再单独应用 PEG-IFN α 和利巴韦林治疗另 12 周 (总疗程 24 周);既往部分应答或无应答者应治疗另 36 周 (总疗程 48 周)	不适用	不适用	不适用	12 周。初治 / 复发再单独应用 PEG-IFN α 和利巴韦林治疗另 12 周 (总疗程 24 周);既往无应答者应治疗另 36 周 (总疗程 48 周)	不适用
PEG-IFN α, RBV 和 sofosbuvir	12 周	12 周	12 周	12 周	12 周	12 周
sofosbuvir 和 RBV	不适用	不适用	16~20 周	不适用	不适用	不适用
sofosbuvir 和 ledipasvir	12 周联合 RBV, 或 24 周不联合 RBV, 或 24 周联合 RBV (有疗效预测不佳因素)	12 周联合 RBV, 或 24 周不联合 RBV (有疗效预测不佳因素)	不适用	不适用	12 周联合 RBV (有疗效预测不佳因素)	12 周联合 RBV, 或 24 周不联合 RBV, 或 24 周联合 RBV (有疗效预测不佳因素)
ritonavir-paritaprevir, ombitasvir 和 dasabuvir	24 周联合 RBV	12 周联合 RBV	不适用	不适用	不适用	不适用
ritonavir-paritaprevir 和 ombitasvir	不适用	不适用	不适用	不适用	24 周联合 RBV	不适用
sofosbuvir 和 simeprevir	12 周联合 RBV, 或 24 周不联合 BRV	12 周联合 RBV, 或 24 周不联合 BRV	不适用	不适用	12 周联合 RBV, 或 24 周不联合 BRV	不适用
sofosbuvir 和 daclatasvir	12 周联合 RBV, 或 24 周不联合 BRV	12 周联合 RBV, 或 24 周不联合 BRV	12 周不联合 RBV	24 周联合 RBV	12 周联合 RBV, 或 24 周不联合 BRV	不适用
asunaprevir 和 daclatasvir	不适用	24 周不联合 RBV	不适用	不适用	不适用	不适用

患者治疗过程中应进行疗效监测和安全性监测。疗效监测主要是检测 HCV RNA，应采用灵敏度高的实时定量 PCR 试剂（检测下限 <15IU/ml），在治疗的基线、第 4 周、第 12 周、治疗结束时、治疗结束后 12 周或 24 周应检测 HCV RNA。采用 PEG-IFN α、利巴韦林和 simeprevir 三联治疗的患者，如果治疗第 4 周、第 12 周或第 24 周时的 HCV RNA 用灵敏试剂能检测到，应停止治疗，更换为包括另一种 DAAs 的含 IFN 的治疗方案，或者不包括蛋白酶抑制剂的无 IFN 治疗方案。育龄期妇女和 / 或她们的男性伴侣必须在使用利巴韦林时以及停药后 6 个月采用有效的避孕措施；接受 sofosbuvir 治疗的患者，应定期监测肾功能；皮疹和间接胆红素升高但不伴 GPT 升高，可能与 simeprevir 相关。使用 DAAs 治疗，应了解药品说明书中指出的具有相互作用的其他药物，如果可能的话，HCV 治疗期间应停止有相互作用的合并用药，或者转换为具有较少相互作用的合并用药。

六、特殊人群抗病毒治疗推荐意见

1. 儿童的治疗和管理　儿童 HCV 感染的诊断及评价与成人一样，但一般来说儿童感染时间相对较短，疾病进展缓慢，治疗指征与成人相比应该更严格，即有明显肝纤维化时（F2 以上）开始治疗。HCV 感染母亲所生的新生儿诊断依赖 HCV RNA 的检测。

2014 年 WHO 指南指出，尽管在儿童中开展的临床研究比较少，但结果显示儿童抗病毒治疗疗效与成人相似，目前被批准的儿童抗病毒治疗药物为干扰素（普通和聚乙二醇干扰素），适合 2 岁以上的儿童。

临床研究显示儿童 CHC 应用 PEG-IFN/RBV 联合治疗总的 SVR 为 50%~70%，与成人的 SVR 相似，主要的不良反应是流感样症状和白细胞减少。同时研究结果也显示，在不同基因型中，IFN 联合 RBV 与 IFN 单药治疗的 SVR 不同，其中基因 2 型和 3 型的 SVR 明显高于基因 1 型（90% 和 50%），联合治疗明显高于单药治疗。目前 DAAs 均未做儿童的临床研究，尚无儿童用药指征。

2. 肾损害患者的治疗和管理　HCV 感染合并慢性肾损害包括慢性肾病、血液透析及肾衰竭的患者。治疗前应该评估两种疾病的风险及疾病的严重程度，然后决定是否进行抗病毒治疗及选择何种治疗方案。肾衰竭等待肾移植的患者应该尽早抗病毒治疗，因为移植后应用的免疫抑制剂可以加重、加快肝病进展。

合并肾损害患者首选的治疗是无 IFN 和无 RBV 的 DAAs 方案，药物选择与单纯慢性丙型肝炎患者相同。如果患者的 GFR>60ml/min，DAAs 无须调整剂量，如果患者的 GFR<30ml/min 或终末期肾病一般不能应用 DAAs，因为以 sofosbuvir

为代表的 DAAs 药物都是在肾脏排泄,目前还没有关于其在肾功不全患者中应用的安全性资料。如果一定要应用需在专家指导下,调整剂量后应用。

其次也可以选择 PEG-IFN α 联合 RBV 的治疗方案,但 RBV 和 PEG-IFN α 都需要调整剂量。如果患者的 GFR 在 20~40ml/min,应该将 PEG-IFN α-2a 的剂量降至 135μg/W,PEG-IFN α-2b 的剂量降至 1μg/(kg·w),同时 RBV 的剂量也应该调整为每日 200mg 或 200mg 隔日 1 次。

3. 肝移植患者的治疗和管理 对于肝移植后患者 HCV 再感染或复发,及时进行抗病毒治疗与患者的全因死亡密切相关。移植后由于需要长期应用免疫抑制剂,HCV 复发或再感染后可以明显加速肝脏纤维化,导致移植肝发生肝硬化甚至肝衰竭。因此,肝移植的患者一旦出现 HCV RNA 阳性,应该及时抗病毒治疗。首选无 IFN 的 DAAs 联合治疗方案,肝移植超过 3 个月的患者也可以应用 PEG-IFN 联合 RBV 的治疗方案。等待肝移植的患者至少应该在移植前 30 日进行抗病毒治疗,以防止移植肝感染。如果肝功能为 Child-Pugh A 级可以选择 RBV(1 000mg 或 1 200mg,体重 <75kg 或 ≥75kg)联合 sofosbuvir(400mg),直到肝移植。如果是 HCC 准备移植的患者,且肝功能为 Child-Pugh A 级,也可以选择 PEG-IFN α/RBV/sofosbuvir 的治疗方案,治疗至少 12 周。如果肝功能为 Child-Pugh B 和 C 级,选择 sofosbuvir/RBV 或 sofosbuvir+ledipasvir 或 sofosbuvir/daclatasvir/RBV 方案治疗 12 周,但要密切观察药物的不良反应。

4. 肝硬化患者的治疗和管理 大量的队列研究和系统综述显示,伴有明显肝纤维化和肝硬化的患者获得 SVR 后临床上出现失代偿和 HCC 的概率明显降低。然而有明显肝纤维化或肝硬化的患者获得 SVR 的几率,即使采用新的 DAAs 治疗方案也低于轻、中度纤维化的患者。同时在肝硬化患者治疗时,还应该密切观察药物的不良反应。因为这组患者一般来说年龄相对较大,容易伴发其他疾病,或者同时应用其他药物,患者的依从性也相对较低。此外,对于肝硬化患者即使清除了病毒,仍然需要监测 HCC 及门脉高压等相关的并发症。

一般来说,对肝功能代偿较好的肝硬化患者,根据病毒基因型的不同,可以选择 12~24 周以 IFN 为基础的"二联"或"三联"治疗方案。如果可以获得 DAAs 的情况下,应该首先选择无 IFN 的 DAAs 联合治疗方案。应该强调的是对于 Child-Pugh B/C 级的失代偿肝硬化患者,首选治疗是尽早进行肝移植。如果不能进行肝移植,抗病毒治疗的目的就是要改善肝功能和提高生存期。由于患者处于疾病的晚期,多伴有其他器官受累,抗病毒治疗需要在专家指导下进行。尽管失代偿肝硬化患者应用 sofosbuvir/RBV48 周的治疗已经取得了较好的疗效并在一定程度上改善肝功能,但长期预后和是否改善门脉高压还需要进一步观察。

5. 吸毒患者的治疗和管理　主要指静脉吸毒患者,应该关注吸毒与疾病进展、吸毒与疗效的关系。重点强调吸毒人群 HCV 感染的监测,同时治疗期间必须戒毒。由于吸毒人群应用 PEG-IFN α 治疗的依从性差且疗效低于一般人群,因此如果可以获得 DAAs,最好选择无 IFN 的治疗方案,并强调个体化治疗。

6. 血友病 / 地中海贫血等血液疾病患者的治疗和管理　在血友病等血液系统疾病患者合并 HCV 感染时,早期予以干扰素联合利巴韦林治疗 HCV 总体清除率达 53%,其中基因 2/3 型为 86%;而基因 1/4 型为 30%。血友病等凝血功能紊乱的患者合并 HCV 感染时,其抗 HCV 治疗的方案与非凝血功能紊乱患者相同,但要注意补充相应凝血因子,同时针对疾病进展的监测建议选用纤维弹性成像等无创性检查,因其更安全。抗 HCV 的 DAAs 可用于该类患者的 HCV 治疗。

地中海贫血、镰刀细胞贫血的患者合并 HCV 感染时,聚乙二醇干扰素 α 联合利巴韦林抗病毒治疗可能引起贫血进一步加重,因此针对该类患者建议选用无干扰素和无利巴韦林的 DAAs 联合治疗方案。若必须使用含有 RBV 的联合方案,要注意定期监测血常规,必要时予以输血等支持治疗。

7. 精神疾病患者的治疗和管理　慢性 HCV 感染可引起中枢或外周神经系统神经、精神异常,常见为焦虑、抑郁、失眠等,应与肝性脑病鉴别。既往有精神病史的患者,为聚乙二醇干扰素 α 治疗禁忌,针对该类患者条件许可考虑予以无干扰素的 DAAs 抗 HCV 治疗。若治疗期间出现精神症状,可予以抗精神疾病类药物治疗。在使用抗精神疾病药物和抗 HCV 药物治疗时,要注意药物间的相互作用,如 simeprevir 可增加咪达唑仑的血药浓度,对于这类患者应注意定期复查。

8. HBV 合并感染患者的治疗和管理　合并 HBV 感染时,患者 HBV DNA 多处于低复制水平或低于检测值,而 HCV 多为肝病进展的主要因素。因此对于该类患者要注意检测 HBV 和 HCV 的活动状态,以决定如何选择抗病毒治疗方案。如果患者 HCV RNA 阳性且 HBV DNA 低于检测值时,应根据 HCV 基因型选用抗 HCV 药物;该类患者在经治疗 HCV 获得 SVR 后,HBV DNA 有再次活动的风险,因此在治疗期间和治疗后要注意监测 HBV DNA 水平,若 HBV DNA 水平明显升高应加用核苷(酸)类似物抗 HBV 治疗。若 HBV DNA 阳性而 HCV RNA 也阳性,可考虑现予以聚乙二醇干扰素 α 联合利巴韦林抗 HCV 治疗,但在治疗期间注意监测 HBV DNA 水平,若 HBV DNA 活动可考虑加用核苷类似物抗 HBV 治疗。若 HCV RNA 阴性而 HBV DNA 阳性,可考虑予以干扰素或核苷类似物抗 HBV 治疗。若 HBV DNA 和 HCV RNA 均低于检测值,可定期复查肝功能、肿瘤标记物、肝脏 B 超、HBV

DNA 和 HCV RNA 等,暂缓予以抗病毒治疗。

9. HIV 合并感染患者的治疗和管理 合并 HIV 感染时可能引起病情进展,尤其是伴有免疫功能不全或 CD4+ 细胞明显降低的患者,因此所有合并 HIV 感染患者均需要评估是否抗 HCV 治疗。治疗前可予以肝脏穿刺活检或非侵入性检查评估肝脏严重情况。当合并 HIV 感染患者伴免疫力低下,合并 CD4+ 细胞 <200 个 /μl 时予以抗 HCV 治疗可以增加 CD4+ 细胞水平。予以聚乙二醇干扰素 α 联合利巴韦林抗病毒治疗时,应尽量避免使用去羟肌苷,司他夫定和齐多夫定等药物。

针对合并 HIV 感染的慢性丙型肝炎患者,其治疗方案与慢性 HCV 患者相同。对于合并 HIV 感染的患者,若 HIV 处于非活动性复制状态,仍可予以聚乙二醇干扰素 α 治疗。针对基因 2/3 型患者,可考虑予以聚乙二醇干扰素 α 联合固定剂量的利巴韦林抗病毒治疗;针对基因 1 型患者,聚乙二醇干扰素 α 联合以体重为基础的利巴韦林剂量抗病毒治疗。但目前有部分学者认为以体重为基础的利巴韦林剂量与传统 800mg,每日 1 次的剂量相比,疗效无明显增加,同时增加利巴韦林剂量可能引起贫血等潜在风险。对于早期应答理想的患者疗程为 24 周,对早期应答效果不佳的患者疗程应为 48 周。

对于合并 HIV 感染而且 HIV 活动的 HCV 基因 1 型的患者,无论是丙型肝炎初治或经治,均建议予以 ledipasvir/sofosbuvir 加利巴韦林治疗 12 周,若存在利巴韦林禁忌或代偿期肝硬化患者可予以 ledipasvir/sofosbuvir 治疗 24 周。

10. 急性丙型肝炎患者的治疗和管理 急性丙型肝炎患者的慢性化率高达 50%~90%,因此对于这类患者应积极处理。但针对急性 HCV 患者何时开始抗 HCV 治疗目前观点不统一。部分学者认为若伴有 GPT 升高,无论有无其他临床症状均建议抗 HCV 治疗;而其他学者建议每 4 周复查 1 次 HCV RNA,对持续 12 周 HCV RNA 阳性患者才考虑抗病毒治疗。

单用干扰素治疗获得持续病毒清除率高达 90%;但合并 HIV 感染时,单用聚乙二醇干扰素 α 其 SVR 较低。若早期抗 HCV 治疗病毒应答佳,则建议持续单用聚乙二醇干扰素 α 治疗 12 周;若应答不佳则考虑联合或不联合利巴韦林抗病毒治疗,疗程持续 48 周。对于 HIV 患者合并急性 HCV 感染时,可考虑予以聚乙二醇干扰素 α 联合利巴韦林治疗,其疗程为 24 周。针对慢性 HCV 的无干扰素、无利巴韦林治疗方案也可用于急性 HCV 患者,但目前数据较为有限。HCV 暴露后预防性予以抗 HCV 治疗目前缺乏有效数据。

推荐意见 1:PEG-IFN α-2a 104μg/m², PEG-IFN α-2b 60μg/m²,每周 1 次皮

下注射,联合 RBV 15mg/(kg·d),治疗时间同成人。

推荐意见 2:simeprevir,daclatasvir,及 ritonavir boosted paritaprevir,ombitasvir 和 dasabuvir 均在肝脏代谢,可以用于合并肾功不全的患者,而 eGFR<30ml/(min·1.73m^2) 和终末期肾病的患者使用 sofosbuvir 目前没有证据。DAAs 治疗方案,无肝硬化患者治疗 12 周,肝硬化患者治疗 24 周。PEG-IFN α 联合 RBV 应根据 eGFR 调整剂量。

推荐意见 3:肝移植前至少 30 日应该开始抗病毒治疗,防止移植后 HCV 再感染。sofosbuvir+RBV(基因 2 型),sofosbuvir+ledipasvir(基因 1 型、4 型、5 型、6 型)或 sofosbuvir+daclatasvir+RBV(所有基因型)。

推荐意见 4:肝移植后复发或再感染的患者,首选 sofosbuvir+RBV 或 sofosbuvir+ledipasvir 或 sofosbuvir+daclatasvir+RBV,疗程 12 周。肝移植超过 3 个月的患者也可以 PEG-IFN α+RBV,疗程 24~48 周或 PEG-IFN α+sofosbuvir+RBV,疗程 12 周。

推荐意见 5:代偿肝硬化(Child-Pugh A 级),根据不同基因型应用标准剂量采用 PEG-IFN α 联合 RBV 的治疗方案,疗程 48~72 周,PEG-IFN α+sofosbuvir+RBV,疗程 12~24 周;sofosbuvir+daclatasvir,疗程 12~24 周,优先推荐无 IFN 的治疗方案。

推荐意见 6:失代偿肝硬化(Child-Pugh B/C 级),选择无 IFN 和无 RBV 的治疗方案,所有基因型均可以采用 sofosbuvir+daclatasvir 联合治疗,疗程 24 周。选择 sofosbuvir+ledipasvir,基因 1/4/5/6 型的疗程为 24 周。基因 2/3 型的疗程为 16~20 周,IFN 为基础的治疗是禁忌证,DAAs 均不需要调整剂量。

推荐意见 7:所有肝硬化患者获得 SVR 后仍然需要每 6 个月做肝脏超声来监测 HCC。

推荐意见 8:首选无 IFN 或 PEG-IFN 为基础的新"三联"治疗方案,但仍需要评估其安全性和有效性。获得 SVR 后,仍需通过 HCV RNA 检测监督其再感染及重新吸毒。

推荐意见 9:血友病等凝血功能絮乱的患者合并 HCV 感染,针对 HCV 的治疗方案与不合并血友病的患者方案相同(B2)。

推荐意见 10:地中海贫血、镰刀细胞贫血等患者合并 HCV 感染时,抗 HCV 治疗方案与非贫血患者相同,但建议选用无干扰素和无利巴韦林的 DAAs 联合治疗方案,必须选用利巴韦林治疗时,注意监测血常规等,必要时予以输血治疗(B2)。

推荐意见 11:有精神病史的 HCV 患者,条件允许可考虑予以无干扰素的 DAAs 抗 HCV 治疗(B2)。抗 HCV 治疗前应评估精神状态,治疗期间注意监测精神状态,必要时予以抗精神类药物治疗(C2)。在使用抗精神药物和抗

HCV 药物治疗时,要注意药物间的相互作用(B2)。

推荐意见 12:合并 HBV 感染时,针对 HCV 的治疗与单纯 HCV 感染治疗的方案相同(B1)。

推荐意见 13:在抗 HCV 治疗的同时注意监测 HBV DNA,若 HBV DNA 明显活动时可予以核苷类似物抗 HBV 治疗(B1)。

推荐意见 14:合并 HIV 感染时,针对 HCV 的治疗与单纯 HCV 感染治疗的方案相同(B1)。

推荐意见 15:合并 HIV 感染时,若 HIV 不活动而 HCV 活动,针对基因 2 型、3 型 HCV 患者,即使干扰素早期应答不佳仍可考虑予以聚乙二醇干扰素 α 延长疗程治疗(B1)。

推荐意见 16:合并 HIV 感染时,若 HCV 基因 1 型患者,可考虑予以 ledipasvir/sofosbuvir 治疗(A1)。

推荐意见 17:急性感染 HCV 感染患者,推荐单用聚乙二醇干扰素 α 治疗(A1)。

推荐意见 18:HIV 患者合并急性 HCV 感染时可考虑予以聚乙二醇干扰素 α 联合利巴韦林治疗,疗程 24 周(B1)。

七、监测和随访

(一) 对于未治疗或治疗失败的患者

对于因某种原因未进行抗病毒治疗者,应该明确未治疗的原因、以及未治疗原因对于丙型肝炎疾病进展的可能影响。根据未治疗的具体原因和疾病状态,首先治疗对于总体生存影响最重要的疾病,积极治疗禁忌证和并发疾病,寻找抗病毒治疗时机。对于肝硬化失代偿和 HCC 患者,首先应该考虑肝移植。如果确实目前不能治疗,推荐以无创诊断方式每年复查、评价一次肝纤维化的进展情况;对于有肝硬化基础的患者,推荐每 6 个月复查一次腹部超声和 AFP。

对于既往抗病毒治疗失败者,应该明确既往治疗的方案以及治疗失败的临床类型(无应答,或复发,或突破)、有无肝硬化,根据药物可及性和 DAAs 的靶点不同选择没有交叉靶点的 DAAs 组合方案。并推荐以无创诊断方式每年复查、评价一次肝纤维化的进展情况;对于有肝硬化基础的患者,推荐每 6 个月复查一次腹部超声和 AFP。每年复查一次胃镜,观察食管胃底静脉曲张情况。

(二) 肝硬化患者的监测和管理

对于肝硬化患者,无论抗病毒治疗是否获得 SVR,均应该每 6 个月复查一次腹部超声和 AFP。每年复查一次胃镜,观察食管胃底静脉曲张情况。

推荐意见 1：未治疗或治疗失败的患者，以无创诊断方式每年复查、评价一次肝纤维化的进展情况。

推荐意见 2：对于有肝硬化基础的患者，无论是否获得 SVR，每 6 个月复查一次腹部超声和 AFP。

附录八 儿童常见感染性疾病的预防和治疗

摘自《国家抗微生物治疗指南》(第 2 版)

附表 8-1 儿童抗菌药物临床应用注意事项

药物	毒副作用	警示
氯霉素类	对造血系统有毒副作用,尤其口服剂型可能导致再生障碍性贫血,虽发生率仅 1/40 800～1/24 500,但曾用过氯霉素者是未用者的 13 倍,12 岁以下儿童较多见。氯霉素在新生儿尤其早产儿可能引起灰婴综合征	除化脓性脑膜炎外,在儿科使用已很有限
四环素类	选择性沉积在牙和骨骼中,与钙结合引起牙釉质发育和骨质发育不全,牙齿变黄并影响婴幼儿骨骼正常发育	不可用于 8 岁以下患儿
多肽类	包括多黏菌素、万古霉素、去甲万古霉素、替考拉宁、杆菌肽等,其抗菌谱窄,选择性强,目前在儿科全身使用的有万古霉素、去甲万古霉素、替考拉宁,主要针对耐甲氧西林金黄色葡萄球菌(MRSA)和凝固酶阴性葡萄球菌(MRCNS)以及多重耐药肺炎链球菌(MDRP)	不宜用作抗革兰氏阳性菌的首选
利福霉素类	利福平、利福定、利福喷丁等均有一定的肝功能损害	儿科限用于结核病、麻风病和 MRSA 感染时联合用药
磺胺类	可能引起肾损害,高铁血红蛋白症等	磺胺类在婴幼儿慎用,2 月龄以下禁用
喹诺酮类	动物实验中发现对幼年动物负重关节的软骨发育有破坏性改变	避免用于 18 岁以下未成年人
氨基糖苷类	有明确的耳、肾毒性,在内耳外淋巴液中浓度超过其在其他组织中浓度的 670 倍,而且一日进人内耳,半衰期比其在血清中延长 15 倍。耳毒性在大剂量时达 44%。氨基糖苷类的有效清浓度和中毒浓度基接近	儿童应尽量避免应用氨基糖苷类,仅在应用指征明确且又无其他相对低毒性的抗菌药物可供选用时方可选用,但在治疗过程中宜严密观察,有条件者应进行血药浓度监测。氨基糖苷类不宜作为儿科门急诊和门急诊的一线用药
林可酰胺类	本类药物具有神经肌肉阻滞作用,并可增强其他神经肌肉阻滞剂的作用,应尽可能避免相互合用,用药期间密切观察	4 岁以下慎用,新生儿禁用

509

附表 8-2　儿科常见感染的抗微生物治疗

感染	伴随状况	病原体	首选治疗	备选治疗	备注
眼及眼周感染					
沙眼	新生儿	沙眼衣原体	红霉素或琥乙红霉素 12.5mg/kg po q6h 14d	阿奇霉素 20mg/kg po 3d	1. 注意本病的传染性,导致院内播散,届时必须群体治疗 2. 不强调局部滴眼治疗
	儿童	沙眼衣原体	阿奇霉素 20mg/kg, po 单剂	多西环素 2.2mg/kg po q12h,限≥8 岁儿童使用,疗程至少 21d	1. 其本质是慢性角膜结膜炎 2. 注意本病的传染性,导致院内播散,届时必须群体治疗 3. 强调局部滴眼治疗
化脓性结膜炎	非淋病奈瑟菌性	金黄色葡萄球菌、肺炎链球菌、流感嗜血杆菌等	同成人	同成人	作为经验疗法,强调局部滴眼治疗
	淋病奈瑟菌性	淋病奈瑟菌	头孢曲松,25~50mg/kg im/iv 单剂(最大剂量不超 150mg)		需要同时治疗母亲淋病 注意:往往合并沙眼衣原体感染,需要同时治疗
角膜炎	病毒性	单纯疱疹病毒 1 型、2 型	曲氟脲苷眼药水 1 滴,9 次/d,直到角膜上皮再生,然后 1 滴 q4h 21d	0.15% 更昔洛韦眼液(非睡眠时用)1 滴,5 次/d,直到角膜溃疡愈合,然后 1 滴,q4h 21d	角膜炎常可危及视力,应立即请眼科会诊治疗
		水痘带状疱疹病毒	伐昔洛韦≥2 岁:5~6mg/(kg·次)po q12h 7~10d <2 岁禁用;	3 次/d 7d。阿糖腺苷眼膏,q4h 21d　阿昔洛韦 2.5~5mg/kg po q6h 10d	

510

续表

感染	伴随状况	病原体	首选治疗	备选治疗	备注
角膜炎	细菌性	金黄色葡萄球菌、肺炎链球菌、化脓性链球菌、嗜血杆菌属细菌。免疫功能低下者尚有表皮葡萄球菌、肠杆菌科细菌和李斯特菌等	同成人	同成人	均为眼局部滴药治疗
	真菌性	曲霉菌、念珠菌、镰刀菌属	同成人	同成人	均为眼局部滴药治疗
	原虫性	棘阿米巴原虫	同成人	同成人	虽少见，但创伤和戴隐形眼镜是危险因素
泪器炎	泪小管炎	放线菌、念珠菌	清除阻塞物，并用青霉素液(10万U/ml)冲洗 阿莫西林/克拉维酸(15~25/2.14~4.28)mg/kg po q8~6h;或头孢曲松 50mg/kg iv qd 14d	念珠菌感染用制霉菌素液(5μg/ml)冲洗	
	泪囊炎	同成人	同成人	同成人	
眼内炎		同成人	同成人	同成人	

国家基本药物临床应用指南

续表

感染	伴随状况	病原体	首选治疗	备选治疗	备注
眼眶蜂窝织炎		肺炎链球菌，流感嗜血杆菌，金黄色葡萄球菌，卡他莫拉菌，厌氧菌，A群链球菌等。外伤后偶有革兰氏阴性菌	苯唑西林 25~37mg/kg iv q6h ±（头孢曲松 50mg/kg iv qd，或头孢噻肟 50mg/kg iv q8h）+ 甲硝唑 7.5mg/kg iv q8~6h	（万古霉素 15mg/kg iv q8h，或去甲万古霉素 12mg/kg iv q8h）±（头孢曲松 50mg/kg iv qd，或头孢噻肟 50mg/kg iv q8h）+ 甲硝唑 7.5mg/kg iv q8~6h。如为革兰氏阴性菌：哌拉西林/他唑巴坦 100/12.25mg/kg iv q8~6h	1. 建议做眼眶 CT 或 MRI 检查 2. 注意有形成海绵窦血栓的危险 3. 抗菌药物疗程至少 14d
耳鼻咽喉感染					
外耳道炎	慢性	多继发于脂溢性皮肤病	多黏菌素 B+氢化可的松滴耳 q6h 酮康唑或二硫化硒溶液+糖皮质激素溶液局部使用		须控制皮脂溢
	真菌性	念珠菌属	3% 硼酸乙醇滴耳 氟康唑 3~6mg/kg po/iv qd 5d		
	"恶性" 危险因素：AIDS，糖尿病，肿瘤化疗	铜绿假单胞菌	头孢他啶 50mg/kg iv q8h，或头孢吡肟 50mg/kg iv q8h	头孢他啶 50mg/kg iv q8h，或亚胺培南 25mg/kg iv q6h，或美罗培南 20mg/kg iv q8h	疗程 4 周左右
	游泳耳	通常为金黄色葡萄球菌	苯唑西林 25~37mg/kg iv q6h；考虑 MRSA 者选用复方磺胺甲噁唑 (20~30/4~6)mg/kg po q12h，或克林霉素 5mg/kg po q6h，或万古霉素 15mg/kg iv q8h 局部用药：0.3% 左氧氟沙星或多黏菌素 B 滴耳，bid~qid		疗程 5~7d

续表

感染	伴随状况	病原体	首选治疗	备选治疗	备注
中耳炎	中耳渗液(OME)	病毒,非细菌感染性	初始治疗不使用抗菌药物		>65% OME 可以自行缓解;如渗液持续3个月以上则应考虑使用抗菌药物
	急性中耳炎(AOM)	常见细菌:肺炎链球菌,不定型流感嗜血杆菌,卡他莫拉菌;较少见:葡萄球菌,大肠埃希氏菌,厌氧菌等。病毒和支原体	初始经验治疗 近1个月未用抗菌药物者:大剂量阿莫西林 25~30mg/kg po q8~6h;或头孢氨苄 15~25mg/kg 或头孢呋辛酯 po q12h;或头孢克洛 10~15mg/kg po q12h;或头孢丙烯 15mg/kg po q12h; 近1个月曾用抗菌药物者:大剂量阿莫西林 25~30mg/kg po q8~6h 或7:1 阿莫西林/克拉维酸(15~25/2.14~4.28)mg/kg po q8~6h;或头孢地尼 8mg/kg po q12h;疗程:7~10d,对鼓膜穿孔者和2岁以下年幼儿疗程常需适当延长 局部用药:0.3%氧氟沙星或多黏菌素 B 滴耳,bid~qid	对β-内酰胺类过敏:过敏史不明确或仅对某一种β-内酰胺类使用有皮疹,可口服头孢菌素;明确过敏史者则须避免用头孢菌素,可用:阿奇霉素 10mg/kg po qd,3~5d;或克拉霉素 7.5mg/kg po q12h,10d	1. >2岁,无发热、耳痛,体检阴性或不能确诊AOM,可暂不用抗菌药物,观察48h 2. 抗菌药物治疗>10d不愈者为持续性中耳炎,需根据细菌学检查及药敏结果调整用药 3. <2岁,近3个月曾用抗菌药物,日托儿,则耐药肺炎链球菌的风险增加 4. 注意我国儿童肺炎链球菌对大环内酯类体外耐药高达90% 5. 喹诺酮类对耐药肺炎链球菌有效,但18岁以下儿童无指征使用 6. 万古霉素对耐药肺炎链球菌有效

续表

感染	伴随状况	病原体	首选治疗	备选治疗	备注
			用药 3d 无效者经验治疗（主要考虑耐药肺炎链球菌）		
中耳炎	急性中耳炎 (AOM)		治疗前 1 个月至 3d 未用抗菌药物者：大剂量阿莫西林 25~30mg/kg po q8~6h；或阿莫西林/克拉维酸 (15~25/2.14~4.28) mg/kg po q8~6h；或头孢地尼 8mg/kg po q12h；或头孢曲松 50mg/kg im/iv qd 3d 治疗前 1 个月至 3d 用过抗菌药物者：头孢曲松 50mg/kg im qd 3d 和/或鼓膜穿刺术并植入通气管等	对 β- 内酰胺类过敏者：备选方案同上	
	复发性急性中耳炎 (recurrent AOM, RAOM)	同 AOM	大剂量阿莫西林 25~30mg/kg po q8~6h；或阿莫西林/克拉维酸 (15~25/2.14~4.28) mg/kg po q8~6h；或复方磺胺甲噁唑 (20/4mg/kg po q12h,疗程不宜超过 2~6 个月	外科治疗对 RAOM 经常是必需的，例如鼓膜切开术并植入通气管等	1. RAOM 指 6 个月内有≥3 次或 1 年中有≥4 次的典型 AOM 发作 2. 潜在诱因：被动吸烟，托幼机构集居儿，过敏性鼻炎和各种颅面畸形包括腭裂 21 三体综合征等

续表

感染	伴随状况	病原体	首选治疗	备选治疗	备注
咽炎/扁桃体炎		鼻病毒、冠状病毒、副流感病毒、流感病毒、腺病毒等	无使用抗菌药物指征	病毒性	尤其在3岁以下的婴幼儿多见，病毒性扁桃体咽炎的咽外症状明显
	充血渗出	A群链球菌为主(GAS),C群链球菌,G群链球菌,卡他莫拉菌、白喉棒状杆菌等	青霉素5万U/kg,im q6h;或青霉素V钾12mg/kg po q8~6h;或阿莫西林10~15mg/kg po q8~6h;或阿莫西林/克拉维酸(15~25/2.14~4.28)mg/kg po q8~6h;或头孢氨苄15~25mg/kg po q12h	细菌性　头孢克洛10~15mg/kg po q8h;或头孢丙烯15mg/kg po q12h;或头孢呋辛酯10~15mg/kg po q12h;或头孢地尼8mg/kg po q24h;或头孢泊肟酯5mg/kg po q12h;或克拉霉素7.5mg/kg po q12h;青霉素或头孢菌素过敏者:阿奇霉素20mg/kg po qd 3d,或12mg/kg po qd 5d;或克拉霉素7.5mg/kg po q12h;或红霉素12.5mg/kg po q6h	1. GAS所致的化脓性扁桃体咽炎可以引起扁桃体周围脓肿、蜂窝织炎、咽后壁脓肿等化脓性并发症 2. 也可能在感染后2~4周引起非化脓性并发症,如风湿热、肾小球肾炎等 3. 除阿奇霉素外,其他抗菌药物疗程均为10~14d
		证实GAS扁桃体炎复发	头孢地尼8mg/kg po q12h;或头孢泊肟酯5mg/kg po q12h		1. GAS扁桃体炎复发指1年内≥6次,或连续2年内每年≥4次扁桃体炎发作 2. 不推荐常规行扁桃体切除术
		淋病奈瑟菌	头孢曲松50mg/kg im 单次+阿奇霉素10mg/kg po qd 或多西环素2.2mg/kg po q12h(限用于≥8岁)	青霉素5万U/kg im q6h±利福平10mg/kg po qd	

感染	伴随状况	病原体	首选治疗	备选治疗	备注
咽炎/扁桃体炎		非典型微生物			
		肺炎支原体、肺炎衣原体		阿奇霉素 10mg/kg po qd 或克拉霉素 7.5mg/kg po q12h 或罗红霉素 3~5mg/kg po q12h 或琥乙红霉素 12.5mg/kg po q6h 10~14d	
	水疱,溃疡	柯萨奇病毒 A9、B1~5、埃可病毒(多型)、EV71、单纯疱疹病毒 1,2 型	无使用抗菌药物指征,对于单纯疱疹病毒 1,2 型,可用阿昔洛韦 2.5~5mg/kg po q6h 10d		
	文森特咽炎	厌氧菌,螺旋体	青霉素 7.5万~10万 U/kg iv q6~4h 10~14d		
扁桃体周围脓肿		多种细菌混合感染:链球菌属、厌氧菌	青霉素 5万~7.5万 U/kg iv q6~4h+甲硝唑 7.5mg/kg iv q8~6h 10~14d	替卡西林/克拉维酸(75/5mg/kg iv q6h 或哌拉西林/他唑巴坦(100/12.5mg/kg iv q6h 或氨苄西林/舒巴坦或阿莫西林/舒巴坦或头孢西丁 20~40mg/kg iv q6h;或头孢美唑 15~50mg/kg iv q8h;或克林霉素 7.5mg/kg iv q6h	密切注意气道通畅,必要时需气管插管;MRI 或 CT 可检出脓肿,一旦确定则切开引流
		坏死梭菌,A、C 和 G 组链球菌	哌拉西林/他唑巴坦(100/12.5)mg/kg iv q6h;或(头孢曲松 50mg/kg qd 或头孢噻肟 50mg/kg iv q8h)+甲硝唑 7.5mg/kg iv q8~6h 10~14d	克林霉素 7.5mg/kg iv q6h	因梭杆菌属耐药,故不推荐大环内酯类抗菌药物
白喉膜性咽炎		白喉棒状杆菌	治疗原则:抗菌药物+白喉抗毒素 青霉素 7.5万~10万 U/kg iv q6~4h 10~14d	青霉素过敏者:阿奇霉素 10mg/kg po qd 3d 或克拉霉素 5mg/kg po q12h 或罗红霉素 3~5mg/kg po q12h 或琥乙红霉素 12.5mg/kg po q6h 10~14d	确保气道通畅,监测心电图,心肌酶谱,注意接触者检疫,可用青霉素:<6岁60万 U im 单剂,≥6岁120万 U im 单剂

续表

感染	伴随状况	病原体	首选治疗	备选治疗	备注
会厌炎		b 型流感嗜血杆菌、A 群链球菌、肺炎链球菌、金黄色葡萄球菌	头孢曲松 50mg/kg iv qd 或头孢噻肟 50mg/kg iv q8h 5~7d	氨苄西林/舒巴坦(25~50/12.5~25 mg/kg iv q6h;或阿莫西林/舒巴坦(30/15)mg/kg iv q8~6h;或阿莫西林/克拉维酸(30/6)mg/kg iv q8~6h	床旁须备气管切开手包,注意进行咽部普通检查有可能引发气道梗阻
感染性颈静脉炎		大多数为坏死梭杆菌	哌拉西林/他唑巴坦(100/12.5)mg/kg iv q6h;或(头孢曲松 50mg/kg iv qd 或头孢噻肟 50mg/kg iv q8h)+甲硝唑 7.5mg/kg iv q8~6h;或亚胺培南/西司他丁 25mg/kg iv q6h 10~14d	克林霉素 5mg/kg iv q6h 因梭杆菌属耐药,故不推荐大环内酯类抗菌药物	常规治疗包括咽旁区外引流。注意合并循环和体循环血栓形成;注意病变可以侵蚀颈动脉
喉炎/气管炎	变态反应性	90% 为病毒	无使用抗菌药物指征		
	非感染因素	无使用抗菌药物指征		
	感染性	病毒性	无常规使用抗菌药物指征,病毒感染应在 10d 内好转。仅对以下患者给予抗菌药物治疗:已用减充血剂 7d,但仍有颜面部疼痛或流脓涕;严重病例可同时伴发热等	
鼻炎、鼻窦炎		细菌性:肺炎链球菌、流感嗜血杆菌、卡他莫拉菌,A 群链球菌厌氧菌、金黄色葡萄球菌	初始经验治疗:近期未用过抗菌药物:口服大剂量阿莫西林 25~30mg/kg po q8~6h;或7:1阿莫西林/克拉维酸(15~25/2.14~4.28)mg/kg po q8~6h;或头孢克洛 10~15mg/kg po q8h;或头孢丙烯 15mg/kg po q12h,疗程通常为 10d	对 β-内酰胺类抗菌药物过敏者:口服阿奇霉素 7.5mg/kg po q12h;或阿奇霉素 10mg/kg po qd;或复方甲磺胺甲噁唑(20-30/4-6mg/kg po q12h,限≥8 岁)2.2mg/kg po q12h 疗程 5d 对 β 内酰胺类抗菌药物无过敏者:口服头孢地尼或头孢泊肟	1. 据病程长短分为急性(~30 天)、亚急性(~3 个月)和慢性(>3 个月) 2. 注意鼻窦炎混合病原感染的概率较高

517

续表

感染	伴随状况	病原体	首选治疗	备选治疗	备注
			近期用过抗菌药物：口服阿莫西林/克拉维酸（15~25/2.14~4.28）mg/kg po q8~6h；或 8mg/kg po q12h；或头孢泊肟酯 5mg/kg po q12h 疗程通常为 10d	MSSA：苯唑西林 37mg/kg iv q6h MRSA：万古霉素 15mg/kg iv q8h；或去甲万古霉素 12mg/kg iv q8h；或替考拉宁 10mg/kg iv q12h 连续 3 次，随后 10mg/kg qd 7~10d	3. 对鼻窦部 X 线平片、CT、MRI 结果在小儿期汇其 1 岁以下小儿的解释要慎重，因为小儿鼻窦骨结构发育尚不完善
鼻炎、鼻窦炎	感染性	需考虑诊断性穿刺或抽吸，明确病原菌 轻/中度：口服阿莫西林/克拉维酸（7：1）；或头孢泊肟酯或头孢地尼，疗程 10d；或阿奇霉素，疗程 5d 重度：口服阿莫西林/克拉维酸（7：1）；或头孢泊肟酯 10d；或头孢曲松 50mg/kg im/iv qd，疗程 3d 如穿刺提示酵母菌可用氟康唑 3~6mg/kg po/iv qd，疗程 2 周左右	经验治疗：用药 3d 无效者	同上	

续表

感染	伴随状况	病原体	首选治疗	备选治疗	备注
鼻炎、鼻窦炎	经鼻气管插管或胃管7d,并发细菌性鼻窦炎	革兰氏阴性杆菌;革兰氏阳性菌;酵母菌,混合感染	亚胺培南/西司他汀15~25mg/kg iv q6h;或美罗培南 20~40mg/kg iv q8h;或帕尼培南 10~20mg/kg iv q8h 如疑为MRSA,加用万古霉素或替考拉宁	头孢他啶 50mg/kg iv q8h,+ 万古霉素 15mg/kg iv q8h;或头孢吡肟 50mg/kg iv q12~8h+万古霉素 15mg/kg iv q8h	
中枢神经系统感染					
脑脓肿	原发性或源于邻近部位的脑脓肿	链球菌属,黄色葡萄球菌,拟杆菌,肠杆菌属,李斯特菌	(头孢噻肟 50~100mg/kg iv q8~6h;或头孢曲松 50mg/kg iv q12h)+ 甲硝唑 7.5mg/kg iv q8~6h 若怀疑金黄色葡萄球菌,在获得药敏结果之前须加用万古霉素 15mg/kg iv q6h	大剂量氨苄西林 75mg/kg iv q6h;或青霉素 7.5万 U/kg iv q6~4h+ 甲硝唑 7.5mg/kg iv q8~6h 若怀疑金黄色葡萄球菌,在获得药敏结果之前须加用万古霉素或利奈唑胺 10mg/kg iv q8h	1. 脓肿>2.5cm,内科治疗两周无明显改善;占位效应明显者应手术引流 2. 血培养阴性者黄金色葡萄球菌作为病原的可能性很小 3. 疗程:个体差异大,应治疗至影像学(CT/MRI)好转
	手术后或外伤后脑脓肿	金黄色葡萄球菌,肠杆菌,非发酵菌	MSSA:苯唑西林 37mg/kg iv q8h 或头孢噻肟 50mg/kg iv q8h) MRSA:万古霉素 15mg/kg+头孢噻肟 50mg/kg iv q8h	MSSA:苯唑西林 37mg/kg iv q6h+(头孢曲松 50mg/kg iv q12h;或头孢曲松 50mg/kg iv q12h;或	
硬膜下积脓	同脑脓肿	同脑脓肿	治疗与原发性脑脓肿相同;有外科急症者必须引流		

感染	伴随状况	病原体	首选治疗	备选治疗	备注
脑炎		单纯疱疹病毒、虫媒病毒等;细菌、寄生虫、非典型病原、寄生虫	在得到脑脊液单纯疱疹病毒 PCR 结果前,应开始阿昔洛韦 5mg/kg iv q12h		
无菌性脑膜炎		肠道病毒、单纯疱疹病毒-2型、淋巴细胞性脉络丛脑膜炎病毒、HIV、其他病毒	无抗菌药物应用指征,药物性脑膜炎者应即停用可能致病的相关药物(非甾体类抗炎药、甲硝唑、卡马西平、复方磺胺甲噁唑、免疫球蛋白)		1. 无菌性脑膜炎诊断标准:脑脊液细胞数 >100,葡萄糖正常,细菌培养阴性 2. 有条件者应做脑脊液病毒 PCR 检测
急性细菌性脑膜炎经验治疗	先于经验治疗,用药后 30min 内腰穿;若有局部神经系统体征,先于经验治疗,再做头颅 CT 检查,然后腰椎穿刺。注意:有效治疗可使脑脊液培养中脑膜炎奈瑟菌 2h 后转阴,肺炎链球菌 4h 后部分转阴				
急性细菌性脑膜炎	脑脊液涂片阴性,免疫功能正常者	年龄:早产儿至 <1 月龄 B 群链球菌、大肠埃希氏菌、李斯特菌,其他革兰氏阴性菌和革兰氏阴性菌	氨苄西林 75mg/kg iv q6h+ 头孢噻肟 50~100mg/kg iv q8~6h;若感染 MRSA 的风险较高,初始经验治疗选用万古霉素 15mg/kg iv q6h+ 头孢噻肟 50~100mg/kg iv q8~6h;待培养及药敏结果回报后调整治疗 不推荐脑脊液内治疗,治疗 24~36h 后重复脑脊液检查:涂片和培养	头孢噻肟 50~100mg/kg iv q8~6h;若感染 MRSA 的风险较高,初始经验治疗选用万古霉素 15mg/kg iv q8~6h+头孢噻肟 50~100mg/kg iv q8~6h;待培养及药敏结果回报后	早产儿若长期住婴儿室,病原菌可能还有金黄色葡萄球菌、肠球菌,耐药大肠埃希氏菌
急性细菌性脑膜炎	脑脊液涂片阴性,免疫功能正常者	年龄:1 月龄至 18 岁 肺炎链球菌、脑膜炎奈瑟菌、流感嗜血杆菌。李斯特菌感染罕见	(头孢噻肟 50~100mg/kg iv q8~6h;或头孢曲松 50mg/kg iv q12h) + 万古霉素 15mg/kg iv q6h+ 地塞米松 0.15mg/kg iv q6h (地塞米松 疗程 2~4d);如疑为李斯特菌,加用氨苄西林 75mg/kg iv q6~4h	(美罗培南 40mg/kg iv q8h;或帕尼培南/倍他米隆 30mg/kg iv q8h) + 万古霉素 15mg/kg iv q6h+ 地塞米松 0.15mg/kg iv q6h (地塞米松 2~4d)	青霉素严重过敏者: 1. 氯霉素 25mg/kg iv q8~6h+ 复方磺胺甲噁唑(针对免疫缺陷的李斯特菌感染)(30/6mg/kg iv q6h) +万古霉素 15mg/kg iv q6h 2. 迄今为止,万古霉素对肺炎链球菌 100% 敏感 3. 地塞米松与首剂抗生素同时使用或首剂前 20 分钟使用,以减少肿瘤坏死因子的生成

续表

感染	伴随状况	病原体	首选治疗	备选治疗	备注
	脑脊液涂片阴性，免疫功能正常者	脑外科手术、脑外伤或耳蜗植入后肺炎链球菌最常见，尤其有脑脊液渗漏时。其他有金黄色葡萄球菌，大肠埃希氏菌，铜绿假单胞菌等	万古霉素 15mg/kg iv q6h+（头孢他啶 50mg/kg iv q8~6h；或头孢吡肟 50mg/kg iv q8h）	（美罗培南 40mg/kg iv q8h；或帕尼培南/倍他米隆 30mg/kg iv q8h）+ 万古霉素 15mg/kg iv q6h	若铜绿为大肠埃希氏菌或假单胞菌，可用庆大霉素鞘内注射（4mg 注入侧脑室 q12h）；不动杆菌脑膜炎可谨慎地通过鞘内注射或脑室内给予多黏菌素
急性细菌性脑膜炎	脑脊液涂片阴性，免疫功能受损者	脑室炎、脑室管膜炎或因脑室-腹腔（心房）分流感染引起者表皮葡萄球菌、金黄色葡萄球菌，大肠埃希氏菌	万古霉素 15mg/kg iv q6h+（头孢他啶 50mg/kg iv q8~6h；或头孢吡肟 50mg/kg iv q8h）14d	（美罗培南 40mg/kg iv q8h；或帕尼培南/倍他米隆 30mg/kg iv q8h）+ 万古霉素 15mg/kg iv q6h 14d	1. 去除感染的分流装置并送培养；转行脑室外引流脑脊液并控制颅压 2. 若不能去除分流管，可考虑脑室内给药，据成人剂量酌减
	脑脊液涂片阴性，免疫功能受损者或有严重基础疾病	肺炎链球菌、李斯特菌、革兰氏阴性杆菌	氨苄西林 75mg/kg iv q6h+（头孢噻肟 50~100mg/kg iv q8~6h；或头孢曲松 50mg/kg iv q12h）+ 万古霉素 15mg/kg iv q6h	（美罗培南 40mg/kg iv q8h 或帕尼培南/倍他米隆 30mg/kg iv q8h）+ 万古霉素 15mg/kg iv q6h	青霉素过敏者选择： 1. 万古霉素 15mg/kg iv q6h+复方磺胺甲噁唑（30/6)mg/kg iv q6h 2. 不主张使用氯霉素

续表

感染	伴随状况	病原体	首选治疗	备选治疗	备注
急性细菌性脑膜炎		革兰氏阳性链球菌（肺炎链球菌）	（头孢曲松 50mg/kg iv q12h；或头孢噻肟 50~100mg/kg iv q8~6h）＋ 万古霉素 15mg/kg iv q6h+地塞米松 0.15mg/kg iv q6h（地塞米松疗程 2~4d）	（美罗培南 40mg/kg iv q8h；或帕尼培南 / 倍他米隆 30mg/kg iv q8h+ 万古霉素 15mg/kg iv q6h	
	脑脊液涂片阳性	革兰氏阴性双球菌（脑膜炎奈瑟菌）	头孢曲松 50mg/kg iv q12h；或头孢噻肟 50~100mg/kg iv q6~4h	青霉素 7.5 万 U/kg iv q6~4h；或氨苄西林 75mg/kg iv q6h;或氯霉素 25mg/kg iv q8~6h	
		革兰氏阴性杆菌或球杆菌（通常为李斯特菌）	氨苄西林 75mg/kg iv q6h	美罗培南 40mg/kg iv q8h；或帕尼培南 / 倍他米隆 30mg/kg iv q6h	
		革兰氏阴性杆菌通常为流感嗜血杆菌,大肠埃希氏菌,铜绿假单胞菌等	头孢他啶 50mg/kg iv q8~6h；或头孢吡肟 50mg/kg iv q8h	美罗培南 40mg/kg iv q8h；或帕尼培南 / 倍他米隆 30mg/kg iv q8h	
	特异性治疗,脑脊液培养阳性并有体外药敏结果	流感嗜血杆菌要考虑该菌产 β- 内酰胺酶	头孢曲松 50mg/kg iv q12h;或头孢噻肟 50mg/kg iv q8~6h	青霉素过敏者用氯霉素 12.5~25mg/kg iv q8~6h	1. 第 1 次用药前给予地塞米松 0.15mg/kg iv q6h 2~4d 2. 如头孢曲松 MIC≥1μg/ml, 24~48h 后应复查脑脊液 3. 疗程 10~14d

续表

感染	伴随状况	病原体	首选治疗	备选治疗	备注
		单核细胞增多性李斯特菌	氨苄西林 75mg/kg iv q6h 10~14d	青霉素过敏者用复方磺胺甲噁唑 (30/6) mg/kg iv q6~12h; 或美罗培南 40mg/kg iv q8h	1. 强调需有药敏试验结果，据其调整抗菌药物 2. 疗程 7d
		脑膜炎奈瑟菌（青霉素 MIC 0.1~1.0μg/ml）	头孢曲松 50mg/kg iv q12h	β-内酰胺类过敏者用氯霉素 25mg/kg iv q8~6h; 或[复方磺胺甲噁唑 (30/6) mg/kg，iv q12~6h; 或帕尼培南/倍他米隆 40mg/kg iv q8h; 或利奈唑胺 30mg/kg iv q8h]+利福平 10mg/kg iv q12h	
急性细菌性脑膜炎	特异性治疗，脑脊液培养阳性并有体外药敏结果	肺炎链球菌			
		青霉素 MIC<0.1μg/ml	大剂量青霉素 G 7.5 万 U/kg iv q6~4h; 或氨苄西林 75mg/kg iv q6h	头孢曲松 50mg/kg iv q12h; 或氯霉素 25mg/kg iv q8~6h	
		青霉素 MIC0.1~1.0μg/ml	头孢曲松 50mg/kg iv q12h; 或头孢噻肟 50~100mg/kg iv q6~4h	头孢吡肟 50mg/kg iv q8h; 或美罗培南 40mg/kg iv q8h; 或帕尼培南/倍他米隆 30mg/kg iv q8h	
		青霉素 MIC≥2.0μg/ml	(头孢曲松 50mg/kg iv q12h; 或万古霉素 15mg/kg iv q6h	头孢曲松 50mg/kg iv q12h; 或头孢噻肟 50~100mg/kg iv q8~6h)+	
		头孢曲松 MIC≥1.0μg/ml	万古霉素 15mg/kg iv q6h+（头孢曲松 50mg/kg iv q6h+头孢噻肟 50~100mg/kg iv q8~6h）	或头孢噻肟 50mg/kg iv q12h; 或头孢曲松 50mg/kg iv q12h; 或头孢噻肟 50mg/kg iv q8h	疗程个体差异较大，至少 14d
		大肠埃希氏菌，其他肠杆菌、铜绿假单胞菌	头孢他啶 50mg/kg iv q8~6h; 或头孢吡肟 50mg/kg iv q8h	头孢曲松 MIC>2μg/ml，则加用利福平 10mg/kg iv q24~12h; 或美罗培南 40mg/kg iv q8h; 或帕尼培南/倍他米隆 30mg/kg iv q8h	疗程个体差异较大，通常 3~4 周

续表

感染	伴随状况	病原体	首选治疗	备选治疗	备注
下呼吸道感染					
细气管炎/喘息性支气管炎	婴儿/儿童(≤5岁)	病毒:呼吸道合胞病毒(RSV)50%,副流感病毒25%,尚有人偏肺病毒、腺病毒、流感病毒、鼻病毒和肠道病毒等 非典型微生物:肺炎支原体、衣原体,衣原体病也可引发本病	抗菌药物对病毒无效,除非有合并细菌感染的证据,否则不作为常规使用 不主张全身使用或雾化吸入氧,主要治疗为保证气道通畅和维持水电解质平衡 确诊病原为肺炎支原体、衣原体者:克拉霉素 5mg/kg po q12h 或罗红霉素 12.5mg/kg po q6h 10~14d	阿奇霉素 10mg/kg po qd 3d 或琥乙红霉素 3~5mg/kg po q12h	1. 两种病毒或细菌、病毒混合感染致细菌支气管炎的可能性存在 2. 高危婴幼儿可用人源小鼠单克隆抗体 Palivizumab,im 作预防,剂量 15mg/kg,1 次/月 肌内注射,连用 5个月,多始于每年 11月份或 12月份 3. 高 RSV 中和抗体滴度的静脉用免疫球蛋白(RSV-IVIG)已停用
	婴儿/儿童(≤5岁)	<2 岁:腺病毒;2~5 岁:RSV、副流感病毒 3 型人偏肺病毒	对症治疗为主 抗菌治疗仅适用于合并以下情况:鼻窦炎,A 群链球菌及流感嗜血杆菌大量生长,以及治疗 1 周无改善者		
支气管炎	青少年急性气管-支气管炎	病毒、肺炎支原体、肺炎衣原体。百日咳杆菌仍是重要病原	对症治疗为主,化痰止咳药 病原为肺炎支原体、肺炎衣原体者:阿奇霉素 10mg/kg po qd,3~5d;或克拉霉素 7.5mg/kg po q12h,7~10d 或红霉素或酯红霉素 12.5mg/kg po q6h,7~10d 大环内酯类耐药者:多西环素 2.2mg/kg po q12h(限用于≥8 岁)7~10d	肺炎衣原体、百日咳菌者,选择阿奇霉素 7.5mg/kg po q12h,或(依托红霉素)	仅有脓痰不是抗菌药物治疗的指征;患儿咳嗽症状常会持续 2 周左右,不必过度用药;如有发热、寒战,高作 X 线胸片检查

续表

感染	伴随状况	病原体	首选治疗	备选治疗	备注
支气管炎	百日咳与类百日咳	百日咳鲍特菌及副百日咳鲍特菌，病毒，肺炎支原体，肺炎衣原体		阿奇霉素10mg/kg po qd 3~5d；或克拉霉素7.5mg/kg po q12h；或依托红霉素或红霉素12.5mg/kg，po q6h	社区暴发流行"特续性咳嗽"(>14天，不发热，要警惕百日咳)
	流感季节：发热、咳嗽、肌痛	流感病毒A或B	奥司他韦：≥1岁儿童2mg/kg（最大量75mg/次）po q12h 5d；2012年12月21日美国FDA批准，出生后14d以上新生婴儿就可使用本药，剂量3mg/kg po q12h	≥7岁也可选择扎那米韦：每次1~2喷吸入(5mg/喷)q12h 5d，每日总量≤20mg	1. 强调在发病后内用药；2. 并发症：流感病毒肺炎，继发细菌性肺炎。肺炎链球菌，金黄色葡萄球菌(社区相关MRSA和MSSA)，化脓性链球菌，流感嗜血杆菌等 强调在发病后36~48小时
	1. 轻度肺炎可在门诊、家庭或基层医院治疗，可以口服抗菌药物治疗，不强调抗菌药物联合使用，过多考虑病原菌耐药是不必要的；重度肺炎应该在区县级以上医院住院治疗，初始经验治疗多选择静脉途径给药；要考虑抗菌原菌的耐药，要考虑到非典型微生物如其对肺炎支原体 2. 所有肺炎患儿都需排除结核，可疑结核者要隔离 3. 抗菌药物疗程：一般用至热退且热平稳，全身症状明显改善，呼吸道症状部分改善后3~5d				
肺炎	新生儿(日龄<28d)	细菌：B群链球菌、李斯特菌、大肠埃希氏菌 金黄色葡萄球菌、铜绿假单胞菌 其他：沙眼衣原体、梅毒螺旋体	初始治疗无使用抗菌药物指征 氨苄西林50mg/kg iv q6h±头孢噻肟50mg/kg iv q8h；如考虑为MRSA则加用万古霉素15mg/kg或去甲万古霉素12mg/kg iv q8h或替考拉宁10mg/kg iv q12h 连续3次，随后10mg/kg iv q8h 衣原体首选阿奇霉素5~10mg/kg po qd 3~5d；或红霉素10~12.5mg/kg iv/po q6h 14d		1. 强调血培养的重要性；2. 不发热，间断咳嗽，沙眼衣原体IgM抗体>1：8应考虑沙眼衣原体肺炎，选用红霉素；3. 如证实为MRSA肺炎，选用万古霉素15mg/kg iv q8h；或去甲万古霉素12mg/kg iv q8h连用万古霉素10mg/kg iv q12h连续3次，随后10mg/kg iv q8h；或红霉素12mg/kg iv q12h；或红霉素10mg/kg qd；或利奈唑胺10mg/kg iv q8h

续表

感染	伴随状况	病原体	首选治疗	备选治疗	备注
肺炎	日龄≥28d~月龄3个月	沙眼衣原体、RSV、副流感病毒、人偏肺病毒、百日咳杆菌、肺炎链球菌、金黄色葡萄球菌等	门诊患者:红霉素 12.5mg/kg po q6h 14d;或阿奇霉素 10mg/kg po qd 3~5d 呼吸道合胞病毒(RSV)治疗见细支气管炎 住院患者: 若不发热,阿奇霉素 10mg/kg po qd 或红霉素 12.5mg/kg po q6h 若发热,加用阿莫西林 25~30mg/kg po q8~6h;或头孢曲松 50mg/kg iv qd;或头孢噻肟 50mg/kg iv q8h;或厄他培南 30mg/kg iv qd		有报道 6 周龄以下患儿使用红霉素后出现肥厚性幽门狭窄
	>3个月~5岁	RSV、人偏肺病毒、其他呼吸道病毒、流感嗜血杆菌、肺炎支原体、金黄色葡萄球菌	门诊患者:大剂量阿莫西林 25~30mg/kg po q12h;或头孢呋辛酯 15~25mg/kg po q12h;或头孢克洛 10~15mg/kg po q12h;或头孢地尼 8mg/kg po q12h 住院患者(非ICU),选择下列方案之一: 1. 阿莫西林/克拉维酸 (30/6)mg/kg iv q8~6h;或氨苄西林/舒巴坦 (50/25)mg/kg iv q8~6h 2. 头孢呋辛 50mg/kg iv q8h;或头孢曲松 50mg/kg iv qd;或头孢噻肟 50mg/kg iv q8h 3. 怀疑金黄色葡萄球菌肺炎,首选苯唑西林 37mg/kg iv q6h;或氯唑西林 12~25mg/kg iv q8~6h 4. 联合使用大环内酯类 + 头孢曲松或头孢噻肟或厄他培南 住院患者(ICU):联合使用大环内酯类 + (头孢曲松或头孢噻肟)。如考虑社区相关性 MRSA,推荐万古霉素 15mg/kg iv q8h;或去甲万古霉素 12mg/kg iv q12h 连续 3 次,随后 10mg/kg iv q12h;或替考拉宁 10mg/kg iv qd;或利奈唑胺 10mg/kg iv q8h		1. 呼吸道合胞病毒(RSV)治疗见细支气管炎 2. 病毒病原初始治疗无使用抗菌药物指征 3. 大环内酯类联合 β-内酰胺类可降低伴肺炎症菌血症肺炎病死率

续表

感染	伴随状况	病原体	首选治疗	备选治疗	备注
肺炎	5~18 岁非住院，免疫功能健全者	肺炎支原体、肺炎衣原体、肺炎链球菌，结核分枝杆菌，嗜肺军团菌。呼吸道病原的混合感染	门诊患者：阿奇霉素 10mg/kg po qd 3~5d；或大剂量阿莫西林 25~30mg/kg po q8~6h；或阿莫西林/克拉维酸（15~25/2.14~4.28mg/kg）po q8~6h	克拉霉素 7.5mg/kg, po q12h, 或（依托红霉素或红霉素）12.5mg/kg,po q6h, 或多西环素 2.2mg/kg po q12h(限用于≥8 岁)	
	5~18 岁住院，免疫功能健全者	肺炎链球菌、病毒、肺炎支原体；如有肺脓肿或坏死，要考虑金黄色葡萄球菌（尤其在流感季节）	（头孢曲松 50mg/kg iv qd；或头孢噻肟 50mg/kg iv q8h）+阿奇霉素 10mg/kg iv qd 如有肺坏死证据则选择万古霉素 15mg/kg iv q8h；或去甲万古霉素 12mg/kg iv q8h；或替考拉宁 10mg/kg iv q12h 连续 3 次，随后 10mg/kg qd；或利奈唑胺 10mg/kg iv q8h	证实为耐阿奇霉素（或对头孢曲松严重过敏者）链球菌的肺炎，则选用万古霉素，去甲万古霉素，替考拉宁等糖肽类或利奈唑胺	
	疑似或确诊社区相关性甲氧西林耐药金黄色葡萄球菌（CA-MRSA）	CA-MRSA	利奈唑胺 iv 或万古霉素 iv 或替考拉宁 iv，疗程 14~21d		我国 MRSA 菌株对克林霉素的耐药率较高，故不宜经验首选克林霉素；合并脓胸患者应及时进行胸腔引流

续表

感染	伴随状况	病原体	首选治疗	备选治疗	备注
消化道感染					
腹泻病	非感染性腹泻		补液治疗（po/iv）		补液和支持疗法，腹泻症状多可自限
	感染性腹泻（常表现为重度腹泻、发热、大便次数增多，血性便/脓性便等）	志贺菌、沙门氏菌、产志贺毒素大肠埃希氏菌、空肠弯曲菌，病毒（轮状病毒、腺病毒、诺瓦克病毒），寄生虫等	氨苄西林 5~20mg/kg po q6h；或阿莫西林 10~15mg/kg po q8~6h；或磷霉素 20~30mg/kg po q8h 重症：头孢曲松 50mg/kg iv qd；或头孢噻肟 50mg/kg iv q8h 疑为空肠弯曲菌：克拉霉素 7.5mg/kg po q12h；或阿奇霉素 10mg/kg po qd；或多西环素（≥8 岁）2.2mg/kg po q12h	复方磺胺甲噁唑（20~30/4~6mg/kg po q12h（限 >2 月龄者使用）	1. 病毒是轻、中度感染性腹泻的主要病原 2. 病毒性肠炎多为自限；无特异性抗病毒治疗，采用补液和支持治疗 3. 补液治疗（po/iv），重症先静脉滴注后口服 4. 有发热、血便、中毒症状时禁用止泻药 5. 细菌感染性腹泻可根据药敏结果调整为目标治疗
新生儿及早产儿坏死性肠炎		大肠埃希氏菌，表皮葡萄球菌属，铜绿假单胞菌，产气荚膜杆菌，病菌，真菌	哌拉西林/他唑巴坦（100/12.5）mg/kg iv q6h；或替卡西林/克拉维酸（75/5）mg/kg iv q6h；或头孢曲松 50mg/kg iv qd；或头孢噻肟 50mg/kg iv q8h	万古霉素 15mg/kg iv q8~6h；或（头孢他啶 50mg/kg iv q6h）+ 甲硝唑 7.5mg/kg iv q8~6h；或氨苄西林 50mg/kg iv q8~6h 甲硝唑 7.5mg/kg iv q8h	早产儿坏死性肠炎还与肠道菌群失调有关

续表

感染	伴随状况	病原体	首选治疗	备选治疗	备注
儿童抗菌药物相关性腹泻	假膜性肠炎	艰难梭菌	甲硝唑 7.5mg/kg po q8~6h；或替硝唑 >3 岁 15~20mg/kg po qd；或万古霉素 5~10mg/kg po q8~6h		1. 轻症病例可采用微生态制剂 2. 停用与腹泻相关的抗菌药物；避免用止泻药 3. 液体疗法 4. 重症病例除药物外，还需足够的营养支持
腹腔感染					
儿童胆囊炎、胆管炎	非危重症	大肠埃希氏菌、克雷伯菌、其他肠杆菌、肠球菌、拟杆菌属、艰难梭菌，通常为混合感染	头孢呋辛 50mg/kg iv q8h；或厄他培南 15mg/kg iv q12h	头孢曲松 50mg/kg iv qd；或头孢噻肟 50mg/kg iv q8h	1. 宜选用在胆汁中浓度高的药物 2. 注意充分引流和必要时手术 3. 对 β- 内酰胺类过敏者可换用氨曲南 30mg/kg iv q6h 4. 疗程不少于 2 周
	危重症		哌拉西林/他唑巴坦 (100/12.5)mg/kg iv q6h；或氨苄西林/舒巴坦 (25~75/12.5~37.5)mg/kg iv q6h；或 (头孢哌酮/舒巴坦 (30/15)mg/kg iv q12~8h；或头孢吡肟 50mg/kg iv q8h；或头孢他啶 50mg/kg iv q8h)+甲硝唑 7.5mg/kg iv q6~8h；或美罗培南 20~40mg/kg iv q8h；或以上方案 + 万古霉素 15mg/kg iv q8h；疑耐药肠球菌或肠球菌混合感染：万古霉素 15mg/kg iv q8h		

续表

感染	伴随状况	病原体	首选治疗	备选治疗	备注
	原发性	肺炎链球菌，A群链球菌，肠杆菌科，金黄色葡萄球菌，肠球菌属，厌氧菌少见	头孢曲松 50mg/kg, iv qd; 或头孢噻肟 50mg/kg, iv q8h; 或厄他培南 15mg/kg iv q12h; 苯唑西林 37mg/kg iv q6h (最大剂量 8~12g/d) 或氨苄西林/舒巴坦 (25~75/12.5~37.5)mg/kg iv q6h; 或哌拉西林/他唑巴坦 (100/12.25)mg/kg iv q6h; 或替卡西林/克拉维酸 (75/5)mg/kg iv q6h	耐药肺炎链球菌：万古霉素 15mg/kg iv q8h; 或利奈唑胺 10mg/kg iv q8h 耐药大肠埃希氏菌/克雷伯菌：美罗培南 20~40mg/kg iv q8h 或帕尼培南/倍他米隆 20mg/kg iv q8h 或亚胺培南/西司他丁 20mg/kg iv q6h 耐药肠球菌：万古霉素 15mg/kg iv q8h	1. 治疗期间宜根据腹水细菌培养调整用药 2. β-内酰胺类过敏者可换用氨曲南 30mg/kg iv q6h 3. 疗程不少于 2 周，具体视不同病原体而定
儿童细菌性腹膜炎	继发性	肠杆菌科，肠球菌属，铜绿假单胞菌，拟杆菌属，白念珠菌(见于反复穿孔/多次手术者)	上消化道穿孔： 头孢曲松 50mg/kg iv qd; 或头孢美唑 20~40mg/kg iv q8h 下消化道穿孔： [(哌拉西林/他唑巴坦 (100/12.25)mg/kg iv q6h; 或氨苄西林/舒巴坦 (25~75/12.5~37.5)mg/kg iv q6h); 或头孢哌酮/舒巴坦 (30/15mg/kg iv q8~12h)]+ 甲硝唑 7.5mg/kg iv q8~6h	上消化道穿孔： 头孢曲松 50mg/kg iv qd; 或头孢噻肟 50mg/kg iv q8h; 或头孢西丁 20~40mg/kg iv q6h; 或头孢美唑 15~50mg/kg iv q8h; 或拉氧头孢 20mg/kg iv q8h 下消化道穿孔： [(哌拉西林/他唑巴坦 (100/12.25)mg/kg iv q6h; 或氨苄西林/舒巴坦 (25~75/12.5~37.5)mg/kg iv q6h; 或替卡西林/克拉维酸 (75/5)mg/kg iv q8~12h]+ 甲硝唑 7.5mg/kg iv q8~6h	1. 常为混合感染 2. β-内酰胺类过敏者：氨曲南 30mg/kg iv q8~6h, 疗程不少于 2 周 3. 外科引流 4. 疗程不少于 2 周，视病原体和病情轻重而定

续表

感染	伴随状况	病原体	首选治疗	备选治疗	备注
儿童细菌性腹膜炎	继发性		危重症者： 美罗培南 20~40mg/kg iv q8h；或亚胺培南/西司他汀 20mg/kg iv q6h；或头孢吡肟 50mg/kg iv q8h；或头孢他啶 50mg/kg iv q8h＋甲硝唑 疑为念珠菌： 氟康唑 3~6mg/kg iv qd；严重者 12mg/kg iv qd，第 2d 始：首剂 70mg/(m²·次)iv qd，随后 50mg/(m²·次)iv qd	美罗培南 20~40mg/kg iv q8h；或帕尼培南/倍他米隆 20mg/kg iv q8h；或（头孢他汀 20mg/kg iv q6h；或（头孢他啶 50mg/kg iv q8h；或头孢吡肟 50mg/kg iv q8~6h＋甲硝唑 7.5mg/kg iv q8~6h 疑为念珠菌（使用卡泊芬净：首剂 70mg/(m²·次)iv qd，第 2d 始 50mg/(m²·次)iv qd	
急性坏死性胰腺炎并感染		肠杆菌科细菌、肠球菌属细菌、铜绿假单胞菌、厌氧菌、葡萄球菌属、念珠菌	替卡西林/克拉维酸(75/5mg/kg)iv q6h；或哌拉西林/他唑巴坦(100/12.5)mg/kg iv q6h；或头孢哌酮/舒巴坦(30/15mg/kg iv q12~8h；或氨苄西林/舒巴坦(25~75/12.5~37.5)mg/kg iv q6h±甲硝唑 7.5mg/kg iv q8~6h 疑为念珠菌：氟康唑 3~6mg/kg iv qd 严重者（使用卡泊芬净：首剂 70mg/(m²·次)iv qd，第 2d 始 50mg/(m²·次)iv qd MRSA/MRCNS 可能：万古霉素 15mg/kg iv q8h；或去甲万古霉素 12mg/kg iv q8h；或替考拉宁 10mg/kg iv q12h 连续 3 次，随后 10mg/kg iv qd	美罗培南 20~40mg/kg iv q8h 疑为念珠菌：伊曲康唑 1.5~2.5mg/kg iv q12h	疗程 2~4 周，治疗念珠菌感染需 6-8 周或更长

续表

感染	伴随状况	病原体	首选治疗	备选治疗	备注
心血管感染 儿童感染性心内膜炎	天然瓣膜	草绿链球菌、其他链球菌、肠球菌、葡萄球菌、革兰氏阴性杆菌、念珠菌	(青霉素 5 万 U/kg iv q6h;或氨苄西林 5~20mg/kg iv q6h)+苯唑西林 37mg/kg iv q6h(最大剂量 8~12g/d);或头孢曲松 50mg/kg iv qd;或头孢噻肟 50mg/kg iv q8h 重症: 美罗培南 20~40mg/kg iv q8h;或帕尼培南/倍他米隆 10~20mg/kg iv q8h;或亚胺培南/西司他汀 15~25mg/kg iv q6h 念珠菌可能: 氟康唑 3~6mg/kg iv qd;严重者 12mg/kg iv qd;或谨慎使用卡泊芬净:首剂 70mg/m² iv qd,第 2d 始 50mg/m² iv qd 革兰氏阴性杆菌可能: 阿莫西林/克拉维酸(30/6)mg/kg iv q8~6h;或哌拉西林/他唑巴坦(100/12.5)mg/kg iv q6h	万古霉素 15mg/kg iv q8h+(头孢曲松 50mg/kg iv qd;或头孢噻肟 50mg/kg iv q8h) 念珠菌可能: 两性霉素 B 脂质体 3~5mg/kg iv qd,滴速每小时 1~2mg/kg+氟胞嘧啶 12.5~50mg/kg iv q8~6h	1. 经验治疗前应多次血培养并严格掌握诊断标准 2. 如血培养阳性应根据药敏结果调整为目标治疗 3. 注意药物过敏史,选用青霉素者需青霉素皮试及警惕青霉素脑病发生 4. 对青霉素过敏者应选用万古霉素 5. 疗程 4~6 周

感染	伴随状况	病原体	首选治疗	备选治疗	备注
儿童感染性心内膜炎	人工瓣膜（儿童罕见）	表皮葡萄球菌、金黄色葡萄球菌，少见：革兰氏阴性杆菌，肠球菌、念珠菌属真菌	革兰氏阴性杆菌可能：阿莫西林 / 克拉维酸 (30/6)mg/kg iv qd ± 利福平 10mg/kg iv q6h 念珠菌真菌可能：氟康唑 3~6mg/kg iv qd; 严重者 12mg/kg iv qd; 或两性霉素 B 脂质体 3~5mg/kg iv qd, 滴速每小时 1~2mg/kg+ 氟胞嘧啶 12.5~50mg/kg iv q8~6h	头孢曲松 50mg/kg iv qd 或头孢噻肟 50mg/kg iv q8h。耐药表皮葡萄球菌、金黄色葡萄球菌，肠球菌可能：万古霉素 15mg/kg iv q8h; 或去甲万古霉素 12mg/kg iv q8h; 连续 3 次，随后万古霉素 10mg/kg iv q12h 连	1. 人造瓣膜和真菌感染者疗程需更长达 6~8 周 2. 监测糖肽类血药浓度和耳肾毒性
化脓性心包炎		金黄色葡萄球菌、A 群溶血性链球菌、肺炎链球菌，肠杆菌科细菌	万古霉素 15mg/kg iv q8h; 或头孢曲松 50mg/kg iv qd; 或头孢噻肟 50mg/kg iv q8h 革兰氏阴性杆菌可能：阿莫西林 / 克拉维酸 (30/6)mg/kg iv q8~6h; 或哌拉西林 / 他唑巴坦 (100/12.5)mg/kg iv q6h 危重症：美罗培南 20~40mg/kg iv q8h; 或亚胺培南 / 西司他丁 15~25mg/kg iv q6h; 或帕尼培南 / 倍他米隆 10~20mg/kg iv q8h	（万古霉素 15mg/kg iv q8h; 10mg/kg iv q12h 连续 3 次，随后 10mg/kg iv q8h; 或替考拉宁 10mg/kg iv q12h 连续 3 次，随后 10mg/kg iv qd; 或利奈唑胺 10mg/kg iv q8h+头孢吡肟 50mg/kg iv q8h	1. 儿童化脓性心包炎已少见 2. 经验治疗前应做血培养，并根据药敏结果调整为目标治疗 3. 注意药物过敏史 4. 对青霉素过敏者应选用万古霉素 5. 疗程平均 4 周

续表

感染	伴随状况	病原体	首选治疗	备选治疗	备注
儿童念珠菌性心包炎		念珠菌属真菌	氟康唑 3~6mg/kg iv qd,严重者 12mg/kg iv qd;或谨慎使用卡泊芬净:首剂 70mg/m² iv q 第 1d,第 2d 始 50mg/m² iv qd;或两性霉素 B 脂质体 3~5mg/kg iv qd+ 氟胞嘧啶 12.5~50mg/kg iv q8~6		1. 疗程 6~8 周或更长 2. 两性霉素 B 脂质体滴速每小时 1~2mg/kg
风湿性心脏炎		A 群链球菌感染后免疫反应	阿司匹林等非甾体抗炎药物		清除 A 群链球菌感染:青霉素疗程 10~14 天
血流感染					
新生儿血流感染	早期发病(日龄<7d,体重>2kg)	B 群链球菌,大肠埃希氏菌,克雷伯菌,肠杆菌属细菌 少见:金黄色葡萄球菌,李斯特菌	氨苄西林 5~20mg/kg iv q6h+ 头孢噻肟 50mg/kg iv q8h		1. 获取血培养并根据药敏结果调整用药 2. 疗程至少 2 周,具体依病原菌而异
	晚期发病(日龄 8~28d,体重>2kg)	B 群链球菌,大肠埃希氏菌,克雷伯菌,葡萄球菌属细菌,李斯特菌,流感嗜血杆菌	MSSA,MSCNS 可能:氨苄西林 5~20mg/kg iv q6h+ 头孢噻肟 50mg/kg iv q8h MRSA,MRCNS 可能:万古霉素 15mg/kg iv q8h	MSSA,MSCNS 可能:苯唑西林 37mg/kg iv q6h;或头孢唑林 25mg/kg iv q8h;或去甲万古霉素 12mg/kg iv q8h	疗程至少 2 周,具体依不同病原菌而异
婴幼儿和年长儿血流感染	非中性粒细胞减少	大肠埃希氏菌,克雷伯菌,肺炎链球菌 GBS,金黄色葡萄球菌,肠杆菌,念珠菌 少见:流感嗜血杆菌	(青霉素 5 万 U/kg q6h 或氨苄西林 5~20mg/kg iv q6h)+ 苯唑西林 37mg/kg iv q6h(最大剂量 8~12g/d) 或头孢噻肟 50mg/kg iv q8h 或头孢曲松 50mg/kg iv qd 或头孢噻肟 50mg/kg iv q8h	(头孢噻肟 50mg/kg iv qd)±(万古霉素 50mg/kg iv qd)±(万古霉素 15mg/kg iv q8h;或去甲万古霉素 12mg/kg iv q8h;或两性霉素 B 脂质体 3~5mg/kg iv qd;或伏立康唑 6mg/kg iv q12h×1d,第 2d 始 4mg/kg iv q12h	1. 经验治疗主要参考感染肺炎链球菌和社区相关甲氧西林金黄色葡萄球菌,也需覆盖革兰氏阴性杆菌 2. β-内酰胺类过敏者:氨曲南 30mg/kg iv q6h

续表

感染	伴随状况	病原体	首选治疗	备选治疗	备注
			念珠菌可能：氟康唑 3~6mg/kg iv qd；严重者谨慎使用卡泊芬净：首剂 70mg/m² iv 第 1d，第 2d 始 50mg/m² iv qd		3. 疗程不少于 2 周
婴幼儿和年长儿血流感染	中性粒细胞减少	革兰氏阴性需氧杆菌、MRSA、MRCNS	[美罗培南 20~40mg/kg iv q8h；或帕尼培南/倍他米隆 10~20mg/kg iv q8h；或亚胺培南/西司他汀 15~25mg/kg iv q6h；或头孢他啶 50mg/kg iv q8h；或头孢吡肟 50mg/kg iv q8h；或哌拉西林/他唑巴坦钠 (100/12.5)mg/kg iv q8h] + (万古霉素 15mg/kg iv q8h；或去甲万古霉素 12mg/kg iv q8h；或替考拉宁 10mg/kg iv q12h，连续 3 次，随后 10mg/kg iv qd)	替卡西林/克拉维酸 75/5mg/kg iv q6h；或哌拉西林/他唑巴坦 (100/12.5)mg/kg iv q6h；或头孢哌酮/舒巴坦 (30/15mg/kg iv q12~8h	1. 疑有静脉导管感染，PRSP/MRSA 定植、血培养生长阴性球菌等情况应及时应用加用万古霉素 12mg/kg iv q8h 2. 疗程至少 2~4 周，具体依不同病原菌而异

续表

感染	伴随状况	病原体	首选治疗	备选治疗	备注
婴幼儿和年长儿血流感染	中性粒细胞减少，以上经验治疗5天仍发热	念珠菌属真菌，曲霉属细菌	伏立康唑 6mg/kg iv q12h 1d，第 2d 始 4mg/kg iv q12h；或卡泊芬净 首剂 70mg/(m²·次)iv qd 第 1d，第 2d 始 50mg/(m²·次) iv qd；或两性霉素 B 脂质体 3~5mg/kg iv qd，滴速每小时 1~2mg/kg ± 氟胞嘧啶 12.5~50mg/kg iv q8~6h	氟康唑 3~6mg/kg iv qd；严重者 12mg/kg iv qd，(伊曲康唑 1.5~2.5mg/kg iv q12h (最大剂量 400mg)	疗程 4~6 周或更长
脓毒症	社区获得性	大肠埃希氏菌、葡萄球菌属细菌	阿莫西林/克拉维酸(100/12.5)mg/kg iv q6h	阿莫西林/克拉维酸(30/6mg/kg iv q8~6h；或哌拉西林/克拉维酸(75/5)mg/kg iv	疗程 3~4 周
			MRSA 可能：万古霉素 15mg/kg iv q8h；或利奈唑胺 10mg/kg iv q8h，连续 3 次，随后 10mg/kg iv qd	MRSA 可能：万古霉素 12mg/kg iv q8h；或去甲万古霉素 10mg/kg iv q8h；或替考拉宁 10mg/kg iv q12h	
	医院获得性	葡萄球菌属细菌、肠球菌属细菌、大肠埃希氏菌、肺炎克雷伯菌、铜绿假单胞菌、不动杆菌、真菌	氨苄西林/舒巴坦(25~75/12.5~37.5)mg/kg iv q6h；或哌拉西林/他唑巴坦(100/12.5)mg/kg iv q6h；或替卡西林/克拉维酸(75/5)mg/kg iv q6h	厌氧菌可能：头孢曲松 50mg/kg iv qd+甲硝唑 7.5mg/kg iv q8~6h	疗程 4 周，真菌感染疗程 4~6 周或更长

续表

感染	伴随状况	病原体	首选治疗	备选治疗	备注
脓毒症	医院获得性		铜绿假单胞菌,不动杆菌属可能:头孢他啶 50mg/kg iv q8h;或头孢哌酮/舒巴坦(30/15mg/kg iv q12~8h;或美罗培南 20~40mg/kg iv q8h;或亚胺培南/西司他汀 15~25mg/kg iv q6h;或帕尼培南/倍他隆 10~20mg/kg iv q8h 厌氧菌可能: 以上+甲硝唑 7.5mg/kg iv q8~6h. 真菌可能: 伊曲康唑 1.5~2.5mg/kg iv q12h;或伏立康唑 6mg/kg,iv q12h 1d,第 2d 始 4mg/kg iv q12h MRSA 可能: 万古霉素 15mg/kg iv q8h;或去甲万古霉素 12mg/kg iv q8h;或替考拉宁 10mg/kg iv q12h,连续 3 次,随后 10mg/kg iv qd;或利奈唑胺 10mg/kg iv q8h		

续表

感染	伴随状况	病原体	首选治疗	备选治疗	备注
			苯唑西林 37mg/kg iv q6h;或氯唑西林 5~12.5mg/kg iv q6h MRSA, MRCNS 可能: 万古霉素 15mg/kg iv q8h;或替考拉宁 10mg/kg iv q12h连续3次,随后 10mg/kg iv qd;或去甲万古霉素 12mg/kg iv q8h 革兰氏阴性需氧杆菌可能:		
脓毒症	血管导管相关性	金黄色葡萄球菌、凝固酶阴性葡萄球菌,革兰氏阴性需氧杆菌、念珠菌	哌拉西林钠/他唑巴坦(100/12.25)mg/kg iv q6h;或替卡西林/克拉维酸(75/5)mg/kg iv q6h 念珠菌可能: 氟康唑 3mg/kg iv qd,严重者 12mg/kg iv qd;或重慎(使用卡泊芬净:首剂 70mg/m² iv qd, 第 2d 始 50mg/m² iv qd 或两性霉素 B 脂质体 3~5mg/kg iv qd,滴速每小时 1~2mg/kg	美罗培南 20~40mg/kg iv q8h;或亚胺培南/西司他汀 15~25mg/kg iv q6h;或帕尼培南/倍他米隆 10~20mg/kg iv q8h 念珠菌可能: 伊曲康唑 1.5~2.5mg/kg iv q12h	1. 及时拔除血管内导管 2. 疗程 4 周, 真菌感染疗程 4~6 周或更长

续表

感染	伴随状况	病原体	首选治疗	备选治疗	备注
血管/静脉导管感染	免疫受损宿主(如中性粒细胞减少、烧伤)	凝固酶阴性葡萄球菌、金黄色葡萄球菌、假单胞菌、肠杆菌科细菌、棒状杆菌、白念珠菌、曲霉菌	葡萄球菌属可能:万古霉素 15mg/kg iv q8h;肠杆菌科、假单胞菌可能:头孢曲松 50mg/kg iv qd;或头孢噻肟 50mg/kg iv q8~6h;或哌拉西林他唑巴啶 50mg/kg iv q12~8h;或美罗培南 20~40mg/kg iv q8h;或帕尼培南/倍他米隆 10~20mg/kg iv q6h;念珠菌感染可能:氟康唑 3~6mg/kg iv qd;或两性霉素 B 脂质体 3~5mg/kg iv q12h 1d,第 2d 始 4mg/kg iv q12h	或去甲万古霉素 12mg/kg iv q8h;棒状杆菌:头孢曲松/克拉维酸(30/6mg/kg iv q8~6h;或阿莫西林/舒巴坦(100/12.5mg/kg iv q8~6h;或头孢他啶 50mg/kg iv q12~8h;或头孢哌酮/舒巴坦(30/15mg/kg iv q6h;或头孢他啶(30/15mg/kg iv q12~8h;或亚胺培南/西司他汀 15~25mg/kg iv q8h;念珠菌感染可能:氟康唑 3~6mg/kg iv qd,严重者 12mg/kg iv qd,第 2d 始 50mg/m² iv qd;或两性霉素 B 脂质体 1~2mg/kg iv q12h	1. 如有局限性真菌感染应手术切除并加用两性霉素 B 脂质体或棘白菌素类或伏立康唑 2. 疗程 4 周,真菌感染 4~6 周或更长 药反应良好,免疫正常,无瓣膜病,血管内假体可超疗程 2w
	胃肠外营养	凝固酶阴性葡萄球菌、金黄色葡萄球菌、念珠菌	万古霉素 15mg/kg iv q8h;或去甲万古霉素 12mg/kg iv q8h;念珠菌感染可能:氟康唑 3~6mg/kg iv qd;或谨慎使用卡泊芬净:首剂 70mg/m² iv qd,第 2d 始 50mg/m² iv qd;或两性霉素 B 脂质体 3~5mg/kg iv qd;或伏立康唑 6mg/kg iv q12h 1d,第 2d 始 4mg/kg iv q12h	或去甲万古霉素 12mg/kg iv q8h;严重者 12mg/kg iv qd,第 2d 始 50mg/m² iv qd,滴速每小时 1~2mg/kg iv q8h	如有念珠菌感染,应拔除导管,并尽可能停用抗菌药物,疗程为症状及培养(-)后 2w
	静脉输注脂肪乳	凝固酶阴性葡萄球菌	万古霉素 15mg/kg iv q8h;或去甲万古霉素 12mg/kg iv q8h		停用脂肪乳

续表

感染	伴随状况	病原体	首选治疗	备选治疗	备注
感染性休克(菌血症休克,脓毒性休克)		革兰氏阴性需氧杆菌(如流感嗜血杆菌等),革兰氏阳性需氧球菌(如肺炎链球菌等)	(美罗培南 20~40mg/kg iv q8h;或头孢吡肟 50mg/kg iv q8h)+(万古霉素 15mg/kg iv q8h;或去甲万古霉素 12mg/kg iv q8h;或替考拉宁 10mg/kg iv q12h,连续 3 次,随后 10mg/kg iv qd);或哌拉西林/他唑巴坦(100/12.5)mg/kg iv q6h;或替卡西林/克拉维酸(75/5mg/kg iv q6h;或头孢哌酮/舒巴坦(30/15)mg/kg iv q12~8h]+(万古霉素 15mg/kg iv q8h;或去甲万古霉素 12mg/kg iv q8h;或替考拉宁 10mg/kg iv q12h,连续 3 次,随后 10mg/kg iv qd)	[头孢曲松 50mg/kg iv qd;或阿莫西林/克拉维酸(30/6mg/kg iv q8~6h;或氨苄西林/舒巴坦(25~75/12.5~37.5mg/kg iv q6h]+(万古霉素 15mg/kg iv q8h;或替考拉宁 10mg/kg iv q12h,连续 3 次,随后 10mg/kg iv qd)	治疗原发病并予抗休克治疗:扩容,糖皮质激素,血管活性药物,调整血糖水平,静脉输注免疫球蛋白等
葡萄球菌中毒性休克综合征	产毒素金黄色葡萄球菌,定植菌,手术,创口感染,烧伤	金黄色葡萄球菌	苯唑西林 37mg/kg iv q6h;或氯唑西林 5~12.5mg/kg iv q6h MRSA 可能:万古霉素 15mg/kg iv q8h;或去甲万古霉素 12mg/kg iv q8h	头孢唑林 25mg/kg iv q8h MRSA 可能:替考拉宁 10mg/kg iv q12h,连续 3 次,随后 10mg/kg iv qd;或利奈唑胺 10mg/kg iv q8h	使用抗菌药物同时可静脉输注免疫球蛋白

续表

感染	伴随状况	病原体	首选治疗	备选治疗	备注
链球菌中毒性休克综合征	伴有侵袭性坏死性筋膜炎、水痘继发链球菌感染等	A、B、C、G群链球菌	青霉素 5 万 ~7.5 万 U/kg iv q6~4h+克林霉素 7.5mg/kg iv qd	头孢曲松 50mg/kg iv qd+克林霉素 7.5mg/kg iv qd；β-内酰胺类过敏者，可选择万古霉素 12mg/kg iv q8h；或去甲万古霉素 15mg/kg iv q8h；或利奈唑胺 10mg/kg iv q8h	1. ≤4岁，克林霉素慎用 2. 克林霉素应用时，严格按配液要求和滴注速度进行 3. 注意药物过敏史，选用青霉素者青霉素皮试及警惕青霉素脑病发生 4. 有明确感染灶需清创或切除 5. 使用抗菌药物同时可静脉输注免疫球蛋白 6. 注意我国链球菌群细菌对大环内酯类和克林霉素耐药率高
破伤风毒素介导全身发热综合征	可不发热	破伤风杆菌	青霉素 5 万 U/kg iv q6h	甲硝唑 7.5mg/kg iv q8~6h	清创、破伤风免疫球蛋白、破伤风抗毒素，对症治疗等综合措施
骨关节感染					
骨髓炎(血源性)	新生儿和小婴儿(<3个月)	金黄色葡萄球菌、革兰氏阴性肠杆菌(如大肠埃希氏菌等)、B群链球菌	苯唑西林 37mg/kg iv q6h+(头孢他啶 50mg/kg iv q8h；或头孢吡肟 50mg/kg iv q8h) MRSA可能：(万古霉素 15mg/kg iv q8h；或去甲万古霉素 12mg/kg iv q8h)+(头孢他啶 50mg/kg iv q8h；或头孢吡肟 50mg/kg iv q8h)	头孢他啶 50mg/kg iv q8h；或头孢吡肟 50mg/kg iv q8h	1. 病原学诊断很重要，经验治疗前应做血培养并及时根据组织培养和药敏结果(或骨组织培养和药敏结果)调整为目标治疗 2. 对糖肽类或β-内酰胺类过敏或毒性反应时利奈唑胺 10mg/kg iv q8h+氨曲南 30mg/kg iv q6h

续表

感染	伴随状况	病原体	首选治疗	备选治疗	备注
骨髓炎（血源性）	婴幼儿和年长儿（≥3个月~14岁）	金黄色葡萄球菌、革兰氏A群链球菌、阴性杆菌、凝固酶阴性葡萄球菌、其他少见细菌	苯唑西林 37mg/kg iv q6h；或氯唑西林 25mg/kg q8h MRSA、MRCNS 或混合感染可能：（万古霉素 15mg/kg iv q8h；或去甲万古霉素 12mg/kg iv q8h）+（头孢他啶 50mg/kg iv q8h；或头孢吡肟 50mg/kg iv q8h） 革兰氏阴性杆菌可能：头孢他啶 50mg/kg iv q8h；或头孢吡肟 50mg/kg iv q8~6h；或阿莫西林/克拉维酸（30/6mg/kg iv q6h；或哌拉西林钠/他唑巴坦（100/12.5mg/kg iv q6h；或头孢曲松 50mg/kg iv qd；或头孢噻肟 50mg/kg iv q8h	或氯唑西林 5~12.5mg/kg iv q6h；或头孢唑林 25mg/kg q8h +（头孢他啶 50mg/kg iv q8h；或头孢吡肟 50mg/kg iv q8h）+ 或氨苄西林/舒巴坦（25~75/12.5~37.5）mg/kg iv q6h；或头孢曲松 50mg/kg iv qd；或头孢噻肟 50mg/kg iv q8h	3. 疗程 4~6 周，金黄色葡萄球菌 8 周或更长
	新生儿和小婴儿（<3个月）	金黄色葡萄球菌、肠杆菌科细菌、B群链球菌	苯唑西林 37mg/kg iv q6h；或头孢曲松 50mg/kg iv qd；或头孢噻肟 50mg/kg q8h MRSA 可能：	或氯唑西林 5~12.5mg/kg iv q6h+（头孢他啶 50mg/kg iv q8h；或头孢噻肟 50mg/kg iv q8h）	
化脓（细菌）性关节炎	婴幼儿和年长儿（≥3个月~14岁）	金黄色葡萄球菌、A群链球菌、肺炎链球菌、流感嗜血杆菌（联合疫苗使用后，该细菌导致的感染减少）、革兰氏阴性杆菌	（万古霉素 15mg/kg iv q8h；或替考拉宁 10mg/kg iv qd）+（头孢他啶 50mg/kg iv q8h；或头孢噻肟 50mg/kg iv q8h） 肠杆菌感染可能：（头孢曲松 50mg/kg iv qd；或头孢噻肟 50mg/kg iv q8h；或替考拉宁 10mg/kg iv qd）	或替考拉宁 10mg/kg iv q12h，连续3次，随后 50mg/kg iv q8h；或头孢他啶 50mg/kg iv qd；或头孢噻肟 50mg/kg iv q8h 或替考拉宁 10mg/kg iv q12h，连续3次，随后 50mg/kg iv q8h；或头孢噻肟 50mg/kg iv q8h；或头孢噻肟 50mg/kg iv q8h；或替考拉宁 10mg/kg iv q12h，连续3次，随后 10mg/kg iv q8h；或头孢他啶 50mg/kg iv q8h	1. 应在经验治疗前送检血和关节腔液培养，关节腔液涂片找菌 2. 根据细菌学药敏及时调整用药 3. 抗菌药物治疗同时应重视关节腔引流和冲洗 4. 不主张腔内注射抗菌药物 5. 对糖肽类过敏或奈替米星过敏性反应时可换用利奈唑胺 10mg/kg iv q8h 6. 疗程 2~3 周，肠杆菌科细菌弓起者疗程 4~6 周

续表

感染	伴随状况	病原体	首选治疗	备选治疗	备注
泌尿道感染					
急性非复杂性尿路感染	≤5岁和有 III~IV 级膀胱输尿管反流者	大肠埃希氏菌(约占80%),肠杆菌如变形杆菌、粪肠球菌较多见,少数为金黄色葡萄球菌、凝固酶阴性葡萄球菌、铜绿假单胞菌、溶血性链球菌等	轻症: 阿莫西林/克拉维酸(30/6)mg/kg po q8~6h;头孢克洛 10~15mg/kg po q8h;或头孢丙烯 15mg/kg po q12h;或复方磺胺甲噁唑(20~30/4~6)mg/kg po q12h 重症: 阿莫西林/克拉维酸(30/6)mg/kg iv q8~6h;或氨苄西林/舒巴坦(25~75/12.5~37.5)mg/kg iv q6h;或哌拉西林/他唑巴坦(100/12.5)mg/kg iv q6h;或替卡西林/克拉维酸(75/5)mg/kg iv q8~6h;或头孢曲松 50mg/kg iv qd;头孢噻肟 50mg/kg iv q8h;或厄他培南 15mg/kg iv q12h	肠球菌可能: 氨苄西林 5~20mg/kg iv q6h;或替考拉宁 10mg/kg iv q12h,连续 3 次,随后 10mg/kg qd;或磷霉素 15~30mg/kg po q8h	1. 经验用药前应留取尿标本以做培养及药敏 2. 应尽可能选择肾毒性低的抗菌药物 3. 怀疑或证实为肠球菌感染者不用头孢菌素;头孢菌素类也不作头霉素过敏肠球菌感染者的替代药物 4. 多主张采用 10~14 天的常规疗程 5. 新生儿重症感染者按脓毒症处理 6. 小于 3 个月的婴儿或伴肾功能损害者不用复方磺胺甲噁唑、呋喃妥因 7. 充分饮水 8. 有适应证者手术治疗
复杂性尿路感染		大肠埃希氏菌比例下降,肠杆菌属、铜绿假单胞菌、肠球菌、金黄色葡萄球菌少见	哌拉西林钠/他唑巴坦(100/12.5)mg/kg iv q6h;或美罗培南 20~40mg/kg iv q8h;或替卡西林/克拉维酸(75/5)mg/kg iv q6h	头孢他啶 50mg/kg iv q8h;头孢吡肟 50mg/kg iv q8h	多推荐联合用药 疗程 2~3 周

续表

感染	伴随状况	病原体	首选治疗	备选治疗	备注
慢性尿路感染	病程>6个月者	肠杆菌科细菌，铜绿假单胞菌，粪肠球菌，偶为混合感染	氨苄西林 5~20mg/kg po q6h；或阿莫西林 10~15mg/kg po q8~6h；或阿莫西林/克拉维酸 (30/6mg/kg) po q8~6h；或头孢克洛 10~15mg/kg po q8h	病情需要时：氨苄西林/舒巴坦 (25~75/12.5~37.5) mg/kg iv q6h；或阿莫西林/克拉维酸 (30/6mg/kg) iv q8~6h；或替卡西林/克拉维酸 (75/5mg/kg iv q8h；或头孢曲松 50mg/kg iv qd；或头孢噻肟 50mg/kg iv q8h；肠球菌可能：替考拉宁 10mg/kg iv q12h，连续 3 次，随后 10mg/kg iv qd	1. 先静脉滴注后口服，疗程延长至 14~28d 2. 有适应证者手术治疗 3. 复杂性尿路感染和耐药菌株感染可能时，多推荐联合用药
无症状性菌尿症(学龄前儿童)			不作经验治疗，根据培养和药敏选择用药		诊断标准：相隔 3~7 天的 2 次尿标本中查出同一细菌≥10^5 CFU/ml
复发性尿路感染的预防	发生 UTI 危险因素的婴幼儿，反复 UTI 或Ⅲ-Ⅳ膀胱输尿管反流儿童		复方磺胺甲噁唑 (10~20)/(2~4)mg/(kg·d)po		1. 不推荐首次 UTI 后应用预防药物 2. 尚无预防用药的具体疗程，有观察用药至 6 个月 ~2 年

续表

感染	伴随状况	病原体	首选治疗	备选治疗	备注
皮肤与软组织感染					
毛囊炎(疖-痈)	病情轻	金黄色葡萄球菌	局部治疗为主:2% 莫匹罗星软膏 iv q6h;局部波动,已形成脓肿:切开引流	局部治疗为主:2% 莫匹罗星软膏,20% 鱼石脂软膏,2~3 次/d	1. 如不发热,脓肿直径 <5cm,以切开引流,热敷为主,无须使用抗菌药物 2. 根据药敏结果调整为目标治疗 3. 应用磺胺类药物前应详细询问过敏史;2 个月以下婴儿禁用磺胺类 4. 鱼石脂软膏不得用于皮肤溃烂处 5. 克林霉素 4 岁以下慎用,新生儿期禁用 6. 多西环素 8 岁以下限用
	病情重;伴脓毒症	金黄色葡萄球菌	MSSA: 苯唑西林 37mg/kg iv q6h;或头孢唑林 25mg/kg im/iv q8h;或头孢克洛 10-15mg/kg po q8h;或头孢呋辛 50mg/kg im/iv q8h MRSA: 万古霉素 15mg/kg iv q8h;或去甲万古霉素 12mg/kg iv q8h;或利奈唑胺 10mg/kg,iv q8h	MSSA: 苯唑西林 5~12.5mg/kg po q6h;或氯唑西林 12~25mg/kg im/iv q8~6h;或复方磺胺甲噁唑(20-30/4~6mg/kg po/iv q12h;或克林霉素 7.5mg/kg po/iv q8h;或多西环素 2.2mg/kg po/iv q12h MRSA: 替考拉宁首剂负荷剂量 10mg/kg iv q12h,连续 3 次;随后 10mg/kg iv qd	
脓疱病	非大疱性:常继发于损伤,昆虫叮咬,水痘,疥疮	A 群溶血性链球菌、金黄色葡萄球菌	2% 莫匹罗星软膏或 2% 夫西地酸,局部外用,2~3 次/d	头孢呋辛酯 10~15mg/kg po q12h β-内酰胺类过敏者: 阿奇霉素 10mg/kg po qd;或克拉霉素 7.5mg/kg po q12h;或红霉素 12.5mg/kg po q6h	疗程 7~14d

感染	伴随状况	病原体	首选治疗	备选治疗	备注
脓疱病	大疱性：烫伤样皮肤综合征(SSSS)	产毒素金黄色葡萄球菌(含MSSA和MRSA)	MSSA: 外用莫匹罗星软膏 苯唑西林 37mg/kg iv q6h;或头孢羟氨苄 15~25mg/kg po q6h;或头孢唑林 25mg/kg im/iv q8h;或阿莫西林/克拉维酸(30/6) mg/kg po q8~6h;或(30/6) mg/kg iv q8~6h;或氨苄西林/舒巴坦(25~75/12.5-37.5mg/kg iv q6h MRSA: 外用莫匹罗星软膏 复方磺胺甲噁唑(20~30/4~6)mg/kg po/iv q12h;或克林霉素 7.5mg/kg po/iv q8h或多西环素 2.2mg/kg po/iv q12h(限用于≥8岁)	氯唑西林 12~25mg/kg im/iv q8~6h;或万古霉素 15mg/kg iv q8h;或去甲万古霉素 12mg/kg iv q8h;或替考拉宁首剂负荷剂量 10mg/kg iv q12h,连续 3 次,随后 10mg/kg iv qd;或利奈唑胺 10mg/kg iv q8h	1. 病灶广泛,有危险因素者需全身用药 2. 新生儿脓疱病需静脉应用抗菌药物 3. 疗程 7~14d
新生儿头皮脓肿		金黄色葡萄球菌、链球菌等	苯唑西林:足月儿 0~7 天 25mg/kg iv q12h,8~28 天 50mg/kg iv q8h,或氯唑西林:足月儿 12.5mg/kg iv q12h,8~28 天 50mg/kg iv q8h	足月儿 0~7 天 25mg/kg iv q6h,8~28 天 37mg/kg iv q6h;或头孢噻肟:足月儿 0~7 天 50mg/kg iv q8h	疗程 7~14d

续表

感染	伴随状况	病原体	首选治疗	备选治疗	备注
新生儿脐炎	脐带处理不卫生	金黄色葡萄球菌,大肠埃希氏菌,克雷伯菌,B群链球菌	轻者局部处理为主：2%碘酒或75%酒精清洗消毒,每日2~3次;脓液明显,有脐周扩散,伴全身症状者：苯唑西林:足月儿0~7天 25mg/kg,iv q8h,8~28天 37mg/kg iv q6h;或头孢唑林:足月儿0~7天 25mg/kg iv q12h, 8~28天 25mg/kg iv q8h; 或头孢噻肟:足月儿0~7天 50mg/kg iv q12h,8~28天 50mg/kg iv q8h	氯唑西林:足月儿 12.5mg/kg iv q8h;或哌拉西林/他唑巴坦:足月儿(100/12.25) mg/kg iv q8h	疗程10~14d
蜂窝织炎	四肢	A群链球菌,偶见其他链球菌;金黄色葡萄球菌	青霉素5万U/kg iv q6h;或苯唑西林 37mg/kg iv q6h;或头孢唑林 25mg/kg iv q8h	β-内酰胺类过敏者：阿奇霉素 10mg/kg iv qd;或克拉霉素 7.5mg/kg po q12h;或红霉素 12.5mg/kg iv q6h 疑为MRSA所致：万古霉素 15mg/kg iv q8h;或去甲万古霉素 12mg/kg iv q8h;或利奈唑胺 10mg/kg po/iv q8h	1. 抬高大腿 2. 阿奇霉素疗程3~5天,其余药物疗程7~14d,眼眶蜂窝织炎者疗程延长至2~3周

续表

感染	伴随状况	病原体	首选治疗	备选治疗	备注
蜂窝织炎	面颊	流感嗜血杆菌	头孢呋辛 50mg/kg iv q8h; 或头孢曲松 50mg/kg iv qd	阿莫西林/克拉维酸 (30/6)mg/kg iv q8~6h; 或氨苄西林/舒巴坦 (25~75/12.5~37.5)mg/kg iv q6h; 或复方磺胺甲噁唑 (20~30/4~6)mg/kg iv q12h	
烫伤样皮肤综合征 (SSSS)	早产儿易发生;新生儿与幼儿童皮肤致剥脱 革兰氏阴性菌二重感染	产毒素金黄色葡萄球菌	同"脓疱病" SSSS 部分		
中毒性休克综合征 (TSS)	危险因素: 术后、AIDS、上呼吸道感染、流行性感冒、副流感及侵袭性链球菌感染	金黄色葡萄球菌 / 化脓性链球菌	苯唑西林 37mg/kg, iv q6h; 或万古霉素 15mg/kg, iv q8h;或去甲万古霉素 12mg/kg, iv q8h / 青霉素 5万~7.5万 U/kg iv q6h+克林霉素 7.5mg/kg iv q8h	头孢唑林 25mg/kg iv q8h; 或替考拉宁 首剂负荷剂量 10mg/kg iv q12h,连续3次,随后 10mg/kg iv qd;或利奈唑胺 10mg/kg po/iv q8h / 头孢曲松 50mg/kg iv qd+克林霉素 7.5mg/kg iv q8h	1. 均需加用静脉免疫球蛋白 2. 疗程 7~10d 3. 克林霉素 4 岁以下慎用,新生儿期禁用

续表

感染	伴随状况	病原体	首选治疗	备选治疗	备注
性传播性疾病					
梅毒	早期	梅毒螺旋体	苄星青霉素 5万 U/kg（最大量≤240万 U）im 单剂 1次	青霉素过敏：阿奇霉素 20mg/kg po 单剂 1次；或多西环素 2.2mg/kg po q12h, 疗程 4周；或头孢曲松 50mg/kg iv/im qd, 疗程 10~14d	1. 应用青霉素类药物前应详细询问过敏史，注射前应先皮试 2. 8 岁以下儿童禁用多西环素 3. 选用多西环素治疗必须进行血清学随访 4. 赫氏反应新生儿少见，但可发生于婴儿后期与儿童 5. 治疗中断 1 天应重新全程治疗 6. 有症状者眼科检查
	晚期梅毒（病程 1 年以上）	梅毒螺旋体	苄星青霉素：剂量同上 1 次/周，共 3 次		
	神经梅毒	梅毒螺旋体	青霉素 5万~7.5万 U/kg iv q6~4h,10~14d;或苄星青霉素 300万~400万 U iv q4h 10~14d	头孢曲松 2g iv/im qd 14d	
	先天性梅毒	梅毒螺旋体	青霉素 5万~7.5万 U iv q12h 7d, 然后 5万~7.5万 U iv q8h 10d	普鲁卡因青霉素 5万 U/kg im qd 10d;或头孢曲松：日龄≤30d 75mg/kg iv/im qd, 日龄 >30d:100mg/kg iv/im qd 10~14d	
淋病	新生儿局灶性感染（结膜炎、尿道炎）	淋病奈瑟菌	头孢曲松 25~50mg/kg im/iv 单剂 1次	头孢噻肟 100mg/kg im/iv, 单剂 1次	1. 头孢曲松不得用于高胆红素血症的新生儿，尤其是早产儿的治疗，以免发生胆红素脑病 2. 新生儿期，头孢曲松钠不得与钙剂在同一静脉通道滴注，否则可能导致头孢曲松钠的钙盐沉降的危险
	新生儿播散性感染（脓毒症、脑膜炎、关节炎）或头皮脓肿	淋病奈瑟菌	头孢曲松 25~50mg/kg im/iv qd, 疗程 7d	头孢噻肟 33~50mg/kg iv q8h, 疗程 7d	

续表

感染	伴随状况	病原体	首选治疗	备选治疗	备注
淋病	儿童结膜炎	淋病奈瑟菌	头孢曲松 50mg/kg im 单剂 1 次	头孢克肟 4mg/kg po q12h;或头孢泊肟 5mg/kg po q12h;或头孢唑肟 50mg/kg iv q8~6h;或头孢噻肟 50mg/kg iv q8h,疗程 7d	
	儿童尿道炎、咽炎	淋病奈瑟菌	头孢曲松 50mg/kg im 单剂 1 次 +(阿奇霉素 20mg/kg po 单剂 1 次;或红霉素 12.5mg/kg po q6h);或多西环素 2.2mg/kg po q12h(限用于≥8 岁),7d	β-内酰胺类过敏:阿奇霉素 10mg/kg iv qd,疗程 3~5d	3. 儿童尿道炎多合并沙眼衣原体感染,故治疗时需覆盖细菌和沙眼衣原体 4. 结膜感染者立即反复用生理盐水局部冲洗,直至局部不再有分泌物积聚 5. 脑膜炎者需更高剂量,疗程延长,至少 10~14d
	儿童播散性感染(脓毒症、关节炎、关节炎-皮炎综合征)	淋病奈瑟菌	头孢曲松 50mg/kg im/iv qd,7~14d		
	儿童脑膜炎、心内膜炎	淋病奈瑟菌	头孢曲松:脑膜炎 50mg/kg iv q12h,10~14d。心内膜炎 50mg/kg iv qd,疗程至少 28d		

续表

感染	伴随状况	病原体	首选治疗	备选治疗	备注
免疫功能缺陷儿童感染					
中性粒细胞减少症伴发热	低危患儿	革兰氏阴性需氧杆菌、耐甲氧西林金黄色葡萄球菌	阿莫西林/克拉维酸(30/6)mg/kg iv q8~6h; 或氨苄西林/舒巴坦(25~75/12.5~37.5)mg/kg iv q6h; 或头孢吡肟50mg/kg iv q8h; 或头孢他啶50mg/kg iv q8h	(亚胺培南/西司他汀15~25mg/kg iv q6h, 或美罗培南20~40mg/kg iv q8h)+万古霉素15mg/kg iv q8h	分析可能病原的参考: 1. 伴明显黏膜炎、腹痛、腹泻等消化道症状或泌尿道感染症状,提示革兰氏阴性菌感染可能性大 2. 出现外周静脉留置导管(PICC)等留置导管周围疼痛或应用导管输液相关出现发热、寒战等革兰氏阳性球菌血流感染可能性大 3. 出现牙周感染、回盲部或直肠周围感染者需考虑厌氧菌感染 4. 若出现口腔黏膜白斑、肺部影像学提示胸膜下团块影时应考虑侵袭性真菌感染 5. 替考拉宁可用于 Van B 型万古霉素耐药肠球菌感染
	高危患儿	革兰氏阴性需氧杆菌、耐甲氧西林金黄色葡萄球菌	头孢他啶50mg/kg iv q8h; 或头孢吡肟50mg/kg iv q8h; 或亚胺培南/西司他汀15~25mg/kg iv q6h; 或美罗培南20~40mg/kg iv q8h; 或哌拉西林/他巴坦(100/12.5)mg/kg iv q6h; 或头孢哌酮/舒巴坦开始(30/15)mg/kg iv q8h, 以后据病情(15~50/7.5~25 mg/kg iv q8h	首选方案+(万古霉素15mg/kg iv q8h; 或去甲万古霉素12mg/kg iv q8h)	

续表

感染	伴随状况	病原体	首选治疗	备选治疗	备注
		念珠菌、曲霉菌	氟康唑 3~6mg/kg iv qd,严重者 12mg/kg iv qd;伏立康唑 6mg/kg po/iv q12h 1d,第 2d 始 4mg/kg po/iv q12h;或两性霉素 B 脂质体 3~5mg/kg iv qd,滴速每小时 1~2mg/kg;或卡泊芬净首剂 70mg/m² qd,第 2d 始 50mg/m² iv qd。最大剂量 <70mg/d	伊曲康唑 1.5~2.5mg/kg po q12h;或两性霉素 B 开始 0.05~0.1mg/kg,递增至 1.0mg/kg iv qd 或 qod,每次静脉滴注应 >6h	
中性粒细胞减少症伴发热	经验治疗 5 天仍无效	嗜麦芽窄食单胞菌	替卡西林/克拉维酸 (75/5)mg/kg iv q6h	头孢他啶 50mg/kg iv q8h;或头孢哌酮-舒巴坦开始 (30/15) mg/kg iv q8h,以后据病情 (15~50/7.5~25) mg/kg iv q8h	
		耐万古霉素肠球菌	利奈唑胺 10mg/kg iv q8h;或替考拉宁首剂负荷剂量 10mg/kg,iv q12h 连续 3 次;随后 10mg/kg,iv qd	氨苄西林 75mg/kg iv q6h	

注:

1. 中性粒细胞减少是指外周血中性粒细胞绝对计数(ANC)低于(1.0~1.5)×10⁹/L。当 ANC 低于 0.5×10⁹/L 称为粒细胞缺乏;若 ANC 低于 0.1×10⁹/L 为严重粒细胞缺乏。

2. 发热是指单次口腔温度≥38.3℃或 >38.0℃持续 1h 以上。

3. 具有以下危险因素之一者属于高危患者:① 预期粒细胞缺乏持续时间 >7d;② 合并有下列临床问题:血流动力学不稳定,口腔或胃肠道黏膜炎,精神状态改变,血管内导管感染,新的肺浸润病灶,低氧血症或潜在慢性肺部疾病;③ 肝、肾功能损害。无以上因素之一者为低危患者。

附表 8-3　儿科常用抗菌药物、抗病毒药物的剂量和用法

药物	用药途径	剂量以"mg/(kg·次)给药频次"表示				
		体重 <2kg		体重 ≥2kg		
		日龄 0~7d	日龄 8~28d	日龄 0~7d	日龄 8~28d	日龄 >28d
青霉素类						
青霉素 /(U/kg)	im/iv	5 万 q12h	7.5 万 q8h	5 万 q8h	5 万 q6h	5 万 q6h
青霉素 V	po					8~12 q8~6h 最高剂量不超过每日 3g
氨苄西林	po				5~20 q6h	
氨苄西林钠	im/iv	50 q12h	50 q8h	50 q8h	50 q6h	50 q6h
氨苄西林钠 / 舒巴坦钠 2:1 注射剂	iv					以氨苄西林剂量计算 25~75 q6h
阿莫西林	po				常规剂量 10~15 q8~6h 大剂量 20~25 q8~6h	
阿莫西林钠 / 克拉维酸 7:1 口服剂	po	剂量以阿莫西林计算,开始 30 q12h,以后据病情可 30 q8h		剂量以阿莫西林计算,15 q12h,以后据病	剂量以阿莫西林计算,15 q12h	剂量以阿莫西林计算,15~25 q8~6h
5:1 注射剂	iv				剂量以阿莫西林计算,30 q12h	剂量以阿莫西林计算.30 q8~6h
苯唑西林钠	iv	25 q12h	25 q8h	25 q8h	37 q6h	37 q6h(最大剂量 8~12g/d)
氯唑西林	po					5~12.5 q6h
氯唑西林钠	im/iv	12.5 q12h	12.5 q8h	12.5 q8h	12.5 q8h	12.5~25 q8~6h
美洛西林钠	im/iv	75 q12h	75 q8h	75 q12h	75 q8h	75 q6h

续表

药物	用药途径	剂量以"mg/(kg·次)给药频次"表示				
		体重<2kg		体重≥2kg		日龄>28d
		日龄0~7d	日龄8~28d	日龄0~7d	日龄8~28d	
羧苄西林钠	im/iv	25~50 q12h	50 q8h	50 q12h	50 q8h	50 q8h(脑膜炎 75 q6h)
哌拉西林钠	im/iv	50 q12h	100 q12h	100 q12h	100 q8h	100 q6h
哌拉西林钠/他唑巴坦钠(8:1注射剂)	iv	50/6.25 q12h	100/12.5 q12h	100/12.5 q12h	100/12.5 q8h	100/12.25 q6h
替卡西林钠/克拉维酸钾(15:1注射剂)	iv	75/5 q12h	75/5 q8h	75/5 q8h	75/5 q6h	75/5 q6h
头孢菌素类						
头孢唑林	im/iv	25 q12h	25 q12h	25 q12h	25 q8h	25 q8h
头孢拉定	im/iv	25 q12h	25 q12h	25 q12h	25 q8h	25 q8h
头孢氨苄	po					15~25 q8h
头孢羟氨苄	po					6~12.5 q6h
头孢硫脒	po					15~25 q12h
头孢克洛	im/iv					15~25 q8h~6h
头孢丙烯	po					10~15 q8h
头孢呋辛	im/iv	50 q12h	50 q8h	50 q8h	50 q8h	15 q12h(最大剂量 1g/d)
头孢呋辛酯	po					10~15 q12h(最大剂量 1g/d)
氯碳头孢	po					8~15 q12h(最大剂量 0.8g/d)
头孢地尼	po					8 q12h 或 16 qd

续表

药物	用药途径	剂量以"mg/(kg·次)给药频次"表示				
		体重 <2kg		体重 ≥2kg		日龄 >28d
		日龄 0~7d	日龄 8~28d	日龄 0~7d	日龄 8~28d	
头孢克肟	po					8 qd 或 4 q12h
头孢布稀	po					4.5 q12h
头孢泊肟酯	po					5 q12h(最大剂量 0.4g/d)
头孢唑肟	im/iv					50 q8~6h
头孢西丁	im/iv			20 q12h	20 q12h	20~40 q6h
头孢美唑	iv					15~50 q8h
头孢他啶	im/iv	50 q12h	50 q8h	50 q12h	50 q8h	50 q8h
头孢噻肟	im/iv	50 q12h	50 q8h	50 q12h	50 q8h	50 q8h,脑膜炎 75 q8~6h
头孢曲松	im/iv	25 qd	50 qd	25 qd	50 qd	50 qd 脑膜炎 50 q12h
头孢哌酮	im/iv	15~50 q12h	15~50 q8h	15~50 q12h	15~50 q8h	15~50 q8~6h
头孢哌酮钠/舒巴坦钠(2:1注射剂)	im/iv	以头孢哌酮剂量计算,开始 30 q8h,以后据病情可 15~50 q8h				
头孢吡肟	im/iv	30 q12h	30 q12h	30 q12h	30 q12h	50 q8h
碳青霉烯类						
亚胺培南/西司他汀[1]	iv	25 q12h	25 q8h	25 q12h	25 q8h	15~25 q6h(最大剂量 2~4g/d)
美罗培南	iv	20 q12h	20 q8h	20 q12h	20 q8h	20~40 q8h 脑膜炎 40 q8h
帕尼培南/倍他米隆	iv	10~20 q12h	10~20 q8h	10~20 q12h	10~20 q8h	10~20 q8h 脑膜炎 30 q8h

续表

药物	用药途径	剂量以"mg/(kg·次)给药频次"表示				
		体重<2kg		体重≥2kg		
		日龄0~7d	日龄8~28d	日龄0~7d	日龄8~28d	日龄>28d
厄他培南	iv	无资料	无资料	无资料	无资料	15 q12h(最大剂量 1g/d)
大环内酯类						
红霉素	iv/po	10 q12h	10 q8h	10 q12h	12.5 q8h	12.5q6h
依托红霉素	po	10 q12h	10 q8h	10 q12h	12.5 q8h	12.5q6h
琥乙红霉素	po	10 q12h	10 q8h	10 q12h	12.5 q8h	12.5q6h
阿奇霉素	po/iv	5 qd	10 qd	5 qd	10 qd	10 qd
克拉霉素	po					7.5 q12h(最大剂量 1g/d)
罗红霉素	po					3~5 q12h
四环素类(限≥8岁)[2]						
四环素	po					6.25~12.5 q6h
多西环素	po/iv					2.2 q12h,最大剂量 200
米诺环素	po					2q12h
替加环素[3]	iv	除非没有其他可用的抗菌药物,否则儿童患者不推荐使用替加环素。患有复杂性腹腔感染(cIAIs),复杂性皮肤和皮肤软组织感染(cSSIs)和社区获得性细菌性肺炎(CABP)的情况下必须使用者,使用者年龄要>8岁,剂量:8~11岁 1.2 iv q12h(最大剂量 50mg q12h);12~17岁 50mg iv q12h					
糖肽类						
万古霉素	iv	12.5 q12h	15 q12h	18 q12h	22 q12h	10~15 q8~6h,脑膜炎 15 q6h
去甲万古霉素	iv	10 q12h	12 q12h	15 q12h	17q12h	12 q8~6h
替考拉宁	iv	<2个月,首剂负荷剂量 16,1次,随后 8 qd;其他年龄 10 q12h,3次,随后 10mg qd				

续表

药物	用药途径	剂量以"mg/（kg·次）给药频次"表示				
		体重<2kg		体重≥2kg		
		日龄0~7d	日龄8~28d	日龄0~7d	日龄8~28d	日龄>28d
噁唑烷酮类						
利奈唑胺	po/iv	10 q12h	10 q8h	10 q8h	10 q8h	10 q8h至12岁
氨基糖苷类[4]						
阿米卡星	im/iv	7.5 q24~18h	7.5 q12h	10 q12h	10 q12h	10 q8h
庆大霉素 妥布霉素	im/iv	2.5 q24~18h	2.5 q12h	2.5 q12h	2.5 q12h	2.5 q8h
其他抗菌药物						
氨曲南	iv	30 q12h	30 q8h	30 q8h	30 q6h	30 q6h
利福平	po/iv	10 qd（脑膜炎 10 q12h）				
夫西地酸	po					10~15 q8h
	iv					7 q8h
环丙沙星[5]	po					7.5~10 q12h（总量<1.5g/d）
	iv					5~7.5 q12h（总量<0.8/d）
磺胺甲噁唑	po					首剂50，以后25 q12h
复方磺胺甲噁唑（5:1制剂）	po/iv					尿路感染20~30 q12h；肺孢子菌病30 q6h（以SMZ量计算）
克林霉素	po/iv	5 q12h	5 q8h	5 q8h	5 q6h	7.5 q6h
磷霉素	po/iv	po 15~30 q8h；静脉滴注50~75 q8h				
多黏菌素E	po					0.6万~0.8万U q6h

剂量以 "mg/(kg·次·给药频次" 表示

药物	用药途径	体重 <2kg 日龄 0~7d	体重 <2kg 日龄 8~28d	体重 ≥2kg 日龄 0~7d	体重 ≥2kg 日龄 8~28d	日龄 >28d
多黏菌素 B	im/iv	新生儿 1.0 q6h				0.6~0.8 q6h
氯霉素	iv	25 qd	25 qd	25 qd	15 q12h	12.5~25 q6h（最大剂量 2~4g/d）
抗厌氧菌感染药物						
甲硝唑	po/iv	7.5 qd	7.5 q12h	7.5 q12h	15 q12h	7.5 q8~6h
替硝唑	po/iv					>3 岁 15~20 qd
奥硝唑	po/iv					>3 岁 10 q12h
抗结核药物 mg/(kg·d)（每日最大剂量 g）						
异烟肼	po/iv	10~20(0.3)				
利福平	po	10~20(0.6)				
利福霉素	iv	5~15,q12h				
吡嗪酰胺	po	<3 岁慎用。15~30(2.0)				
链霉素	im	20~40(1.0)				
乙胺丁醇	po	<6 岁不推荐使用。15~25(1.25)				
利福布汀	po	儿童慎用。10~20(0.3)				
对氨基水杨酸	po/iv	口服 50~75 q8~6h；静脉滴注 200~300 qd				
卫非宁	po	<6 岁不推荐使用；≥6 岁,150 型 2 片 qd;≥10 岁,150 型 3 片 qd				
抗真菌药物						
制霉菌素	po	2 万 ~3 万 U q8~6h				

续表

药物	用药途径	剂量以"mg/(kg·次)给药频次"表示				
		体重<2kg		体重≥2kg		
		日龄0~7d	日龄8~28d	日龄0~7d	日龄8~28d	日龄>28d
两性霉素B	iv				开始0.05~0.1,递增至1.0 qd/qod。每次静脉滴注应>6h	
两性霉素B脂质体/两性霉素B脂质复合体/两性霉素B胆固醇复合体	iv				3~5 qd,滴速每小时1~2mg/kg	
氟康唑	po/iv	念珠菌感染:浅表型3 qd;全身型3~6 qd;严重者12 qd。预防用药及隐球菌3~6 qd				
伊曲康唑	po			1.5~2.5 q12h;播散性肺孢子菌病6~10 qd(最大剂量400mg)		
伏立康唑(限>2岁)	po/iv				6 q12h 1d,第2d始4 q12h	
氟胞嘧啶	po/iv			12.5~50 q8~6h		
卡泊芬净[6]	iv	尚不推荐18岁以下使用。有指征者应慎用:首剂70mg/m²,第2d始50mg/m²,qd。最大剂量<70mg/d				
抗病毒药[7]						
利巴韦林[7]	po/喷雾/iv				3~5 q8~12h;雾化浓度:20mg/ml	
阿昔洛韦	po/iv				<2岁慎用。20 po q6h;5~10 iv q8h。疗程7~10d;脑炎10~14d	
更昔洛韦	po/iv				诱导治疗:5 q12h 2w,维持治疗:5 qd 或6 qd,5d/w	
伐昔洛韦	po	<2岁不推荐使用,≥2岁慎用:5~6 po q12h。疗程:单纯疱疹7d;带状疱疹10d				
泛昔洛韦	po	<18岁不推荐使用				

药物	用药途径	剂量以"mg/(kg·次)给药频次"表示				
		体重<2kg		体重≥2kg		日龄>28d
		日龄0~7d	日龄8~28d	日龄0~7d	日龄8~28d	
奥司他韦	po	治疗用药:>1岁,2 po q12h 5d;预防用药:>13岁,2 po qd 5~7d(接触后预防)6周季节性预防,限于高危人群。2012年12月21日美国FDA批准生后14天以上新生婴儿使用奥司他韦,剂量14d~1岁 3 po q12h 5d				
扎那米韦	喷吸	<7岁不宜使用。≥7岁治疗用药:每次1~2喷(5mg/1喷)bid 5d×5d,每日总量≤20mg;季节性预防用药:每次2喷(10mg)qd 28d				
金刚烷胺[8]	po	<1岁不宜使用;1~8岁2~4 po q12h,总量≤150mg/d;9~12岁,100mg q12h				
西多福韦	iv	CMV和腺病毒感染:5mg/(kg·w)×2w,之后5mg/kg/次,每2w一次,联合丙磺酸				
拉米夫定	po	慢性乙型肝炎:3 po qd >1年;HIV感染:4 po q12h				

注:[1] 亚胺培南/西司他丁有导致癫痫的风险,故脑膜炎患儿无使用指征。

[3] 四环素类抗菌药物引起牙齿黄染及牙釉质发育不良,不可用于7岁以下患儿。替加环素属甘氨酰环素类抗菌药物,其分子结构上与四环素类很相似。美国FDA、欧盟、中国分别于2005-6、2006-5、2011-12批准替加环素上市,2015年1月中国CFDA批准其适用于18岁及18岁以上人群的复杂性腹腔感染(cIAIs)、复杂性皮肤和皮肤软组织感染(cSSSIs)和社区获得性细菌性肺炎(CABP)。仅限在应用指征明确且又无其他敏感性低的抗菌药物可供选用时方可选用,小儿应尽量避免使用。根据我国《抗菌药物临床应用指导原则》,个体化给药。

[4] 氨基糖苷类抗菌药物有明显耳、肾毒性,小儿应尽量避免使用。根据我国《抗菌药物临床应用指导原则》,仅限在应用指征明确又无其他低毒性抗菌药物可供选用时方可选用,并在治疗过程中严密观察不良反应,有条件者应进行血药浓度监测,个体化给药。

[5] 表中仅列出环丙沙星的儿童使用推荐剂量。莫西沙星等尚无推荐剂量。根据我国《抗菌药物临床应用指导原则》,喹诺酮类抗菌药物应避免用于18岁以下患儿。在美国,除囊性纤维化病、炭疽病和复杂性尿路感染外,没有获准用于18岁以下患儿。

[6] 表中抗病毒药物除拉米夫定外,未涉及其他抗HIV药物。

[7] 利巴韦林对免疫功能正常RSV感染患儿已不推荐使用,因其药物毒性及缺乏有确切疗效的随机对照研究资料。骨髓干细胞移植患儿可以雾化吸入、静脉滴注或口服给药,同时可以加用IVIG。

[8] 注意:乙型流感病毒对金刚烷胺固有耐药,甲型流感病毒H_1N_1、H_3N_2、人禽流感病毒H_5N_1、H_9N_2目前对其耐药率高,各国指南多已不推荐使用本药。

附表 8-3-1　儿童化脓性脑膜脑膜炎抗菌药物静脉滴注剂量和用法

抗菌药物	剂量以 "mg/(kg·次)给药频次" 表示,给药途径均为静脉滴注		
	日龄 0~7d	日龄 8~28d	日龄 >28d
青霉素	5 万 ~7.5 万 U q12~8h	5 万 ~7.5 万 U q8~6h	5 万 ~7.5 万 U q6~4h
氨苄西林	50~75 q8h	50~75 q6h	75 q6h
苯唑西林	25 q12~8h	50 q8~6h	50 q6h
头孢呋辛	80 q12~8h	80 q8h	80 q8h
头孢噻肟	50~75 q12~8h	50~75 q8~6h	50~100 q8-6h
头孢曲松	50 qd	50 q12h	50 q12h
头孢他啶	50~75 q12~8h	50 q8~6h	50 q8~6h
头孢吡肟			50 q8h
氯霉素	25 qd	25 qd~q12h	25 q8~6h
庆大霉素[1]	2.5 q12h	2.5 q8h	2.5 q8h
阿米卡星[1]	7.5~10 q12h	10 q8h	10 q8h
妥布霉素[1]	2.5 q12h	2.5 q8h	2.5 q8h
万古霉素[2]	10~15 q12~8h	10~15 q8~6h	15 q6h
利福平		5~10 q12h	10 qd~q12h[3]
美罗培南			40 q8h

续表

抗菌药物	剂量以"mg/(kg·次)"表示，给药途径均为静脉滴注		
	日龄0~7d	日龄8~28d	日龄>28d
帕尼培南/倍他米隆			30 q8h
复方磺胺甲噁唑			(30/6)~(50/10)iv q12~6h

注：[1] 用药期间需监测药物血清峰值浓度和谷浓度。

[2] 维持血清谷浓度为15~20μg/ml。

[3] 推荐最大剂量是600mg/d。

说明：1. 对极低出生体重儿（<2000g）建议使用剂量下限并延长用药间隔。

2. 对青霉素敏感肺炎链球菌（PSSP）脑膜炎患儿，可以首选大剂量青霉素静脉滴注。利福平不宜单独使用，利福平适用于对β-内酰胺类抗生素严重过敏的PSSP脑膜炎患者。对青霉素不敏感肺炎链球菌（PNSP）脑膜炎患者，选择头孢曲松或头孢噻肟联合万古霉素治疗。

3. 氯霉素注射剂，美国儿科学会（AAP）批准可用于婴幼儿和儿童脑膜炎，对PNSP脑膜炎并不推荐，因为届时细菌虽可被抑制，但不能被杀灭。

4. 推荐美罗培南，帕尼培南/倍他米隆用于婴幼儿和儿童脑膜炎，其引起癫痫危险性远低于亚胺培南/西司他汀。亚胺培南/西司他汀有导致癫痫的风险，故脑膜炎患儿无使用指征。

附录九　中国免疫规划接种表

摘自《国家抗微生物治疗指南》（第 2 版）

附表 9-1　0~16 岁儿童免疫规划疫苗接种程序表

疫苗及接种方式	出生	1月	2月	3月	4月	5月	6月	7月	8月	9月	18~24月	2岁	3岁	4岁	6岁	16岁
卡介苗 id	+															
乙肝疫苗 im	+	+					+									
脊灰疫苗 po/im			+	+	+											
无细胞百白破疫苗 im			+	+	+						+					
白破疫苗 im															+	
麻疹疫苗 / 麻风疫苗 sc									+							
麻腮风疫苗 sc											+					
乙脑减毒活疫苗 sc									+			+				

563

续表

疫苗及接种方式	月/年龄															
	出生	1月	2月	3月	4月	5月	6月	7月	8月	9月	18~24月	2岁	3岁	4岁	6岁	16岁
A群流脑疫苗 sc							6~18月龄时接种2剂次,接种间隔为3个月									
A+C群流脑疫苗 sc											18+		+		+	
甲肝减毒活疫苗 sc											灭活疫苗18月龄接种和 24~30月龄接种		基础免疫后 4年加强1针			

说明:1. 本表为中国自2008年5月1日起,在全国范围内实施的扩大儿童免疫规划程序,不包括应急接种和强化免疫。

2. 表中:po-口服,im-肌内注射,id-皮内注射,sc-皮下注射。

3. 本表所列免疫规划疫苗又称I类疫苗,是指政府免费向公民提供,公民应当依照政府的规定受种的疫苗。

4. 目前国内尚有众多II类疫苗,是指由公民自费并且自愿受种的疫苗,包括乙脑减毒活疫苗、流脑疫苗、A+C流脑疫苗、风疹疫苗、甲肝疫苗、狂犬疫苗、麻疹风疹腮腺炎三联疫苗、口服轮状疫苗、麻疹腮腺炎二联疫苗、麻疹风疹二联疫苗、10μg乙肝疫苗、无细胞百白破三联疫苗、水痘疫苗、流感疫苗、B型流感嗜血杆菌结合疫苗(Hib)、肺炎链球菌蛋白结合疫苗(PCV7)等。

564

附表 9-2　中国免疫规划Ⅱ类疫苗（自费）儿童与成人接种表

疫苗种类和接种途径		推荐人群和接种方案
乙肝疫苗 im		计划免疫外的乙型肝炎易感人群,5~7年加强注射1针
脊灰灭活疫苗 im		替代口服脊灰减毒活疫苗的Ⅱ类疫苗,生后2、3、4月龄接种,18~24月龄加强1针
流脑疫苗 sc	A+C群多糖疫苗	均为替代A+C群流脑疫苗的Ⅱ类疫苗。其中,A+C群结合疫苗3~6月龄接种3针,间隔1个月;1~2岁加强1针,间隔1个月
	A+C群结合疫苗	
	ACYW135多糖疫苗	
麻腮风疫苗 sc		计划免疫外的1~10岁易感人群
甲肝灭活疫苗 sc		≥1.5岁易感人群;1.5~16岁接种2针,同隔6个月;16岁以上接种1针
甲乙肝联合疫苗 im		≥16岁易感人群接种1针
水痘疫苗 sc		≥1岁未患水痘的易感人群;1~12岁1针次;13岁以上2针次,间隔6~10周
风疹疫苗 sc		≥8月龄易感人群接种1针
流感疫苗 im		1~3岁每年接种0.25ml 2针,间隔1个月;3岁以上及成人每年接种0.5ml 1针易感人群;≥60岁、患有慢性病、体弱、免疫功能低下人群
肺炎链球菌疫苗 im	13价结合疫苗	3月龄~5岁人群。建议3、4和5月龄接种3针,18月龄加强1针
	23价多糖疫苗	≥65岁易感人群; 2~64岁慢性病、体弱、免疫功能低下人群,每间隔5年加强1针
b型流感嗜血杆菌疫苗 im		3~6月龄接种3针,间隔1个月,18~24月龄加强1针

续表

疫苗种类和接种途径		推荐人群和接种方案
轮状病毒活疫苗 po		2 月龄～3 岁易感儿童每年 1 次
狂犬疫苗 im	暴露前免疫	有咬伤危险或接触病毒机会的易感人群,如从事兽医、驯兽、动物饲养工作的人员,0、7、21 天各 1 针次
	暴露后免疫	咬伤后;3、7、14、30 天各 1 针次,以后每半年加强 1 针
霍乱疫苗 po		≥2 岁有感染危险的人群

注:表中 po- 口服,im- 肌内注射,id- 皮内注射,sc- 皮下注射。

说明:1. 麻疹发病年龄高移,市近年把麻疹疫苗纳入大、中专(包括中学生)入学新生和新兵入伍的常规接种。

2. 在流动人口集中的地方流行性脑脊髓膜炎暴发流行仍有发生,因此在这类地或大型建筑工地周围的人群、开放城市人群等均应接种流行性脑脊髓膜炎疫苗。流行性乙型脑炎的高发年龄虽然是 15 岁以下的少年儿童,但成人的发病率仍占相当的比例,从非流行区到流行区工作的人员应接种流行性乙型脑炎疫苗。

3. 其他疫苗接种:从事环卫和污物处理的工人,应接种破伤风疫苗,酌情还可接种伤寒疫苗,霍乱和脊灰疫苗,直接接触如鼠疫杆菌、炭疽杆菌等的人员,从事医学微生物实验的人员,应接种相应的疫苗。

附表 9-3　中国特殊疫苗接种一览表

疫苗	接种对象月(年)龄	接种剂次	接种部位接种途径	接种剂量	备注
出血热疫苗(双价)	16~60周岁	3	上臂外侧三角肌肌内注射	1ml	接种第1剂次后14天接种第2剂次,第3剂次接种后6个月接种
炭疽疫苗	炭疽疫情发生时,病例或病畜间接接触者及疫点周围高危人群	1	上臂外侧三角肌附着处皮上划痕	0.05ml(2滴)	病例或病畜的直接接触者不能接种
钩端螺旋体疫苗	流行地区可能接触疫水的7~60岁高危人群	2	上臂外侧三角肌附着处皮下注射	成人第1剂0.5ml,第2剂1.0ml;7~13岁剂量减半;必要时7岁以下儿童剂量依据年龄,体重酌量注射,不超过成人剂量1/4	接种第1剂次后7~10天接种第2剂次
乙脑灭活疫苗	8月龄(2剂次),2周岁,6周岁	4	上臂外侧三角肌下缘附着处皮下注射	0.5ml	第1,2剂次间隔7~10天

身长/cm	31	33	35	37	39	41	43	45	47	49	51	53	55	57	59	61	63
135	1.083	1.112	1.140	1.168	1.194	1.220	1.245	1.269	1.293	1.316	1.338	1.360	1.382	1.403	1.424	1.444	1.464
137	1.095	1.124	1.153	1.180	1.207	1.233	1.258	1.283	1.307	1.330	1.353	1.375	1.397	1.418	1.439	1.460	1.480
139	1.106	1.136	1.165	1.193	1.220	1.246	1.271	1.296	1.320	1.344	1.367	1.390	1.412	1.433	1.454	1.475	1.495
141	1.118	1.148	1.177	1.205	1.232	1.259	1.285	1.310	1.334	1.358	1.381	1.404	1.426	1.448	1.469	1.490	1.511
143	1.129	1.160	1.189	1.218	1.245	1.272	1.298	1.323	1.348	1.372	1.395	1.418	1.441	1.463	1.485	1.506	1.527
145	1.141	1.171	1.201	1.230	1.258	1.285	1.311	1.337	1.361	1.386	1.410	1.433	1.456	1.478	1.500	1.521	1.542
147	1.152	1.183	1.213	1.242	1.270	1.297	1.324	1.350	1.375	1.400	1.424	1.447	1.470	1.493	1.515	1.536	1.557
149	1.163	1.195	1.225	1.254	1.283	1.310	1.337	1.363	1.389	1.413	1.438	1.461	1.485	1.507	1.529	1.551	1.573
151	1.175	1.206	1.237	1.267	1.295	1.323	1.350	1.376	1.402	1.427	1.452	1.476	1.499	1.522	1.544	1.566	1.588
153	1.186	1.218	1.249	1.279	1.308	1.336	1.363	1.390	1.415	1.441	1.465	1.490	1.513	1.536	1.559	1.581	1.603
155	1.197	1.229	1.261	1.291	1.320	1.348	1.376	1.403	1.429	1.454	1.479	1.504	1.528	1.551	1.574	1.596	1.618
157	1.208	1.241	1.272	1.303	1.332	1.361	1.389	1.416	1.442	1.468	1.493	1.518	1.542	1.565	1.589	1.611	1.633
159	1.220	1.252	1.284	1.315	1.345	1.373	1.402	1.429	1.456	1.482	1.507	1.532	1.556	1.580	1.603	1.626	1.649
161	1.231	1.264	1.296	1.327	1.357	1.386	1.414	1.442	1.469	1.495	1.521	1.546	1.570	1.594	1.618	1.641	1.664
163	1.242	1.275	1.307	1.339	1.369	1.398	1.427	1.455	1.482	1.508	1.534	1.560	1.584	1.609	1.632	1.656	1.679
165	1.253	1.287	1.319	1.351	1.381	1.411	1.440	1.468	1.495	1.522	1.548	1.573	1.598	1.623	1.647	1.670	1.693
167	1.264	1.298	1.331	1.362	1.393	1.423	1.452	1.481	1.508	1.535	1.562	1.587	1.612	1.637	1.661	1.685	1.708
169	1.275	1.309	1.342	1.374	1.405	1.436	1.465	1.493	1.521	1.549	1.575	1.601	1.626	1.651	1.676	1.700	1.723
171	1.286	1.320	1.354	1.386	1.417	1.448	1.477	1.506	1.534	1.562	1.589	1.615	1.640	1.665	1.690	1.714	1.738
173	1.297	1.331	1.365	1.398	1.429	1.460	1.490	1.519	1.547	1.575	1.602	1.628	1.654	1.680	1.704	1.729	1.753
175	1.307	1.343	1.377	1.409	1.441	1.472	1.502	1.532	1.560	1.588	1.615	1.642	1.668	1.694	1.719	1.743	1.767
177	1.318	1.354	1.388	1.421	1.453	1.484	1.515	1.544	1.573	1.601	1.629	1.656	1.682	1.708	1.733	1.758	1.782
179	1.329	1.365	1.399	1.433	1.465	1.497	1.527	1.557	1.586	1.614	1.642	1.669	1.696	1.722	1.747	1.772	1.796
181	1.340	1.376	1.411	1.444	1.477	1.509	1.540	1.570	1.599	1.627	1.655	1.683	1.709	1.736	1.761	1.786	1.811
183	1.350	1.387	1.422	1.456	1.489	1.521	1.552	1.582	1.612	1.641	1.669	1.696	1.723	1.749	1.775	1.801	1.825
185	1.361	1.398	1.433	1.467	1.501	1.533	1.564	1.595	1.624	1.653	1.682	1.710	1.737	1.763	1.789	1.815	1.840
187	1.372	1.409	1.444	1.479	1.512	1.545	1.576	1.607	1.637	1.666	1.695	1.723	1.750	1.777	1.803	1.829	1.854
189	1.382	1.420	1.456	1.490	1.524	1.557	1.589	1.620	1.650	1.679	1.708	1.736	1.764	1.791	1.817	1.843	1.869
191	1.393	1.430	1.467	1.502	1.536	1.569	1.601	1.632	1.662	1.692	1.721	1.750	1.777	1.805	1.831	1.857	1.883
193	1.404	1.441	1.478	1.513	1.547	1.581	1.613	1.644	1.675	1.705	1.734	1.763	1.791	1.818	1.845	1.871	1.897
195	1.414	1.452	1.489	1.524	1.559	1.592	1.625	1.657	1.688	1.718	1.747	1.776	1.804	1.832	1.859	1.885	1.911
197	1.425	1.463	1.500	1.536	1.571	1.604	1.637	1.669	1.700	1.731	1.760	1.789	1.818	1.845	1.873	1.899	1.926

积表 DuBois 式

体重$^{0.425}$ × 身长$^{0.725}$ × 71.84 ÷ 10 000

体重 /kg

65	67	69	71	73	75	77	79	81	83	85	87	89	91	93	95	97	99
1.484	1.503	1.522	1.540	1.559	1.577	1.594	1.612	1.629	1.646	1.663	1.679	1.696	1.712	1.728	1.743	1.759	1.774
1.500	1.519	1.538	1.557	1.575	1.594	1.612	1.629	1.647	1.664	1.681	1.697	1.714	1.730	1.746	1.762	1.778	1.793
1.515	1.535	1.554	1.573	1.592	1.610	1.629	1.646	1.664	1.681	1.698	1.715	1.732	1.748	1.765	1.781	1.797	1.812
1.531	1.551	1.571	1.590	1.609	1.627	1.646	1.664	1.681	1.699	1.716	1.733	1.750	1.767	1.783	1.799	1.815	1.831
1.547	1.567	1.587	1.606	1.625	1.644	1.662	1.681	1.699	1.716	1.734	1.751	1.768	1.785	1.801	1.818	1.834	1.850
1.563	1.583	1.603	1.622	1.642	1.661	1.679	1.698	1.716	1.734	1.751	1.769	1.786	1.803	1.820	1.836	1.852	1.869
1.578	1.599	1.619	1.639	1.658	1.677	1.696	1.715	1.733	1.751	1.769	1.786	1.804	1.821	1.838	1.854	1.871	1.887
1.594	1.614	1.635	1.655	1.674	1.694	1.713	1.731	1.750	1.768	1.786	1.804	1.821	1.839	1.856	1.873	1.889	1.906
1.609	1.630	1.651	1.671	1.691	1.710	1.729	1.748	1.767	1.785	1.804	1.821	1.839	1.857	1.874	1.891	1.908	1.924
1.625	1.646	1.666	1.687	1.707	1.727	1.746	1.765	1.784	1.803	1.821	1.839	1.857	1.874	1.892	1.909	1.926	1.943
1.640	1.661	1.682	1.703	1.723	1.743	1.762	1.782	1.801	1.820	1.838	1.856	1.874	1.892	1.910	1.927	1.944	1.961
1.655	1.677	1.698	1.719	1.739	1.759	1.779	1.798	1.818	1.837	1.855	1.874	1.892	1.910	1.928	1.945	1.962	1.979
1.671	1.692	1.714	1.734	1.755	1.775	1.795	1.815	1.834	1.853	1.872	1.891	1.909	1.927	1.945	1.963	1.980	1.998
1.686	1.708	1.729	1.750	1.771	1.791	1.812	1.831	1.851	1.870	1.889	1.908	1.927	1.945	1.963	1.981	1.998	2.016
1.701	1.723	1.745	1.766	1.787	1.808	1.828	1.848	1.868	1.887	1.906	1.925	1.944	1.962	1.981	1.999	2.016	2.034
1.716	1.738	1.760	1.782	1.803	1.824	1.844	1.864	1.884	1.904	1.923	1.942	1.961	1.980	1.998	2.016	2.034	2.052
1.731	1.754	1.776	1.797	1.819	1.840	1.860	1.881	1.901	1.921	1.940	1.959	1.978	1.997	2.016	2.034	2.052	2.070
1.746	1.769	1.791	1.813	1.834	1.856	1.876	1.897	1.917	1.937	1.957	1.976	1.996	2.015	2.033	2.052	2.070	2.088
1.761	1.784	1.806	1.828	1.850	1.871	1.893	1.913	1.934	1.954	1.974	1.993	2.013	2.032	2.051	2.069	2.088	2.106
1.776	1.799	1.822	1.844	1.866	1.887	1.909	1.929	1.950	1.970	1.990	2.010	2.030	2.049	2.068	2.087	2.105	2.124
1.791	1.814	1.837	1.859	1.881	1.903	1.925	1.946	1.966	1.987	2.007	2.027	2.047	2.066	2.085	2.104	2.123	2.141
1.806	1.829	1.852	1.875	1.897	1.919	1.940	1.962	1.983	2.003	2.024	2.044	2.064	2.083	2.103	2.122	2.141	2.159
1.820	1.844	1.867	1.890	1.912	1.935	1.956	1.978	1.999	2.020	2.040	2.061	2.081	2.100	2.120	2.139	2.158	2.177
1.835	1.859	1.882	1.905	1.928	1.950	1.972	1.994	2.015	2.036	2.057	2.077	2.097	2.117	2.137	2.156	2.176	2.194
1.850	1.874	1.897	1.921	1.943	1.966	1.988	2.010	2.031	2.052	2.073	2.094	2.114	2.134	2.154	2.174	2.193	2.212
1.864	1.889	1.912	1.936	1.959	1.981	2.004	2.026	2.047	2.069	2.090	2.110	2.131	2.151	2.171	2.191	2.210	2.230
1.879	1.903	1.927	1.951	1.974	1.997	2.019	2.041	2.063	2.085	2.106	2.127	2.148	2.168	2.188	2.208	2.228	2.247
1.894	1.918	1.942	1.966	1.989	2.012	2.035	2.057	2.079	2.101	2.122	2.143	2.164	2.185	2.205	2.225	2.245	2.264
1.908	1.933	1.957	1.981	2.005	2.028	2.051	2.073	2.095	2.117	2.139	2.160	2.181	2.201	2.222	2.242	2.262	2.282
1.923	1.947	1.972	1.996	2.020	2.043	2.066	2.089	2.111	2.133	2.155	2.176	2.197	2.218	2.239	2.259	2.279	2.299
1.937	1.962	1.987	2.011	2.035	2.058	2.082	2.104	2.127	2.149	2.171	2.192	2.214	2.235	2.256	2.276	2.296	2.316
1.951	1.977	2.002	2.026	2.050	2.074	2.097	2.120	2.143	2.165	2.187	2.209	2.230	2.251	2.272	2.293	2.313	2.333